U0213393

自身免疫、感染及变态反应性疾病实验室诊断

Modern Laboratory Diagnostics of Autoimmune, Infectious and Allergy Diseases

〔德〕文夫瑞德·斯特克（Winfried Stöcker） 王 晶 李文涵 **主编**

北京科学技术出版社

图书在版编目（CIP）数据

自身免疫、感染及变态反应性疾病实验室诊断 /(德) 文夫瑞德·斯特克 (Winfried Stöcker) , 王晶, 李文涵主编. — 北京：北京科学技术出版社, 2022.6
ISBN 978-7-5714-1215-9

Ⅰ. ①自… Ⅱ. ①文… ②王… ③李… Ⅲ. ①自身免疫—实验室诊断②感染—疾病—实验室诊断③变态反应病—实验室诊断 Ⅳ. ①R593.204②R446 ③R593.104

中国版本图书馆CIP数据核字(2020)第223929号

策划编辑：尤玉琢
责任编辑：宋增艺
责任校对：贾 荣
责任印制：吕 越
封面设计：志 远
出 版 人：曾庆宇
出版发行：北京科学技术出版社
社　　址：北京西直门南大街16号
邮政编码：100035
电话传真：0086 – 10 – 66135495（总编室）
　　　　　0086 – 10 – 66113227（发行部）
网　　址：www.bkydw.cn
印　　刷：北京雅昌艺术印刷有限公司
开　　本：787 mm × 1092 mm　1/16
字　　数：350千字
印　　张：26.75
版　　次：2022年6月第1版
印　　次：2022年6月第1次印刷
ISBN 978-7-5714-1215-9

定　　价：280.00元

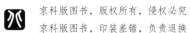
京科版图书，版权所有，侵权必究
京科版图书，印装差错，负责退换

作者简介

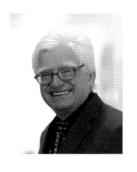

Prof. Dr. med. Winfried Stöcker

　　欧蒙（德国）医学诊断有限公司创始人，吕贝克–斯特克教授临床免疫实验室（德国）创始人及所有人，华中科技大学同济医学院客座教授。1983—1991年任吕贝克大学自身抗体检测实验室负责人，1983年至今任吕贝克–斯特克教授临床免疫实验室（德国）病理医师，1987年创立欧蒙（德国）医学诊断有限公司（一家国际化实验室诊断技术公司）。

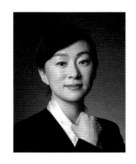

王晶教授

　　2005年任中国科学院北京基因组研究所副研究员，2008年至今任中国科学院心理研究所研究员、博士生导师，2015年至今任中国科学院科教融合卓越创新中心教授、中国科学院大学教授。

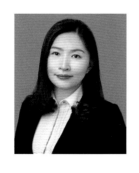

李文涵博士

　　2010—2012年在吕贝克–斯特克教授临床免疫实验室（德国）任实验室医生，2012—2020年在欧蒙医学诊断（中国）任技术负责人和参考实验室总监，2014年至今任欧蒙未一医学检验实验室负责人。

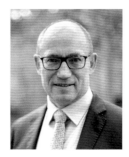

Dr. Wolfgang Schlumberger

　　1991年加入欧蒙（德国）医学诊断有限公司，负责酶免疫技术的研发，1996年开始担任免疫生化诊断产品事业部负责人，2003年成为执行董事会成员，2013年任执行董事会副主席，2019年至今任欧蒙（德国）医学诊断有限公司执行董事会主席。

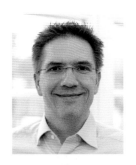

Alf Weimann

　　2001年加入欧蒙（德国）医学诊断有限公司，2018年至今任过敏原产品事业部负责人。

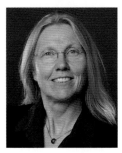

Katja Steinhagen

　　1996年加入欧蒙（德国）医学诊断有限公司，1998年至今任免疫诊断试剂感染血清学部门负责人。

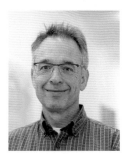

Dr. Ulf Steller

　　2004年加入欧蒙（德国）医学诊断有限公司，2010年开始任微阵列芯片部门负责人，2014年至今任分子基因诊断产品事业部负责人。

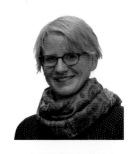

Dr. Johanna Fraune

　　2014年加入欧蒙（德国）医学诊断有限公司，2018年至今任市场部负责人之一。

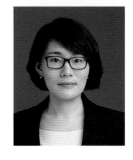

刁智娟博士

　　2010—2012年在北京旷博生物技术股份有限公司任产品线经理，2012—2019年在欧蒙医学诊断（中国）有限公司任产品线技术经理，2019年至今任未一医学集团市场负责人。

序一

实验室诊断是当代医学不可或缺的诊断技术之一。近年来，随着免疫学、分子生物学和生物信息技术的飞速发展，许多现代化的仪器设备应运而生，逐渐进入医院和医疗机构的实验室，使实验室诊断技术从20世纪的多手工、低速、低效率的操作迅速向自动化、快速、高效率的检测技术转换。自身免疫性疾病、感染性疾病和变态反应性疾病的实验室诊断领域也同样在不断创新和发展。

30多年前，Winfried Stöcker教授创建的欧蒙公司，以其独特的滴定平板技术和应用于自身抗体、感染性疾病和过敏原检测等的间接免疫荧光试剂，研究开发了操作方便、结果稳定、切片易于观察且方便携带的欧蒙印迹技术。欧蒙印迹技术在我国各级实验室中应用也比较普遍，其原因不仅在于操作简便、易于判读结果，还与其适合我国国情的组合设计分不开。30多年来，欧蒙公司的这些特色技术既保持着其经典品质，同时也融入了自动化的仪器平台等技术，在现代化实验室中，依然闪烁着富有魅力的荧光。

本书重点对自身免疫性疾病、感染性疾病和变态反应性疾病的实验室诊断技术进行了内容丰富、富有深度的介绍，由欧蒙公司创始人Winfried Stöcker 教授及其他资深的技术人员撰写，作者具有深厚的理论知识储备和丰富的实践经验。全书共分六章，既介绍了欧蒙公司的特色传统技术，也展示了现代化实验室中的自动化技术平台和信息系统。本书主题突出、文字流畅、深入浅出、易于理解，是一本实用性强、非常具有参考价值的临床工具书。

闫惠平
2019年夏于北京

序二

回望我国近70载春华秋实，从解决温饱到实现小康，人们的物质生活条件发生了翻天覆地的变化。国内改革开放的春风和国际全球化的红利带动了中国经济的腾飞，经济增长支撑科学技术，特别是直接关系国计民生的医学诊疗技术迅猛发展。中国不仅为世人展现了高精尖的医学科研成果，更让国民享受到医疗技术进步带来的生活品质的切实改善。

将时间拨回至2003年，彼时，我正潜心于博士课题的研究，肆虐的SARS打破了平静的生活，一时举国上下乃至海外各大研究机构纷纷投入到查找病源和对抗病毒的奋战中，我有幸成为其中的一员，也由此与全球最先研发和生产SARS诊断试剂的欧蒙公司结缘。SARS一役让我深感作为医药行业一分子的责任和使命，也让我愈发认识到检验医学的进步正深刻影响着现代医学的发展，它不仅极大提升了临床医学诊断的效率和精准度，更在病理学分析、诊断效果评价、治疗效果评价、预后评估、个体发生疾病趋向预测等诸多领域发挥着日渐深远的作用。

医者作为推动人类医学事业变革的中坚力量，应有效学习不断涌现的新技术、新方法、新思维，这对医务工作者的重要程度不言而喻。"工欲善其事，必先利其器"，《自身免疫、感染及变态反应性疾病实验室诊断》一书在此背景下应运而生。本书从不同维度对自身免疫性疾病、感染性疾病、变态反应性疾病的实验室诊断技术进行了规范化的阐释，收录词条260余条；强调实用性、先进性、准确性和全面性，所有专业信息均附参考文献，便于读者追本溯源。总之，希望通过我们的不懈努力，为检验从业者、临床医师、高等院校相关专业师生及研究人员提供一本实用的工具书。

医学研究不断进步，且永无止境。愿与所有医者共勉，携手向未来不断拓进！

王 晶

2019年夏于北京

前言

2020年，新型冠状病毒肺炎疫情将全世界人民紧密联系在一起。目前新型冠状病毒肺炎仍然在全球蔓延，对全球公共卫生构成了极大威胁，实验室检测作为临床诊断的第一步，相关技术（特别是感染性疾病的实验室诊断技术）得到空前的关注。实验室检测技术包括临床微生物学技术、分子生物学技术以及免疫学技术等，在从疫情暴发之初至疫情防控常态化的整个过程中，这些技术都是疫情防控至关重要的技术保证。如今我国已经取得了抗击疫情的阶段性胜利，快速精准的实验室检测功不可没。

技术的发展让实验室检测在疾病的诊断和疗效监测过程中的重要性与日俱增。鉴于在自身免疫、感染及变态反应性疾病的实验室诊断领域的创新和挑战不断出现，本书旨在提供实验室诊断领域完整、全面、专业的技术词条类内容，为广大医学检验人员和临床工作者提供基础信息查询的工具。本书共分六章。第一章介绍了免疫检测通用技术，第二章介绍了欧蒙公司的特色检测技术，第三章至第六章分别介绍了自身免疫性疾病、感染性疾病、遗传性疾病和变态反应性疾病的实验室诊断技术。

本书编写的初衷是为检验人员和临床医师提供一本能够便于快速查阅的关于自身免疫性、感染性和变态反应性疾病相关内容的实用工具书。在编写的过程中，我们力求逻辑清晰、内容实用，除了尽可能全面地收录自身免疫性、感染性和变态反应性疾病的先进实验室诊断相关内容，也期望用深入浅出的论述，结合真实生动的图像，加深广大读者对本书涉及的先进实验室诊断技术的理解和认识。

希望本书的出版不但能为检验技术人员提供实用、方便查找的参考工具，也能为临床医师在诊疗中提供专业实验室意见，有助于报告的解读。

最后感谢闫惠平教授为本书作序，感谢王兰博士、杨丽、Stefan Proobst、黄庆、高会玲、张莹莹、栾盼盼、唐倩、李芳怡、张蓉、陈一、姚品品、李润册、黄伶俐等在编辑校对过程中的参与和付出。

编　者

目 录

第一章

免疫检测通用技术

Winfried Stöcker

德文名称：Adhäsionsmoleküle

德文同义词：Zell-Adhäsionsmoleküle

中文名称：黏附分子

英文名称：(Cell) Adhesion Molecules (CAM)

定义：存在于细胞表面的，可以结合其他细胞或细胞外基质蛋白的一类分子。黏附分子可分为不同的类别。

- 整合素，例如 LFA-1（白细胞功能性抗原1）、Mac-1（CD11b/CD18）、CR4（补体受体4）。
- 选择素，例如P-选择蛋白、E-选择蛋白。
- 免疫球蛋白超家族，例如ICAM-1（细胞间黏附分子1）、ICAM-2、VCAM-1（血管细胞黏附分子1）、N-CAM（神经元细胞黏附分子）、CD31。

异型黏附分子（不同类别的黏附分子互为配体-受体，例如ICAM-1和LFA-1）和同型黏附分子（配体是其本身，例如N-CAM）之间存在区别。

结构：整合素是由α和β两个亚单位以非共价连接形成的异二聚体细胞表面受体，迄今已发现20种α链和9种β链，构成各种不同的整合素，如层粘连蛋白、玻连蛋白、纤连蛋白和内皮细胞黏附分子VCAM-1。整合素介导阳离子依赖性细胞外基质分子和细胞表面配体黏附。

钙黏蛋白是一类钙依赖性的细胞间黏附分子，其主要介导与其他细胞上的相似或相同配体的相互作用。经典的钙黏蛋白，如 E（上皮）-钙黏蛋白、P（胎盘）-钙黏蛋白和N（神经）-钙黏蛋白由5个细胞外钙黏蛋白结构和肌动蛋白细胞骨架中的保守细胞质区组成。

免疫球蛋白与相同的或其他免疫球蛋白家族成员介导非阳离子依赖性黏附；此外，它们可以作为整合素和细胞外基质蛋白的受体。免疫球蛋白超家族包括神经细胞黏附分子（如N-CAM和ALCAM）、内皮细胞黏附分子（如MUC18/MCAM）和黏附分子（如LFA-3和ICAM-1），介导其与白细胞发生相互作用。

病理生理学：黏附分子在炎症病理上有重要作用。炎症组织中的内皮细胞过度表达黏附分子，如 P-选择蛋白、E-选择蛋白、VCAM-1或ICAM-1。此外，活化的内皮细胞会分泌少量的ICAM-1，后者可作为炎症治疗过程中的血清学标志物。白细胞表面上含有黏附分子LFA-1、Mac-1或CR4，它们与内皮细胞的黏附分子相结合，之后，白细胞通过内皮迁移到周围的组织（白细胞迁移）。

黏附分子对器官再生、重构和组织以及体内白细胞的迁移也很重要。此外，它们在恶性肿瘤的发展以及肿瘤细胞的内外和远端转移过程中也起到重要作用。

实验材料：血清。

分析：酶联免疫吸附试验。

评价：ICAM-1的血清浓度增加表明不同的炎症过程，例如在系统性红斑狼疮、先兆子痫、恶性肿瘤患者中，通常存在各种黏附分子血清浓度升高的情况。

德文名称：Antibiogramm

中文名称：抗菌谱

英文名称：Antibiogram

定义：抗菌谱是细菌抗抗生素耐药性的测定结果。

在用标准琼脂扩散法测定抗性时，将待测细菌悬浮液涂布接种到营养培养基上，然后将含有各种抗生素的纸片紧贴琼脂平板放置。经数小时孵化后，形成细菌菌落，在活性抗生素的区域中有不同的抑菌圈，抑菌圈的大小反映检测菌对各种抗生素的敏感程度。以下为结果分类。

- 敏感。
- 中等敏感。
- 具有抗性（无抑制区）。

使用琼脂稀释法将标准的细菌培养物放于含有确定浓度的抗生素的琼脂表面上。或者，使用悬浮培养物，通过测量浊度确定添加的抗生素对细菌生长的抑制作用。另一种获得精确结果但成本较高的方法是使用放置在琼脂表面上的抗菌梯度滤纸条。

作为测量抗生素对细菌的有效性的依据，常用"最小抑制浓度（MIC）"——即足以抑制细菌生长的抗生素的最小浓度来表示。为了确定某一抗生素的MIC，将测试纸片放置于含有不同活性成分（或具有浓度梯度的测试条）的细菌培养物的培养基上。同琼脂扩散试验中的孵育步骤，然后记录细菌生长被抑制时对应的抗生素的浓度。

"最小杀菌浓度（MBC）"即杀死99.9%的细菌所需的抗生素浓度，通过连续稀释试验（等比系列稀释）确定。

现在人们可以研究细菌具有特定抗性机制的表型或基因型特性，而不仅是测定抗生素对细菌生长的抑制作用。例如通过显色头孢菌素试验测定β-内酰胺酶活性，检测青霉素结合蛋白的凝集试验和耐甲氧西林金黄色葡萄球菌（MRSA）中*mecA*基因的聚合酶链反应。

德文名称：Aptamere

中文名称：适配子

英文名称：Aptamer

定义：适配子是合成的具有三维结构的短RNA或DNA寡核苷酸，与目标细胞或靶分子结合具有高亲和力和特异性（诊断）。适配子具有高化学稳定性和低免疫原性。适配子与目标分子的结合具有立体选择性。

通过从复杂核酸库的体外选择获得高度特异性适配子。在配体指数富集的系统进化（SELEX）过程中，选择和扩增的重复循环可以增加富集所需的核酸。在合成期间，可以通过使用具有相关功能的荧光染料、亲和力标签或化学修饰的核苷酸来靶向寡核苷酸。

到目前为止，已经针对各种目标结构合成出适配子，例如氨基酸、核苷酸、生物辅助因子、寡糖、染料、抗生素、肽、蛋白质和病毒。由于高亲和力的特性，这些适配子可定向的影响生物学功能。除了应用于基础研究外，适配子还可作为分子工具用于分子诊断和治疗领域。许多适配子目前处于临床前和临床开发阶段。Pegaptanib是一种对血管内皮生长因子具有高度特异性（特异性，诊断性）的第一个被批准的药物。

德文名称：Arbeitsschutz

中文名称：劳动防护

英文名称：Occupational Health and Safety

定义：劳动防护包括工作场所的安全性和工作场所的设计、噪声，设备对健康的影响和产品安全，以及危险物质处理措施等方面。劳动防护的目的是保护企业职工免受危险和健康损害。

健康和工作积极的员工能够使公司成功运营。因此，劳动防护不仅仅是预防事故。根据《劳动防护法》，雇主必须采取必要措施，确保并改善员工的安全和健康。为此，必须评估工作场所的健康危害，以便能够有针对性地采取有效的职业安全措施。雇主必须告知员工可能的健康危害和保护措施。反之，员工必须遵守雇主的工作场所安全要求，并确保其活动不会对自身或他人造成危害。员工还有义务向雇主报告可能影响安全和健康的工作场所设计或设备缺陷。

德国《劳动防护法》的框架是欧盟关于"改善工作场所，保护工人健康措施"的指令。在此基础上，目前已针对劳动防护的许多个别领域发布了指令，例如工作场所、防护设备、VDU工作、危险物质和生物制剂以及安全标记。这些指令在《关于改善工作场所员工安全和健康的职业安全和健康措施法》（《劳动防护法》，ArbSchG）中被作为德国法律来执行。它规定了所有工作场所雇主需履行的基本健康和安全义务、雇员的职责和权利，以及国家管理部门需根据该法律对工作中的健康和安全进行监督。

德文名称：Autoantigene

中文名称：自身抗原

英文名称：Autoantigen; Self-antigen

定义：自身抗原是指机体自身的组织成分，由于病理过程不被免疫系统认为是内源性的，导致其引发自身免疫反应（参见"自身抗体"和"自身免疫"）。

德文名称：Autoantikörper

中文名称：自身抗体

英文名称：Autoantibody

定义：自身抗体是针对自身组织抗原的免疫球蛋白。根据其目标抗原的位置，可以分为"器官特异性自身抗体"和"非器官特异性自身抗体"，两者都可能与"系统性"或"器官特异性"自身免疫疾病相关。

分类：

非器官特异性自身抗体：抗原几乎存在于身体所有细胞的自身抗体，如抗核抗体（ANA，如抗双链DNA抗体、抗着丝点抗体）或者抗细胞质组分的自身抗体（例如，抗线粒体抗体、抗F-肌动蛋白抗体、抗组织转谷氨酰胺酶抗体），几乎都有目标抗原。这些自身抗体的存在可导致系统性自身免疫反应且无器官特异性。主要包括风湿类疾病（结缔组织病），例如系统性硬化症或系统性红斑狼疮。然而，一些非器官特异性的自身抗体也是器官特异性自身免疫反应的标志，例如，ANA对于自身免疫性肝炎、抗线粒体抗体对于原发性胆汁胆管炎和抗组织转谷氨酰胺酶抗体对于麸质敏感性肠病。

器官特异性自身抗体：目标抗原仅位于特定器官的自身抗体。这些自身抗体通常会导致局部免疫反应，特别是受累器官，例如，自身免疫性甲状腺炎（Graves'病、桥本甲状腺炎）中抗甲状腺过氧化物酶（TPO）抗体。器官特异性自身抗体可能造成多种自身免疫疾病，如针对横纹肌和胃壁细胞的自身抗体造成的重症肌无力和恶性贫血。

生理性自身抗体：自身抗体不致病，浓度低。它们的抗原亲和力较低，且主要属于免疫球蛋白M（IgM）。目前尚不清楚它们是否在消除细胞降解产物方面起到一定作用。

病理性自身抗体：在血液中的浓度较高，特别是在患有自身免疫疾病的人群中，具有高抗原亲和力并且属于免疫球蛋白G（IgG，常见）或A（IgA，个别）。这些自身抗体可通过各种机制对体内生理过程造成破坏。

功能和病理生理学：自身抗体对自身免疫疾病的发病机制的影响差异很大。在某些情况下，它们可以直接与病因相关联，且存在广泛的病理机制。对于许多自身抗体，尚不清楚它们是否或如何参与相应疾病的发展。自身抗体通常是相关自身免疫疾病的特征性标志物，并且可在血清中检测用于诊断。

病理机制：

激活/阻断受体：自身抗体与受体结合可以激活（例如Graves'病中的TSH受体）或阻断（例如重症肌无力中的乙酰胆碱受体）受体。

细胞/组织破坏：自身抗体与细胞或组织结合，通过补体激活或抗体细胞毒性（ADCC，例如细胞增殖）导致细胞或组织被破坏，例如自身免疫性溶血性贫血中红细胞的自身抗体。

可溶性物质的中和：自身抗体与可溶性物质结合并抑制其作用，例如内在因子会阻止维生素B$_{12}$（恶性贫血）的吸收。

免疫复合物形成和炎症反应：自身抗体与可溶性抗原反应，会导致抗原－抗体复合物（免疫复合物）在组织中形成沉积物。通常，这些免疫复合物被巨噬细胞清除。由于在自身免疫性疾病患者体内，大多数的自身抗原－抗体复合物的数量非常大，免疫复合物不能全部被清除。通过自然杀伤细胞、巨噬细胞或这些免疫复合物与补体系统的成分接触可引起炎症介质的释放，如细胞因子、前列腺素或白三烯。通过趋化因子（例如补体成分C5a或白三烯B4）吸引多种炎症细胞，使炎症加剧，并且对组织造成破坏。例如在系统性红斑狼疮中由抗双链DNA抗体导致的组织损伤、在寻常型天疱疮或大疱性类天疱疮中抗桥粒抗体或抗表皮基底膜抗体引起水疱形成。

自身抗体经胎盘传递：自身抗体可引起妊娠并发症。当自身抗体从母体通过胎盘向婴儿转移时，可导致新生儿患病，直至母体自身抗体被分解。例如，当母亲患有Graves'病、重症肌无力或系统性红斑狼疮时，就会出现这种现象。后一种新生儿疾病被称为新生儿狼疮综合征，会造成新生儿先天性心脏传导阻滞，并且会以相同的方式影响孕妇，导致心动过缓（这些抗体与传导组织的钙通道蛋白反应，延缓传输）。

发病机制：在某些情况下，自身抗体与病因之间的关系并不清楚。抗体与特定自身免疫疾病的关系更多地依赖于统计学和流行病学观察，而不是依赖于因果关系。然而，它们代表了疾病的特征，是敏感并早期可检测的标志，例如患有肉芽肿性血管炎（亦称"韦格纳肉芽肿"）中抗蛋白酶3抗体。

实验材料：血清、血浆、脑脊液。

样本稳定性：自身抗体在4℃下可以保存2周，在−20℃下可以保存数月至数年。为冷冻保存IgM，可向样本中加入80%的甘油。

分析：可以使用以下血清学检测方法测定自身抗体。

- 间接免疫荧光试验。
- 酶免疫测定，例如酶联免疫吸附试验、化学发光免疫测定、免疫印迹法（线性印迹、斑点印迹、蛋白质印迹）。
- 免疫放射分析。
- 液相试验（免疫比浊法、凝集试验）。

对于本文中提到的自身抗体参见各自身抗体的词条。

德文名称：Autoimmunität

德文同义词：Autoimmunreaktion

中文名称：自身免疫

英文名称：Autoimmunity; Autoimmune Reaction

定义：自身免疫是指免疫系统对自身组织成分的应答现象。

自身免疫指机体丧失部分区分其自身与外来抗原的能力。当保护机制不能阻止免疫系统对其自身抗原的反应，或者当特殊事件刺激自身免疫反应时，就会发生自身免疫反应。几种病理机制都会导致自身免疫。

自身反应性淋巴细胞的活化：在选择过程中，自身反应性淋巴细胞通过分选，避免被消除或仅失活。这些细胞随后可以被自身抗原激活，或者通过内源或外源因子非特异性激活并产生自身免疫反应。细胞自身免疫：自身反应性T淋巴细胞通过细胞毒效应机制渗入受累的组织并消除细胞。T淋巴细胞介导的自身免疫反应的典型例子是体液自身免疫中朗格汉斯细胞对1型糖尿病患者胰腺的破坏；自身反应性B淋巴细胞发育成产生抗自身抗原抗体（自身抗体）的浆细胞。作为与目标抗原免疫反应的结果，补体系统被激活并最终发生炎症反应，随后组织损伤处出现巨噬细胞和粒细胞。具有所述发病机制的体液免疫介导的自身免疫疾病包括红斑狼疮、肺出血、肾炎综合征或大疱性类天疱疮。

缺乏保护机制：在正常生理过程中，体内死亡细胞被免疫系统清除。为此，免疫系统必须能够区分活细胞和死细胞。据推测，活细胞发出某些信号（例如，HLA-DR的表面表达）以自我保护免受免疫系统的攻击。死细胞不会被免疫系统攻击。如果这种保护机制对于活体器官失效，则会发生自身免疫反应，但针对的是整个器官而不是单一的自身抗原。这可以解释为什么自身免疫性甲状腺炎常常可以检测到几种甲状腺抗原的自身抗体：抗TSH受体、甲状腺球蛋白和甲状腺过氧化物酶的自身抗体。此外，自身免疫性糖尿病的抗内分泌胰腺的抗体（抗胰岛抗体）也相同，胰岛会过度表达HLA-DR；另一个常见例子是重症肌无力。

遗传敏感性：据报道，许多自身免疫疾病与HLA表型和疾病的发生有关。此外，性别也具有一定的影响。一些疾病更容易发生在女性身上（例如多发性硬化、系统性红斑狼疮、原发性胆汁性胆管炎、大疱性类天疱疮）。

隔离抗原的释放：人体内存在几个特殊的免疫区域，这些特殊的区域通过特殊的屏障（例如血脑屏障）与免疫系统分离，包括睾丸、眼睛和大脑，通常不会发生针对这些组织抗原的免疫反应。然而，当组织损伤（创伤、手术等）且免疫系统暴露时，就会造成自身侵袭。例如，输精管切除术后偶尔会有抗精子抗体。同样地，在眼睛受伤并且眼部特异性抗原释放到血液中之后，会对受影响的和健康的眼睛（交感性眼炎）发生自身免疫反应。

感染交叉反应：细菌、病毒或寄生虫感染机体会导致免疫反应和产生抗体。如果这些抗体的靶抗原与内源性抗原（模拟物、分子）非常相似，则可能发生交叉反应。结果就是对自身组织的免疫反应，例如在接种狂犬病疫苗、链球菌感染或患脑炎后对肾脏或心脏组织的自身免疫反应。

副瘤综合征：如果肿瘤在体内生长，则可能发生肿瘤特异性免疫反应并产生抗体。如果抗肿瘤抗原的抗体与自身抗原发生交叉反应，则可能会导致各种疾病，例如副瘤性小脑综合征——卵巢瘤与抗小脑抗体有关（抗Yo抗体）。

德文名称：Autoimmun-Regulator

德文同义词：AIRE

中文名称：自身免疫调节因子

英文名称：Autoimmune Regulator (AIRE)

定义：自身免疫调节因子（AIRE）是一种具有转录活化潜能的DNA结合蛋白。AIRE基因的突变可导致自身免疫病——自身免疫性多腺体综合征（APECED）。

APECED对多个内分泌和非内分泌器官产生自身免疫反应。APECED的临床表现以自身免疫性多发性内分泌病、慢性念珠菌病和外胚层营养不良为特征，还包括甲状旁腺功能减退、肾上腺皮质功能衰竭、胰岛素依赖型糖尿病、性腺发育不良和甲状腺功能减退。症状通常从幼年开始，随后越来越明显。根据孟德尔定律，APECED是一种常染色体隐性遗传疾病。该疾病与HLA无关。APECED致病基因位于染色体21q22.3上。通过基因测序，APECED致病基因即为AIRE基因。观察所有APECED患者的AIRE基因（突变）变化，AIRE基因取自于胸腺（髓上皮细胞、单核细胞/树突状细胞）、胰、肾上腺皮质和睾丸，以及淋巴结、脾和外周血细胞中。AIRE基因编码为相对分子质量58 000（545个氨基酸）的蛋白，主要位于细胞核中。该蛋白含有锌指结构，这是转录调节因子的特征，在免疫耐受中起到一定作用。

德文名称：Automation in der Bakteriologie

中文名称：细菌学的自动化

英文名称：Automation in Bacteriology

定义：细菌学的自动化是指用于评价微生物（细菌、酵母）和检测其对抗生素敏感性的自动化系统。

该系统包括一个恒温箱、一个处理系统、一个测量单元和一台控制并记录结果的计算机。该系统描述了细菌繁殖过程和评价微生物学的经典程序。

对于不同的系统，滴定板或密封卡中有不同的冷冻干燥试剂组合可用于培养微生物。在手动添加待测的细菌悬浮液后，可重新选择冷冻干燥试剂组合，与相应的悬浮液混合并开始孵育。根据其反应模式评价不同的微生物。

根据以下原则测量细菌繁殖情况：

- 浊度：微生物的繁殖会使营养液浑浊，浊度的增加反映了微生物的浓度。
- 颜色变化：在生长过程中，微生物会释放代谢产物，这些产物会改变营养液中的pH或氧化还原电位，可参照试剂说明书所示。
- 荧光：当碳水化合物发酵时，pH下降，荧光染料的强度发生变化。

计算机辅助评估和评价微生物是基于综合数据库获得的所有相关病原体代谢的信息。

评价微生物的另一个原则是基于细胞膜中的特定脂肪酸。在标准条件下培养出微生物，然后在沸水中裂解。脂肪酸被酯化并通过高分辨率气相色谱分离，将色谱图与存储的数据进行比较，即可找到最接近所检索的微生物，例如厌氧菌的鉴定。

基质辅助激光解吸/电离飞行时间（MALDI-TOF）质谱可以通过特定的蛋白质质谱评价微生物。将少量细菌或真菌培养物与基质溶液混合并放到载体上。在该载体中，用激光束照射样品，使所含的蛋白质电离。然后让离子在电场作用下加速飞过飞行管道，到达检测器的飞行时间取决于离子质量和电离度，从而达到精确测量的目的。将测量信号发送到具有个体微生物特征的整个光谱上，与数据库匹配可以准确地进行识别。现代分子生物学通过聚合酶链反应、杂交和测序技术确定遗传标记，并提供了全自动评价原则的替代方案。

应用：用于临床的细菌学自动化系统特别适用于医疗机构的大型实验室。其目的是快速、客观和安全地评价微生物，并评价可能抑制这些微生物生长的抗生素。目前仍依赖于确定单个菌落，以产生待分析的细胞悬液，是经典的微生物学的继续应用。

德文名称：Aviditätsbestimmung

中文名称：亲和力测定

英文名称：Avidity Determination

定义：在免疫复合物中，抗原和抗体通过非共价键可逆地结合在一起。抗体与抗原的结合强度称为"抗体亲和力"，它与pH和离子强度密切相关。对其进行测定有一定的诊断价值。

免疫系统首先通过产生针对病原体抗原的低亲和力抗体来对感染做出反应。随着患病时间的延长，生物体越来越多地产生特异性IgG使抗原-抗体亲和力增加。如果血清中已经检测到高亲和力IgG，那么一般感染时间会更长，巨细胞病毒的感染时间为16～20周，弓形虫为12～16周，风疹病毒4～8周。

分析：医学诊断实验室通常使用酶联免疫吸附试验、免疫印迹法和免疫荧光技术来测定亲和力。第一个温育步骤（温育患者血清）和第二个温育步骤（温育标记的抗体）之间添加一个温育过程：用尿素或其他解离液进行温育，以破坏低亲和力抗体与抗原的结合，使高亲和力抗体牢牢附着在抗原上。将结果与未经尿素处理的结果进行比较，并计算相对亲和力指数（RAI，即含尿素温育结果与不含尿素温育结果的比值）。在酶联免疫吸附试验中RAI低于40%时，存在低亲和力抗体-新感染。在间接免疫荧光的情况下，2个或更多滴度水平的差异表明存在低亲和力抗体。

诊断价值：除了血清学中的IgM分析之外，通常还使用亲和力诊断。类似于特异性IgM的检测，在受干扰的B细胞成熟中也存在低亲和力。因此，低亲和力抗体的检测不是证据，而仅是作为急性感染存在的指标。除在妊娠诊断中的风湿病、风疹、弓形虫病和巨细胞病毒等检测中应用外，还越来越多地被用于水痘–带状疱疹、传染性单核细胞增多症、麻疹、蜱传脑炎和其他感染的诊断中。

德文名称：Bakterien

中文名称：细菌

英文名称：Bacteria

定义：细菌是具有典型原核细胞结构的单细胞微生物。

细菌在显微镜下是可见的，大小为0.5～5μm，形状有球状、杆状或螺旋状，它们没有细胞核膜。细菌的遗传物质为一种环状、无组蛋白的DNA分子，在细胞质中自由存在，被称为细菌核质体或核区。此外，在核区外还有环状双链DNA分子（质粒）可以含有抗性和毒力基因。蛋白质在细胞质中70S核糖体内合成。真核细胞中含有细胞器（例如，线粒体、内质网、高尔基体、溶酶体）和过氧化物酶，细菌细胞中则不含有这些。其细胞质膜由双层磷脂组成，其内表面有复杂的折叠（中膜体），大大增大了内表面面积。除了蛋白质外，还可以固定呼吸链、脂质以及DNA合成酶。除支原体外，所有细菌都被细胞壁包围，根据其结构组分，可分为革兰阳性菌和革兰阴性菌。革兰阳性菌的细胞壁由许多交联的肽聚糖（murein）和共价物质结合组成。此外细胞壁还含有脂磷壁酸，其在黏附宿主细胞表面时起作用，并且通常是特定毒性表面蛋白的载体。革兰阴性菌细胞壁周围含有酶和转运蛋白，仅含2～3层薄肽聚糖。第二层薄膜由周围物质组成，内层薄膜由磷脂组成，而外层薄膜含有脂多糖（LPS）。LPS由3种成分组成：O抗原决定细菌的表面特性，引起宿主生物产生特异性抗体；核心多糖；脂质A，有毒性（内毒素）。在革兰阴性菌的外膜中，掺入了许多蛋白质（外膜蛋白，OMP），用于稳定或实现受体或转运蛋白的功能。由于细胞壁结构不同，革兰阴性菌和革兰阳性菌不仅在其革兰染色方面不同，在致病性和抗生素敏感性方面也不同。有些菌类（如肺炎链球菌、百日咳杆菌、流感嗜血杆菌）的最外层覆盖荚膜，并可防止被吞噬。许多活跃的细菌含有一种或多种毛状物。细胞质膜管状菌毛使细菌能够黏附并固定到宿主细胞膜上，或在细菌之间交换DNA"F–菌毛"，称为细菌接合。通常，细胞质中含有用于储存碳水化合物、脂质（聚羟基丁酸）或多磷酸盐的颗粒。某些细菌（例如芽孢杆菌和梭菌属）在极端条件下（热、干旱、消毒剂）能够产生存活数十年的内生孢子。

细菌通过简单的横向分裂繁殖。细菌群体的生长分为初始潜伏期（迟缓期）、指数期（对数期）、稳定期和衰亡期。细菌数量加倍所需的时间称为世代时间。该时间取决于物种（物种形成分析）和培养条件，如大肠杆菌：20分钟，结核分枝杆菌：18小时。所有医学细菌都是通过有机化学法培养的，即它们需要高能有机化合物才能生长。细菌对氧气的需求不同，可分为专性需氧、兼性厌氧和专性厌氧。能量通过有氧/无氧呼吸或通过发酵产生。

细菌可以是人类机体正常菌群的一部分，但也可能通过病原体引起多种传染病。这些传染病可以用抗生素治疗，其作用机制通常是抑制细菌细胞壁、蛋白质或核酸合成。

对于医学诊断问题，根据以下标准对细菌进行分类。

- 细菌的特性（例如颜色、形状、轮廓、稠度、气味）。
- 细胞形态：球状、筷子状、螺旋状。
- 细胞储存状态：分离、成对、四分体、包裹、堆、链。
- 细胞大小。
- 内生孢子形成：中央/末端、有/无细胞膨胀。
- 胶囊类型/抗原。
- 颗粒的形成。
- 毒素。
- 细胞壁结构/染色行为：革兰阳性、革兰阴性、耐酸性。
- 抗生素敏感性。
- 抗原特性、血清型。
- 遗传标记。
- 代谢特性：需氧/厌氧、呼吸/发酵。
- 酶检测（如过氧化氢酶、氧化酶）。
- 感染：细胞内/细胞外、局部/全部。
- 组织性：感染皮肤/黏膜、呼吸道、泌尿道、生殖器、胃肠道、中枢神经系统。

分析：可以通过光学显微镜检查患者标本在培养物中生长的病原体。为此，应制备试剂并染色以进行细菌鉴定，例如通过吕弗勒染剂（亚甲蓝）、负染色革兰或抗酸、单染色孢子Rakette /维尔茨、Hinterberger / Leifson / Peppler或吖啶橙染色。评估未染色的细菌，应使用相差显微镜。可以通过聚合酶链反应（PCR）、限制性分析、探针杂交和测序来鉴定细菌特征DNA。能够检测细菌蛋白质的有直接免疫荧光法、酶联免疫吸附试验、载玻片凝集、沉淀试验、胶囊溶胀反应和酶测定。在液体培养基或固体营养培养基上对细菌进行培养，物种的最佳生长条件取决于营养需求和培养基的复杂性。由于病原体在活细胞外的代谢要求非常高（例如衣原体和密螺旋体），某些病原体很难或不能生长。对于细菌感染的间接检测可以通过在患者样本中确定病原体特征抗体的方法，例如通过间接免疫荧光法、酶联免疫吸附试验、免疫印迹法（Western blot）、凝集试验（肥达反应）、沉淀试验、补体固定反应或放射法等进行免疫测定。

诊断价值：通过病原体的直接检测和培养，可以在疾病的早期阶段对细菌感染进行诊断，并且可以控制治疗过程。但由于培养方法和显微镜检查通常灵敏度较低，因此通常被灵敏度较高和高特征的抗原和DNA检测方法补充或替代。急性原发性感染能够被病原体特异性IgM、IgG抗体的显著增加，产生低亲和力IgG和血清转化证明。在慢性进展疾病中，血清学检测是首选方法。此外，通常可以用血清学检测确认是否为复发或再感染，因为它们会导致效应增强，IgG增加。IgA类抗体的测定对于检测黏膜相关病原体（例如衣原体、螺杆菌）的感染有特别重要的作用。

间接免疫荧光法和酶联免疫吸附试验是感染血清学检测中的重要标准方法。其灵敏度高，易于处理和自动化，且能够进行抗体定量测定。由于其高特异性，使用免疫印迹法确认试验具有特殊的意义。在中枢神经系统（CNS）的细菌感染中，病原体通常可以直接在CSF中检测到，或者可以检测内部合成的病原体特异性抗体。

德文名称：Biolumineszenz im klinisch-chemischen Labor

德文同义词：Luciferin-System

中文名称：生物发光

英文名称：Bioluminescence

定义：生物发光在生化和免疫检测系统中起着重要作用。荧光素在存在氧气和物种特异性酶（荧光素酶）的情况下消耗能量转化为活化的氧化荧光素，然后能够发光，如萤火虫、植物和深海的单细胞生物，其发光效率高达90%。生物发光特征为灵敏度高、背景信号低以及线性范围大。

临床生化实验室中最有名的生物发光应用实例如下。

- "报告"基因测定：将荧光素酶基因插入测试DNA附近并与其一起读取。发射的光能够测量真核DNA区段的表达。
- 活力测定：由于需要三磷酸腺苷（ATP）作为荧光素酶反应的通用能源，发射光能够测量活细胞中的ATP。
- 免疫测定：通过荧光素酶活性标记抗原和抗体，产生可测量的荧光。

德文名称：Biosensoren

德文同义词：Sensoren, Biologische; Messfühler, Biologische

中文名称：生物传感器

英文名称：Biosensors; Biological sensors

定义：生物传感器是通过生物检测元件，按照生物学等效性原理检测特定状态或过程的测量装置，并通过物理转换元件将接收的信号转换成可测量的（光学、电化学、热、电、磁）信号。测量结果可以定性或定量。

最重要的是，生物传感器可用于确定特定物质。分子识别元件包含生物组分蛋白质、核酸、细胞或组织。目前存在多种可用于生物传感器的识别机制实例，其中一些来自酶学（酶和其基质中的"锁匙原理"），其他来自免疫学（抗原–抗体结合，生物素–链霉亲和素蛋白系统）、分子生物学（核苷酸序列同源性）或内分泌学（细胞膜结合受体）。这些反应伴随着质量、温度、光学性质或电化学能量（例如电势、电流和电导率）的测量而变化。物理转换元件用作质量、热、光学或电化学信号发生器，例如离子敏感场效应晶体管。

生物传感器可应用于临床化学、免疫学和微生物学诊断以及毒理学等方面。

德文名称：Biotin-Streptavidin-Technik

德文同义词：Streptavidin-Biotin-Technologie

中文名称：生物素–链霉亲和素技术

英文名称：Biotin-Streptavidin Technology; Streptavidin-Biotin System

定义：生物素–链霉亲和素技术是用于将抗原或抗体间接偶联至固相或溶解的反应载体上的通用系统。

原理：链霉菌的链霉亲和素蛋白（相对分子质量60 000）与属于维生素的生物素（相对分子质量240 000）的亲和常数为0.1mol/L，具有极高亲和力。这使其成为证明生物分子间在水溶液中相互作用的有力工具。链霉亲和素蛋白具有四个生物素结合位点。生物素分子可以通过羧基很容易地与生物分子偶联，而不会对免疫测定造成不利的影响。用于构建免疫测定例如链霉亲和素蛋白与固相偶联，利用其可以自发地与生物素化的抗原或抗体反应，避免了相关反应物与管壁的直接接触，从而在很多情况下提高了免疫测定的灵敏度和特异性。

应用：不同生物分子与载体表面的偶联，如抗原、抗体、核苷酸序列、蛋白质、多肽，经修饰后表面可用于固相免疫测定、流式细胞术或亲和层析。

特异性：生物素–链霉亲和素技术的优点是两个分子之间特异性的相互作用。与抗原–抗体结合相比，生物素和链霉亲和素之间的亲和力是大多数其他非共价键的$10^3 \sim 10^6$倍。结合到管壁的反应物的免疫反应性受到最低程度的影响，在一些情况下会对酶联免疫吸附试验的特异性产生有利的影响。

灵敏度：由于每个链中的霉抗生物素蛋白分子具有多个生物素结合位点，因此可以加强增强剂的效果，增加灵敏度。

德文名称：Blockieren

德文同义词：Nachbeschichtung; Abblocken; Absättigen

中文名称：封闭

英文名称：Blocking

定义：封闭是指用物质完全阻断固相的非特异性结合位点。

在抗原或抗体与固相（例如，印迹膜、微量滴定板或管）特异性结合后，可能仍存在游离结合位点与样品组分非特异性结合，从而导致高背景。通常用不与测定的反应物交叉反应的蛋白质阻断这些游离结合位点，例如，牛血清白蛋白、酪蛋白、明胶或胎牛血清［通常在磷酸盐缓冲液（PBS）中为0.5%～1%，w/v］用于阻断。由于没有标准的缓冲液，可能需要尝试使用几种配方，且要考虑配方中盐浓度（50～200mmol/L NaCl）、去污剂配比（例如Tween 20或Triton X-100，每种情况下不超过0.1%）和其他蛋白（牛血清白蛋白、酪蛋白，血清的浓度5%）。

德文名称：Bound/Free-Trennung
中文名称：分离结合物/游离配体
英文名称：Bound-Free Separation
定义：分离结合物/游离配体是指分离反应混合物中的结合物和游离配体。

常见的特异性分子结合物通常用于物质纯化。在结合反应后，应将多余的物质与复合物分离。

根据复合物的性质，可以使用不同的方法：用与固相偶联的二抗获得抗原-抗体复合物，用色谱方法分离结合和游离反应物，用葡聚糖和活性炭的混合物分离较高质量的结合复合物。

德文名称：Elektronenmikroskop
中文名称：电子显微镜
英文名称：Electron Microscope
定义：显微镜一词源于希腊语的"mikros"（小）和"skopein"（观看）。电子显微镜是在真空条件下，电子束经高压加速后作用于样品，使得样品表面和内部结构形成高分辨率的图像的显微镜。光学显微镜的分辨率仅能达到300nm，主要取决于可见光的波长。电子显微镜通过使用电子束，分辨率可达到0.1nm。这使得观察细菌、病毒和细胞组分（如线粒体）成为可能。

历史：第一台电子显微镜是由Ernst Ruska（1906年12月25日出生于海德堡，1988年5月27日在柏林逝世）和Max Knoll（1897年7月17日出生于施朗根巴特，1969年11月6日逝世）于1931年发明的。为此，Ruska于1986年获得诺贝尔物理学奖。

组成：电子显微镜包含5个主要组成部分。
- 电子枪：发射和加速形成恒定的电子束。
- 电子透镜：通过磁场或电场作用使电子束聚焦，并去除、滤过不需要的衍射，以改善对比度。
- 真空泵：保证电子束在真空条件下飞行。
- 样品架。
- 探测器系统：将电子束转换为可见图像。

种类：在静止图像显微镜中，电子束穿透样品后通过电子透镜成像。光栅图像显微镜是使电子束尽量聚焦在样本的一小块地方，然后逐行地扫描样本成像。

透射电子显微镜通过电子束穿透薄样品，在电子透镜或在衍射平面中产生样品衍射图像，用于分析样品的晶体结构。样品必须非常薄（最大100nm）并且需要复杂的制备工艺（冷冻固定或嵌入合成树脂中，然后切割成超薄切片）。透射电子显微镜中的图像是由样品的原子对电子束的散射形成的。

扫描电子显微镜聚焦在一个固定的区域，使用电子束进行逐点扫描，从而产生样品表面的三维图像。在大多数情况下，电子束必须是导电的（如用金气相沉积），以防止静电干扰。通过测量散射的二次电子或背散射电子的样本的强度来生成图像。

德文名称：Enzyme-multiplied Immunoassay

德文同义词：EMIT

中文名称：酶增强免疫测定技术

英文名称：Enzyme Multiplied Immunoassay Technique (EMIT)

定义：酶增强免疫测定技术是用于定量检测小分子质量抗原（半抗原）的均相免疫测定法，其中酶标记的抗原与样品中未标记的抗原竞争结合有限的抗体。具有酶活性的游离酶标记抗原在与抗体结合后失去活性，反之亦然。通过测量信号可以反映酶活性变化。

原理：EMIT需使用特殊类型的酶标记物。例如葡萄糖-6-磷酸脱氢酶在其活性点附近与抗原（半抗原）结合，再与抗体结合后阻断或抑制酶的活性中心，不能再进行物质的转移。根据竞争原理，样品中的抗原和酶标记的抗原在反应混合物中竞争性地结合有限的抗体，然后通过测量残留在反应混合物中的酶活性信号来确定样品中的抗原浓度，二者成正比。在使用中，苹果酸脱氢酶标记后的抗原在与抗体结合后会增加酶活性，从而使测量信号与抗原的浓度成反比。

应用：检测小相对分子质量抗原（半抗原），如药物（如环孢菌素）；体液毒品筛查（如安非他明、苯二氮䓬类药物、阿片类药物）。

实验材料：血清、血浆、尿液。

抗干扰能力：药物和毒品可能会与其他药物或食物发生交叉反应。因此，必须综合考虑，如发现则需通过色谱法（质谱法）进行确认。

实用性/自动化/成本：手工和自动EMIT均可用。用EMIT测定大分子质量抗原较难实现。

方法评估：该方法的优点是简便，只需混合和读取。

德文名称：Enzymimmunoassay

德文同义词：Enzymimmuntest; EIA

中文名称：酶免疫测定

英文名称：Enzyme Immunoassay

定义：酶免疫测定是用于定量测定抗原或抗体的一种免疫学方法，其中酶用于标记免疫反应物。酶催化反应的快慢取决于待测样品的浓度，测定方法有目测法、光度法、荧光法、发光法及其他检测方法。用于标记的酶优选辣根过氧化物酶、碱性磷酸酶和葡萄糖-6-磷酸脱氢酶。

原理：酶免疫测定分为两大类。非均相测定，通过物理方法分离游离和结合的酶标记物，进而测量结合或未结合的标记反应物；均相测定，不需要相分离，通过测定酶标记反应物的游离部分确定结合的反应物浓度，反之亦然。

另一种用于区分方法是看是否为竞争性酶免疫测定。竞争法，两种反应物（其中一种是待测物质）同时竞争性地与另一种反应物结合；在非竞争性免疫测定中（夹心法），两种反应物均与待测物结合将其包围，可以同时进行（一步测定）或分两步进行。

用于抗体检测的抗原测定分析。

- 非均相酶免疫测定：固相免疫测定应用较多。作为免疫反应的一部分，将抗原或抗体固定在载体上：管壁、球体、磁性颗粒、微量滴定板或膜。非均相酶免疫测定包含至少两个步骤：抗原-抗体反应、酶-底物反应。固相免疫测定的经典形式是酶联免疫吸附试验。此外，化学发光免疫分析，即将磁珠作为固相，固定抗原的磁珠与溶液中的抗体之间的紧密靠近会使结合反应速度更快，从而缩短孵育时间；与酶联免疫吸附试验相比其优点是灵敏度高和线性范围宽。在非均相液相免疫测定中，通过吸附、沉淀、免疫沉淀或结合将形成的免疫复合物与未结合的组分分离。非均相酶免疫测定适用于测定小相对分子质量（异戊烯）和大相对分子质量（抗原、抗体）的物质。测量的信号与待测定的抗原或抗体的浓度成正比。

- 非均相竞争性酶免疫测定：样品的抗原与固定量的标记抗原共同竞争结合固相包被抗体的结合位点。在孵育期间，建立标记和未标记抗原之间的平衡。样品含有的天然抗原越多，标记的抗原结合就越少。在另一种竞争法中，固相包被的抗原和样品的抗原共同竞争结合标记的抗体。待检测的样品含有的抗原越少，标记的抗体与固相包被抗原的结合越多。同样在这种情况下，测量信号与样品中的抗原浓度成反比。

- 非均相非竞争性酶免疫测定：也被称为"夹心酶免疫测定"。最经典的形式是酶联免疫吸附试验，一种特殊的捕获试验。在该试验中，待测抗原（抗原捕获试验）或待测抗体（抗体捕获试验）的样品在两种抗体或两种抗原之间结合。对于抗原测定，样品的抗原在第一步孵育中与固相（捕获）抗体反应。随后，通过洗涤步骤除去样品中的未结合部分。样品的抗原浓度越高，则可以结合的抗原就越多。在下一步骤中，将酶标记的抗体与固相上的免疫复合物进行反应，并在反应完成后，通过洗涤除去过量的标记物。

在检测步骤中，将相关反应物-抗原样品与酶标记抗体和固相抗体形成的免疫复合物一起孵育（或将抗原作为固相，用标记的抗原检测抗体）。随后，洗去样品中未结合的部分，并用酶催化显色反应。

有很多非竞争性酶免疫测定的延伸方法。在抗μ链-捕获法中，针对IgM Fc片段的特异性IgG与固相结合。加入待测含有IgM的样品反应。随后抗原特异性IgM分子与添加的相应抗原结合。为了测量结合抗原的量，需加入针对该抗原的酶标记的IgG抗体，然后洗涤，并进行显色反应（抗原也可以直接标记）。抗μ链-捕获法测定的优点：与直接抗原结合到固相相比，抗原使用量减少，不会被类风湿因子干扰。缺点：对于每种检测物质，需要特殊的标记试剂，不能同时检测一份样本中的几种分析物。

- 均相酶免疫测定：该方法不需要分离抗原抗体，抗原抗体和底物反应的所有组分都在溶液中。在酶增强免疫测定中，酶标记的抗原试剂与样品的未标记抗原竞争有限的抗体结合位点。游离形式的酶标记抗原具有酶活性，并在抗体结合后失活。测量信号会随酶的活性变化，测量信号与样品中抗原的浓度成正比或反比。在抑制剂标记的酶免疫测定中，抗原与酶的抑制剂结合。抗原抗体结合后与抑制剂起反作用，使其不能抑制酶的底物转换。添加抗原（样品）从抑制剂中除去相应的抗体，使抑制酶的底物更新。此时测量信号与样品中抗原浓度成反比。主要的小相对分子质量抗原（半抗原）可以用这些酶免疫测定技术测定。在免疫色谱酶免疫测定中，待测抗原的特异性抗体与固相结合，例如与醋酸纤维素薄膜结合，当含有抗原的样品和酶标记的抗原滴在薄膜上时，两者都竞争性地与有限数量的固定化抗体结合。酶标记的抗原的未结合部分扩散出反应区，其催化活性通过添加底物来确定，它与样品的抗原浓度成正比。最重要的是该技术可以测定大相对分子质量的抗原。

应用：抗原抗体检测。

仪器：由于酶免疫测定系统具有多样性，所以存在各种手工和自动操作装置。

灵敏度：酶免疫分析的显色检测灵敏度为10^{-16}mol/L，荧光检测灵敏度为10^{-18}mol/L，化学发光检测灵敏度为10^{-20}mol/L。

抗干扰能力：可导致测量值差异显著的干扰因素是夹心酶免疫测定中的高剂量钩状效应（前带现象），与其孵育的免疫测定原理相关。此外，如果待检测的样品还含有特异性IgG抗体，则用于检测特异性IgM抗体的夹心酶免疫测定中的类IgM抗体（类风湿因子）可引起假阳性结果；低IgM水平可能是由于竞争特异性IgG引起的。

实用性/自动化/成本：酶免疫测定可以手工和自动进行。

德文名称：Erreger-Direktnachweis

中文名称：病原体直接检测

英文名称：Direct Detection of Pathogens

说明：病原体直接检测在传染病实验室诊断中分为以下两种。

- 检测病原体，对病原体或其组分直接检测。
- 检测针对病原体的特异性免疫反应的间接检测。

通过各种显微镜检测方法和染色方法确定待测样品中病原体的存在。此外，目前还可使用分子生物学技术如基因扩增（PCR）、DNA测序和杂交来鉴定微生物。细菌和真菌可以在合适的固体培养基或液体营养培养基上培养，根据培养物病原体的特征形态学、生理学来确定其代谢、化学或遗传特征。因此，经典方法如显微术、生物化学和血清学鉴定，以及现代分子生物学方法和质谱（MALDI-TOF）检测都是非常重要的。病原体特异性抗原可通过多克隆或单克隆抗体检测。

德文名称：Färbemethoden, Mikrobiologische

中文名称：微生物染色技术

英文名称：Microbiological Staining Methods

定义：微生物染色技术是用于检测微生物的经典方法，用于对微生物的特征进行粗略评估。除简单染色和差异染色外，还有特殊染色（例如抗酸染色、奈瑟染色、免疫荧光染色）。

简单染色：亚甲蓝或品红染色通常使细菌均匀着色，从而增加光学对比度。在背景明亮区域这些染料使细菌着色。

根据Löffler的方法进行碱性亚甲蓝染色：30 mL储备溶液（0.1%亚甲蓝水溶液），70 mL 0.01%KOH溶液。染色时间：薄涂片，5~15秒；厚涂片，45秒。细菌变成蓝色。

差异染色：例如革兰染色。至少2种不同的染料对涂片进行染色。在第一个染色步骤后，用合适的溶剂或酸处理细胞。一些细菌被脱色而其他细菌则被染色。染色差异可用于对细菌预先分类，可以区分两个主要类别：革兰阳性和革兰阴性细菌，不同类别细菌与抗生素的反应不同。

在第一阶段，碳酸龙胆紫的作用会使所有细菌染色。随后用Lugol溶液（碘与碘化钾按1∶2比例溶于水中）处理形成较大的染料复合物时，细菌呈现深蓝色（"酸洗"）。

在第二阶段，用96%乙醇处理，革兰阴性细菌释放染料，而较厚的革兰阳性细菌捕获蓝色染料复合物。最后，用稀释的碳水化合物品红进行复染，以观察革兰阴性细菌（红色）。

抗酸染色：抗酸细菌的细胞壁含有特殊的脂质（如蜡、霉菌酸），因此用常规方法染色效果很差。石炭酸-品红一方面在热作用下渗透管脂质包膜，但另一方面难以在常温下从细菌中溶解。此后，与用盐酸-乙醇的混合物在常温下起作用，几乎所有细菌都会释放染料，除了抗酸细菌之外，它们会保持红色并且在染色的涂片中更容易被看到。这种对比染色在鉴别结核病和麻风病病原体方面具有重要的诊断价值。

真菌染色：在基底膜六胺银染色中，用铬酸处理产生醛基。通过与亚甲基胺-硝酸银络合物反应，颜色会变黑，使得真菌成分呈现出淡绿色。

乌洛托品-硝酸银溶液：

- 将5 mL 5%硝酸银溶液和100 mL 3%乌洛托品溶液混合，得到基质溶液。
- 将25 mL碱溶液与25 mL蒸馏水和2 mL 5%硼砂溶液混合，得到工作溶液。

细菌涂片的制备：在显微镜载玻片上，使微小的悬浮液风干，通常将它们晾干3次，然后缓慢地用火焰灼烧。由于热可以改变细菌结构，因此在形态学研究中最好使用乙醇进行干燥。

德文名称：Fluoreszenzpolarisation
中文名称：荧光偏振
英文名称：Fluorescence Polarisation
定义：荧光偏振描述了荧光分子在发射时吸收光能并改变偏振荧光的性质。

荧光分子根据它们相对于光源和偏振的方向吸收偏振光，发射光通常也是偏振的。由于荧光的方向会随机变化，因此在发射和吸收之间分子的旋转使极化减小。与分子结合颗粒或固相大分子相比，小分子更易转动并且对极化的逆转作用更大。

该原理用于荧光偏振免疫测定以确定抗原的浓度：向抗原-抗体混合物中加入荧光标记抗原，与待检抗原竞争结合抗体。样品中含有的抗原越多，未结合的标记抗原越多，这有助于（可测量地）降低极化，并可以使用校准曲线确定抗原浓度。

德文名称：HLA-Allele
德文同义词：Humane Leukozyten-Antigen-Allele
中文名称：HLA等位基因
英文名称：Human Leukocyte Antigen Alleles; HLA Alleles
定义：等位基因是指占据特定染色体位置的可以相互替代的基因。以分子遗传学方法测定HLA等位基因，以血清学测定抗原。HLA等位基因由其基因序列确定。有关HLA Ⅰ类和Ⅱ类等位基因的命名法见国际指南。

说明：位于6号染色体局部染色体切片上的主要组织相容性复合体（MHC）被称为HLA基因。在该复合物中，至少有4个编码膜蛋白的基因块。MHCⅠ类基因编码所有有核体细胞上的HLA I 类分子（抗原）。其抗原特异性由HLA-A、HLA-B和HLA-C 3个位点编码。HLA I 类分子是经典的HLA组织类型，它们最初是在组织移植实验中被发现的。MHC II 类基因仅编码少数细胞类型（例如B细胞、巨噬细胞和树突细胞）的HLA II 类分子。这些分子的合成受基因区D（HLA-DP、HLA-DQ和HLA-DR）控制。MHC III 类基因编码补体成分和同工酶，MHC IV 类基因编码在结构上与 I 类分子相似的分子。MHC基因的特征在于多态性较高，因此在不同物种个体中存在许多等位基因。每一种MHC等位基因产物都具有其自身的蛋白质特征。因此，两个不相关的个体具有相同的HLA I 类和 II 类分子的概率非常小。当基因不匹配时，移植物会相互排斥。

病理生理学：HLA I 类和 II 类分子的功能是控制T细胞、毒性细胞和辅助细胞。HLA分子参与识别抗原，使淋巴细胞之间发生相互作用，从而发挥内源耐受性和排除移植物的作用。

实验材料：EDTA、柠檬酸盐或肝素抗凝血浆。

分析：经典方法是通过血清学检测HLA分子类型。通过具有已知单特征的特异性抗血清（HLA微细胞毒性试验），即补体依赖性细胞毒性反应进行检测。在存在补体的情况下，将其淋巴细胞暴露于该血清中对个体进行分类。或者，也可以使用单特征荧光标记的抗体通过流式细胞术直接进行简单的血清学分型。目前通过DNA分型能更准确和安全地鉴定HLA分子。为此，首选PCR。利用等位基因特异性引物从基因组DNA中选择性扩增特异性HLA等位基因，随后通过凝胶电泳判断扩增结果。该方法非常复杂，因为必须进行许多平行反应并分析以获得所有所需的等位基因。在更先进的方法中，通过探针来对PCR产物进行分析。因此，利用合适的多参数系统（参见"微阵列"），可以通过单个或仅几个PCR反应进行完整检测。

鉴定：HLA分型在供体和受体的组织形式中也起到重要作用，因为主要组织复合物不相容会导致最难以控制的移植物排斥反应。因为存在HLA相关疾病，例如自身免疫性疾病、恶性肿瘤和代谢疾病（参见HLA-B27、HLA-DQ2 / DQ8），所以HLA特征（抗原和等位基因）的确定也很重要。在许多情况下，鉴定HLA等位基因可以提供关于疾病风险的附加信息。

德文名称：Immunblot

德文同义词：Western Blot; Linienblot

中文名称：免疫印迹法

英文名称：Immunoblot; Western blot

定义：免疫印迹法是指将蛋白质或其他抗原转印到硝酸纤维素、尼龙膜或其他薄膜条上的技术，然后将薄膜条带与患者样本、酶标抗体和底物液依次温育。在薄膜条上发生阳性反应时，出现着色条带，用扫描仪或摄像系统能肉眼或自动判读。

免疫印迹法是免疫检测的一种特殊形式。抗原首先通过电泳转移到薄膜条上。

原理：免疫印迹法分为三个步骤。在第一步中，对蛋白质混合物进行电泳分离，分离技术主要为依靠物理化学原理的高分辨率二维平板凝胶电泳或一维等电聚焦电泳。载体材料是聚丙烯酰胺或琼脂糖。辅助载体为蛋白质，作用是防止发生扩散，例如硝化纤维素膜或尼龙膜。初级到次级蛋白质转移是通过简单的扩散（真空、正压、负压）或电泳进行的（电转）。在将蛋白质转移后，阻断物质使第二载体的非特征结合位置饱和。第三步为通过使用酶标二抗发生显色反应，从而显示可见的特征性免疫条带。对所得条带进行判读。酶的替代物还可使用其他标记物（β发射体、发光标记物）。

应用：检测各种抗原和抗体。

实验材料：血清、血浆。

仪器：温育设备、扫描仪、摄像系统、自动判读软件。

灵敏度：该检测系统具有很高的灵敏度和特异性。

德文名称：Immunfluoreszenz, indirekte

德文同义词：Indirekter Immunfluoreszenztest; IIF(T)

中文名称：间接免疫荧光法

英文名称：Indirect Immunofluorescence Assay (IIFA)

定义：间接免疫荧光法是一种检测抗体的方法，抗体与抗原基质（例如细胞、组织）发生特异性反应，随后与荧光染料偶联的二抗反应，通过荧光显微镜观察效果。

原理：用于间接免疫荧光法的基质是培养的细胞、组织切片、细胞涂片、生物化学物质等。将基质置于载玻片上并与稀释后的患者血清一起温育。对于阳性样本，待检测的自身特异性抗体与基质抗原结合。洗去过量的未结合的抗体，然后用二抗标记结合自身抗体。对这些荧光染料，例如常用的异硫氰酸荧光素（FITC、FITC抗人免疫球蛋白）进行偶联。再次洗涤后，除去过量的二抗，在荧光显微镜下检查基质的荧光模式，并判读反应强度。

应用：间接免疫荧光法特别适用于检测自身抗体和抗感染病原体的抗体。

为了定量检测阳性反应中的抗体，需进行血清样本的稀释，例如，以1∶10或1∶3.2（10的平方根）的增量进行。无须太多数值（1∶3.2、1∶10、1∶32、1∶100、1∶320、1∶1 000等）即可很容易地确定每个反应的稀释水平。还可以使用2.2（10的立方根），作为稀释因子（1∶10、1∶22、1∶46、1∶100、1∶220、1∶460、1∶1 000等）。到目前为止，2倍的稀释水平具有较高的准确度，4倍的稀释水平则梯度过大。目前普遍使用的稀释水平为3.2。

每个待检参数都有适当的初始稀释度。为了简化检测和诊断程序，需区分两种自身抗体类别：组Ⅰ的抗体（大多数器官特异性自身抗体、ANCA、AAk与dsDNA）即使在

1∶10的滴度下也具有诊断相关性，但是组Ⅱ的抗体（ANA、AMA、ASMA、抗骨骼肌抗体）的稀释滴度为1∶100。考虑到两组抗体的不同临床意义，按符号（+～++++）确定每个样本的滴度（表1-1）。

表1-1　间接免疫荧光法

| 组Ⅰ | 1∶10 = + | 1∶100 = ++ | 1∶1 000 = +++ |
| 组Ⅱ | 1∶100 = + | 1∶1 000 = +++ | 1∶10 000 = ++++ |

实验材料：血清、血浆、脑脊液。

分析：在许多自身抗体检测技术中，当按合适的稀释度对样本进行检测时，间接免疫荧光法的特异性最好。由于一开始不清楚该如何设置稀释度，专家们将按两种不同的稀释比例同时温育来检测自身抗体。以下几个方面会帮助确定该稀释度。

- HOOK效应：通常100个高滴度血清中有2个在初始稀释度下会产生不典型的荧光模式。如果没有充分稀释，一些阳性较高的血清甚至会出现假阴性反应。特异性抗体似乎起了反作用。

- 自身抗体的覆盖率：如果稀释度太低，另外存在的非特异性抗体可能掩盖相关的自身抗体效应。

- 滴定中不同的衰变行为：应该精确地确定自身抗体的滴度，滴度越高，抗体的疾病相关性越高。然而，根据亲和力，自身抗体在滴定中的效果会不同，在初始稀释中一些反应较弱的样本通常会产生高滴度，而其他最初具有强荧光的样本可能产生较低的滴度。因此，不可能仅凭单次稀释的阳性效果就确定滴度（根据酶免疫细胞化学和荧光的光度系统）。在做10倍系列稀释时，可以以10的平方根作为稀释比例进行第二次稀释。第一批测试后给出结果，然后在第二天进行实际滴定。

错误概率：很难证明所生产的间接免疫荧光法标准化试剂具有高质量。此外，温育方案和荧光模式的确定需要大量经验。如果不符合适当的条件，间接免疫荧光法会产生较多的干扰源，工作人员必须完全按照工作指示的规定操作。使用的诊断设备的质量缺陷和分析技术中的严重错误主要通过阳性和阴性对照样本体现出来。

评估：间接免疫荧光法被认为是检测自身抗体的标准技术。其高效率取决于以下特点。

- 最简单的制备基质的方法：无须大量技术即可生产冷冻切片，培养细胞和细胞涂片。不必通过复杂的生化方法提取抗原或与表面偶联。

- 基质–筛选100种不同的自身抗体：使用HEp-2细胞或不同的冷冻切片，可以使用一组基质来同时筛选多种自身抗体。阴性结果显示所有这些抗体都不存在。
- 一种方法（一种SOP）–1 000种不同的测试参数：对于许多自身抗体，温育程序在免疫荧光中是相同的并且非常容易标准化。反应区上不同基质的组合非常适合用于自身抗体谱的诊断。
- 易于通过视觉辨别的特征：抗体在形态学上对应相应的抗原，对于每种抗体，存在特异性荧光模式，易于与非特异性反应相区别。相反，在组织化学酶免疫染色中，许多抗体无法区分，因为带颜色的产物在抗原周围会发生不同程度扩散。

选择测试抗原的方法时，以下不可用：与酶联免疫吸附试验或放射免疫测定（RIA）相反，在免疫荧光法中，存在起始基质的完整抗原谱。因此，人们还可以研究针对未知抗原或目前无法分离抗原的自身抗体。目前已知的大多数自身抗体都是通过间接免疫荧光技术发现的！

间接免疫荧光法目前仍然是最先进的血清学技术，诊断医生应始终对该技术进行研究，且通过其他方法，如酶联免疫吸附试验和免疫印迹法（蛋白质印迹或线性印迹）进行有意义的补充。

德文名称：Immunodot

德文同义词：Immundot

中文名称：免疫斑点

英文名称：Immunodot; Dot-immunobinding Test; Dot Blot

定义：免疫斑点是一种易于进行的试验，用于检测抗原或抗体。该方法中，抗原或抗体以点状或线性形式固定在薄膜上，并与相应试剂发生配体–受体结合（相应的抗体或抗原），是一种显色反应。

原理：将样本的抗原或抗体吸附于硝酸纤维素膜或尼龙膜上。游离结合位点，与外来蛋白质结合，例如牛血清白蛋白或酪蛋白。然后将膜依次与检测试剂一起温育，常用的检测试剂有特异性抗体或特异性抗原、酶标抗体和底物液。在明亮环境中阳性反应会产生彩色的斑点。

应用：检测各种抗原和抗体。

实验材料：血清、血浆、细胞上清液、细胞匀浆、细胞裂解液。

仪器：用于以微量滴定板的形式同时测试96个样本的装置。也可进行半定量检测，其费用较少。

灵敏度：本检测系统的灵敏度较高。

实用性/自动化/成本：免疫测定可以自动化。

德文名称：Immunpräzipitation

中文名称：免疫沉淀法

英文名称：Immunoprecipitation

定义：免疫沉淀法是根据免疫复合物制备或检测抗原或抗体的一项技术。

原理：当抗体与抗原结合时，会形成免疫复合物。如果抗原过量，抗体的所有结合位置都会被占据，导致形成小的可溶性免疫复合物。如果抗体和抗原含量相同，会形成大的免疫复合物，微溶并沉淀，该过程称为免疫沉淀。凝胶扩散试验原理：给予定量的抗体，抗原在凝胶中扩散得以稀释，直到形成相同含量的抗原-抗体沉淀。

应用：免疫沉淀法广泛应用于医学领域，例如可用于富集抗原混合物，即通过特异性抗体（在可获得的范围内）沉淀抗原，洗涤免疫沉淀物并将游离抗体释放出来。在许多情况下，使用这种特征免疫学方法可以节省大量的生化制剂。

对于实验室医学，使用免疫沉淀法检测抗原或抗体更重要。免疫沉淀法的具体实施方案包括径向免疫扩散技术（参见Mancini、Carbonara和Heremans的研究）、免疫电泳、免疫固定电泳、电免疫扩散和二维免疫电泳（参见Clarke和Freeman研究）等。免疫沉淀法还可在悬浮液中进行分析，如比浊法。液相沉淀包括将样本与标记的抗原一起温育并随后沉淀抗原-抗体复合物，这是一种灵敏度较高的抗体检测方法。

仪器：由于免疫沉淀法具有不同的实施方案，因此可以使用不同的装置，也能使用简单的设备和仪器。

实用性/自动化/成本：根据应用领域，免疫沉淀可以采取手动和自动方式。

德文名称：Immunradiometrischer Assay

德文同义词：IRMA

中文名称：免疫放射测定

英文名称：Immunoradiometric Assay（IRMA）

定义：免疫放射测定是使用过量的放射性核素标记抗体与待测抗原进行的非竞争性免疫结合反应（夹心测定）的一种检测方法。

原理：IRMA是放射性标记（跟踪抗体）抗体，而传统的放射免疫测定是对抗原进行放射性标记。待测定的抗原被标记抗体结合。为了分离游离和结合的反应物，加入固相的抗原免疫吸附剂，例如固定塑料管或球体（固相技术，固相测定）。通过洗涤固相分离未结合组分。或者，可以用桥抗体沉淀结合的组分（双抗体技术，液相测定）。此后，在伽马计数器中测量与固相结合或存在于沉淀物中的抗原抗体复合物的放射性；在IRMA中，放射性与所检测样本中的抗原浓度成正比。

应用：测定抗原。

仪器：由于在IRMA中几乎只使用^{125}I作为放射性同位素，因此需要使用伽马计数器（γ计数器）进行测量。

灵敏度：经过分析，IRMA的灵敏度为$10^{-16} \sim 10^{-18}$ mol/L。

错误概率：高剂量钩状效应（前带现象）可降低温育的错误率。

德文名称：Immunstatus

中文名称：免疫状态

英文名称：Immune Status; Immunity Status

定义：免疫状态主要涉及机体免疫系统的状态及其建立适当免疫反应和抵御病原体感染的能力方面的信息。

免疫状态包含血液中不同抗体的浓度以及免疫细胞的数量和分布，并且含有关于抗感染能力降低的原因的信息。女性在怀孕期间的生理免疫状态是有限的。

根据免疫系统的成分，对细胞和抗体介质的体液免疫状态进行区分。

为了确定细胞免疫状态，通过流式细胞检查血细胞计数（血细胞计数，大量）、血细胞计数差异和淋巴细胞亚群，后者使用特征表面分子：B细胞（CD19）、T细胞（CD3）、T4细胞（CD4）、T8细胞（CD8）、NK细胞（CD56）、活化的T细胞（DR +），将结果与随年龄变化的标准值进行比较。正常辅助细胞（CD4阳性）为$500 \sim 1\,200$个/μL。如果细胞低于500个/μL，则提示可能存在免疫缺陷。除了绝对数量之外，总淋巴细胞中辅助细胞的比例（相对辅助细胞数量%）和辅助细胞与细胞毒性T细胞的比例（CD4／CD8比率）也很重要。

检测细胞免疫状态是诊断感染或淋巴瘤的一部分。然而，单独的免疫细胞的浓度不包含关于其功能的信息，因为即使细胞计数正常也不能排除功能性免疫缺陷。细胞活化水平（HLA-DR阳性或CD25阳性T细胞数）是T细胞反应性的唯一特征。T细胞活化也用于评估结节病、移植物反应和部分恶性淋巴瘤的活性。

对于体液免疫状态，以"mg/dL"测定免疫球蛋白类别——IgA、IgD、IgE、IgG和IgM以及IgG亚型$1 \sim 4$（免疫球蛋白G亚类）。其他参数还包括补体系统的成分、C-反应蛋白、免疫调节剂、免疫维生素、矿物质和细胞因子状态。

有限的免疫状态可能是感染情况下免疫球蛋白的替代特征，特别是在原发性（即先天性）免疫缺陷中，包括抗体缺乏综合征、严重联合免疫缺陷综合征和粒细胞功能障碍等病症。有效治疗的前提条件是要在机体尚未感染不可逆的破坏时检测出免疫缺陷。

德文名称：Immuntoleranz

中文名称：免疫耐受

英文名称：Immune Tolerance

定义：免疫耐受是对某些抗原缺乏免疫反应的现象。

为了防止发生自身免疫反应，内源性抗原的免疫耐受性非常重要。为此，在免疫耐受发展过程中需清除自身反应性T淋巴细胞或B淋巴细胞。T淋巴细胞在胸腺激素的诱导下分化成熟，自身反应性B淋巴细胞可能在骨髓中产生。

德文名称：Impfantikörper

中文名称：疫苗诱导产生的抗体

英文名称：Vaccination Induced Antibodies

定义：疫苗诱导产生的抗体是指机体接种灭活的特定病原体制成的疫苗或活疫苗后诱导机体形成相应的抗体，可用于预防特定病原体的感染。疫苗抗体通过结合、调控或激活补体系统后中和病原体来进行机体保护。病原体可以是病毒或细菌。理想情况下，疫苗抗体会始终存在于机体内，且作为获得性免疫系统对疫苗抗原反应的一部分而存在。抗原特异性T淋巴细胞（细胞免疫）的抗原细胞（树突状细胞、巨噬细胞、B淋巴细胞、粒细胞）对抗原进行处理之后，呈递给T淋巴细胞，使之增殖、分化产生浆细胞和记忆B细胞，并在其表面产生抗体。

国家和国际疫苗接种战略目的在于尽可能地抑制或根除某些病原体。在德国不强制接种疫苗。Robert Koch研究所的常规疫苗接种委员会（STIKO）负责疫苗接种建议和疫苗接种计划。STIKO一般要求由所在州的卫生当局颁发具有约束力的疫苗接种计划。举例如下。

乙型肝炎疫苗接种年龄段建议为2岁、4岁和11～14个月，逐步接种疫苗。初次接种也可以在较大年龄进行或完成（建议：9～17岁）。疫苗抗体滴度大于100 IU/L（最后一次接种疫苗后4～8周）被认为接种成功。应用联合疫苗对麻疹、腮腺炎和风疹（MMR）进行疫苗接种是常见的做法，儿童第一次接种疫苗应该在9～11个月时进行，在此之前由母体抗体提供保护；在15～24个月时，进行第二次疫苗接种，以弥补第一次疫苗接种失败的概率（5%）。对于风疹，在血细胞凝集抑制试验中大于1∶32的疫苗抗体滴度被认为是具有保护力的。禁止在怀孕期间接种风疹疫苗。

实验材料：血清、血浆。

分析：可应用间接免疫荧光法、酶免疫测定、中和试验、补体结合反应、血细胞凝集抑制试验、凝胶试验（溶血）。

德文名称：Infektion

中文名称：感染

英文名称：Infection

定义：感染是指病原微生物（细菌、病毒、真菌、寄生虫）侵入宿主机体内并增殖而引起的机体局部或全身性炎症反应。

常见症状有发热、腹泻、皮疹等，都是感染的迹象。如果没有可见或可测的症状，则称其为隐性感染。感染会引发宿主免疫系统的反应，使机体使用非特征因子（补体、巨噬细胞、杀伤细胞）以及细胞（淋巴细胞）和体液效应物（抗体）来对抗，以破坏或控制病原体。孕妇首次感染某些病原体可以通过胎盘传播给胎儿（例如风疹病毒、巨细胞病毒、单纯疱疹病毒或弓形虫），通常会导致胎儿受到危害或死亡。

根据病原体的初始感染部位，可区分肠内、泌尿生殖器、子宫内膜、经皮肤或吸入感染。感染可能是暴发性、急性、亚急性、慢性、复发性、潜伏性或持续性的。根据疾病的严重程度，可分为潜伏性、亚临床、临床、暴发性、缓慢或致死的。

防止感染的重点是杀死或减弱（减毒）病原体或疫苗接种（疫苗抗体），例如麻疹病毒、腮腺炎病毒、风疹病毒、水痘-带状疱疹病毒、百日咳杆菌、白喉杆菌、破伤风杆菌、流感嗜血杆菌、乙型肝炎病毒、人乳头瘤病毒、脊髓灰质炎病毒、肺炎球菌、脑膜炎球菌或流感病毒等。

德文名称：Infektionsstatus

中文名称：感染状态

英文名称：Infectious State

定义：感染状态是对人体当前的健康状况进行说明。如果被感染者就医，则需考虑病史和实验室诊断结果，包括微生物学、分子生物学或血清学方法等诊断结果。

检查感染状态，例如，从事跨国出口和进口的职业医疗事务时，应特别注意结核病、脊髓灰质炎、传染性肝炎、沙门菌病、副伤寒、痢疾、白喉、百日咳和当时的流感疾病等。根据健康情况，颁发相应的官方健康证书，包含进行专业疫苗接种的证明（疫苗接种状态）。

德文名称：Interferon-γ-Freisetzungstest

德文同义词：Gamma-Interferon-Freisetzungstest

中文名称：γ干扰素释放试验

英文名称：Interferon Gamma Releasing Test

定义：γ干扰素释放试验是一种用于结核杆菌感染的体外免疫检测的试验方法。

说明：结核分枝杆菌的高度特异抗原在体外被抗原细胞吸收，并刺激产生早期或当前特定的感染记忆细胞。这会产生越来越多的不同物质，包括γ干扰素，并可以在细胞上清液中检测到。

结核杆菌特异抗原主要是早期分泌的目标抗原（ESAT-6）、培养滤液蛋白（CFP-10）和Tb7.7。这些物质在结核感染的早期阶段产生，而不会受非结核分枝杆菌和卡介苗（Bacille-Calmette-Guérin）的影响。将患者的新鲜血液与这些特异抗原一起温育，然后通过酶免疫测定法检测细胞上清液中γ干扰素的浓度。在平行检测（无特异抗原）时，必须从该值中减去之前形成的γ干扰素。或者，用酶联免疫斑点法（ELISPOT技术）确定产生γ干扰素的细胞数量。

应用：对于疑似患有急性或潜伏性结核病的患者进行γ干扰素检测，以对接触人员进行调查、对风险人群或医护人员进行筛查，以及在开始进行免疫抑制治疗前排除潜伏性结核病。

γ干扰素释放试验是孟德尔-曼图结核菌素皮肤试验的替代方案，该试验可与牛分枝杆菌和各种环境分枝杆菌发生交叉反应，对BCG疫苗接种无可预测的反应，在试验区可能会造成令人不舒服的局部炎症。但是，必须对堪萨斯分枝杆菌（M. Kansasii）、斯氏分枝杆菌（M.szulgai）和海氏分枝杆菌（M. Marinum）进行交叉反应评估。

德文名称：Komplement

中文名称：补体

英文名称：Complement

定义：补体是指多种从化学和免疫学上可区分的由血清蛋白因子组成的多功能系统，可以通过抗原-抗体反应激活，也可以通过一系列非特异因子（补体级联）激活。

补体由9种成分组成，分别命名为C1～C9。它们通常以无活性的前体形式存在于血液中，并在反应过程中被激活。补体激活途径分为经典、替代和甘露糖-凝集素途径（补体系统）。

实验材料：血清、血浆。

标本稳定性：新鲜或-70℃冷冻（短期-20℃）血清和EDTA抗凝血浆，最迟在1小时内检测，需小心运输样本材料或进行深度冷冻后再运输。

分析：在补体诊断的初次检查中，进行两次完整测试，如果结果均正常，则不需要进一步区分CH50测试的经典途径和AH50测试的替代途径，而应确定补体活化产物C3d的浓度。

CH50：补体系统的总体溶血活性的滴定。测试结果取决于补体介质的致敏（抗体负载）细胞的裂解。

AH50：替代途径的总溶血活性的滴定。测试结果取决于补体对特定细胞的抗体非依赖性裂解作用。

C3d：在琼脂糖凝胶中通过免疫沉淀法测定EDTA抗凝血浆中的C3d受体。C3d代表补体经典激活途径和替代途径的交汇点。

参考区域-成人，补体诊断：

CH50-溶血试验：65%～135%。

AH50-溶血试验：80%～120%。

C3蛋白-比浊法：0.75～1.40 mg/mL。

C4蛋白-比浊法：0.10～0.34 mg/mL。

C1q蛋白-RID：5～25mg/dL。

C1抑制蛋白-比浊法：0.21～0.39 mg/mL。

C1抑制蛋白-单免疫扩散：0.05～0.25 mg/dL。

C1抑制蛋白-功能：15～28 U/mL。

等离子体中的C3d-RIE：<40 mU/L。

血清中的C3d-RIE：<55 mU/L。

C3肾炎因子-功能：阴性/阳性。

P因子·ELISA：9～18μg/mL。

I因子-RIE/ELISA：20～46 μg/mL。

H因子-RIE/ELISA：284～528 μg/mL。

B因子-RID：0.19～0.39 μg/mL。

C4A-ELISA：70～200 μg/mL。

C4B-ELISA：200～400 μg/mL。

MBL-ELISA：< 50 ng/mL。

C1～C9-单次滴定-功能性。

RID：径向免疫扩散（双径向免疫扩散）；RIE：火箭免疫电泳；ELISA：酶联免疫吸附试验。

诊断价值：现代补体诊断可以可靠地识别原发（不足的缺陷）和二次（过量消耗）缺陷。在每次开始诊断时应该简单地定向测定总的消耗，如CH50、AH50和C3d（补体状态）。这些参数的正常值能够在很大程度上排除相关补体缺陷。溶血活性缺乏或严重降低可能是由于补体缺陷或过度活化导致其大量消耗造成的。分析裂解产物（例如C3d、C3a、S5b-9）及检测活化的特异蛋白质复合物有助于区分缺陷类型。如果结果表明存在缺陷，则可以通过确定各个组分的功能来识别。如果产生水肿，则应测量蛋白质含量和C1抑制剂的功能。在患肾炎时，特别是在疑似膜增生性肾小球肾炎（MPGN）中，对C3肾炎因子（C3转化酶的自身抗体）进行了研究。在非典型溶血性尿毒症综合征（HUS）中，建议研究调节因子H的可能缺陷。在晚期脑膜炎和成人中，除了研究末端补体序列（C5～C9）的成分外，还应研究因子蛋白素和甘露糖结合凝集素（MBL）。

适应证：

- 肾炎。
- 血管炎。
- 脑膜炎。
- 冷球蛋白血症。
- 系统性红斑狼疮。

- 免疫复合疾病。
- 输血事件。
- 复发感染的免疫缺陷（比第一次发现时更重要）。

德文名称：Line-Assay

中文名称：线性测定

英文名称：Line Assay

定义：线性测定是一种用于检测抗原或抗体的简单方法。将抗原或抗体呈线性固定在薄膜上，并与样本发生抗原抗体反应。平行排列检测线可进行多参数测试。

原理：在硝酸纤维素膜或尼龙膜上平行排列各种抗原或抗体，每条线代表单个抗原或抗体。由于在其他蛋白质中可能存在游离结合点，因此非特异检测试剂可以与未饱和（封闭）的外来蛋白质结合，例如牛血清白蛋白或酪蛋白。然后将薄膜与患者样本一起温育，酶标抗体在阳性反应中形成彩色沉淀底物。这些沉淀以线条显示。

应用：可以用线性测定法检测抗原和抗体，特别适用于多参数检测。

实验材料：血清、血浆。

仪器：线性测定可以使用孵化机、扫描仪、相机和适当的软件进行自动化判读。

灵敏度：该方法灵敏度很高。

实用性/自动化/成本：使用多参数分析的线性测定自动化设备进行检测，成本较低。

德文名称：Luminescent Oxygen Channeling Immunoassay

德文同义词：LOCI™ Assay

中文名称：发光氧通道免疫测定

英文名称：Luminescent Oxyen channeling assay (LOCI)

定义：发光氧通道免疫测定（LOCI）是一种使用化学发光作为检测系统进行均相免疫测定的方法。它取决于悬浮液中两种不同微粒（珠子）群的相互作用。

原理：有两种微粒群，其中一种（"供体微粒""敏化剂微粒"）含有光敏物质，例如，酞菁作为光敏剂，能够在光照射（发光）时在第一电子激发态（单重态）中转换来自电子基态（三重态）的光。另一种微粒群（"受体微粒""化学发光剂微粒"）含有烯烃，该烯烃与所得的单线态氧反应生成二氧杂环丁烷（光氧化），生成的二氧杂环丁烷在光发射（化学发光）下自动分解。

微粒供体和受体含有抗原或特异抗体，在竞争性分析中，具有抗原的微粒群和具有相应抗体的另一种微粒群竞争性与样本结合；在非竞争性分析中，微粒供体和受体与样本一起温育期间，由于特定的相互作用，两个微粒群在空间上都很接近，悬浮在样本中的微粒通过激光（680nm，0.1~1秒）照射，在供体微粒中释放的单线态氧会扩散到受体微粒的内部并发生化学发光反应。本检测方法基于限定的时间段内，波长550～650nm的化学发光发射。测量信号与在一定时间内发生相互作用的供体珠-受体珠的数量成正比，并与待测定的分析物的浓度成正比。

应用：LOCI用于确定大相对分子质量和小相对分子质量的抗原和抗体。由于在小珠内部发生化学发光反应，因此它不受液体样本中相对分子质量较大的组分的影响，这使得LOCI非常敏感，且不易受干扰。

实验材料：血清、血浆、尿液。

仪器：LOCI既可以手动，也可以实现自动化。市场上售有自动化测试设备。

灵敏度：LOCI可以非常灵敏地检测单个分析物。通过竞争性免疫在pmol/L范围内测定分析物浓度，并且通过非竞争性免疫在fmol/L范围内检测分析物浓度。

错误概率：温育时间太长会导致微粒非特异性聚集，产生假阳性反应。尿液中高浓度的抗坏血酸会干扰LOCI，这就是必须使用稀释尿样（<1%）或加入氧化剂的原因。

实用性/自动化/成本：LOCI可以使用小样本体积（20μL）快速检测（5～15分钟）单个分析物。

德文名称：Luminex-Assay

德文同义词：Multiplex-Assay

中文名称：液态芯片分析

英文名称：Luminex Assay; Multiplexed Particle-based Flow Cytometry Assay

定义：液态芯片分析是对含有多种蛋白质分析（所谓的多重分析）的小珠进行编码和解码，例如免疫测定、蛋白质-蛋白质相互作用测定和酶测定，可以同步在悬浮液中快速有效地进行检测。

原理：由美国Luminex公司开发的xMAP™技术是基于多通道流式荧光测定法的新型分析技术。在固相状态下，把聚苯乙烯小珠用荧光染色的方法编码，并用两种不同的荧光染料着色，不同荧光染料具有不同的光谱。通过两种荧光染料10种不同浓度组合可产生多达100种不同特征荧光谱的微粒。这些荧光编码可区分不同的聚苯乙烯小珠。聚苯乙烯小珠的内部颜色编码允许通过分析仪精确识别其各自的群体。每个聚苯乙烯小珠可以共价交联上另一种特定的生物分子，例如，抗原或抗体，并形成可用于单独测定的固相。在每个多重测定中，先把针对不同检测物的聚苯乙烯小珠混合，再加入另一种待检样本温育。样本的反应物以特定方式与微粒表面分子特异性结合，然后通过另一种荧光染料的检测试剂显示出来。这种荧光染料的光谱范围与用聚苯乙烯小珠编码的荧光染料不同，对聚苯乙烯小珠和分析物的定量与分类可以同时进行。在三通道流式细胞仪中对聚苯乙烯小珠的分析和荧光强度进行评估。使用xMAP™技术，可以在单个反应孔内同时检测多达100种不同的分析物。根据多重免疫测定的结果，可以对表达谱进行分析。

应用：液态芯片分析具有多种用途。适用于医学诊断、高通量药物筛选等其他相关领域，可对样本中含有的几种不同的蛋白质或核酸进行专门研究。

实验材料：含有蛋白质和核酸的样本，例如体液、细胞培养上清液、提取物和制剂。

仪器：液态芯片分析在悬浮液中进行，可以进行或不进行固相洗涤。固相可以通过过滤或离心方式分离。为了评估Luminex测定结果，需要使用流式细胞分析仪。

实用性/自动化/成本：液态芯片分析特别适用于具有5～100个参数的多参数测定。液态芯片分析可以手动或自动化进行。使用三通道细胞荧光光度计，需要一个容量有限的复杂测量系统。

评估：液态芯片分析是一种多参数微粒阵列技术，可以根据常规单参数测试系统（例如常规免疫测定和微阵列技术）进行分类。

德文名称：Lymphozyten-Phänotypisierung

中文名称：淋巴细胞表型分析

英文名称：Lymphocytc Phenotype Analysis

定义：淋巴细胞表型分析是指B淋巴细胞亚群与T淋巴细胞的区别。

淋巴细胞亚群不能根据形态进行区分，而需要根据特异表面标志物，例如CD分子的蛋白质（"分化簇"）或免疫球蛋白（仅B淋巴细胞）分类。

首先通过密度梯度离心从血液中（分离溶液：Ficoll）分离淋巴细胞。然后，将淋巴细胞混合物与一种或多种与诊断相关的表面抗原的特异抗体一起温育。根据发射荧光的强度，通过流动细胞检测不同淋巴细胞亚群。我们能够使用全血进行离心分析。

德文名称：Makroarray

德文同义词：Protein-Array; Peptid-Array; DNA-Array; Membran-Array; Filter-Array

中文名称：宏阵列

英文名称：Macroarray

定义：宏阵列是一种平面基质，用于在一种液体中平行分析多达10 000个参数的技术。基质（阵列）包含多达数百万个区域（"点"），可以与不同的测试物质混合，例如，包被核酸（DNA阵列）或蛋白质（蛋白质阵列）。相邻点之间的距离通常＞500μm。

分析：将宏阵列与样品液体一起孵育，然后洗去未结合的样本。在大多数应用中，在第二步反应中标记结合的反应物，例如，通过化学或酶促反应，或根据标记的二抗夹心测定，产生带颜色的沉淀、荧光或发光信号，如果放射性同位素用于标记，在阳性情况下照相胶片会变黑。用光学扫描仪检测反应。信号强度与样品中物质的浓度成正比。

宏阵列通过位置特征较小的、溶解的物质制造，包含几纳升至微升的液滴，分配机器人放在适合的载体材料（通常为膜）上。

应用：宏阵列可平行检测10 000多种不同的核酸、肽段、蛋白质或抗体，例如筛选cDNA克隆和蛋白质。

实验材料：蛋白质或来自于组织和细胞的核酸、血浆、血清、脑脊液、尿液；也可直接使用体液制备蛋白质阵列。

仪器：通常使用化学发光或荧光成像器读取宏阵列，或者在比色检测中可以使用简单的平板扫描仪。

实用性/自动化/成本：根据研究概况，通常不提供自动标准化处理程序。阵列的制造相对简单，因为与微阵列相比，传统的分配器足以用于阵列制造。

评估：当使用简单的方法平行地确定各种样品中的大量（100~10 000）参数时，宏阵列分析在研究中尤其重要。优点在于阵列制造较简单。在许多情况下，微阵列是前提，随着微型化技术的进步它们会越来越多地被替代。目前在医学实验室诊断中，微阵列检测较少应用。

德文名称：Mikroarray

德文同义词：Biochip; Chip; Genchip; DNA-Chip; DNA-Array; Oligonukleotid-Array; Peptid-Array; Protein-Array; Protein-Chip

中文名称：微阵列

英文名称：Microarray

定义：微阵列是一种平面基质，在一种液体中可平行分析多达数百万个参数的技术。基质（阵列）包含多达数百万个区域（“点”），可以与不同的测试物质混合，例如，包被核酸（DNA阵列）或蛋白质（蛋白质阵列）。相邻点之间的距离通常≤500μm。

分析：将微阵列与液体样本一起孵育，然后洗去未结合的样本。通过特殊的读取装置（微阵列扫描仪），识别出样本特异性结合的斑点。样本在第一步孵育之前、过程中或之后与标记物偶联，例如与荧光染料或酶偶联。信号的强度与样本中待测物的浓度成正比。

微阵列将含有溶解的测试物质的微滴滴到载体上进行制备。为此，使用“接触法”，如使用点阵打印机和非接触式高分辨率喷墨打印机，采用压电陶瓷技术，每个点仅滴加0.1~1.0 nL。将液滴放置在限定的位置，如栅格（阵列）中。在特殊情况下，测试物质也可以直接在载体指定位置上合成（“原位合成”）。这种方式可在制备寡核苷酸和肽阵列中应用。

应用：微阵列技术可应用于生物医学研究。其中可以对≥10 000种不同的核酸序列、肽段、蛋白质或抗体平行研究。对于DNA阵列、基因（基因谱）的确定以及单核苷酸多态性（SNP，基因分型）的应用前景很广阔。抗体阵列能够鉴定生物样本中的抗原。

蛋白质和肽阵列在蛋白质–蛋白质和蛋白质–核酸相互作用的研究以及自身抗体的表征和鉴定中作用很重要。

DNA微阵列可用于医学实验室诊断、微生物鉴定和亚型分析，以及检测疾病相关基因变异。例如在宫颈癌筛查或确定遗传性状HLA-DQ2/DQ8的情况下检测和分析人乳头状瘤病毒（HPV）。在某种程度上，它们还被用于识别抗生素的有效性，作为传统抗性检测的替代方法。蛋白质阵列的诊断应用，例如抗核抗体（ANA，抗细胞核自身抗体）检测以及过敏和感染性疾病的血清学诊断。

实验材料：蛋白质或来自于组织和细胞的核酸、血浆、血清、脑脊液、尿液；也可直接使用体液制备蛋白质阵列。

仪器：识别微阵列，需要特殊的扫描仪。根据使用的平台，可能需要额外的设备来孵育和清洗微阵列。

微阵列的生产需使用特殊的打印机（微阵列仪器），利用该打印机可以将最少量的不同种类的液体平行地置于基质上。

错误概率：极端小型化和大量斑点使微阵列制备和分析易受到干扰。因此，为了应用于医学实验室诊断，微阵列制备和验证需要严格的标准化并采取全面的质量保证措施。精确的操作、重复性高的孵育程序，以及客观、自动化的评估程序对于检测至关重要，可以确保较高的分析准确性。

实用性/自动化/成本：自动化并不是在任何地方都适用，因为设备投资很高，如果使用合适的系统，微阵列孵育也可以用很少的人工操作完成。因此，特殊的微阵列扫描仪是必不可少的。

评估：原则上，微阵列的测试系统可以对约5个参数进行多重分析。该方法与其他多参数方法具有相同的线轨迹、点轨迹和微粒阵列，与这些微阵列系统相比，该系统具有更短的处理时间（扩散距离更短）。因此，试剂消耗更少，并且由于其多参数性能，试剂也能得到更高效的利用。

德文名称：Mikropartikel-Array

德文同义词：Bead-Array; Partikel-Array; Suspensionsarray

中文名称：微粒子阵列

英文名称：Micro-particle Array

定义：微粒子阵列是指直径或边长为1～200μm的最小颗粒的群体，包被有不同的检测物质。通过编码排列，可以使包被在每个粒子上的物质有特定的检测性质。

原理：将包被有不同测试物质的微粒子混合并与待测样品一起孵育。在进行严格的清洗后，通过测量微粒子发出的荧光来进行特异性结合物的检测。为此，在样本孵育前将荧光染料标记或结合到粒子中（例如，通过荧光标记将核苷酸掺入检测到的核酸中），荧光标记的抗体根据免疫测定的原理进行检测（特别是用于检测抗体）。微粒子阵列采用具有高分辨率荧光扫描仪和悬浮阵列流式细胞术将微粒按平面排列。微粒子编码可以确定分析物的性质，其浓度根据所表现的荧光信号强度进行计算。

微粒子由多孔或无孔材料组成，例如琼脂糖和纤维素或玻璃和塑料。根据不同的系统，微粒子可以是球形、棒形或圆盘形。通常，表面经化学活化，例如添加羧基或氨基，能够稳定地结合待测试物质。通过它们在载片上的位置来识别颗粒，或者根据颜色、荧光、粒度或微型条码给出特定的编码，从而可以将每个颗粒分配给待测物质。

微粒与分析物的孵育在悬浮液中进行，或者把颗粒固定在平面载体上。也可能存在其他形式，例如毛细管中的线性并置。

应用：微粒子阵列用于诊断和研究，可以平行检测几种不同的蛋白质、抗体或核酸。例如用于基因分型和基因分析以及过敏、自身免疫病和传染病的诊断、肿瘤的疗效监测。

实验材料：蛋白质、血清、脑脊液、尿液或来自组织和细胞的核酸提取物。

仪器：常规流式细胞仪，例如FACScan TM（Becton Dickinson）；含有特殊设计的装置，例如Luminex 100（Luminex 公司生产）、UltraPlex TM（Smart Bead 技术有限公司），BeadArray TM Reader（Illumina Inc.生产）。

错误概率：由于要求极端小型化和多重性，必须建立可靠的自动化程序，这些程序能够对测试物质和测量信号进行正确分配，且不能手动进行检查。

实用性/自动化/成本：该方法特别适用于5～100多个参数的检测。由于分析结果评估较少，所以必须自动化。设备和试剂的成本也相对较高。

评估：微粒子阵列技术是将传统的单参数测试系统和微阵列技术之间进行合并。微粒子阵列技术是变化的。目前，它与其他传统的多参数测试进行比较，如传统的平面低密度微阵列，在需要确定样品中的含有中等数量分析物的情况下，微粒子阵列检测是有利的。

德文名称：Mimikry, molekulares

德文同义词：Antigen-Mimikry

中文名称：分子拟态

英文名称：Molecular Mimicry

定义：分子拟态最初指的是微生物通过使抗原与宿主抗原结构类似保护免受宿主免疫系统的攻击。与分子拟态相关的是免疫系统对微生物和宿主抗原的交叉反应性。

细菌、病毒、寄生虫等微生物的抗原以及药物与宿主自身结构具有很高相似性，有时会导致T或B细胞活化。这种"自身"和"外来"的"混淆"可能导致免疫活性细胞由于各种感染而激活自身抗体。例如，链球菌感染后的心内膜炎或肾小球肾炎、狂犬病疫苗接种后的脑炎。

德文名称：Mutterschaftsvorsorge

中文名称：孕期防护

英文名称：Prevention of Infectious Diseases in Pregnancy; Prevention of Mother to Child Transmission of Infectious Diseases

定义：孕期防护是指妊娠期间进行血清学预防性诊断，其目的是预防和治疗传染性疾病。

血清学的重点是对母胎血型不合、感染性抗体进行测定以及自身抗体的诊断。德国目前要求的检查记录请参考产科指南，检测结果记录请参考产检档案（Mutterpass）。

妊娠期间母亲的感染往往是流产或死产的原因。如果及时处理，采取适当措施，可大幅降低相关风险。这些措施包括孕前接种疫苗、暴露预防、使用抗生素，以及在某些情况下，例如通过输血对胎儿进行治疗。因此，应对所有孕妇进行全面的血清学监测。

在德国，除了检测梅毒螺旋体、风疹病毒、乙型肝炎病毒、HIV抗体以及直接检测宫颈管涂片中的沙眼衣原体外，还应考虑与妊娠有关的其他感染因子，例如弓形虫、巨细胞病毒、细小病毒B19、水痘带状疱疹病毒、人类疱疹病毒2（在产道中直接检测）等。目前这些尚未在产科指南中进行规定，只有在怀疑存在与妊娠有关的感染时才建议进行血清学诊断。然而，如果通过现代技术将诊断费用保持在合理的范围内，则会扩大孕妇感染状况的检查范围。

还建议妊娠筛查补充对各种自身抗体的检测，这些自身抗体包括抗核抗体（抗SS-A和与新生儿狼疮相关的抗dsDNA）、心磷脂和磷脂酰丝氨酸（与抗磷脂综合征和习惯性流产相关）、TSH受体（甲亢相关）、甲状腺过氧化物酶（可能引起早产和增加围生期死亡）、桥粒糖蛋白3（可能引起新生儿天疱疮、先天缺陷和早产、胎儿宫内死亡）。

梅毒需要通过梅毒螺旋体血凝抑制试验（TPHA）排除。如果该筛查试验结果呈阳性，则应对该血液样本（梅毒螺旋体）做进一步的血清学检查。

风疹血清学检测用于预防先天性风疹综合征，因为它可能在未进行免疫接种的孕妇感染后发生。通过血凝抑制试验（HAH）证明哦提高免疫力必须接种风疹疫苗，并且只有了解怀孕前的免疫状态才能准确评估。通过国家批准的测试指标确定HAH滴度为1∶32是具有足够免疫力的证据。如果在妊娠期间第一次进行测试，则可能需要补充其他测试（IgM检测、亲和力检测、滴度记录、抗E2抗体的测定），以排除与妊娠相关的新感染。血清学阴性的孕妇应该了解该风险。

在妊娠第32周后，检测母体HBsAg状态有助于预防分娩时乙型肝炎的感染。若孕妇的HBsAg呈阳性，新生儿接种疫苗可以防止感染。

德文名称：Nadelstichverletzung

中文名称：针刺伤

英文名称：Needlestick Injury

定义：针刺伤是一种由医疗利器如注射器、针头、缝针、手术刀等造成的意外伤，会造成皮肤深部损伤，有时还会导致出血。

与血液接触中最危险的病原体是乙型肝炎病毒、丙型肝炎病毒和人类免疫缺陷病毒（HIV）。医疗专业人员，包括救援服务人员和实验室的员工，尤其易被感染。即使是清洁专业人员也常常接触未经妥善处理的受污染的插管或手术刀，有时也会因此受到一定的伤害。

针刺伤后的感染风险取决于患者的感染状态，如果无法确定，则应降低患病概率。在发生穿刺伤或割伤后必须采取以下措施：

- 伤口在被刺伤后会立即出血，最好通过对周围组织压迫来止血，且应该持续1～2分钟。
- 随后，应使用有效的消毒剂（例如浓度为75%乙醇与PVP-碘组合）对伤口进行彻底消毒（至少5分钟）。应尽量避免伤口处的病原体扩散。
- 然后可以应用无菌敷料保护伤口。应使用抗菌剂，例如75%乙醇。

在特殊情况下（例如处于高风险区域），建议快速切除伤口。每次感染的针刺伤必须向医生、工作单位报告，并视为工伤。

对于受伤人员，如果可能的话，还应考虑感染源，应利用血样检测乙型肝炎病毒、丙型肝炎病毒和HIV。这些血液样本对事故后续处理很重要，可以证明后来发现的血清转换与事故之间的关系。检查将在3个月、6个月和12个月后进行。费用可由意外保险/专业协会承担。

可以通过适当的组织和技术措施来防止针刺伤，例如使用适合的套管弹射容器、安全的器械和消耗品、一次性装置（套管、注射器、刺血针），联系具有防止意外穿刺伤的安全机构，并可以对未使用的器械进行处理。此外，医务人员应接种乙型肝炎疫苗（最好同时接种甲型肝炎疫苗）。这对正在进行的疫苗检查至关重要。

在针刺伤造成的HIV感染高风险之后，可采用抗逆转录病毒类药物进行预防性治疗，即所谓的暴露后预防。这种方法的有效性尚未明确，但必须确认有效成分已被批准用于预防。如果可能的话，治疗应该在最初2小时内开始，最迟在24小时内开始。该措施可以延续2～4周。尽管可能存在严重的副作用，但应该一直持续到最后检测出结果。

对于有血液传播风险的设施，必须遵守《医疗保健中的生物制剂技术规则》（TRBA 250）。

德文名称：Nährmedium

德文同义词：Substrat; Nährboden; Bouillon; Nährbouillon; Nährlösung

中文名称：培养基

英文名称：Culture Medium; Growth Media; Broth; Agar

定义：培养基是指供给微生物、组织或细胞生长繁殖，由不同营养物质组合配制而成的营养基质。可以是固体（营养培养基）或液体（营养液）。

培养基主要由水、营养素和无机盐组成。其他添加剂包括缓冲物质、指示剂、染料、抑制剂、催化剂和凝胶（琼脂糖、明胶）。固体培养基主要用于培养细菌。液体培养基适合于培养更大量的微生物、细胞或组织。

培养基按其特殊用途可以分为四类。

- 支持培养基（促进所有微生物的生长）。
- 积累培养基（促进单一细菌的生长）。
- 选择性培养基（除目标微生物外，含有对其他所有微生物有抑制作用的成分）。
- 区分培养基（可以区分同时生长的不同微生物）。

通常，培养基由预制的、冷冻干燥的组分混合制备而成。用蒸馏水溶解，然后灭菌（在121 ℃，≥15分钟）。冷却溶液后，将热敏添加剂过滤（0.2～0.45 μm的无菌过滤器）后加入。最后，将溶液装入培养皿、试管、瓶子或生物反应器中。

德文名称：Neutralisationstest

中文名称：中和试验

英文名称：Neutralization Assay（NT）

定义：中和试验是测定病原体中和抗体的血清学检测方法。此外，该方法可用于病毒识别。

原理：为了检测和中和病毒特异性抗体，可将待检测血清进行倍比稀释，并与确定稀释度的病毒一起培养。如果样品中含有特异性抗体，这些抗体会与病毒发生中和反应，从而丧失其感染性。为了检测病毒的中和程度，将血清病毒悬浮液与等份的易感细胞培养物一起培养。随后，确定中和滴度，即与无抗体病毒对照相比，应有50%细胞不产生细胞病变的血清稀释。受感染的细胞取决于病毒类型，通过细胞病变效应进行显微镜评估或通过病毒蚀斑减少测定法等方法鉴定。

诊断价值：中和试验很难标准化且只能在专业实验室进行。试验费用很高，检测结果几天后才可获得，且并非所有病毒特异性抗体都能中和。

德文名称：Radioimmunoassay

德文同义词：RIA

中文名称：放射免疫测定

英文名称：Radioimmunoassay

定义：放射免疫测定是一种利用放射性核素检测与免疫反应定量来测定抗原或抗体的方法。其中放射性标记的同位素（β发射体：^3H、^{14}C和^{35}S；γ发射体：主要为^{125}I）用于标记两种反应物中的一种。

原理：经典放射免疫测定采用竞争法，IRMA为非竞争性检测。

根据Yalow和Berson的经典放射免疫测定方法，确定量的放射性标记的抗原（示踪剂）和非标记的抗原竞争有限数量的抗体。样本中含有的抗原越多，标记抗原与抗体的结合就越少（Yalow，Rosalyn）。

在IRMA中，使用未标记的抗体和放射性标记的检测抗体（抗体试剂）捕获抗原。除去游离反应物后，测量免疫复合物中的放射性；该放射性与所检测样品中的抗原浓度成正比。

IRMA设计为固相测定（固相微萃取）或液相测定（液-液萃取）。①在固相测定中，捕获抗体包被在管壁或微粒上，与所捕获的抗原和该抗原的特异性抗体（二抗）依次结合。洗去未结合的组分，最后在γ计数器中测量固相的放射性。②在液相测定中，标记抗体和所寻找抗原的免疫复合物通过桥联抗体沉淀，其中聚乙二醇（PEG）作为反应加速剂。离心后，测量沉淀物的放射性。

仪器：放射免疫测定主要是以手工方式完成。放射性测量在β和γ计数器中进行。虽然γ辐射可以直接测量，但由于它们只有几毫米的辐射范围，因此β射线检测需要将含放射性核素的样品与闪烁液（含有闪烁体的有机液体）混合。

灵敏度：放射免疫测定极其敏感，其分析灵敏度为$10^{-18} \sim 10^{-168}$ mol/L。

评估：放射免疫测定的优点首先是γ（^{125}I）和β（^3H、^{14}C、^{35}S）辐射的检测限较低且系统概念简单。其次，在大多数情况下，放射性标记无须太多费用（包括放射免疫测定处置费用和辐射防护措施费用）即可进行。但其缺点是，高能放射性辐射本身会对所涉及的试剂造成破坏性影响并使测量结果不准确。

半衰期，也就是说一半原始放射性粒子衰变的时间，一般^{125}I为60天，^3H为12年，^{14}C为5 736年。一方面，低半衰期会限制^{125}I-RIA的有效期；但另一方面，含^{125}I的废物的处理比使用其他放射性核素更容易，需等到放射性降低到阈值以下才能进行废物处理。

放射免疫测定通常被认为是对环境有害的且废物需回收。在酶联免疫吸附试验和印迹法中如果使用^{125}I，则在储存足够长时间后所排放的废物不会对环境造成危害。

德文名称：Radiometrischer Assay

中文名称：放射测量

英文名称：Radiometric Assay

定义：放射测量是使用放射性物质产生测量信号的生物分析检测方法。

原理：放射测量的实例是经典放射免疫测定和IRMA。

应用：生物分子的测定。

灵敏度：由于使用放射性作为测量信号，因此是灵敏度较高的检测方法。

德文名称：Sandwich-Assay

德文同义词：Capture Assay

中文名称：夹心法

英文名称：Sandwich Assay

定义：夹心法是非竞争性的测定法，其中待测样品中的抗原或抗体与相应的两个抗体或抗原结合。

原理：在夹心法测定中，待测抗原（抗原捕获测定）或待测抗体（抗体捕获测定）与两种抗体或两种抗原进行结合。用于免疫测定的所有标记方法和检测系统都适合应用，有固相夹心法和液相夹心法。

在固相夹心法测定中，样品的抗原在第一个孵化步骤中与固相的抗体反应。随后，通过洗涤除去样品的未结合部分。样品的抗原浓度越高，抗原结合的就越多。在下一步骤中，使标记的抗体与固相的免疫复合物反应，在反应时间结束后，通过洗涤除去过量的标记物。抗原测定也可以作为一步夹心测定进行，即将样品和标记的抗体与固相的抗体同时孵育。

对于抗体测定，样品中的抗体在第一个孵化步骤中与固相上的抗原反应。随后，通过洗涤除去样品的未结合部分。样品的抗体浓度越高，抗体结合的就越多。在下一步骤中，标记的抗体（针对待检测样品的抗体标记）或标记的抗原（标记的抗原测定）与固相上的免疫复合物反应，并且在反应完成后，洗涤去过量的标记物。抗体的测定也可以作为一步夹心测定进行。

在液相夹心法测定中会形成免疫复合物，在免疫反应后通过吸附、凝集、免疫沉淀或亲和吸附除去未结合的抗原和抗体。

这些非竞争性免疫测定有多种形式：在μ链捕获测定中，针对IgM抗体Fc片段的物种特异性IgG抗体与固相偶联，其与样品中的IgM结合。通过添加相应的抗原鉴定特异性IgM抗体。该方法可以采用酶标记抗原（"标记的抗原测定"）或酶添加标记的抗原特异性IgG抗体。

夹心法测定的一个干扰因素是高剂量钩状效应（前带现象），这可能导致测量值不准确，特别是在潜伏期，影响更显著。

德文名称：Sofortdiagnostik, immunologische

德文同义词：Immunschnelltests

中文名称：快速免疫诊断

英文名称：Rapid Immunotests

定义：快速免疫诊断指其样本制备过程简单，采用即用型试剂，对样本中的抗原或抗体进行定性或定量检测。

应用：经过培训的人员或患者可在几分钟内很容易地判断免疫学检测的结果。人类妊娠试验（HCG）的尿检是第一个快速检测试剂的应用。目前在人类和兽医学中应用大量快速免疫诊断系统。对病毒（如艾滋病病毒、流感病毒和汉坦病毒）、细菌（军团菌、幽门螺杆菌、链球菌）、真菌（白色念珠菌）或寄生虫（恶性疟原虫）的直接或者抗体检测，在传染病和过敏症（类风湿性关节炎、乳糜泻、莱姆病、过敏体质）的检测中有重要作用。此外，在农业上有农药的快速检测，在鱼类食品工业有安非他明和四氢大麻酚（大麻）的快速检测。

分析：快速免疫诊断测试系统来源于常规测定（如酶联免疫吸附试验、免疫荧光法、免疫印迹法等）且具有相同的原理。例如侧流层析原理：待检测的样本通过硝酸纤维素膜上的毛细管作用与包被的抗体（或抗原）反应。使用的检测试剂通常是用金或有色乳胶颗粒标记的抗原（或抗体），即在第二个步骤中产生肉眼识别的特异性反应带。

在其他测试中，免疫反应影响酶活性，由生物传感器介导，产生电化学信号。在"均相免疫快速测试"中还包括样品、聚合物和基质。

实验材料：血清、血浆、全血、毛细血管血、唾液、粪便、尿液、脑脊液。

诊断价值：对于某些分析物，快速免疫诊断的灵敏度可以超过98%，例如妊娠试验、HIV检测。然而，由于反应时间非常短，相应的特异性通常会受到影响，因此，如果可能的话，应在具有常规测试系统的实验室中确认阳性反应。快速免疫诊断的必要性常体现在包括危及生命的、需要快速治疗的疾病，如心肌梗死或败血症。

德文名称：Szintillator

中文名称：闪烁体

英文名称：Scintillator

定义：闪烁体是一类经电离射线激发时能够发光的材料。它是闪烁计数器的重要组成部分，用于放射免疫测定中测量放射性衰变的频率。

在放射免疫测定中，用于标记的放射性同位素释放电离辐射。在样本测量中产生的一定比例的射线在闪烁体中产生闪光。通过光电倍增管在闪烁计数器中放大，并且对每个脉冲进行电子计数。

由于β和γ辐射（放射性同位素）的范围不同，医学实验室中常见的β和γ计数器也不同。为了记录β射线，必须使含放射性核素的样品与闪烁体直接接触。将其与作为闪烁液（z）的萘或噁唑衍生物混合。γ射线的测量更容易且费用低，闪烁体内置于仪器中，存在含有少量的铊的碘化钠单晶，位于测量管外部。

德文名称：Time-resolved fluorescence immunoassay

德文同义词：Zeitaufgelöste Fluoreszenz; TR-FIA; DELFIA

中文名称：时间分辨免疫荧光分析

英文名称：Time-resolved Fluorescence Immunoassay (TR-FIA); Delayed Emission Lanthanide Fluorescent Immunoassay (DELFIA)

定义：时间分辨免疫荧光分析（TR-FIA）是一种夹心测定方法，它采用标记的荧光团（荧光标记）以滞后方式释放发射光，并且仅在激发阶段之后测量信号，以减少干扰。

原理：在TR-FIA中常用的荧光基团有二酮聚合物、镧系元素铕和铽。在金属聚合物的脉冲状激发中，二酮吸收激发能并将其传递给镧系元素，然后，镧系元素发出能量较低的光子，由于延迟效应，发射的荧光被滞后检测。因此，与常规的免疫荧光检测相比，可减少背景荧光和散射光的干扰，因为这些干扰常在激发后立即变得明显。镧系元素聚合物具有10～1 000 ms的荧光衰减时间，待干扰结束后再对镧系元素荧光进行测量。散射光和生物样品的荧光寿命短（1～20 ns），衰退快（参见"荧光–时间分辨"）。

镧系元素合成物在计量学上还有其他性质利于检测，例如Stokes位移较大，激发光340 nm而发射光613 nm，并且有非常窄的发射光谱信号峰，约为10 nm。因此可提高检测灵敏度，而对生物学性质几乎没有影响。

应用：免疫学测定。

实验材料：血清、血浆。

灵敏度：TR-FIA的分析灵敏度为10^{-18}～10^{-20} mol/L。

评估：TR-FIA与放射免疫测定具有相同的灵敏度、重现性和准确性，并且原则上在测定速度和酶免疫测定的广泛适用性方面是相同的。TR-FIA可采用手动和自动方式进行检测。

德文名称：T-Lymphozyten, autoreaktive

德文同义词：Autoreaktive T-Zellen; Autoimmunreaktion, T-Zell-vermittelte; Autoimmunantwort, zelluläre

中文名称：自身反应性T淋巴细胞

英文名称：Autoreactive T-lymphocytes

定义：自身反应性T淋巴细胞是机体的T细胞，是正常免疫系统的一部分。这些细胞在许多自身免疫疾病中被激活和增殖。

自身免疫疾病个体具有大量自身反应性T和B淋巴细胞。然而，在健康的个体中很少有自身反应性T细胞的大量增殖和较多的自身抗体产生。自我保护主要通过在发育期间消除自身反应性T或B细胞或使其失活来实现。免疫系统能够耐受自身的物质。然而，在某些情况下，自身反应性T淋巴细胞可能被激活并增殖，导致发生自身免疫疾病，其发病机理可能涉及自身反应性T淋巴细胞以及自身抗体。

能够抑制自身免疫反应的是抑制性T细胞。该细胞不仅控制T辅助细胞的反应性，还控制B细胞的功能。抑制性T细胞活性的降低是自身免疫疾病发展的关键因素。一旦疾病发展，自身反应性T辅助细胞进行克隆增殖，与B细胞相互作用或诱导细胞毒性T细胞引发自身免疫反应。可以检测T细胞介导的自身免疫反应，例如，胰岛素依赖性糖尿病（IDDM）、类风湿性关节炎或多发性硬化。

与自身抗体相反，自身反应性T细胞难以检测，因为它们仅识别较短的抗原片段而不是其天然构象，且只有当它们被内源性表面蛋白（HLA分子）递呈时才能被识别。

免疫抑制剂如环孢素A可抑制自身反应性T淋巴细胞介导的针对自身抗原的免疫应答。

德文名称：Viren
中文名称：**病毒**
英文名称：Viruses

定义：病毒是专性细胞寄生物，它们没有自己的新陈代谢系统，必须依赖宿主细胞进行繁殖。成熟的细胞外病毒颗粒形式称为病毒颗粒。

说明：病毒颗粒大小为20～300 nm，可通过电子显微镜观察和检测。病毒颗粒只含有一种核酸（DNA或RNA）作为遗传信息的载体。核酸被蛋白质衣壳包围，衣壳由病毒编码的壳粒组成，并与病毒基因组一起形成核衣壳。在某些类型的病毒中，核衣壳被脂质包膜和病毒编码的糖蛋白包裹。通常，糖蛋白组成聚合体并从衣壳中露出，称为"刺突"。在某些病毒产生的蛋白质具有组成、调节或酶功能，而没有用于蛋白质合成或产生能量的复杂结构元件（如细胞核、线粒体、核糖体）或代谢系统。因此，为了繁殖，病毒需要利用活细胞的代谢系统，由病毒基因组编码合成过程。病毒复制包括以下步骤：病毒通过吸附作用与宿主细胞表面的受体结合、侵入细胞、释放病毒核酸、合成病毒核酸和蛋白质，并形成核衣壳，通过胞吐作用释放病毒颗粒或裂解宿主细胞。

病毒通常对某些生物、细胞或组织具有高度专一性。它们会引发许多传染病（如流感、风疹、麻疹、艾滋病），包括某些癌症（如宫颈癌、伯基特淋巴瘤、卡波西肉瘤）。

根据以下标准对病毒进行分类。

- 核酸类型：RNA、DNA。
- 核酸的构型：单链、双链。
- 核壳的对称性：立方体、螺旋、复合物。
- 复制位置：细胞核、细胞质。
- 衣壳。
- 病毒颗粒的大小。
- 衣壳和包膜蛋白的免疫原性。

- 病毒中存在的酶，例如，神经氨酸酶、聚合酶、逆转录酶。
- 特定核酸序列。
- 宿主范围：人类、动物、植物、藻类、真菌、原生动物、细菌。
- 组织嗜性：呼吸道、肠道、神经。

分析：病毒颗粒可以通过显微镜观察和鉴定。病毒核酸可通过PCR（DNA）、RT-PCR（RNA）或原位杂交来诊断。

为了检测病毒蛋白，可使用酶联免疫吸附试验、直接免疫荧光法、免疫印迹法、血细胞凝集或酶法测定。在细胞、鸡胚或实验动物中可以进行病毒培养。在感染的细胞中，可以观察到病毒增殖导致的细胞病变效应（包涵体、细胞融合、细胞变圆、裂解）。

病毒间接检测是指通过间接免疫荧光法、酶联免疫吸附试验、免疫印迹法、中和试验、血细胞凝集抑制试验、补体结合试验、放射免疫测定或免疫沉淀测定待测物中的病毒特异性抗体。为了检测病毒感染的细胞，还可以进行淋巴细胞转化试验。

诊断价值：通过直接检测和病毒分离，甚至可以在发病和免疫检测前诊断出病毒急性感染。直接检测方法也用于确定不明确的血清学发现或评估抗病毒治疗是否成功。病毒特异性IgM抗体的检测是急性感染的重要指征，出现血清转化或特征IgG滴度显著增加可作为感染的确诊依据。低亲和力IgG抗体提示出现新近感染。IgA类抗体仅适用于某些病毒类型（如肠道病毒、流感、RSV）感染的诊断。

因为灵敏度高、易于处理和自动化，并且可以进行定量抗体测定，所以间接免疫荧光法和酶联免疫吸附试验是感染性血清学中重要的检测方法。由于具有较高的特异性，免疫印迹法可作为确诊试验。如病毒感染CNS，通常可以直接在CSF中检测到病原体，或者可以发现合成的病原体特异性抗体。

第二章

欧蒙特色技术

Winfried Stöcker

第一节　欧蒙间接免疫荧光技术

在组织学诊断领域，欧蒙拥有独特的检测技术。欧蒙的间接免疫荧光技术使用组织切片对自身抗体进行血清学诊断，并实现了整个分析过程的全自动化，该检测技术目前已在全球范围内使用。

在病理组织学诊断中，欧蒙检测技术的一个新的焦点不是使用组织切片对血清样本进行分析，而是组织本身：对组织样本进行分析并通过显微镜评估样本特性及其与特定抗体或其他试剂的反应性。

EUROTide孵育技术和生物薄片技术使病理组织学检测方法实现了现代化或者说彻底改变了病理组织学的检测方式。这两项技术是欧蒙独有的技术。除此之外，还有一系列新的补充，与EUROPath联合使用，将给诊断领域带来突破性的进展。我们希望可以像在自身抗体免疫诊断领域中一样成为该领域的全球引领者。

EUROPath基于几项已被证明的专利技术，在这些专利技术的发明过程中，欧蒙员工发挥了至关重要的作用。这些技术包括：滴定平板技术、全自动免疫荧光载片洗板机（MERGITE）、EUROTide孵育技术、生物薄片技术、载片表面化学活化技术和计算机辅助免疫荧光显微镜（CAIFM）技术。此外，欧蒙在EUROPath上还采用了几种新的策略，如全自动染色平台EP-Dx，用于试剂性能控制的重组基质，EUROPath显微镜和应用于血清学实验室的作为EUROLabOffice特殊软件版本的EUROPathOffice、生物薄片的加密编码、载片的激光穿孔(预定断点)、采用涂有合成树脂的盖玻片或生物薄片制备技术。

一、欧蒙免疫组化现状

欧蒙的第一项专利技术是滴定平板技术（工作原理如图2-1所示）。是一种通过两个亲水性反应区相反的平板，在液体中进行组织化学或其他反应的分析技术。首先吸取

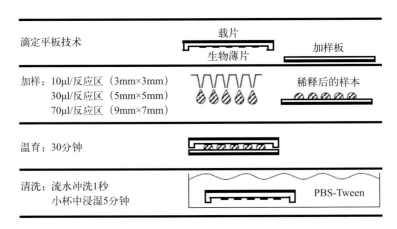

图2-1　滴定平板技术工作原理

样本或试剂并滴加到滴定平板上，然后将载片从上方倒扣在滴定平板上，使组织切片或其他基质与液滴充分接触。由于液体被限制在一个封闭的空间内，因此不再需要传统的湿盒，而且反应同时开始有助于实现分析的标准化。

二、MERGITE

MERGITE，即全自动免疫荧光载片洗板机。在清洗过程中（图2-2），倒置孵育的载片不会翻转。首先将载片的反应区朝下放置于清洗区，该区有突起，与载片反应区相对，距离约为0.33 mm，PBS缓冲液会以缓慢的速度从这些突起的中心处流出，并在基质上流动，之后通过层流作用移动到外边缘并向下流出，使反应区相邻样本的液体不会混合。一个完整的清洗步骤耗时仅需15秒，而载片的反应区外的表面始终保持干燥。烧杯、量杯和吸水纸对于现在来说都已经过时了。MERGITE也可以集成在一个完全自动化的工作流程中，实际上这也是免疫组化的最后一个障碍。目前，该项技术可以与许多其他免疫生化分析技术相媲美。

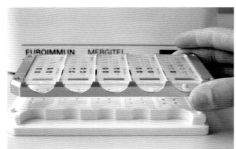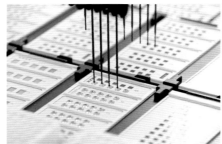

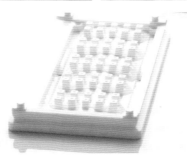

图2-2　MERGITE清洗模块

三、EUROTide

EUROTide是滴定平板技术的进一步发展。它把固相基质置于载片的长方形黏接面上，并从上面与温育槽通道中的液体接触，与黏接面正好相反。在孵育过程中，这种排列方式不断缓慢地从一边倾斜到另一边，从而在液体中产生强对流，使反应物能够充分地混合。

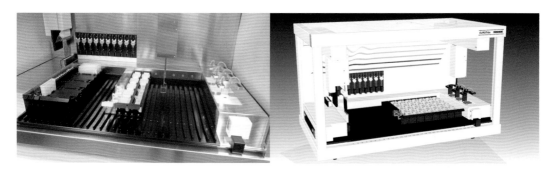

图2-3　EUROTide自动化稀释和加样

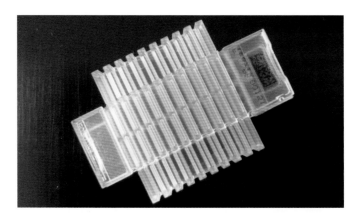

图2-4　EUROTide温育槽在下，载片在上

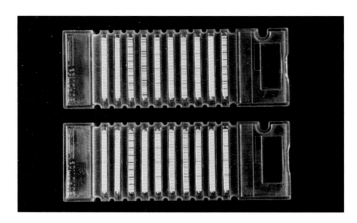

图2-5　EUROTide：20个患者样本的免疫印迹法反应

EUROTide自动化的概念和原型（图2-3～2-5）

随着扩散梯度的减少，反应的速度更快、强度更高。如果没有液体的流动，有的晶体需要几个小时才能溶解。而对于EUROTide，仅需几秒钟即可。在自身抗体的诊断中，与传统孵育相比，使用EUROTide孵育其滴度可以提高10倍。每个基质在整个表面上的反应

性与传统技术相比均一性更好。如果对几个样本逐一分析时，这种排列可以防止在孵育过程中相邻的样本液体发生交叉污染。

实际上在滴定平板技术、EUROTide和MERGITE中，组织切片都是从上面浸入液体样本或试剂中的，从而提高了分析的质量。

- 试剂或患者血清经常会受到晶体、细菌和污垢颗粒的污染。在传统技术的孵育过程中，这些颗粒落在组织切片上后，无法通过清洗完全去除，从而干扰了显微镜评价结果（图2-6）。从自身抗体的诊断中我们非常清楚这个问题。如果想在无背景干扰的情况下得到质量好的图像，组织切片在孵育过程中必须从上面浸入到液滴（即待孵育的样本）中。通过这种方式可以获得清晰的图像和结果。

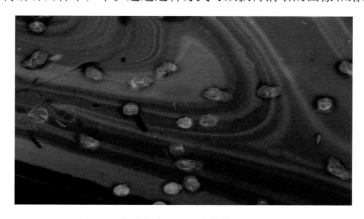

图2-6　传统孵育：通常有非特异性的背景

- 在孵育和清洗过程中，需要保持组织切片湿润且液体不能从侧面流出。在传统孵育过程中，干燥过程有时会产生干扰因素，如剩余液体中的盐浓度增加，尤其增加显著时会导致组织细胞渗透排出，使其内容物释放到环境中；有时组织或细胞中还会形成盐晶体，破坏了细胞的形态学特征。
- 在传统的孵育过程中，组织也可能会受到表面张力的挤压，或者当液体的表面降低到组织中时，干扰颗粒积聚（如在喝茶时可以观察到类似的现象，通常茶被一层非常薄的薄膜覆盖。当倾斜时，茶会粘在杯子的内壁上。这种积聚不能通过清洗去除，只能机械性消除，但这种方法在免疫组化中显然是不适用的）。

四、生物薄片技术

欧蒙公司成立于1987年，生物薄片技术是欧蒙公司的技术核心和业务基础。生物薄片技术（图2-7）不仅适用于采用间接免疫荧光检测进行自身抗体的诊断，也适用于病理组织学的诊断。将组织切片固定在薄玻片上并进行切割，和玻片一起作为一个整体或多个小薄片（生物薄片）一组，然后粘贴在载片上。

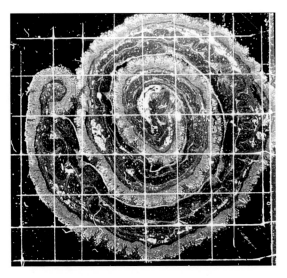

图2-7　生物薄片的发明（1983年）

　　目前在各病理组织学实验室常见的玻璃表面化学活化技术也是基于笔者的一项发明：组织切片通过共价键固定在玻璃上，会使其黏附强度提高百倍。同时它们在孵育过程中不会发生漂移，且保持结构完整性。对于大规模生产，现在会对玻片采用等离子体进行处理，并将不同的试剂共价偶联到玻璃表面上（图2-8～2-10）。

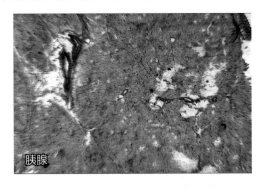

图2-8　组织在载玻片上固定不佳

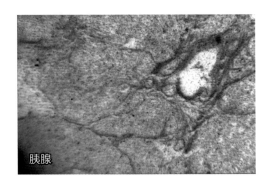

图2-9　化学活化玻璃表面（1983年）

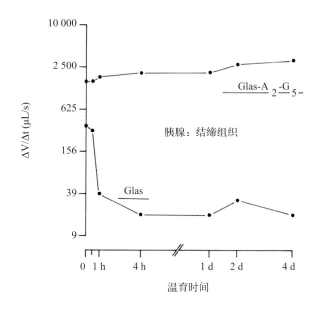

图2-10 醛化处理后的玻璃与组织切片的黏附强度

五、显微镜的演变

欧蒙的创新还包括为荧光显微镜配备了LED校准光源，目前公司已配备了数千台蔡司显微镜并在世界范围内广泛使用。这些光源取代了汞灯，其价格低廉，使用寿命从100小时延长到了4万小时，而且不会发射紫外线，只产生很少的热量，可控性强，成本也只有几美分而不是100欧元。

以往在全自动显微镜中，为了防止荧光色素的猝灭，每幅图像在聚焦过程中都需要将激发荧光转换为白光。而现在，对焦只要1秒的时间，所需光线也非常少，所以该步骤完全可以省略。

计算机辅助免疫荧光显微镜（CAIFM）是欧蒙对自身免疫和感染诊断的又一重要贡献。孵育完成的载片随后从装有50张或100张的载片架上转移到显微镜下，然后对图像进行数字化处理，并通过模式识别软件进行自动判读。用户还可以选择在桌面上交互式操作显微镜，在不移动的情况下判读屏幕上显示的结果，因此也不需要在暗室操作了。

为了准确地鉴定每一张要研究的载片，并描述各种对分析很重要的特征如顺序、批次、效期等，它们会被特定的代码标记。如果载片仍然可以判读，检测结果可被语言识别系统或快捷方式记录。

在显微技术方面，近年来欧蒙公司也取得了巨大进展，该技术也可以应用于病理学诊断（图2-11～2-15）。在与吕贝克大学的Martinetz教授及其同事的合作下，这款全球最好的自体免疫诊断显微镜得到很好的推广应用。

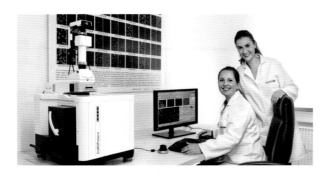

图2-11　计算机辅助免疫荧光显微镜(CAIFM)

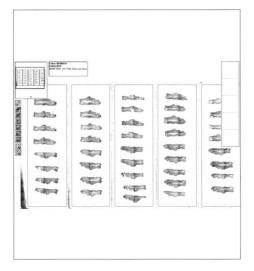

图2-12　扫描前黏附有胃组织切片的基质片

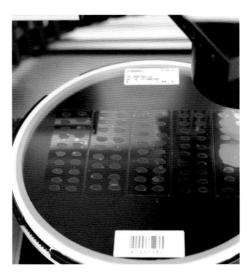

图2-13　组织切片可视化（扫描）

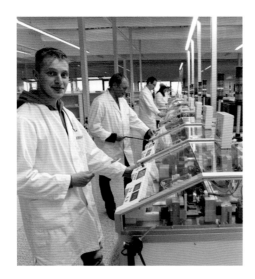

图2-14　生物薄片取片和贴片（1）

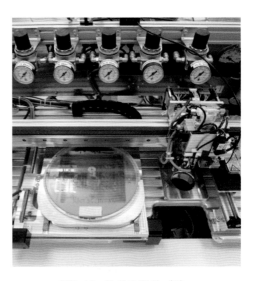

图2-15　取片和贴片（2）

六、EUROPath 技术

EUROPath 温育槽和EUROTide

具有EUROTide功能和基于组织切片的生物薄片技术是EUROPath技术的主要特征。

EUROTide的温育槽有平凹的底座。在温育槽上放置载片（组织部分面向下），形成孵育室，该孵育室基本上是封闭的并且可以防止液体蒸发。在反应时，液面倾斜，产生纵向强对流（EUROTide，交替的高低潮），这种方式加速了反应，增强了信号并缩短了孵育时间，而且所需的试剂用量减少到了原来的三分之一（图2-16）。

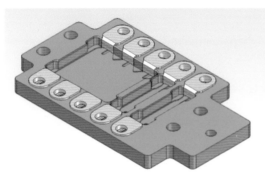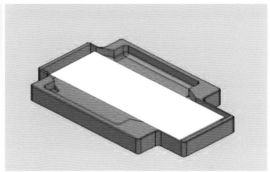

图2-16　EUROPath温育槽的两种形式

EUROTide的强对流可提供极佳的染色效果。该装置不需要对带油的载片进行任何复杂的封盖〔在Roche系统（Ventana）中，这样的模式是为了防止液体干燥，同时在制备过程中产生的气流可使液体发生流动〕（图2-17）。

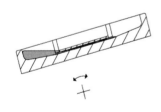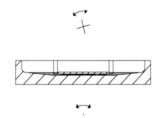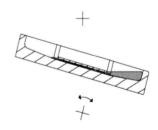

图2-17　EUROTide原理

从孵育开始到最后一次清洗，载片和温育槽始终连接在一起，但仍可通过通道进入孵育区域。在清洗环节，可同时或快速连续交替滴加和吸取液体，节省了操作时间。EUROPath温育槽的温度稳定性最高可达110℃，可耐受染料、溶剂的腐蚀，并且易于清洗。

EUROTide适用于生物薄片托架和不同尺寸的常规组织切片（图2-18）。

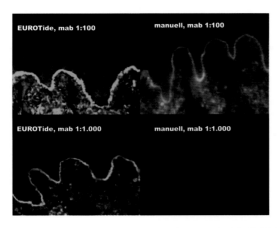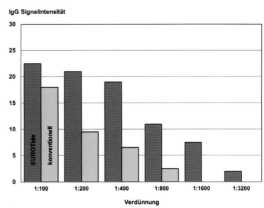

图2-18 免疫组化新时代的曙光：EUROTide

七、生物薄片技术

生物薄片技术为组织学样本的诊断部分提供了选择。组织切片被固定在玻片上，然后切割成为更小的基质片，成为生物薄片。因此，从切片中仅挑选出对检测有重要意义的组织结构进行切割，然后使用EUROTide技术进行检测。

通过这种方式，可以仅分析实际需要的组织用量，节省空间和试剂，并且对不需要的部分无须浪费时间进行研究。完整的、大的组织切片也可以和小的组织切片一样进行分析。目前，欧蒙公司拥有适用于不同组织结构（扫描仪）的光学记录设备，以及由笔者自己工程部门研发并生产的全自动生物薄片切割和组装设备。

如果仅有很少的组织可用，例如在组织活检后，可以首先将其完全加工成组织切片并结合在玻片上。然后，将组织与玻片一起切割成生物薄片并粘贴在载片上。这样做是为了获得尽可能多的含有相关结构的单一基质。剩余的包被有组织的玻片可装入密封袋或吸塑包装中，并保存在液氮中。

为了生产组织阵列，可以将每个组织样本单独切割并分别制备成生物薄片，然后将其组合成生物薄片马赛克。即使从最小的活组织检查中也可以获得最大量的可用基质，在没有太多组织可用的情况下，这是很大的优点。如果组织中包含有特色的单个结构，可以提取它们并在显微镜下仅对相关部分进行评估。

该技术只使用高质量的生物薄片并且每个马赛克质量都很高，与传统的"mortadella"制备技术相比具有很大的优势，因为传统方式需要使用切片机对包埋在石蜡中的组织进行切割。

不同于石蜡包埋，通过冷冻组织切片制备组织阵列的生物薄片马赛克没有现行可借鉴的方案；曾经有人尝试将几个器官块冻结在一起作为一个整体，在切片机中切割成冷冻组织切片（"混合组织"）。然而，因为在切割时不同的组织有不同的性质，这种传统技术是受限的。例如，每个器官都具有其自身的最佳温度，或者有时组织的稳定性发生变化，或每个器官所需的切割水平需要重新调整，而这时则必须调整切割厚度，这在混合组织的切割中是非常困难的。如果每个器官可以独立切割，然后制备成生物薄片，明显地可获得更多数量的可用基质，并且可灵活地获得不同组合的阵列（根据检测的要求或时间节点选择切割）。

生物薄片技术还可以方便、系统地从组织切片中提取微切片。例如，边缘长度为0.1mm的生物薄片可用于聚合酶链反应，以确定某些细胞群的遗传特征。

在孵育完成后，将来自同一名患者所有的经染色和处理的不同生物薄片一起组合在载片上并封闭。这种技术使病理学家在显微镜下的评估更加容易。对于比较分析，生物薄片马赛克技术可以组合来自100种不同肿瘤的组织切片（图2-19）。

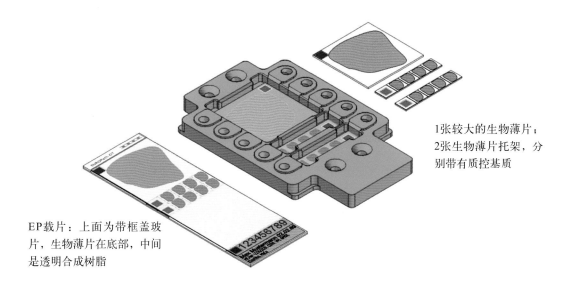

1张较大的生物薄片；2张生物薄片托架，分别带有质控基质

EP载片：上面为带框盖玻片，生物薄片在底部，中间是透明合成树脂

图2-19 EP试剂盘——孵育生物薄片

为了安全识别每个生物薄片，可以使用CO_2激光器在载片表面下方40μm处雕刻足够数量的代码，这样每个生物薄片都至少含有一个耐溶剂腐蚀且可以自动读取的ID。

将组织切片置于加密编码的载体玻璃上，鉴定相关结构，定义片段大小，相关生物薄片可自动切割并用于组织化学分析（图2-20）。

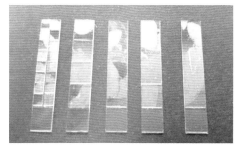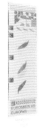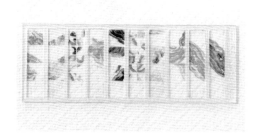

图2-20 染色前后的生物薄片托架

八、全自动染色平台EP-Dx

全自动染色平台"EUROPath Analyzer EP-Dx"是EUROPath技术必需的元素。它基于EUROTide孵育技术，具有染色效果好、试剂消耗低、样本识别安全等特点。该装置用途广泛，为病理研究的诊断提高了准确性和效率。

欧蒙公司的工程师们在研发EP-Dx时积累了丰富的经验。过去，他们开发并上市超过了70种不同的分析仪器和生产设备，其中包括用于生物薄片制备的全自动系统、用于磁珠免疫检测的大型随机访问仪器、用于间接免疫荧光和微型免疫印迹法检测的全自动EUROTide系统、加样设备EUROLabLiquid Handler以及由此衍生出来的全自动"工作站"，数百台仪器将很快服务于全球最大的实验室，最后但同样重要的是，MERGITE系统，即全自动免疫荧光载片洗板机，应用于载片的快速、可重复清洗。

目前，几款EP-Dx原型机正在Dassow欧蒙的子公司进行全面的测试。通过使用多达50种不同的染色方案，在不到3小时内，可以在一个站点分析多达1 000个组织样本。与常规处理相比，EP-Dx原型机可引起更强的反应并且仅需要三分之一的试剂（通常价格昂贵）。EP-Dx原型机具有灵活性和开放性，用户可以使用自己的抗体进行免疫组化检测（图2-21）。

EP-Dx原型机是基于欧蒙EUROLabLiquidHandler的模块化系统。工作区域完全封闭，废气经过过滤可以得到控制，并且没有病理实验室中的常有的有机溶剂气味。

EUROTide功能通过倾斜模块实现，其中温育槽放置在倾斜模块上。通过数字读取系统监测加载着带有患者样本的单个摇床。清洗环节可使用多达10种不同的清洗缓冲液。

试剂架通过轨道系统以限定的网格形式进行加载。试剂带有ID代码，在装载过程中被扫描仪自动识别。不同光学显示器支持设备的加载，目的在于避免混淆。

一个5根针的加样模块可进行高度精确的液体吸取和分配，也可进行样本稀释。每根针独立控制，并且每个通道都有一个电容液位检测。在每次加样后，针从内外部被有效地清洗。清洗使用有机溶剂和含水溶剂。易燃液体安全地存放在通风良好的安全柜中。有毒废物分开收集。

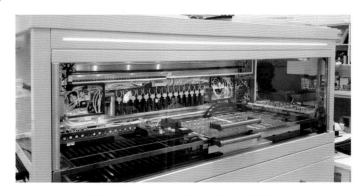

图2-21　全自动染色平台EP-Dx原型机

染色装置通过带有直观用户界面和触摸屏的软件进行操作，适用于随机访问技术。通过工作列表的规划、加载程序以及通过支持图形显示的后续运行程序指导用户使用。所需的主数据和相关分析保存在数据库中。该软件独立工作，但也可以与其他实验室软件连接，用于协议和结果传输。

用于验证试剂功能的重组质控基质

在病理组织化学中，必须要确保技术的正确应用，以及用于染色的试剂正常工作。这要求在每次孵育中都要使用质控基质。然而，并非到处都能够获得真正的人体材料，有时其使用会被认为是不合法的。因此，在欧蒙公司的分子生物学实验室中，生产生物薄片所使用的是重组抗原。

欧蒙公司已经建立了不同的表达系统，包括酵母、昆虫和哺乳动物细胞表达系统。特别是为了制备真正的自身抗原，人类表达系统的使用是一个重要的先决条件。人们从检测大脑的自身抗体的专业知识中受益。在这里，欧蒙公司在全球享有良好的声誉。

EUROPathOffice

欧蒙的软件Eurolaboffice在血清学实验室中的应用已非常成熟，可根据病理组织化学的要求进行定制，简化工作流程和标准化诊断。但许多传统的病理学研究所在这一领域明显落后。

病理组织化学模式判读（Histopattern）

显微图像越来越多地通过自动显微镜记录、处理和存档。与吕贝克大学合作，欧蒙公司正在研究模式识别方法，该方法还允许将不同染色的连续切片对齐。在不久的将来，一个巨大的自动教学三维软件将为病理学家提供全自动显微镜处理技术。

九、其他与EUROPath类似系统的最新技术

市场领导者Roche/Ventana提供了针对多种病理检测的自动化设备：Symphony 石蜡固定，并提供全自动的HE染色和特殊染色。此外，还提供了病理学实验室的扫描仪和软件（远程病理学软件）。

Roche/Ventana采用了液体覆盖技术：孵育制剂上涂了一层油状物以避免干燥，同时控制气流在其表面移动，并以这种复杂的方式产生对流。

Biogenex公司的 "Xmatrx System ULTRA"和"Xmatrx ELITE"全自动染色系统可用于免疫组化（IHC）、原位免疫组化（ISH）、荧光原位杂交(FISH)、原位PCR和载片上的特殊染色。

Thermo Fisher公司销售自动化包埋系统和用于去除石蜡和抗原再生产的IHC自动化系统。"Labvision全自动染色仪"可以进行IHC和特殊的染色且可同时处理大量的载片。

来自Dako公司的Omnis仪器将IHC和ISH结合在一个设备上，用于去除石蜡并进行复染。Dako公司还有一种专门用于IHC的设备。这个"杂交器"可进行荧光和显色原位杂交（FISH、CISH）。"Artisan-Link"支持全自动特殊染色。然而，这只是一个概念产品，类似于Thermo-Fisher的"Gemini"系统。

在徕卡技术的应用中，为了避免试剂的蒸发，一种"覆盖物"被精确地安装在毛细管空隙中作为反应空间，但由此造成热量处理困难，孵育液分布也不均且无对流产生。

徕卡生物系统为IHC和ISH提供全自动的"BOND-MAXe"染色设备。此外，还提供载片打印机和暗盒，以及组织渗透装置、包埋系统、不同的切片机、显微镜和扫描仪、数字判读和记录软件。形成一个所谓的"工作站"，可以进行自动染色和包埋。

Sakura Finetek公司提供的"SMART Automation"用于组织切片、脱水、染色和包埋。在屏幕上显示相邻的多个切割和染色。

以上所有这些自动化技术的共同点是设备、试剂和耗材都比手工方法昂贵。人员成本的节省相反也带来了高昂的采购成本和运营费用。

第二节 欧蒙印迹法（EUROLINE）

一、免疫印迹法

免疫印迹法是将聚丙烯酰胺凝胶电泳分离蛋白及多肽与免疫化学分析技术相结合的一项经典的免疫检测技术。免疫印迹法包括三个步骤：首先待检测蛋白经过聚丙烯酰胺凝胶电泳依据相对分子质量大小分离，然后分离好的蛋白转印到硝酸纤维膜（或PVDF膜）上，最后将转膜的蛋白与酶或放射性核素标记的抗体或蛋白共同温育，加入底物液，使特异性蛋白条带显色。

1979年免疫印迹法问世后得到广泛的应用，在自身抗体的研究中发挥着重要作用。然而，该方法应用于抗核抗体检测时存在结果不明确或者假阴性的问题。

在用凝胶电泳分离抗原物质时，由于方法学或生产工艺水平的限制，所分离的抗原如果纯度不够，大量的非特异性抗原（多余的蛋白质）也随之转印至印迹膜上，显色时除了特异性条带之外，还可能出现膜条背景较深，或者出现一些非特异性的抗原条带，这些都会掩盖或干扰实验人员对有关特异性抗原条带及结果的准确判定。反之，将分离的抗原转印到硝酸纤维薄膜上时，也会发生抗原转印不充分或抗原丢失的现象，这样会导致阳性标本在检测后条带显色不清晰，甚至导致假阴性结果。

自身抗原的特殊性大大限制了免疫印迹法在自身抗体检测中的应用，也就是说，对于自身抗体检测需要更实用的印迹法进行更新换代。

二、酶免疫斑点（条带）——EUROASSAY技术

酶免疫斑点（条带）法可以检测特异性抗体（如抗ENA抗体，图2-22），这里以欧蒙公司发明的EUROASSAY技术为代表作一介绍。

将经亲和层析纯化的抗原分别包被在膜条上，然后将膜条固定在载片反应区。在反应区内加入待检样本，阳性样本中的特异性抗体将与膜条上的抗原结合。再加入碱性磷酸酶标记的抗人抗体，并与已结合的抗体反应。最后，加入可产生颜色反应的底物溶液温育。若样本中含有特异性抗体，相应的抗原条带将显色。

EUROASSAY法的优点是将经亲和层析纯化的抗原包被在固定的位置，每一种抗体只对应一个条带，不会产生非特异性反应条带，阳性与阴性结果的差别明显（图2-23）。仅用肉眼观察即可，不需特殊仪器；判断实验结果比免疫印迹法简单；结果灵敏度高，特异性强；条带显色的强度与抗体滴度相关；每个反应区均有质控带，可以显示操作是否正确；反应过的载片可长期保存，试验结果容易存档。目前该方法正在逐步被EUROLINE技术所取代。

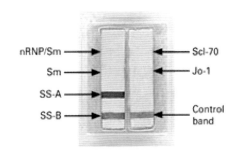

图2-22 EUROASSAY技术检测ENA

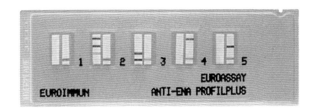

图2-23 检测结果：SS-A、SS-B阳性

三、欧蒙印迹法-EUROLINE技术

欧蒙印迹法是EUROASSAY技术的升级，将特异性的抗原呈条带状包被于硝酸纤维素膜，不同抗原之间间隔一定的距离，每一条条带对应一种抗体，不会产生非特异性反应条带。结果灵敏度高，特异性好，判断实验结果与EUROASSAY相似；每个膜条均有质控带，可以显示操作是否正确；阳性与阴性结果的差别明显，条带显色的强度与抗体滴度相关；实验结果可肉眼观察，也可借助软件自动判读结果；反应过的膜条可长期保存。现已实现整个温育和结果判读过程的全自动化，大大提升了实验工作效率。

四、EUROLINE检测和判读自动化系统（图2-24）

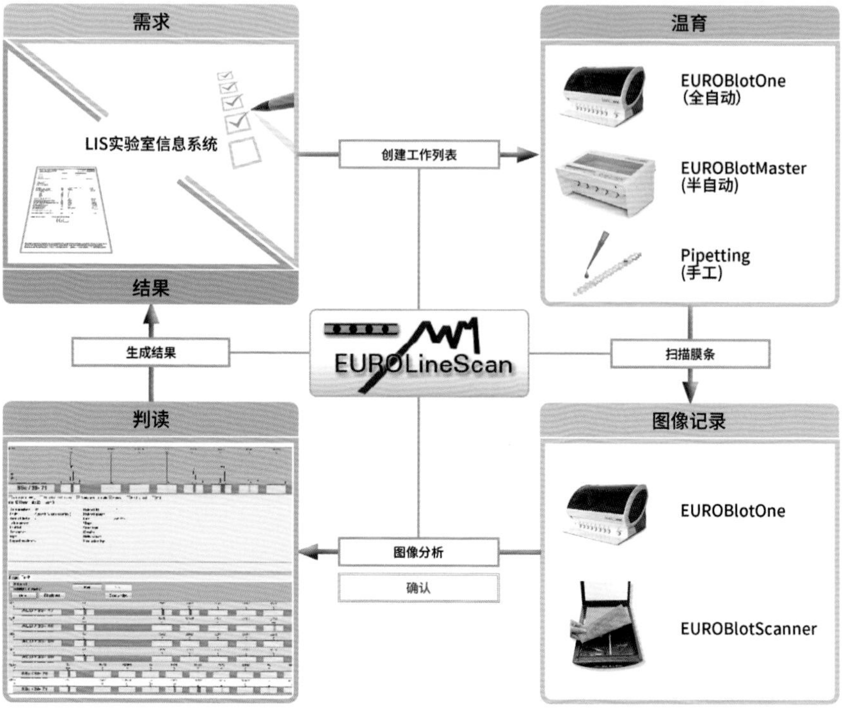

图2-24　EUROLINE检测和判读自动化系统

　　EUROLINE检测方法的广泛普及得益于其检测和判读自动化系统的不断更新升级。目前自动化检测和判读系统，可以对欧蒙公司所有印迹产品进行自动化温育并提供标准化判读，通过验证过的检测膜条对温育质量进行文件编辑及存档，温育后数分钟内即可获得完整结果并将结果进行数字化存档，实验室信息系统（laboratory information systems，LIS）与实验室管理软件（EUROLabOffice）双向连接，提供灵活可扩展的自动化解决方案。

自动化检测平台

　　紧凑的全自动化仪器EUROBlotOne 是为实现欧蒙免疫印迹法膜条（EUROLINE、EUROLINE-WB、Western blot）的标准化处理——从样本识别到最终结果分析而设计的。样本由仪器吸取，所有温育和清洗步骤都是全自动化。在最后一步中，由摄像头记录的图像数据自动传送至EUROLineScan软件。作为EUROBlotOne 可供替代的选择，可手工或使用EUROBlotMaster温育免疫印迹法膜条，然后用EUROBlotScanner 记录，或者使用EUROBlotCamera 可直接对存放在温育盘中的膜条进行记录。这种情况下，后续工作仍需要EUROLineScan进行自动化判读。

自动化判读（EUROLineScan）软件

EUROLineScan 系统是为自动化判读温育过的膜条的检测系统，并对结果进行管理和详细文件记录。该软件可自动记录和识别条带，并检测条带强度。软件可指导检测膜条的自动化判读，如有必要，还可手工编辑。任何变动都会自动记录下来。最终，这些结果与图像数据一起以电子方式存档，因此不需要保留那些具有潜在感染源的膜条。该软件可以为每位患者创建单独的结果单（图2-25）。

EUROLineScan 也可以实现与EUROLabOffice 或LIS的双向通讯，从而实现工作列表的导入及结果的输出。

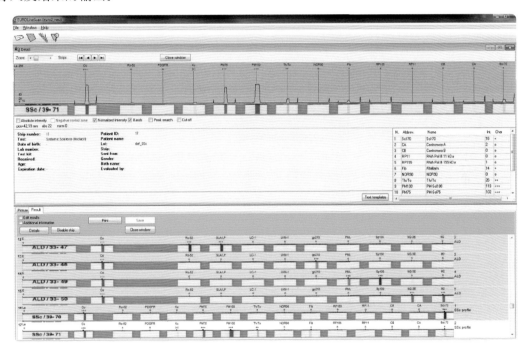

图2-25　EUROLineScan软件对温育过的膜条判读示例

使用EUROLineScan软件对温育过的膜条进行判读（示例）

系统要求：电脑为奔腾（Pentium）350 MHz及以上或与如下操作系统兼容：Windows XP、Windows Vista、Windows 7、Windows 8或Windows 10，512 MB RAM，约1 GB可用硬盘空间（安装仅需120 MB，其余空间为图像及患者数据所需）。图像及屏幕分辨率最小为1 024×768。平板扫描仪：Canon LiDE Serie，最小300 dpi；推荐600 dpi。摄像系统：可直接记录放置于温育盘中的膜条；仅欧蒙公司可提供。打印机：标准商业打印机皆可（用于查看及方案保存）。条形码扫描仪：免疫印迹法模板使用Jarltech 2009，EUROASSAY载片使用Symbol DS6707（图2-26）。

EUROLineScan结果打印输出（示例）

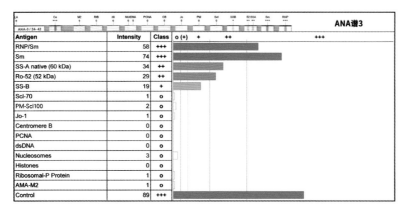

ANA谱3

Antigen	Intensity	Class	o (+) + ++ +++
RNP/Sm	58	+++	
Sm	74	+++	
SS-A native (60 kDa)	34	++	
Ro-52 (52 kDa)	29	++	
SS-B	19	+	
Scl-70	1	o	
PM-Scl100	2	o	
Jo-1	1	o	
Centromere B	0	o	
PCNA	0	o	
dsDNA	0	o	
Nucleosomes	3	o	
Histones	0	o	
Ribosomal-P Protein	1	o	
AMA-M2	1	o	
Control	89	+++	

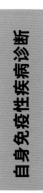

自身免疫性疾病诊断

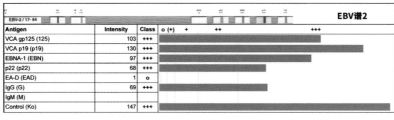

EBV谱2

Antigen	Intensity	Class	o (+) + ++ +++
VCA gp125 (125)	103	+++	
VCA p19 (p19)	130	+++	
EBNA-1 (EBN)	97	+++	
p22 (p22)	68	+++	
EA-D (EAD)	1	o	
IgG (G)	69	+++	
IgM (M)			
Control (Ko)	147	+++	

EBVProbability: Wahrscheinlichkeit einer primären EBV-Infektion: 0 %

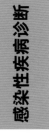

感染性疾病诊断

特应性过敏原谱

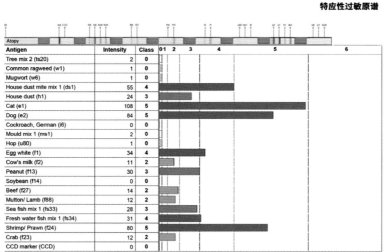

Antigen	Intensity	Class	01 2 3 4 5 6
Tree mix 2 (ts20)	20	0	
Common ragweed (w1)	1	0	
Mugwort (w6)	1	0	
House dust mite mix 1 (ds1)	55	4	
House dust (h1)	24	3	
Cat (e1)	108	5	
Dog (e2)	84	5	
Cockroach, German (i6)	0	0	
Mould mix 1 (ms1)	2	0	
Hop (u80)	1	0	
Egg white (f1)	34	4	
Cow's milk (f2)	11	2	
Peanut (f13)	30	3	
Soybean (f14)	0	0	
Beef (f27)	14	2	
Mutton/ Lamb (f88)	12	2	
Sea fish mix 1 (fs33)	28	3	
Fresh water fish mix 1 (fs34)	31	4	
Shrimp/ Prawn (f24)	80	5	
Crab (f23)	12	2	
CCD marker (CCD)	0	0	

Band	Band information
Tree mix 2	Contains Elm, Willow, Poplar
House dust mite mix 1	Contains Dermatophagoides pter., Dermatophagoides farinae
Mould mix 1	Contains Penicillium notatum, Cladosporium herbarum, Aspergillus fumigatus, Alternaria alternata
Sea fish mix 1	Contains Codfish, Lobster, Scallop
Fresh water fish mix 1	Contains Salmon, Perch, Carp

过敏性疾病诊断

Signature:

图2-26 EUROLineScan结果打印输出示例

第三节　欧蒙实验室工作站

欧蒙实验室工作站（EURO Lab Workstation）IFA即欧蒙实验室的间接免疫荧光全自动化工作站，该工作站整合了滴定平板技术（标准化孵育）和创新的免疫荧光载片清洗技术（MERGITE）以及自动封片技术，是唯一可实现全自动化的间接免疫荧光检测系统。EUROLabWorkstation IFA由于其容量和样本通量的设计，可服务于中型和大型实验室（图2-27）。

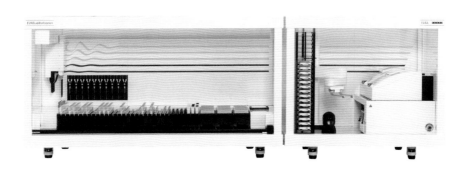

图2-27　欧蒙实验室工作站

EUROLabWorkstation IFA单次运行最高可检测750个反应区，是目前市场上通量最高的检测系统。该系统可实现样本和试剂灵活装载；10根加样针提供经济的、精确的加样方案，自动识别患者样本、试剂、载片和稀释平板，100%溯源性；使用触摸屏，操作方便直观；试剂、仪器和软件都来自于一家制造商，实验室用户可以享受到有保障的优质服务。

一、优化的工作流程

EUROLabWorkstation IFA有45个轨道，为优化工作流程提供了足够的空间；EUROLabWorkstation IFA可自由选择装载样本、试剂架和稀释平板，适用于有10个和50个反应区的载片；液体的处理和孵育实现空间分离（平行操作）；所有试剂带有条形码，可智能识别并直接使用；EUROLabWorkstation IFA不仅实现了载片的全自动清洗，还能完成自动封片（图2-28）。

二、精确高效的加样

EUROLabWorkstation IFA有10根带有涂层的不锈钢针和精密气泵，实现高加样精度；依据经济性原则，优化加样效率；有效的清洗，杜绝携带污染；液位探测，确保安全加样；具有一吸多加功能，实现试剂和样本的快速加样（图2-29）。

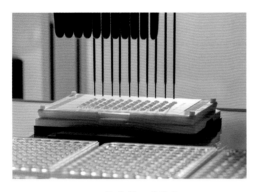

图2-28　优化的工作流程

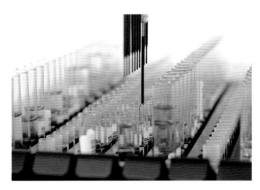

图2-29　精确高效的加样

三、创新的洗涤技术

创新的洗涤技术是EUROLabWorkstation IFA的一大亮点，采用定向和受控的液体流全自动清洗荧光载片，即MERGITE清洗技术；每个反应区单独清洗，避免交叉污染；两个集成清洗单元，可用于有10个和50个反应区的载片；集成清洗单元，可用于清洗滴定平板；最后自动滴加封片介质（图2-30）。

四、便捷的操作

EUROLabWorkstation IFA提供触摸屏电脑，具有直观的图形用户界面；用户特定工作列表快速启动，清晰显示当前运行的时间流程；仪器日常维护耗时少（图2-31）。

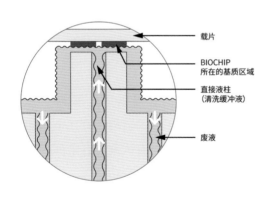

载片

BIOCHIP
所在的基质区域

直接液柱
（清洗缓冲液）

废液

图2-30　创新的洗涤技术

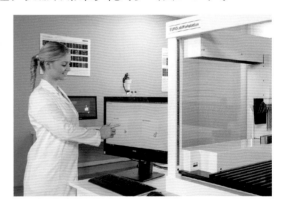

图2-31　便捷的操作

五、过程状态信息

EUROLabWorkstation IFA运行过程中也能实现方便查询，展示系统概况，包括有关运行时间、资源和载片的详细状态信息；稀释平板具有ID记忆功能；所有轨道空位可灵活使用；准确计算使用时间，提高检测效率（图2-32）。

六、过程安全性管理

在EUROLabWorkstation IFA系统中不同的账户有不同的软件访问权限；所有的数据和变化可准确溯源；无缝传输使用的样本和试剂信息；通过条形码扫描仪对样本、试剂稀释；平板和载片进行完整的数据采集。整个实验操作过程和数据存储安全有保障（图2-33）。

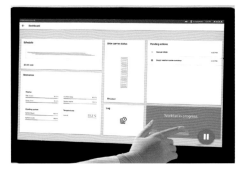
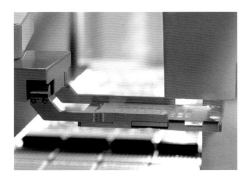

图2-32 过程状态信息查询　　　　　图2-33 过程安全性管理

第四节 欧蒙特色实验室信息系统

欧蒙特色实验室信息系统（EUROLabOffice）即整合了欧蒙自身免疫、感染、过敏原以及分子诊断所有检测，是一体化实验室信息系统；工作流程贯穿无纸化自动生成方案的所有步骤，更高效；最大程度减少了人工操作，双向通讯欧蒙IIFT、ELISA、免疫印迹法和MICROARRAY自动化设备；安全和自动化数据通讯条形码识别患者样本和试剂；完整存档数据交换于LIS和各工作站；辅助确诊，能清晰展示患者所有日常检查结果并直接获取病史；灵活开放，可适应现有实验室流程（图2-34）。

EUROLabOffice

多功能实验室管理软件，专为实验室检验

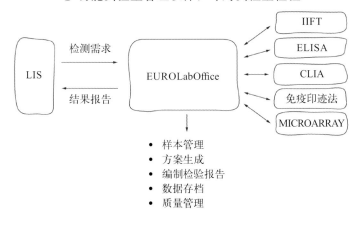

图2-34 EUROLabOffice

一、EUROLabOffice核心模块

实验室组织结构

EUROLabOffice可以有机地融入实验室组织结构：可灵活调整以适应实验室流程和要求；支持与操作软件、设备等建立连接；客户专属的订单号范围；简化患者样本分析需求的输入；方便快捷地返回实验结果和解释至客户的IT系统，支持多用户PC工作站同时访问。

订单数据录入

EUROLabOffice在操作软件或实验室信息系统间进行数据传输，生成客户专属的档案，简化了管理、后续分析以及延迟样本的处理，自动分配检测需求至各工作站，通过自动化实验室系统或个人电脑即可完成样本录入，并能详细查看患者所有早期检查结果和病史，防止遗漏样本。

工作方案创建

EUROLabOffice可直观显示不同的工作步骤：如样本稀释和温育；方案生成时自动进行成本优化；为实验室设备生成方案时进行通量验证和样本分配；核查自动检测间的兼容性，如温育时间；能电子化将患者和检测结果列表，简化实验室组织结构。

高效收集和编辑结果

EUROLabOffice清晰可视化使无纸化IIFT结果键入更简单；自动显示酶联免疫吸附试验和免疫印迹法结果；通过快捷方式和自定义的客户专属文本组件（宏阵列）；实现数据快速录入；实时查看其他EUROLabOffice工作站的结果，并直接访问患者早期检查结果；累计展示患者每日检测结果，并可调用免疫荧光图谱数据库（图像集）。

软件和设备

双向通讯全自动IIFT仪器EUROLabWorkstation IFA、Sprinter XL 和IF Sprinter；全自动酶联免疫吸附试验仪器 EUROLabWorkstation ELISA、EUROIMMUN Analyzer I和I-2P；全自动随机存取仪器 RA Analyzer 10；全自动免疫印迹法仪器 EUROBlotOne；样本前处理仪器EUROLabHandler；双向通讯结果判读程序EUROLineScan（免疫印迹法）、EUROArrayScan（MICROARRAY）、EUROPattern（IIFT）和EUROIMMUN CSF Software（ELISA）；可根据需求连接其他厂商设备；具备连接LIS的标准接口（HL7、ASTM、GDT/LDT、XML等）（图2-35）。

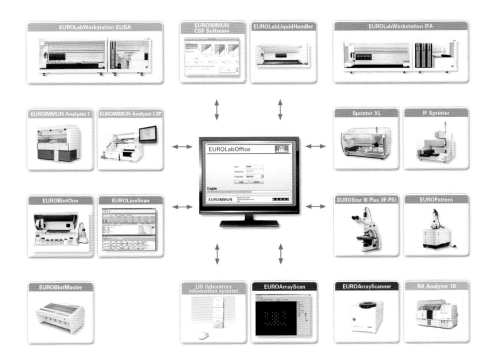

图2-35　EUROLabOffice软件和设备

提高实验室工作效率

EUROLabOffice数据双向通讯，防止传输错误；通过条形码和客户专属登录实现全程可追溯；高效的工作流程得益于软件辅助建立的实验室组织结构；通过优化工作流程提高样本检测量；快速地无纸化整合存档数字和图像结果（表2-1）。

表2-1　IIFT工作站效率提升示例

IIFT 工作站	
使用前	使用后
150 样本 / 天	250 样本 / 天
工作时长 8 小时	工作时长 8 小时
18.8 样本 / 小时	31.3 样本 / 小时
效率提高约 60%	

二、EUROLabOffice可供选择的扩展模块

质量控制管理

EUROLabOffice 系统通过条形码对欧蒙公司所有产品批次录入实现所用试剂耗材可追溯；具有靶值滴度和荧光核型的批次特异质量控制文件；图形展示能选定项目的趋势

和批次结果。

智能运行

客户在EUROLabOffice中自主定义自动化的诊断步骤；根据结果自动推荐进一步稀释或新增检测；样本管理中自动管理后续数据分析。

外部软件调用

通过键盘快捷键或EUROLabOffice界面上的按钮直接访问外部软件；可直接向外部软件发出配置需求（如患者ID、工号等）。

样本归档

EUROLabOffice可以对样本进行自动分配归档位置；通过样本条形码展示归档位置和开放请求状态；归档规则可实现客户自主选择的灵活配置。

EUROLabSign

便捷生成和发送中间或最终结果；直接访问最新结果和存档数据，如IIFT或免疫印迹法图像，以实现高效和安全的整合；客户密码登录应用程序可查看报告结果或处理状态。

EUROPattern

自动化显微镜和最先进的结果判读显示器；500个反应区的大容量，可长时间无人值守；自动判读HEp-2/HEp-20-10细胞、中性粒细胞（不同固定剂）、抗原表达细胞、绿蝇短膜虫和抗原点的荧光核型及抗体滴度等。

智能便捷的EUROLabOffice既可以独立支撑实验室的信息管理，也可以安全接入其他实验室信息系统，独立地管理欧蒙技术平台。临床实验室可以根据实际工作要求和现有信息系统状况灵活选择。

第三章

自身免疫性疾病实验室诊断技术

Wolfgang Schlumberger

Winfried Stöcker

Johanna Fraune

德文名称：Antikörper gegen Gliadin

德文同义词：Anti-Gliadin-Antikörper; Zöliakie-assoziierte Anti-Gliadinfragmente-Antikörper (Z-AGFA)

中文名称：抗麦胶蛋白抗体

英文名称：Antibodies to Gliadin

定义：麦胶蛋白是多种谷物（小麦、大麦、黑麦）的胶质蛋白（麸质）的组分之一。有些对此敏感体质的人食后可产生抗体，引发过敏反应。麦胶蛋白包含了50种不同的蛋白，其中α-麦胶蛋白对引发麸质敏感性肠病具有决定性作用。抗（组织转谷氨酰胺酶修饰的）麦胶蛋白抗体与麸质敏感性肠病（儿童表现为乳糜泻，成人则表现为非热带型口炎性腹泻）及杜林疱疹样皮炎（DHD）密切相关。原则上该抗体应该和抗组织转谷氨酰胺酶抗体同时检测。

功能和病理生理学：麸质敏感性肠病患者会由于进食含有麦麸的谷物而引起小肠黏膜损伤，包括小肠绒毛萎缩以及功能性损伤。临床表现为腹泻以及接踵而来的吸收功能障碍–体重减轻、维生素缺乏，在儿童表现为成长认知障碍。个别麸质敏感性肠病患者还会表现为杜林疱疹样皮炎（一种慢性的伴随有大疱形成的皮肤病）。

抗乳糜泻相关的麦胶蛋白片段抗体和抗肌内膜（抗组织转谷氨酰胺酶抗体）抗体的检测（非侵入性）可以为诊断麸质敏感性肠病以及杜林疱疹样皮炎提供重要的依据。这两种靶抗原在功能上存在紧密的联系，谷物消化释放的麦胶蛋白肽是组织转谷氨酰胺酶脱去酰胺基（谷氨酰胺变成谷氨酸）的底物。

分析：抗麦胶蛋白抗体可以通过间接荧光法〔血清起始稀释度为1∶10，试验基质是点状包被在载玻片上的抗原（图3-1）或者是表面包被有抗原的红细胞，根据 Stern 和 Grüttner设计的方法〕或者酶联免疫吸附试验和化学发光免疫测定。如果检测完整的麦胶蛋白抗体IgG，有四分之一的健康人为阳性，因此对于临床诊断毫无意义。

现在确诊抗麦胶蛋白抗体采用"设计抗原"方法，例如重组的"麦胶蛋白-同源物的融合肽"（GAF-3X），几乎只在乳糜泻的患者和杜林疱疹样皮炎患者呈现阳性反应，而不会在健康人或者其他慢性胃肠病患者中检出阳性。

这种融合肽有两个组成部分：一部分是人工的麦胶蛋白片段类似物九肽，是根据乳糜泻血清的反应性从上千种人工的变异体中依据经验挑选出来的；另一部分是通过转谷氨酰胺酶脱酰胺基生成的麦胶蛋白消化产物的九肽的片段，很可能具有乳糜泻病理学相关性，大小还不到麦胶蛋白总长的2%，剩下的98%的麦胶蛋白分子不被用于酶联免疫吸附试验（称为免疫反应的包袱），这些分子主要是非特异性反应的目标。这样的重组抗原大大地提高了诊断特异性，并且三聚体的结构提升了反应的灵敏度。

适应证：按照"欧洲儿童胃肠以及营养学会"（ESPGHAN，2012）的指导方针，乳糜泻的诊断方法可根据检测脱酰胺基的麦胶蛋白片段和肌内膜/组织转谷氨酰胺酶抗体，以及分子遗传HLA的诊断（HLA-DQ2/DQ8）、小肠活检中肠病的组织学检测和临床诊断来确定。

虽然脱酰胺基的麦胶蛋白和组织转谷氨酰胺酶的IgA类抗体在健康人群和其他肠道疾病患者中几乎不存在，但在未治疗的麸质敏感性肠病以及杜林疱疹样皮炎患者中接近100%。通常两种类型抗体同时存在，但并不完全相关。

抗麦胶蛋白抗体除了可以作为预测麸质敏感性肠病的指标外，还可以用于观察疾病的发展以及监测无麸质饮食的状况或者麸质耐受测试。

通过检测抗脱酰胺基的麦胶蛋白以及抗组织转谷氨酰胺酶的抗体可以确定临床诊断，同时还应对乳糜泻患者的亲属进行检测，以发现乳糜泻的遗传因素。在怀疑麸质敏感性肠病但是血清中无法检测出抗麦胶蛋白或者抗肌内膜的IgA抗体的情况下，还要考虑到可能IgA缺乏并且对总IgA进行测定。选择性缺乏IgA在麸质敏感性肠病中比较常见。这种情况下，主要为IgG抗体。对于这类患者，若需输血，必须输血前告知。

说明：在进行无麸质饮食的治疗中抗麦胶蛋白抗体的值会在数月内降至低水平。持续升高的抗体水平表明没有严格遵守无麸质饮食。如果摄入麸质导致疾病复发，在短短几天内Z-AGFA的值会升高。

诊断价值：2009年由Prause等进行的乳糜泻患者群体研究显示，使用重组的设计抗麦胶蛋白的酶联免疫吸附试验测定抗麦胶蛋白抗体，其灵敏度分别为IgA：83%和IgG：95%，而特异性均达到了95%（传统抗麦胶蛋白酶联免疫吸附试验的灵敏度分别为IgA：54%和IgG：31%）。对杜林疱疹样皮炎病人研究结果显示，灵敏度分别为IgA：83%和IgG：78%，灵敏度比传统方法高出28%（传统的灵敏度分别为IgA：54%和IgG：31%）。

在麸质敏感性肠病的急性期患者中，多数可检测到抗麦胶蛋白抗体IgA和IgG，其中IgA具有更高的疾病特异性。抗麦胶蛋白抗体IgM没有诊断意义（图3-1）。

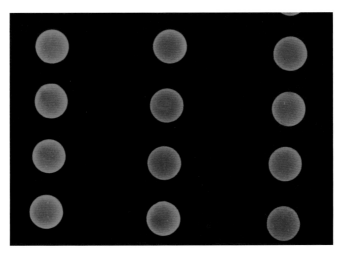

图3-1　抗麦胶蛋白抗体——基质脱酰胺基的麦胶抗原（GAF-3X）

德文名称：Antikörper gegen Heparin/PF4

德文同义词：Anti-Heparin/PF4; HIT-Antikörper; Plättchenfaktor 4; PF-4

中文名称：抗肝素/血小板因子4抗体

英文名称：Antibodies Against Heparin/PF4

定义：抗肝素/血小板因子4是指血小板表面上的肝素PF-4多分子复合物。

功能和病理生理学：肝素诱导性血小板减少症（HIT）是肝素治疗中由于自身抗体介导的不良副作用。肝素的输注导致血液中PF-4浓度的增加，形成肝素PF-4复合物并结合到血小板的表面。它产生诱导自身抗体的新抗原表位，抗体通过其Fc受体激活血小板，导致血小板聚集、静脉和动脉系统中的血栓形成，最终导致血小板减少症。在消耗性凝血病的情况下，可以通过全身性抗凝来抑制凝血。

IgG型的抗肝素/PF-4抗体，被证实了参与该疾病；IgM型和IgA型未获证实。

实验材料：血清、血浆。

样本稳定性：自身抗体在4℃下可以保存2周，在−20℃下可以保存数月至数年。

分析：通过酶联免疫吸附试验或粒子凝集试验（微粒子阵列）检测抗肝素/PF-4抗体。

在酶联免疫吸附试验中，目标结构是PF-4和聚乙烯磺酸钠（PVS）的复合物与所检测的自身抗体进行交叉反应。

在功能性测试中，血小板从健康供体转移到患者的血清中，用来研究可能存在于血清中的自身抗体引起的血小板激活的现象。最常见的测试是血小板聚集测定法（血小板聚集和活化）、血清素释放试验（血清素释放测定法）和肝素诱导性血小板活化测定（HIPA）。

功能性测试比酶联免疫吸附试验更具特异性，但灵敏度更低，故没有"金标准"，因此没有准确的研究表明这些检测方法在诊断的敏感性和特异性方面更完善。

参考范围（成人）：阴性。

参考范围（儿童）：阴性。

适应证：HIT。

诊断价值：肝素输注仅导致0.3%～3%的治疗患者中形成抗肝素/PF-4抗体。血小板减少症或用肝素治疗5天后血小板相对降低50%以上，而怀疑是HIT引起的，应通过功能测试或抗肝素/PF-4抗体检测来进一步明确。在首次输注以及用肝素再次输注时，需要5～20天后才能检测抗体。

然而，单独的抗体阳性不能证明存在临床相关的HIT，必须在使用肝素治疗5天后同时出现血小板减少症和（或）其他临床表现。

抗体阴性几乎排除了HIT，这使得该检测具有较高的阴性预测值。

只要在患者血浆中检测到抗肝素/PF-4抗体，就说明存在血栓性疾病的倾向。停用肝素后，自身抗体在患者血液中可循环2～3个月。

德文名称：Antikörper gegen Interferon-β

德文同义词：Anti-IFN-β-Antikörper; Interferon-β-Antikörper; Autoantikörper gegen Interferon-β

中文名称：抗干扰素β抗体

英文名称：Antibodies to Interferon-β

定义：靶抗原干扰素β（IFN-β）是由166个氨基酸组成的糖蛋白，构成感染防御的一部分。内源性和治疗性的IFN-β均可诱导抗体，即抗干扰素β抗体形成。

分析：可以应用酶联免疫吸附试验和免疫印迹法测定抗干扰素β抗体。

应用：在某些情况下，可以在系统性红斑狼疮患者体内检测到抗IFN-β抗体。其他出现自发性IFN-β自身抗体的自身免疫性疾病尚不清楚。

黑色素瘤、自身免疫性肝炎、多发性硬化症（MS）和其他疾病患者在持续使用干扰素治疗的过程中，可能会产生抗干扰素抗体，从而减弱治疗的成功率。瑞典的一项研究表明，在5%使用IFN-β-1a治疗的MS患者中发现了抗IFN-β抗体。相比之下，用IFN-β-1b治疗的患者中有44%的人产生了抗体。

德文名称：Antikörper gegen Saccharomyces cerevisiae

德文同义词：Anti-Saccharomyces-cerevisiae-Antikörper; Anti-Mannan-Antikörper; ASCA

中文名称：抗酿酒酵母菌抗体

英文名称：Anti-Saccharomyces Cerevisiae Autoantibodies

定义：抗酿酒酵母菌抗体是一种抗多糖成分的血清反应性抗体，其抗原主要是分子量为200 000的磷酸肽类甘露聚糖，如常见的啤酒酵母细胞壁成分。

功能和病理生理学：相对于正常人来说，在克罗恩病患者的血清中更常检出抗肠道正常菌群微生物的抗体。Main等人在1988年观察到，克罗恩病患者的血清中经常可以查出抗酿酒酵母菌抗体，这种抗体很适合作为鉴别克罗恩病和溃疡性结肠炎的依据，但是对解释病因并无意义。

目前推测，在克罗恩病中，有一种胰腺分泌成分（参见"抗胰腺腺泡抗体"）决定自身免疫的病理，引发肠道炎症，同时发挥佐剂的作用，从而进一步增强患者对肠道菌群病菌的免疫应答。另外，抗果胶、琼脂其他多糖抗体的增多，以及相应的抗分枝杆菌的高患病率和其他病原体都与克罗恩病的发病机制相关联。

实验材料：血清、血浆。

样本稳定性：自身抗体在4℃下可以保存2周，在-20℃下可以保存数月至数年。

分析：抗酿酒酵母菌抗体既可以通过以酿酒酵母涂片（面包或者啤酒酵母）的间接免疫荧光法进行诊断，也可以通过固相包被的底物从抗酿酒酵母中分离的甘露聚糖的酶联免疫吸附试验进行诊断。

抗酿酒酵母菌抗体间接免疫荧光法的血清起始稀释度对IgA抗体为1∶100，对IgG抗体为1∶1 000。通过判别酵母细胞的荧光并且与阳性对照和阴性对照比较来确定滴度。

对于阳性血清，31%的抗酿酒酵母菌抗体仅为IgA，14%的仅为IgG，55%的为两种免疫球蛋白。IgM抗体对于胃肠道的自身免疫性疾病没有诊断意义。

参考范围（成人）：阴性。

参考范围（儿童）：阴性。

应用：慢性炎症性肠病的鉴别诊断（如克罗恩病、溃疡性结肠炎）。

说明：抗酿酒酵母菌抗体几乎只出现在克罗恩病中，抗体类型IgA和IgG合起来的阳性率达到67%，另外克罗恩病患者还会出现抗外分泌性胰腺抗体（阴性率为39%），但这两种抗体之间没有直接的相关性。同时应用二者可以使80%的克罗恩病患者被检测出来。另外，有25%的抗酿酒酵母菌抗体阳性出现在乳糜泻患者中。

诊断价值：除了抗外分泌性胰腺抗体（参见"抗胰腺腺泡抗体"——克罗恩病特异性）、抗小肠杯状细胞抗体（主要见于溃疡性结肠炎）以及抗中性粒细胞物质抗体（pANCA）之外，抗酿酒酵母菌抗体为慢性炎症性肠病的鉴别诊断提供了另一个血清学指标（图3-2）。

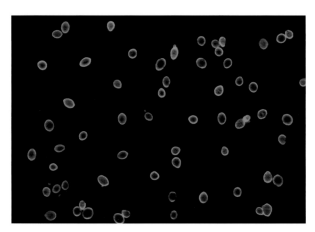

图3-2　抗酿酒酵母菌抗体——基质菌体涂片

德文名称：Antikörper gegen Spermatozoen

德文同义词：Autoantikörper Gegen Spermatozoen (beim Mann); Alloantikörper Gegen Spermatozoen (bei der Frau)

中文名称：抗精子抗体

英文名称：Sperm Autoantibodies

定义：抗精子抗体属于自身抗体（男性）；在女性中，属于同种异体抗体。

功能和病理生理学：在免疫性不孕不育中偶尔会检测到抗精子抗体。

大约10%的不育男性携带抗精子抗体。这些抗体首次出现在患有泌尿生殖系统疾病的青春期男性体内。这些自身抗体在育龄人群中的检出率最高，随着年龄的增长，检出率降低。其在输精管切除术后也很常见。

实验材料：血清或血浆（男性或女性）、精子（男性）、宫颈黏液（女性）。

样本稳定性：自身抗体在4℃下可以保存2周，在-20℃下可以保存数月至数年。

分析：酶联免疫吸附试验、IIFT、混合抗球蛋白反应试验（即MAR试验：通过用包被IgA或IgG的指示剂粒子的凝集来测定抗精子抗体IgG或IgA的滴度）。如图3-3所示。

血清抗体主要属于IgG类（IgG1和IgG3增加），而IgA类（IgA2）表面抗体主要在精液中局部产生。

参考范围（成人）：阴性。

参考范围（儿童）：阴性。

适应证：疑似免疫性不孕。

抗精子抗体检测最常用于男性或女性的不孕不育检查。

说明：IIFT（阳性反应）：抗精子抗原的抗体可以与精子的不同部位结合。通常，对鞭毛的荧光进行判读，同时也应观察顶部或中部的反应。

一些研究人员将精子不同结构部位的荧光与不同的临床表现联系起来。

各种在固相上使用固定化精子的酶联免疫吸附试验，其检测结果通常与参考血清有关。

"抗精子抗体阳性"的诊断价值非常有限，不应被高估。

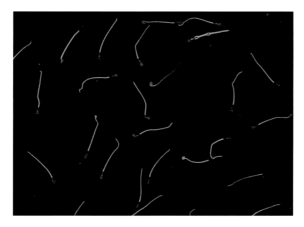

图3-3　抗精子抗体——基质人类精子

德文名称：Autoantikörper bei bullösen Autoimmundermatosen

德文同义词：Autoantikörper bei blasenbildenden Autoimmundermatosen（参见"Autoantikörper gegen Epidermale Basalmembran"和"Autoantikörper gegen Desmosomen"）

中文名称：大疱性自身免疫性皮肤病自身抗体

英文名称：Autoimmune Blistering Disease Associated Autoantibodies

功能和病理生理学：由于靶抗原在皮肤不同层次分布，相对应的自身抗体会诱发大疱在皮肤的不同层次形成，因此将大疱性自身免疫性皮肤病分为三大类。除此之外还有第四类（副瘤性天疱疮），需要与其进行鉴别诊断。

1. 天疱疮类疾病——大疱形成是通过位于表皮之间的皮肤棘层松解

自身免疫的主要目标是棘细胞的钙依赖性黏附分子（钙黏蛋白）桥粒芯糖蛋白1和3（Dsg1和Dsg3）将角细胞连接起来。Dsg1在表皮及黏膜表面的分泌水平比在基底部位的分泌水平要高。而Dsg3则相反，其主要位于整个黏膜上皮，在表皮层中Dsg3只是位于基底细胞附近。

落叶型天疱疮主要与Dsg1抗体相关，形成的大疱一般局限于皮肤，通常不会浸润到黏膜，因为黏膜层有足够的不会被自身免疫反应侵袭的Dsg3。分离发生在颗粒层，形成的是薄的松软的大疱，阳性率大概是每年100 000人中0.1例。而寻常型天疱疮以抗Dsg3的免疫应答为主，临床表现分为两类：如果仅有抗Dsg3抗体，那么疾病首先发生在黏膜层，而在表皮层的细胞通过不受影响的Dsg1得到足够的保护；如果患者除了抗Dsg3抗体之外还有抗Dsg1抗体，那么黏膜层和表皮层同时有反应。相对于落叶型天疱疮来说，寻常型天疱疮的棘层松解发生在更深的表皮中，大疱也相对固定。寻常型天疱疮的发病率为每年100 000人中0.7～1.6例。所谓的IgA型天疱疮，其自身抗体主要是IgA类自身抗体（抗IgA自身抗体），靶抗原可能是Dsg1或Dsg3和桥粒胶蛋白1（图3-4）。

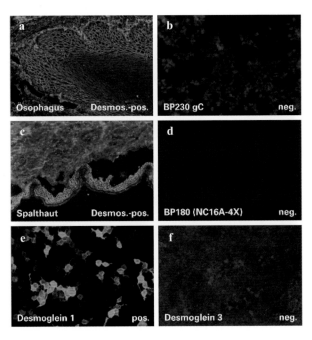

图3-4　大疱性自身免疫性皮肤病（落叶型天疱疮）相关抗体：利用间接免疫荧光法检测抗桥粒芯糖蛋白1抗体
基质：a.猴食管；b. BP230转染的HEK-293细胞；c.人盐裂皮肤；d.重组的BP180片段（NC16A-4X）；
e.桥粒胶蛋白1转染的HEK-293细胞；f.桥粒胶蛋白3转染的HEK-293细胞

2. 类天疱疮类疾病——表皮下的大疱形成，位于基底膜

该类自身抗体是以半桥粒为靶点。半桥粒是一种复杂的结构蛋白网络，通过基底膜连接基底层。在发生自身免疫反应时，基底角细胞就会失去和基底膜的连接，整个表皮层都会被掀起，因此这样形成的大疱也相对充实和紧致（相对于落叶型天疱疮或者寻常型天疱疮）。这一类的主要代表有：

- 大疱性类天疱疮：靶抗原为BP180（主要位点NC16A，在一些情况下是可溶性胞外区 LAD-1）和BP230。阳性率是每年100 000人中1.3～4.3例。这类疾病更常见，因此应对于每个出现皮肤长期瘙痒变化的老年患者进行抗BP180NC16A抗体的检测。
- 妊娠类天疱疮（既往称为妊娠疱疹）：靶抗原也为BP180（位点NC16A）和BP230。阳性率的范围很大：3 000～10 000个孕妇中就有1例。
- 瘢痕性类天疱疮：靶抗原70%为BP180（以可溶性LAD-1胞外区为主），30%为层粘连蛋白332（这种类型中四分之一患者罹患实体瘤：肺癌、直肠癌、乳腺癌、宫颈癌。应用免疫印迹法对细胞外培养的角细胞基质的提取物或重组抗原进行检测）。这种情况多出现在眼科。其症状与层粘连蛋白332基因变异患者相同。
- 抗p200类天疱疮：靶抗原为层粘蛋白-γ-1（通过免疫印迹法检测抗体）。
- 线性IgA-疾病：靶抗原为LAD-1和BP180。
- 类天疱疮样扁平苔藓：靶抗原为BP180和BP230。
- 获得性大疱表皮松解症：靶抗原为Ⅶ型胶原（锚原纤维，位点NC1）。

3. 杜林疱疹样皮炎（DHD）——真皮层的大疱形成

具有决定性意义的抗体是抗麦胶蛋白抗体（确切的表述是：乳糜泻相关抗去酰胺基麦胶片段抗体）、抗表皮转谷氨酰胺酶抗体以及抗组织转谷氨酰胺酶抗体（通常为肌内膜）。

杜林疱疹样皮炎是一类特殊的大疱型自身免疫性皮炎，因为大疱的形成在很深的皮肤层中，它是麸质敏感性肠病（乳糜泻、麸质不耐受）的皮肤表现，每个杜林疱疹样皮炎的患者都伴随有乳糜泻，但并不是每个乳糜泻的患者都有杜林疱疹样皮炎。终身的无麸质饮食是该疾病的基本治疗方针。

4. 副瘤性天疱疮

副瘤性天疱疮是指在皮肤疾病之外还隐匿或者伴随有肿瘤，多数是血液系统的肿瘤（非霍奇金淋巴瘤、淋巴细胞白血病、Castleman肿瘤），可能与多种不同的抗桥粒蛋白或者半桥粒蛋白的自身抗体相关：Dsg1、Dsg3、Desmoplakin 1和Desmoplakin 2、BP230、包斑蛋白（Envoplakin）、周斑蛋白（Periplakin）和蛋白酶抑制剂α-2大球蛋白样1（p170）。

实验材料：血清、血浆。

样本稳定性：自身抗体在4℃下可以保存2周，在-20℃下可以保存数月至数年。

分析：体内结合的抗体可以利用受损皮肤或者黏膜进行直接免疫荧光法检测。血清抗体可以用表皮、口腔黏膜、舌或者食管作为基质进行间接免疫荧光法检测，对于副瘤性抗体也可以用膀胱（尿路移行上皮除了分泌Dsg1和Dsg3外还分泌桥斑蛋白）作为基质进行检测。基本上灵长目动物组织比啮齿类动物组织更合适作为基质（更高的灵敏度和特异性）。

部分抗表皮基底膜自身抗体可以用盐裂皮肤进行间接免疫荧光法鉴定：抗BP180和抗BP230抗体可以和泡顶反应，抗LAD-1抗体（主要的）、为抗层粘连蛋白332、层粘连蛋白γ-1（p200）和Ⅶ型胶原抗体与真皮侧反应（图3-5）。

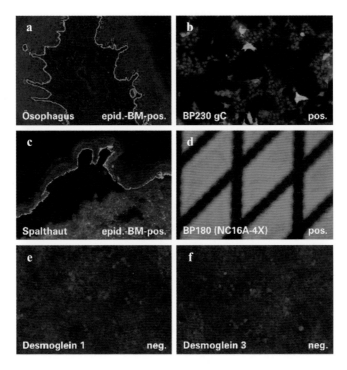

图3-5　大疱性自身免疫皮肤病相关抗体——大疱性类天疱疮：利用间接免疫荧光法检测抗表皮基底膜抗体

基质：a. 猴食管；b. BP230转染的HEK-293细胞；c. 人盐裂皮肤；d. 重组的BP180片段（NC16A-4X）；

e. 桥粒芯糖蛋白1转染的HEK-293细胞；f. 桥粒芯糖蛋白3转染的HEK-293细胞。

间接免疫荧光法检测越来越多地用于转染人细胞系的重组基质，表达确切的自身抗原。间接免疫荧光法检测结果容易解释，减少重叠抗体的影响因素，可直接检测到不同的自身抗体。

同时进行三种稀释度的检测，分别为1∶10、1∶100和1∶1 000，这样既可以涵盖滴度比较低的抗体，也可以包含只在高稀释度才进行反应的抗体。这对于表皮基底膜自身抗体的检测尤其重要。

通常可以用相同的基质同时平行地检测抗桥粒抗体和抗表皮基底膜抗体（在实际工作中经常遇到这样的情况，就是要求检测的指标为阴性，但实际上没有考虑到阳性的指标）。现在除了间接免疫荧光法之外，天然或者重组抗原作为固相，也应用在酶联免疫吸附试验和免疫印迹法技术上。

参考范围（成人）：阴性。

参考范围（儿童）：阴性。

应用：鉴别诊断大疱性皮肤病，特别是鉴别诊断自身免疫性和遗传性的大疱性疾病。通过检测抗体滴度来确定疾病活动程度。

德文名称：Autoantikörper gegen Acetylcholinrezeptoren

德文同义词：Acetylcholinrezeptor-Antikörper; Anti-AChR-Antikörper

中文名称：抗乙酰胆碱受体抗体

英文名称：Acetylcholine Receptor Antibodies (ACHRAB)

说明：相应的抗原定位于骨骼肌纤维运动终板。骨骼肌乙酰胆碱受体由两个α-以及一个β-、一个δ-和一个γ-还有一个ε-单位组成。针对每一个亚单位都可能产生自身抗体，但是多数抗体的靶点是胞外段的α-链。α-链还包含与神经递质乙酰胆碱以及其激动剂如尼古丁或者毒素（像银环蛇神经毒素）的结合位点。

骨骼肌运动终板的乙酰胆碱受体一定要和副交感神经的毒蕈碱型受体区分开来，虽然同样可以通过乙酰胆碱激活，但同时也被毒蕈碱激活。

功能和病理生理学：相应的自身抗体可以和位于神经肌肉接头的乙酰胆碱受体结合，从而阻止神经肌肉间刺激的传导。结合了抗体的受体因此被细胞内吞，然后降解，这样受体的数目就减少了，就没有足够的乙酰胆碱受体来接受神经发出的肌肉活化信号，无法引起肌肉收缩。重复的神经刺激只会加重这种状况，因为余下的乙酰胆碱受体也因此而变得不敏感。结果是肌肉衰弱和骨骼肌极度疲劳，肌肉的明显衰退可能导致死亡。相应的疾病症状被称为重症肌无力（MG）。

实验材料：血清、血浆。

样本稳定性：自身抗体在4℃下可以保存2周，在-20℃下可以保存数月至数年。

分析：抗乙酰胆碱受体抗体目前主要用放射性受体试验检测，即将患者血清先和^{125}I-银环蛇毒素标记的乙酰胆碱受体共孵育，然后利用二抗进行共沉淀，最后检测沉淀物的放射活性。酶联免疫吸附试验同时也采用重组的抗原检测，间接免疫荧光法则使用特异性抗原转染的人细胞系检测。

参考范围：阴性: <0.25nmol/L；临界值：0.25～0.40nmol/L；阳性：≥0.40nmol/L。

适应证：重症肌无力。

说明：抗乙酰胆碱受体抗体是重症肌无力的主要致病因子。75%～90%表现为活动性全身性肌无力的患者和45%～70%单纯眼肌症状的患者可以检出抗乙酰胆碱受体抗体阳性。遗传性重症肌无力患者（占重症肌无力患者总数的5%～10%）该抗体为阴性。抗乙酰胆碱受体抗体对于重症肌无力的诊断特异性达100%，一旦检出该抗体可以排除其他肌肉疾病。血清中抗乙酰胆碱受体抗体的浓度与肌肉的软弱程度相关，所以该指标的测定可以用来监测单个患者的病情。

德文名称：Autoantikörper gegen α-Fodrin
德文同义词：Anti-α-Fodrin-Antikörper
中文名称：抗α-胞衬蛋白（α-Fodrin）抗体
英文名称：Antibodies to α-Fodrin

说明：抗α-胞衬蛋白抗体与相对分子质量120 000的大分子片段发生反应，该片段是细胞骨架结构在凋亡过程中分解产生的。抗体被认为与干燥综合征（Sjögren综合征）有关。

功能和病理生理学：胞衬蛋白具有异源二聚体结构，是细胞膜骨架蛋白的主要成分之一。α亚基主要与肌动蛋白、钙调蛋白和CD45结合。人们推测，淋巴细胞渗入到腺体组织中导致分泌抑制和凋亡过程。虽然天然蛋白没有（自身）免疫原性，但在细胞分解过程中产生的相对分子质量120 000大片段可能诱导自身抗体产生。

实验材料：血清。

样本稳定性：自身抗体在4℃下可以保存2周，在-20℃下可以保存数月至数年。

分析：在针对α-胞衬蛋白的免疫反应中，通常会发现IgG和IgA抗体。它们可以通过酶联免疫吸附试验、免疫印迹法或免疫沉淀法来检测。通过色谱纯化（色谱法）或通过在合适的载体中重组表达获得相应的抗原。

参考范围（成人）：阴性。

参考范围（儿童）：阴性。

应用：1997年Haneji等人报道了抗α-胞衬蛋白抗体与Sjögren综合征的关联性。在随后的研究中，发现25%～90%的患者有抗α-胞衬蛋白抗体。

此外在罕见的循环系统疾病、烟雾综合征（Moya-Moya综合征）患者中也发现了抗α-胞衬蛋白抗体。

诊断价值：在研究中，抗α-胞衬蛋白抗体对Sjögren综合征的平均诊断敏感性为39.3%，特异性为83%。

德文名称：Autoantikörper gegen Aminoacyl-t-RNS-Synthetase
德文同义词：Autoantikörper gegen Aminoacyl-transfer-RNS-Synthetasen; Aminoacyl-

tRNS-Synthetase-Antikörper; Anti-Synthetase-Antikörper; Anti-tRNSSynthetase-Antikörper

中文名称：抗氨酰tRNA合成酶自身抗体

英文名称：Antibodies Against Aminoacyl-transfer RNA Synthetases, Aminoacyl-tRNA Synthetase Antibodies, Anti Synthetase Antibodies

定义：抗氨酰tRNA合成酶自身抗体的抗原是胞浆中与核糖体相关的一种酶，它可以催化单个氨基与相应的tRNA的结合（表3-1）。证据表明细胞核中也存在一定浓度的氨酰转移核糖核酸合成酶。

表3-1　抗氨酰tRNA合成酶自身抗体——不同氨酰-tRNA-合成酶的名称和功能

名称	功能	缩写	相对分子质量
Jo-1	组氨酰合成酶	HisRS	55 000
PL-7	苏氨酰合成酶	ThrRS	83 000
PL-12	丙氨酰合成酶	AlaRS	110 000
OJ	异亮氨酰合成酶	IleRS	145 000
EJ	甘氨酰合成酶	GlyRS	85 000
SC	赖氨酰合成酶	LysRS	71 000
KS	天冬氨酰合成酶	AsnRS	63 000

实验材料：血清、血浆。

样本稳定性：自身抗体在4℃下可以保存2周，在-20℃下可以保存数月至数年。

分析：抗氨酰tRNA合成酶自身抗体在间接免疫荧光法检测中表现为HEp-2细胞中细致颗粒状到均质性的细胞胞浆的荧光。很多时候细胞核中也有明确清晰的点状荧光。tRNA合成酶不仅存在于胞浆中，在一些物种中也可能存在于细胞核中。间接免疫荧光法检测中起始的稀释浓度为1：100，主要检测IgG抗体。

不同的抗细胞胞浆成分的抗体仅用荧光图像很难鉴别，因此对于免疫荧光法提示胞浆反应阳性的标本，应该进一步利用单特异性的检测方法（酶联免疫吸附试验或者免疫印迹法），用纯化的Jo-1、PL-7、PL-12等天然或重组抗原来完成鉴别诊断（图3-6）。

参考范围（成人）：阴性。

参考范围（儿童）：阴性。

说明：抗氨酰tRNA合成酶自身抗体主要见于一种典型的临床综合征，通称为"抗合成酶综合征"。90%此类抗体阳性的患者主要症状表现为（多）皮肌炎，特别是合并纤维化的肺泡炎。还可以伴随其他的系统性的自身免疫疾病（例如关节炎、雷诺综合征等）的症状。90%的阳性抗氨酰tRNA合成酶自身抗体其靶抗原为Jo-1。

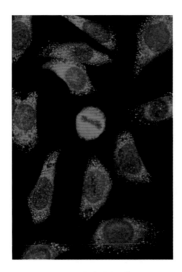

图3-6 抗氨酰tRNA合成酶自身抗体——HEp-2细胞基质

德文名称：Autoantikörper gegen Amphiphysin

德文同义词：Amphiphysin-Autoantikörper; Anti-Amphiphysin-Antikörper

中文名称：抗Amphiphysin抗体

英文名称：Amphiphysin Antibodies; Anti-amphiphysin Antibodies

定义：这是一种最早从僵人综合征患者血清中鉴定出来的自身抗体，其靶抗原是定位于神经元的突触囊泡中的Amphiphysin。

说明：由于剪切方式的不同，Amphiphysin I 有两种不同的类型。异构体1在SDS-PAGE 中的相对分子质量为128 000，并且以高浓度存在于神经细胞的突触囊泡中。异构体2（相对分子质量为108 000）位于神经组织外，通常浓度很有限（位于乳腺、内分泌细胞、精子中）。

功能和病理生理学：关于Amphiphysin I是否参与突触囊泡的内吞一直存在争议。由神经系统之外的肿瘤分泌的Amphiphysin I（一般为乳腺癌、小细胞肺癌分泌多）可能诱导了自身免疫反应。同时与抗Amphiphysin I抗体的出现伴随的是僵人综合征。

实验材料：血清、血浆、脑脊液。

样本稳定性：自身抗体在4℃下可以保存2周，在-20℃下可以保存数月至数年。

分析：小脑作为试验基质的间接免疫荧光检测，分子层的密集的胞浆染色和颗粒层的斑块状染色。通过脑组织匀浆的免疫印迹法可以和抗GAD抗体相鉴别，抗原条带相对分子质量为128 000。

参考范围（成人）：阴性。

参考范围（儿童）：阴性。

适应证：抗Amphiphysin抗体的检测主要用于解释神经肌肉症状，特别是对于僵人综合征的鉴别诊断。

抗Amphiphysin抗体主要提示副瘤性疾病，阳性结果提示探查肿瘤的必要性。而抗GAD抗体主要提示特发性的僵人综合征。

德文名称：Autoantikörper gegen Annexin A5

德文同义词：Annexin-A5-Antikörper; Anti-Annexin-A5-Antikörper

中文名称：抗膜联蛋白A5抗体

英文名称：Annexin A5 Antibodies; Anti-annexin A5 Antibodies

功能和病理生理学：膜联蛋白A5（原名为膜联蛋白-V或"胎盘抗凝蛋白-I"）是一种很强的抗凝血抑制剂，通过胎盘的滋养细胞、血小板和内皮细胞来表达。通过形成阴离子磷脂复合物，抑制凝固起始效果，真核细胞的质膜外部通常没有带负电荷的磷脂。然而，在某些条件下，如血小板活化（指血小板聚集和活化）或凋亡，使阴离子磷脂酰丝氨酸到达质膜的外部，膜联蛋白A5与含有磷脂酰丝氨酸的膜区域结合，形成二维结晶性蛋白磷脂复合物，从而导致磷脂依赖性的凝血反应，如凝血酶原活性被抑制。

抗膜联蛋白A5抗体破坏晶体结构的形成，导致凝血系统的不稳定。可能抗磷脂抗体诱导的血栓形成与膜联蛋白A5的移位有关。

实验材料：血清、血浆。

样本稳定性：自身抗体在4℃下可以保存2周，在-20℃下可以保存数月至数年。

分析：应用重组膜联蛋白A5的酶联免疫吸附试验。2007年Tomer等人报道了应用流式细胞术的"膜联蛋白A5竞争实验"。

参考范围（成人）：阴性。

参考范围（儿童）：阴性。

适应证：抗磷脂抗体综合征（APS）。抗膜联蛋白A5抗体会使妊娠期动脉和静脉血栓形成的风险增加。

德文名称：Autoantikörper gegen Aquaporin 4

德文同义词：AQP4-Autoantikörper; Anti-AQP4-Antikörper; Neuromyelitis-optica-IgG; NMO-IgG

中文名称：抗水通道蛋白4抗体

英文名称：Aquaporin 4 Autoantibodies, Neuromyelitis Optica (NMO) IgG

定义：抗水通道蛋白4抗体最早被称为"视神经脊髓炎-IgG"，其抗体在以中枢神经组织为基质的免疫荧光中显示为灰质和白质中沿着小血管和血管周围间隙（Virchow-Robin）的特征性的荧光。现在水通道蛋白4（AQP4）被确认为靶抗原。

功能和病理生理学：水通道蛋白4是一种水通道相关的蛋白，在中枢神经系统（CNS）

主要参与调节水和电解质的平衡，表达于星形胶质细胞，主要是在胶质细胞的胞突末端的脚板区域。通常引起视神经脊髓炎（NMO）的水通道蛋白4主要在中枢神经系统的切面上：视神经和脊髓。外周浆细胞分泌的抗水通道蛋白4抗体可以结合到中枢神经系统的相应的目标抗原上，从而引起补体的活化，导致局部的炎症性的脱髓鞘和坏死。这种疾病主要表现为视神经神经炎以及局部的大约三个到多个脊柱区段的主要为局限性的脊髓炎或者血脑屏障的破坏。

视神经脊髓炎既往一直被认为是一种多发性硬化症（MS）的局限性的特殊形式，现在新的认知表明这是一种由独立病因引起的疾病。相对于多发性硬化症它是一种主要以T细胞介导的疾病，NMO的发病主要由体液免疫系统参与，抗水通道蛋白4抗体也验证了这种选择相关性。

分析：抗水通道蛋白4抗体可以通过放射免疫沉淀试验（RIPA）检测，灵敏度只有56%。也可以通过荧光免疫沉淀试验（FIPA）检测，或者利用流式细胞仪（FACS）以水通道蛋白4转染的HEK-293细胞作为目标抗原进行检测。以水通道蛋白4转染的人胚肾细胞作为基质进行间接免疫荧光检测是目前最佳的选择，阳性血清表现为在细胞胞浆的一种很容易分辨的平面光滑的细致颗粒性的荧光。间接免疫荧光法的灵敏度为70%～90%，特异性达到100%。

如果在生物薄片-马赛克上结合其他的神经组织如小脑、大脑、海马以及视神经，再加上其他表达重组神经抗原的转染的细胞，那么可以通过一项实验检测，同时进行多种不同相关抗体的鉴别诊断，很多情况下可获得快速、准确的（有些是未察觉到的）重要诊断结果。

实验材料：血清、血浆、脑脊液。

样本稳定性：自身抗体在4℃下可以保存2周，在-20℃下可以保存数月至数年。

诊断价值：实验室检测抗水通道蛋白4抗体可以确诊视神经脊髓炎（或者视神经脊髓炎、德维克综合征）。这是一种比较罕见（约1%）的中枢神经系统获得性脱髓鞘疾病，这种病会伴随着至少一个视神经和脊髓的退化，后者大约发生在发病时或者发病后几个月。视神经脊髓炎的症状可以表现为在数小时内至数天内发展为单眼或者双眼的急性视觉障碍甚至是失明，有些患者也可能出现截瘫综合征、肌无力、四肢瘫痪以及机体对肠道、膀胱等脏器的失控，这些都可能急性发作或者在1～14天内发生。还有的患者会出现组织学上可逆转的脱髓鞘病变（类似MS），个别的由于组织衰退（坏死）常常导致永久性损伤。

此外，在具有分离的纵向横断性脊髓炎（三个或者多个节段的LETM）以及孤立复发性视神经炎（ON）患者中也可以检测到抗水通道蛋白4抗体。鉴于抗水通道蛋白4抗体与视神经脊髓炎的高度相关性和特异性，其抗体阳性的LETM和ON患者属于NMO的不完整形式。NMO及其相关综合征都被纳入视神经脊髓炎谱系病（NMOSD）的概念中，其中在相应的临床症状上抗水通道蛋白4抗体的检测被作为多发性硬化症的排除标准。

德文名称：Autoantikörper gegen Asialoglykoprotein-Rezeptoren

德文同义词：Asialoglykoprotein-Rezeptor-Antikörper; Anti-ASGPR-Antikörper; Autoantikörper gegen ASGPR

中文名称：抗去唾液酸糖蛋白受体抗体

英文名称：Asialoglycoprotein Receptor Antibodies

定义：靶抗原去唾液酸糖蛋白受体是一种肝脏特异性膜受体（ASGPR），通过末端半乳糖参与糖蛋白的内吞作用。去唾液酸糖蛋白受体（Ashwell受体）是复合抗原制备（LSP，肝脏特异性蛋白）的必需成分。

实验材料：血清、血浆。

样本稳定性：自身抗体在4℃下可以保存2周，在−20℃下可以保存数月至数年。

分析：抗去唾液酸糖蛋白受体抗体可以通过放射免疫测定、酶联免疫吸附试验和免疫印迹法进行测定。

参考范围（成人）：阴性。

参考范围（儿童）：阴性。

诊断价值：抗去唾液酸糖蛋白受体抗体对自身免疫性肝炎的特异性太低，因此仅很少数进行检测，重点是对抗核抗体、抗双链DNA抗体、抗平滑肌抗体（肌动蛋白）、抗LC-1抗体、抗LKM抗体，尤其是对抗SLA抗体进行检测。检出率：活动性自身免疫性肝炎为83%～87%、病毒性肝炎为2%～57%、原发性胆汁性胆管炎为14%、酒精性肝病为8%、非肝性自身免疫性疾病为0～11%、肝脏肿瘤为11%。

德文名称：Autoantikörper gegen ATP1A3

德文同义词：ATP1A3-Autoantikörper, Anti-ATP1A3-Antikörper

中文名称：抗ATP1A3抗体

英文名称：ATP1A3 autoantibodies, anti-ATP1A3 antibodies

定义：抗ATP1A3抗体的靶抗原是神经元和心肌钠钾离子泵Na＋/K＋−ATP酶（ATP1A3）的催化活性α3亚基。

功能和病理生理学：在ATP水解过程下，Na＋/K＋−ATP酶催化3个钠离子从细胞中转移，2个钾离子逆着电化学电位梯度进入细胞。因此，ATP酶参与维持神经和肌肉细胞的静息电位。此外，离子泵对小脑的记忆形成和运动功能控制可能起一定的作用。

在一例患有脑干和小脑综合征症状的患者中，存在针对神经元Na＋/K＋−ATP酶的α3亚基的自身免疫抗体。同时，此患者还被诊断患有结肠癌。

实验材料：血清、血浆、脑脊液。

样本稳定性：自身抗体在4℃下可以保存2周，在-20℃下可以保存数月至数年。

分析：可以通过间接免疫荧光法测定抗ATP1A3抗体（图3-7～3-9）。在阳性反应中，小脑底物上的颗粒细胞层和分子层会显示均匀至细小的荧光。颗粒细胞和浦肯野细胞的细胞核没有反应。表达重组ATP1A3的HEK细胞适合于抗体的单特异性检测。

诊断价值：到目前为止，仅发现了一例存在抗ATP1A3抗体IgG的病例。该女性患者临床症状有垂直凝视麻痹、进行性共济失调和痉挛性四肢瘫痪、视力受损，以及构音障碍和吞咽困难。此外，被诊断出结肠癌，表现为副肿瘤综合征。在肿瘤组织（但不在健康的结肠中），可以检测到过度表达的抗ATP1A3抗体。在ATP1A3基因突变的患者中也有类似的神经症状，包括婴儿偏瘫、肌张力障碍和CAPOS综合征（小脑性共济失调、屈光不正、静脉瘤、视神经萎缩和感音神经性听力损失）。建议同时检查重要的抗神经元抗原抗体，以便快速得出可靠的诊断。

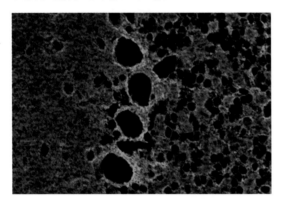
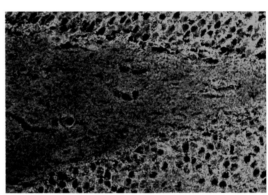

图3-7　抗ATP1A3抗体——基质大鼠小脑　　　图3-8　抗ATP1A3抗体——基质大鼠海马

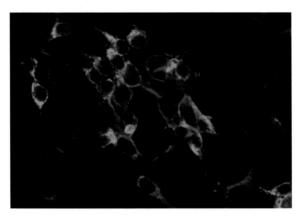

图3-9　抗ATP1A3抗体——基质转染细胞

德文名称：Autoantikörper gegen Augenmuskelproteine

德文同义词：Augenmuskel-Autoantikörper; Autoantikörper gegen Augenmuskelgewebe

中文名称：抗眼肌蛋白抗体

英文名称：Eye Muscle Autoantibodies; Extra Ocular Muscle Autoantibodies

定义：此抗体是针对眼肌蛋白的自身抗体，可能参与了与内分泌性眼病相关的自身免疫过程，但目前还没有足够的证据证明，而针对球后结缔组织TSB受体的自身免疫反应似乎发挥更大的作用。

眼肌含有多种蛋白，是自身免疫过程的靶标结构。这些蛋白质包括已被确定为转录因子FOXP1的亚基的G2s蛋白、D1膜蛋白（leiomodulin）、琥珀酸脱氢酶的黄素蛋白亚基的Fp蛋白，以及肌肉细胞中的肌质网的两种钙结合蛋白、肌钙蛋白（calsequestrin）和肌纤维膜蛋白（sarcolumenin）。

功能和病理生理学：内分泌性眼病（眼病、眼球突出症）经常与Graves病（自身免疫性甲状腺疾病）共同出现。在有些情况下，内分泌性眼病不伴有甲状腺功能障碍。抗促甲状腺激素（TSH）受体抗体是Graves病的一种病理特征，它们不仅针对甲状腺组织，还针对眼窝、胫前皮肤和其他器官的结缔组织和脂肪组织的成纤维细胞。这与甲状腺外的表现，如眼球突出、相应区域的结缔组织和脂肪组织的炎症和黏液性水肿相关。在疾病的早期阶段，可以识别出眼球后结缔组织的T淋巴细胞抗原。眼窝组织的成纤维细胞的表面携带TSH受体，因此它们成为T细胞和抗体的靶标。眼窝的成纤维细胞越来越多地合成液体黏合分子糖胺聚糖。随着时间的推移，结缔组织增生，促使肌纤维分开并影响其功能。眼部肌肉肿胀（水肿），单核细胞越来越多地进入眼窝的结缔组织、脂肪和肌肉组织中。反应又召集细胞因子、白细胞介素、生长因子、前列腺素和其他因子进一步来维持和增强反应。组织的肿胀和机械损伤导致眼窝中的空间不足，致使眼球外突。

实验材料：血清、血浆。

样本稳定性：自身抗体在4℃下可以保存2周，在-20℃下可以保存数月至数年。

分析：通过免疫印迹法检测抗眼肌蛋白抗体，通过放射免疫吸附试验检测抗G2和Fp蛋白的抗体。但免疫荧光法检测结果无效。

参考范围（成人）：阴性。

参考范围（儿童）：阴性。

适应证：内分泌性眼病。

说明：在诊断Graves病中检测眼肌组织抗体没有作用，这种疾病往往与内分泌性眼病有关。

德文名称：Autoantikörper gegen β₂-Glykoprotein Ⅰ

德文同义词：Anti-β₂-Glykoprotein-I-Antikörper

中文名称：抗β₂糖蛋白Ⅰ抗体

英文名称：Antibodies to β₂-glycoprotein Ⅰ

定义：β₂糖蛋白Ⅰ（β₂-GPI）是一种磷脂结合的胞浆蛋白，其在自身免疫反应中可以作为抗体结合心磷脂的协同因子。

功能和病理生理学：参见"抗磷脂抗体"。

实验材料：血清、血浆。

样本稳定性：自身抗体在4℃下可以保存2周，在−20℃下可以保存数月至数年。为冷冻保存IgM抗体，可向样本中加入80%的甘油。

分析：只有以单一的β₂-GPI抗原为底物的应用酶联免疫吸附试验才是检测抗β₂-GPI抗体的可靠方法。抗心磷脂抗体酶联免疫吸附试验中也包含β₂-GPI抗原，但是这个检测系统不能用于平行的检测抗心磷脂抗体和抗β₂-GPI抗体的筛选。可能的解释是抗β₂-GPI抗体利用和心磷脂的结合对β₂-GPI抗原进行的结构修饰导致个别位点的丢失，而这些位点正好是一些抗β₂-GPI抗体亚群的识别位点。

对于抗磷脂抗体综合征（APS）的血清学诊断首先推荐的是抗心磷脂抗体（IgG和IgM；IgA不是很有说服力）的检测和狼疮凝集物（LA）检测。对于该抗体的检测应6~12周后重复，因为只有两次阳性结果才符合血清学APS诊断标准。抗心磷脂抗体结果阴性对应该继续检测抗β₂-GPI抗体IgA、IgG和IgM，这些抗体在APS中的检出率很高（60%~90%），而且不依赖于ACA和LA。通过平行的ACA检测和抗β₂-GPI抗体血清学的检测阳性率可以提高到100%（参见"抗磷脂抗体"）。

参考范围（成人）：阴性。

参考范围（儿童）：阴性。

适应证：APS。

诊断价值：临床上将与抗磷脂抗体和抗β₂糖蛋白Ⅰ抗体相关的临床症状归结为APS。抗β₂糖蛋白Ⅰ抗体在APS患者中的检出率非常高，为60%~90%。根据Miyakis et al（2006）APS诊断标准，结合APS相应临床表现，确认抗β₂糖蛋白Ⅰ抗体的存在（通常存在超过3~6周）可以作为抗磷脂抗体综合征诊断的证据。抗心磷脂抗体阴性的患者中也可以检出抗β₂糖蛋白Ⅰ抗体，反之亦然。同时进行两个指标的检测可以提高对该疾病的血清学检出率。系统性红斑狼疮患者中有15%~30%可以检出抗β₂糖蛋白Ⅰ抗体，特别是已经有典型的APS症状的患者。抗心磷脂抗体也可能出现在某些特定的感染（例如梅毒、莱姆病、艾滋病、肝炎、结核等）中，因此认为，抗β₂糖蛋白Ⅰ抗体对于诊断APS比抗心磷脂抗体更具特异性（参见"抗磷脂抗体"）。

德文名称：Autoantikörper gegen BPI

德文同义词：Autoantikörper gegen Bakterizidie/Permeabilität-erhöhendes Protein; Anti-BPI-Antikörper; Anti-CAP 57

中文名称：抗杀菌通透性增强（BPI）蛋白抗体

英文名称：Anti-bactericidal Permeability-increasing Protein Autoantibodies

定义：抗BPI抗体是一种阳性的对革兰阴性菌有毒性的膜相关蛋白。相对分子质量为55 000。

实验材料：血清、血浆。

样本稳定性：自身抗体在4℃下可以保存2周，在-20℃下可以保存数月至数年。

分析：参见"抗中性粒细胞胞质抗体（ANCA）"。

BPI抗体在间接免疫荧光法中显示为cANCA的荧光模式，有时候也会转变成pANCA。免疫荧光结果阳性或可疑者，应当用从人的粒细胞中分离的目标抗原为检测底物的酶联免疫吸附试验进行确认和鉴别诊断。

参考范围（成人）：阴性。

参考范围（儿童）：阴性。

适应证：一般无相应的疾病。抗BPI抗体可以出现在多种疾病中，对于鉴别诊断价值不大。

诊断价值：抗BPI抗体普遍出现在炎症反应中，没有疾病特异性。抗BPI自身抗体可能出现在囊性纤维化、ANCA相关的血管炎、溃疡性结肠炎、克罗恩病、自身免疫性肝病、原发性硬化性胆管炎以及HIV感染等疾病中。

德文名称：Autoantikörper gegen C1q

德文同义词：Autoantikörper gegen die Komplement-Komponente C1q; Anti-C1q-Antikörper

中文名称：抗C1q抗体

英文名称：Autoantibodies to C1q

定义：C1q抗体是补体经典激活途径中的启动蛋白分子C1q的相应补体。

功能和病理生理学：抗C1q抗体能结合C1q分子的球形表位以及"胶原样区"（CLR）。系统性红斑狼疮患者的血清中免疫复合物的Fc段可以结合在C1q的球形区并且启动整个经典补体途径的活化。而在低补体血症荨麻疹血管炎综合征（HUVS）中其靶点为C1q分子的CLR区。

实验材料：血清、血浆。

样本稳定性：自身抗体在4℃下可以保存2周，在-20℃下可以保存数月至数年。

分析：酶联免疫吸附试验是检测抗C1q自身抗体的标准方法，主要是IgG抗体，个别情况下也有IgA抗体。反应管的管壁上包被的是层析法纯化的C1q。

在反应中引入1mol/L的NaCl可以去除掉患者血清中已经结合在C1q上的免疫复合物。高盐可以抑制循环免疫复合物的形成，但是自身抗体的结合仍然存在。

参考范围（成人）：阴性。

参考范围（儿童）：阴性。

应用：1984年抗C1q抗体第一次在系统性红斑狼疮的患者血清中被检出，后来这种抗体又逐渐地在其他的自身免疫病患者血清中检出，包括干燥综合征和显微镜下多血管炎。特别与免疫复合物疾病HUVS（大约50%伴随有系统性红斑狼疮，抗C1q抗体是最主要的诊断标准）和狼疮肾病高度相关。

致死性的HUVS临床上表现为自身反应性荨麻疹、血管性水肿、多关节炎、结缔组织炎症，以及部分的致死性的进行性肾小球肾炎和阻塞性肺疾病。

系统性红斑狼疮患者血清中检出C1q的阳性率大约为30%，HUVS C1q的阳性患者血清中检出阳性率大约为100%。

在个别风湿性关节炎的患者中也可以查出抗C1q抗体，特别是特殊形式的费耳蒂综合征（关节炎、白细胞减少和脾肿大）。

说明：抗C1q自身抗体对于单一自身免疫病的诊断没有特异性，最主要与系统性红斑狼疮的疾病活动性相关。在系统性红斑狼疮患者中该抗体平均检出率大约为45%，而在狼疮肾病中超过90%。在系统性红斑狼疮中有肾脏表现的患者其抗C1q抗体的水平是无肾脏表现患者的5倍。系统性红斑狼疮患者抗C1q自身抗体阴性，可以排除肾脏的损害，而且诊断为狼疮肾病的可能性也降低到5%。

确定抗C1q自身抗体水平对于系统性红斑狼疮和狼疮肾病的疾病活动和治疗效果具有重要的意义。有效的免疫抑制治疗活动性狼疮肾病可以表现为抗C1q抗体的显著降低。在80%的系统性红斑狼疮患者中，血清中该抗体的滴度表现为与抗双链DNA自身抗体（参见"抗双链DNA抗体"）相关。

德文名称：Autoantikörper gegen C3-Konvertase

德文同义词：C3-Konvertase-Antikörper; Anti-C3bBb-Antikörper; Autoantikörper gegen C3-Nephritisfaktor

中文名称：抗C3转化酶抗体

英文名称：C3 Nephritic Factor

定义：抗C3转化酶抗体即C3肾炎因子是抗补体旁路激活途径中形成的C3转化酶的自身抗体。

功能和病理生理学：C3肾炎因子可以稳定C3转化酶，阻止由于抑制蛋白H因子不断的生理性的灭活，从而反映出补体C3的消耗升高。

实验材料：血清、EDTA-血浆。

样本稳定性：自身抗体在4℃下可以保存2周，在-20℃下可以保存数月至数年。

分析：C3肾炎因子的检测有多种方法。

- 功能性试验的原理是补体介导的指示细胞的裂解。方法是，只有当样本中含有稳定的抗C3转化酶抗体时，反应系统中的C3bBb才能足够的活化并且引起细胞裂解。

- 免疫固定电泳法是在反应系统中加入定量的可以被C3转化酶分解的C3。如果先加入含有抗C3转化酶抗体的患者血清，形成的C3b的数量会因为自身抗体的稳定作用而升高。如果含有患者血清和不含患者血清的两次试验结果有显著差异，就可以证实自身抗体的存在。

- 以固相结合的C3bBb为抗原的酶联免疫吸附试验。

参考范围（成人）：未证实。

参考范围（儿童）：未证实。

适应证：临床表现为膜增殖性肾小球肾炎以及"局部脂肪代谢障碍"，是一种皮下脂肪破坏性的疾病。

说明：为了诊断膜增殖性肾小球肾炎或者脂肪代谢障碍，通常检测抗C3转化酶抗体的同时也要检测补体C3的水平。如果有功能性的抗C3转化酶抗体存在，则抑制C3降解的过程被破坏，导致血清C3水平降低。

德文名称：Autoantikörper gegen Calciumkanäle

德文同义词：Autoantikörper Gegen Spannungsgesteuerte (Spannungsabhängige) Calciumkanäle; Calciumkanalantikörper

中文名称：抗钙离子通道抗体

英文名称：Autoantibodies to Voltage Gated (Dependent) Calcium Channels (VGCC, VDCC)

定义：该抗体是抗电压门控性钙离子通道亚单位抗体。

结构：电压依赖性钙离子通道由多个膜蛋白亚单位组成。根据不同的电物理和药理特性可以将其分为以下亚型：P、Q、N、R和L。其中P-亚型和Q-亚型由于结构类似，也被合称为P/Q型。对血清学检测比较有意义的是P/Q型和N型钙离子通道，它们是突触前的囊泡相关突触蛋白结合位点的组成部分。P/Q型钙离子通道主要控制神经递质乙酰胆碱从神经末梢向突触间隙的释放。N型钙离子通道是负责植物性神经系统中的冲动传导。体外溶解的P/Q型和N型钙离子通道可以利用其与ω-海螺毒素标记的MVIIC和GVIA（来自海螺僧袍芋螺）的高亲和性分离。P/Q型和N型钙离子通道在不同的亚单位中占据免疫显性位点。

功能和病理生理学：Lambert-Eaton肌无力样综合征（LEMS）是神经内科最常见的副瘤性疾病，通常伴随肿瘤，但肿瘤并不是直接诱因。LEMS特征性的钙离子通道可以通过降低运动终板处突触间隙神经递质乙酰胆碱的释放影响其他钙离子通道亚型的功能。在突触前膜去极化期间，钙离子流入神经细胞，在那里引起乙酰胆碱从囊泡中释放。LEMS中的自身抗体通过随后的内吞和降解引起通道的横向连通，从而降低通道的数目，因此也减少乙酰胆碱的释放。接下来就是运动终板的神经肌肉接头信号通路的中断，最终导致肌肉无力。

实验材料：血清、血浆、脑脊液。

样本稳定性：自身抗体在4℃下可以保存2周，在−20℃下可以保存数月至数年。

分析：抗P/Q型钙离子通道抗体可以用放射性受体试验检测，用患者血清和^{125}I–海螺毒素标记P/Q型钙离子通道共孵育，然后用二抗进行免疫沉淀，最后检测沉淀物的放射活性。类似的使用为^{125}I–海螺毒素标记的N型钙离子通道检测N型钙离子通道抗体。目前尚无可靠的酶联免疫吸附试验检测试剂，间接免疫荧光法用组织切片无法检测到该抗体。

参考范围（成人）：阴性。

参考范围（儿童）：阴性。

适应证：副瘤性神经综合征、LEMS。

LEMS相关的抗P/Q型钙离子通道抗体通常与特异性的抗乙酰胆碱受体抗体以及肌肉特异性激酶抗体MuSK同时用于重症肌无力检测。对于临床重要的是，由于LEMS通常与肿瘤相关，因此一定要先排除单纯的重症肌无力。抗钙离子通道抗体浓度在患病个体中与LEMS的活动性相关，常用于治疗效果监控的指标。

说明：超过60%的LEMS患者伴有小细胞肺癌。鉴于LEMS的诊断通常早于临床上出现肿瘤症状数年，所以此自身抗体也可以作为肿瘤的第一个也是最早和决定意义的证据。

抗P/Q型钙离子通道抗体对于LEMS以及伴随小细胞肺癌的诊断相关性达到90%～100%。

抗钙离子通道抗体阳性也出现在其他副瘤性神经综合征的患者中，例如副瘤性脑脊髓炎和小脑变性，以及其他不同的神经系统疾病。常见的相关肿瘤为小细胞肺癌、乳腺癌和卵巢癌。偶尔在健康人中检出抗钙离子通道抗体。

德文名称：Autoantikörper gegen Cardiolipin

德文同义词：Anti-Cardiolipin-Antikörper, ACLA; ACA

中文名称：抗心磷脂抗体

英文名称：Autoantibodies to Cardiolipin

定义：抗心磷脂抗体是针对心磷脂和胞浆蛋白β₂糖蛋白I（β₂GPI，参见"抗β₂糖蛋白I抗体"）的复合物。

功能和病理生理学：参见"抗磷脂抗体"。

实验材料：血清、血浆。

样本稳定性：自身抗体在4℃下可以保存2周，在−20℃下可以保存数月至数年。

分析：参见"抗磷脂抗体"。

在酶联免疫吸附试验中使用的标准品是用一个标准血清（Louisville APL Diagnostics, USA）校准的，但是还没有被WHO作为国际参考血清认可。一个PL-IgG单位（磷脂-IgG）即1 μg/ml 的亲和纯化的标准血清的心磷脂IgG抗体的心磷脂结合活性。由于很多其他的因素也会影响试验结果，因此不依赖于试验的标准化的结果很难达到要求。

参考范围（成人）：阴性。

参考范围（儿童）：阴性。

适应证：抗磷脂综合征。

诊断价值：参见"抗磷脂抗体"。

德文名称：Autoantitkörper gegen CARP Ⅷ

德文同义词：CARP Ⅷ-Autoantikörper, Anti-CARP-Antikörper

中文名称：抗靶原碳Ⅷ抗体（抗CARP抗体）

英文名称：CARP Ⅷ Autoantibodies, Anti-CARP antibodies

定义：抗靶原碳Ⅷ抗体即抗靶原碳酸酐酶相关蛋白（CARP）Ⅷ，主要表达于浦肯野细胞中。

功能和病理生理学：研究认为，CARP在浦肯野细胞的发育和成熟中起重要作用。它与肌醇1,4,5-三磷酸1型受体（ITPR1）的调节结构域结合，并降低其对底物肌醇1,4,5-三磷酸的亲和力。此外，在多种肿瘤中有过度表达。

实验材料：血清、血浆、脑脊液。

样本稳定性：自身抗体在4℃下可以保存2周，在-20℃下可以保存数月至数年。

分析：可以使用间接免疫荧光法测定抗CARP Ⅷ抗体。在阳性反应中，小脑底物上的分子层和浦肯野细胞的细胞质会呈细点状的染色（图3-10）。表达重组CARP Ⅷ的HEK转染细胞适合于自身抗体的单特异性检测（图3-11）。

诊断价值：到目前为止，已报道有2名患有副肿瘤性小脑变性症的患者存在抗CARP Ⅷ抗体。表现为四肢和步态共济失调、构音障碍和眼球震颤。一名患者被诊断患有黑色素瘤，另一名患者被诊断患有卵巢癌。

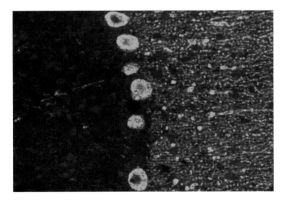

图3-10　抗CARP Ⅷ抗体——基质大鼠小脑

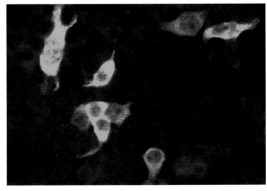

图3-11　抗CARP Ⅷ抗体——基质转染细胞

德文名称：Autoantikörper gegen CENP-F

德文同义词：Autoantikörper gegen CENP-F-Kinetochor-Protein; Anti-p330; Anti-Mitosin; Anti-Cyclin-2; MSA-3; NSp-II, CENP-F-Antikörper

中文名称：抗着丝点蛋白F抗体（抗CENP-F抗体）

英文名称：Autoantibodies to Centromere Protein F，Anti-mitosin

定义：着丝点蛋白F（CENP-F）相关的基因位于染色体1q32-4，也是很多不同类型肿瘤相关基因所在的区域。细胞周期依赖性的表达主要发生在S期、G2期、有丝分裂的M期。

功能和病理生理学：靶抗原是丝裂素，在细胞周期的S2期和有丝分裂期之间分泌。它启动有丝分裂并且控制有丝分裂的过程。虽然抗CENP-F自身抗体主要见于癌症患者，但是CENP-F至今未被列入肿瘤抗原。

实验材料：血清、血浆。

样本稳定性：自身抗体在4℃下可以保存2周，在-20℃下可以保存数月至数年。

分析：抗着丝点蛋白F/丝裂素抗体可以用间接免疫荧光法或免疫印迹法检测。免疫荧光法检测的血清起始稀释度为1∶100，多数情况下可检测所有的免疫球蛋白类型。

HEp-2细胞作为试验基质，典型的阳性结果的荧光模式为：一半的细胞分裂间期的细胞胞核显示为强的细致到粗大颗粒状荧光，另一半胞核虽然也是一样的颗粒状荧光，但是荧光强度要弱10倍（图3-12）。而分裂期的细胞表现为强的平滑到细致颗粒状荧光，染色体区域为阴性。该抗体要注意和PCNA抗体（周期素1）相鉴别，PCNA抗体也是只有部分细胞核有荧光，不同点在于其与分裂期细胞的反应均为阴性。在分裂期细胞的着丝点区域可以看到非常细致的小斑点，让人会联想到抗着丝点抗体，但是更加细致如丝（抗原似乎以点状的形式位于染色体中），而分裂间期的胞核的着丝点不会显示类似的荧光。

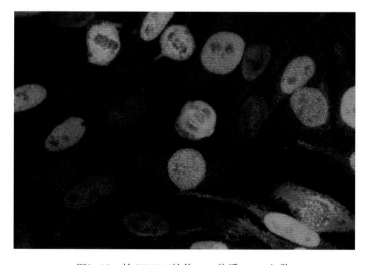

图3-12　抗CENP-F抗体——基质HEp-2细胞

参考范围（成人）：阴性。

参考范围（儿童）：阴性。

诊断价值：通常不会专门要求检测抗CENP-F自身抗体，多是偶然情况下发现的。50%抗CENP-F自身抗体阳性的患者有恶性疾病，很多患有肿瘤，尤其在该抗体滴度异常高的情况下，应该考虑可能存在肿瘤性诱因。

德文名称：Autoantikörper gegen citrullinierte Peptide

德文同义词：CCP-Antikörper; Autoantikörper gegen Cyclische Citrullinierte Peptide (CCP)

中文名称：抗环瓜氨酸肽抗体（抗CCP抗体）

英文名称：Autoantibodies Against Cyclic Citrullinated Peptides

定义：抗环瓜氨酸肽（CCP）抗体的靶抗原是环状的含有瓜氨酸的合成肽。瓜氨酸通过肽的环化处于暴露的位置，因此特别容易与相应的自身抗体结合。

功能和病理生理学：与类风湿关节炎（RA）相关的自身抗体其靶抗原是一种含有稀有的瓜氨酸的蛋白。瓜氨酸不是传统由DNA编码的氨基酸，而是由翻译后的蛋白中的精氨酸脱亚胺生成的。该反应由PAD酶催化。环瓜氨酸肽可以在风湿患者炎性的滑膜液中检出，健康组织中为阴性。目前认为，在类风湿关节炎中环瓜氨酸蛋白（例如CEP-1）不仅是引起自身免疫反应的靶点，而且参与炎症反应和组织的损伤（参见"抗Sa抗体"）。

因此，抗CCP抗体较之以前常规的风湿因子（抗免疫球蛋白自身抗体）与疾病病因更具相关性。因为风湿因子的疾病特异性很有限，也会在其他的风湿类疾病、感染性疾病和健康人的血清中检出，而抗CCP抗体基本上只与类风湿关节炎相关。

实验材料：血清、血浆、穿刺液。

样本稳定性：自身抗体在4℃下可以保存2周，在-20℃下可以保存数月至数年。

分析：抗CCP抗体可以通过酶联免疫吸附试验、免疫测定法或者免疫印迹法检测，IgG类抗体有诊断意义。理论上在酶联免疫吸附试验和免疫测定法中可以采用各种不同的含瓜氨酸的蛋白作为底物检测类风湿关节炎特异性的自身抗体。

这种抗体有可能和在间接免疫荧光法中描述的一种抗体相同。最早是用大鼠食管作为基质检测的抗RA-角蛋白抗体，或者是用人口腔黏膜细胞作为基质检测的抗核周因子（PNF）。这种抗体人们很早就观察到了，它是一种抗中间丝蛋白，而中间丝其实就是一种与细胞角蛋白有亲和性的含有瓜氨酸的上皮结构蛋白。

参考范围（成人）：阴性。

参考范围（儿童）：阴性。

适应证：类风湿关节炎。

诊断价值：抗CCP抗体仅出现在类风湿关节炎患者的血清中。风湿因子阴性的患者经常可以检出抗CCP抗体阳性，反之亦然。这两个参数在很多时候是可以互相补充的。抗CCP抗体经常在病程的早期已经出现，通常是在发病之前，有非常重要的预测价值。抗CCP抗体阳性的患者较之其阴性的患者会发生更加显著的影像学证实的关节损害。

抗CCP抗体的存在并不依赖于风湿因子。所谓的"血清反应阴性的类风湿关节炎"的说法已经过时了，而且应该被摒弃了。许多研究表明，20%～57%的风湿因子阴性的患者血清中可以检测出抗CCP抗体。同时进行两种指标的检测可以提高类风湿关节炎的血清学检出率。较之风湿因子，抗CCP抗体在同样的敏感性（80%）的前提下，其对类风湿关节炎诊断的特异性显著高于风湿因子（抗CCP：97%，RF：62%）。抗CCP抗体的滴度通常和疾病的活动度相关。抗CCP抗体主要为IgG类抗体。该抗体是一个重要的预测指标，70%～80%的患者在疾病早期就可以检出该抗体，甚至在临床症状出现之前的很多年就可以检出，而且不仅是在血清中，还有滑膜液中也存在该抗体。因此越早诊断，就可以越早进行相应的治疗。

抗CCP抗体还可以作为鉴别诊断的标志物，如鉴别肝炎相关的关节病和类风湿关节炎（例如抗CCP抗体阴性、风湿因子阳性的丙肝患者）。检测抗CCP抗体对于幼年特发性关节炎（JIA）疑似病例的诊断和监测类风湿关节炎治疗效果的作用有限，抗CCP抗体在幼年特发性关节炎中的阳性率为2%～12%。由于抗CCP抗体和疾病活动度没有明确的相关性，所以抗CCP抗体在类风湿关节炎治疗中的监测作用有限（表3-2）。

表3-2　抗环瓜氨酸肽抗体和风湿因子的阳性率

关联疾病	抗环瓜氨酸肽抗体	风湿因子等位基因和PTNP22
类风湿关节炎	79%	75%
其他关节病	6%	22%
系统性红斑狼疮	8%	46%
干燥综合征	3%	73%
硬皮病	5%	25%
多肌炎／皮肌炎	0	27%
自身免疫性甲状腺炎	0	20%
莱姆病	2%	22%
菌血症	1%	62%
健康献血员	0	5%
特异性类风湿关节炎	98%	63%

约60%的抗CCP抗体阳性的类风湿关节炎患者其CEP-1抗体也同时为阳性。CEP-1可以和37%～62%类风湿关节炎患者的血清发生反应，但有2%～3%的健康献血员或者对照疾病组患者的血清也会发生反应。抗CEP-1抗体和抗CCP抗体的特异性具有可比性，但是阳性率相对较低。抗CEP-1抗体可能提示类风湿关节炎的亚型，具有特定的基因背景（HLA DRB1共享位点–PTNP22–多态性）和环境参与风险因素相关，例如吸烟。有报道表明，抗CEP-1抗体还与侵蚀性类风湿关节炎以及有肺部表现的类风湿关节炎相关。抗CEP-1抗体可能出现在牙龈斑疹伤寒，一种引起牙周炎的主要病因，牙龈卟啉单胞菌分泌一种独特的PAD酶（内生性的）如人瓜氨酸化蛋白，类风湿关节炎患者血清中的抗CEP-1抗体和瓜氨酸化的烯醇酶有交叉反应。事实上类风湿关节炎和牙周炎有类似的病理生理学和类似的风险因素，而且经常并发。

德文名称：Autoantikörper gegen Desmosomen

德文同义词：Autoantikörper gegen Stachelzell-Desmosomen; Autoantikörper gegen Desmoglein; Autoantikörper gegen Interzellularsubstanz; Desmoglein-Autoantikörper （参见"Autoantikörper bei bullösen Autoimmundermatosen"）

中文名称：抗桥粒蛋白自身抗体

英文名称：Desmoglein Autoantibodies

定义：抗桥粒蛋白自身抗体的靶抗原为桥粒芯蛋白（Dsg）1和3，对于上皮细胞联合非常重要。钙依赖黏附分子（钙黏蛋白）结合。

功能和病理生理学：这种疾病会通过母胎传递，提示了该自身抗体在疾病病因学中的作用。

抗桥粒蛋白自身抗体引起的桥粒蛋白介导的细胞和细胞的接触障碍，是在天疱疮中观察到的皮肤以及黏膜的大疱形成的病理生理基础。在皮下的浸润区可以发现大量的分泌抗细胞桥粒抗体的浆细胞，这种抗体浸润基底膜以及表皮中的棘细胞，使之丧失其黏附能力，这样就形成表皮内的大疱。

实验材料：血清、血浆。

样本稳定性：自身抗体在4℃下可以保存2周，在–20℃下可以保存数月至数年。

分析：体内结合的抗体可以利用受损皮肤区进行直接免疫荧光法检测。血清中抗体的检测主要采用间接免疫荧光法和酶联免疫吸附试验。

间接免疫荧光法采用的标准基质为猴食管、表皮或者舌（图3-13，3-14），稀释度分别为1∶10、1∶100和1∶1 000。阳性结果表现为表皮内的一种"细胞间基质"荧光，即一种多数为蜂窝状的、部分棘细胞呈颗粒染色的现象，胞核除外。

利用这种基质鉴别落叶型天疱疮（只与Dsg1反应）和寻常型天疱疮（单独的Dsg3或者Dsg1合并Dsg3）比较困难，因为荧光模式经常被其他非特异性反应所掩盖（比如抗角蛋白抗体）。现在利用分别表达两种相应靶抗原Dsg1和Dsg3的重组细胞基质成为该技术的标准方法。利用人源细胞系来合成两种靶抗原，以保证其种属特性和准确的修饰。将转染细胞和组织切片结合的"马赛克"进行实验操作，就可以完成其快速诊断。

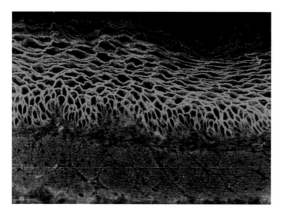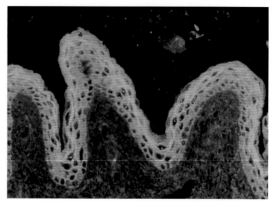

图3-13　抗棘细胞桥粒抗体——基质猴食管　　　　图3-14　抗棘细胞桥粒抗体——基质猴舌

相应的抗原也被用于生产现代的酶联免疫吸附试验试剂，其敏感性达到96.0%（Dsg1）和100%（Dsg3），特异性高达99.1%（Dsg1）和99.6%（Dsg3）。

这样的试剂适用于预测诊断、评价疾病病程以及监测疗效。

参考范围（成人）：阴性。

参考范围（儿童）：阴性。

适应证：寻常性天疱疮是一类重症的扁平上皮细胞皮肤和黏膜的大疱性疾病。患者多为30～60岁的成年人，但是新生儿也有可能因经胎盘传递抗体而罹患该病。落叶型天疱疮的靶抗原为Dsg1，而在寻常性天疱疮患者中可以单独检出抗Dsg3抗体或者同时检出两种抗体。

大疱性的疾病还包括增殖型天疱疮、疱疹样天疱疮、大疱性多形红斑以及副瘤性大疱性疾病、药物诱导的天疱疮和IgA型天疱疮（参见"大疱性自身免疫皮肤病自身抗体"）。

说明：落叶型天疱疮患者血清Dsg1抗体阳性，形成的大疱一般局限于皮肤。

寻常型天疱疮在病程初始阶段通常只有抗Dsg3抗体，疾病只局限在黏膜层。随着疾病的发展，半数以上的患者体内产生抗Dsg1抗体，病变也随之侵袭到表皮层。抗体滴度与疾病活动性相关。抗Dsg1和Dsg3抗体很少出现在烧伤或者药疹的患者血清中。

德文名称：Autoantikörper gegen DFS70

德文同义词：DFS70-Antikörper, Anti-DFS70-Antikörper, LEDGF/p75-Antikörper, Anti-LEDGF/p75-Antikörper

中文名称：抗致密细颗粒70抗体（抗DFS70抗体）

英文名称：DFS70 Antibodies, Anti-DFS70 Antibodies, LEDGF/p75 Antibodies, Anti-LEDGF/p75 Antibodies

定义：此抗体的靶抗原为致密细颗粒抗原70（DFS70），也称为晶状体上皮源性生长因子（LEDGF / p75）。这种蛋白质起到转录共激活的作用。

功能和病理生理学：DFS70在人体许多不同的组织中表达，在细胞应激反应中起作用。此外，该蛋白质被鉴定为将HIV-1整合到宿主基因组中的重要辅因子。抗DFS70的抗体既存在于健康个体，也存在各种疾病患者中（特应性皮炎、哮喘、Vogt-Koynagi-Harada综合征、间质性膀胱炎和前列腺癌、少数胶原病）。抗体非疾病特异性。最初是20世纪90年代在研究间质性膀胱炎抗核抗体（ANA）中被发现的。

实验材料：血清、血浆。

样本稳定性：自身抗体在4℃下可以保存2周，在−20℃下可以保存数月至数年。

分析：抗DFS70抗体主要通过HEp-2细胞为基质的间接免疫荧光法检测（金标准，图3-15）。此外，单特异性方法，如酶联免疫吸附试验或重组免疫印迹法可作为确认试验。

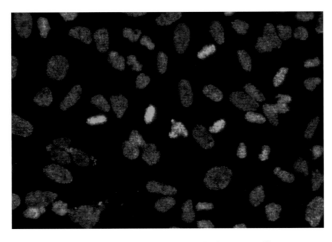

图3-15　抗DFS70抗体——基质HEp-2细胞

诊断价值：在间接免疫荧光试验中，抗DFS70抗体在HEp-2细胞上表现的致密颗粒型荧光，存在于间期细胞的核质和有丝分裂细胞中。要与ANA的均质和颗粒样荧光核型进行区分。

在健康的献血者中也经常会发现这种抗体。在患有系统性自身免疫性疾病的患者中，抗DFS70抗体通常与其他疾病相关的ANA共存，很少出现单一的ANA特异性荧光。因此，抗DFS70抗体也被认为是ANA阳性个体中排除系统性自身免疫性疾病的标志物。在任何情况下都需要仔细区分自身抗体，抗DFS70抗体阳性可以解释在间接免疫荧光试验中至少一部分ANA类型，不能属于疾病特异性抗体。

德文名称：Autoantikörper gegen Doppelstrang-DNA

德文同义词：Doppelstrang-DNA-Antikörper; Anti-dsDNS-Antikörper; Anti-nDNS-Antikörper; Autoantikörper gegen dsDNA

中文名称：抗双链DNA抗体

英文名称：Autoantibodies to dsDNA（double-stranded）

定义：抗脱氧核糖核酸抗体原则上有两种类型：抗双链、天然的DNA（双链DNA、dsDNA、nDNA）抗体和抗单链、变性的DNA（单链DNA、ssDNA）的抗体。抗双链DNA（dsDNA）抗体的靶点主要是DNA（外面的）的脱氧核糖核酸骨架，而相应的抗ssDNA抗体主要的结合表位是嘌呤和嘧啶碱基区域。

功能和病理生理学：抗dsDNA抗体对系统性红斑狼疮病理机制的参与已经被进一步确认：病程中dsDNA的免疫复合物和相应的自身抗体会沉积在皮下毛细血管、肾脏以及其他器官，并通过激活补体系统引起器官的损伤。

实验材料：血清、血浆。

样本稳定性：自身抗体在4℃下可以保存2周，在-20℃下可以保存数月至数年。

分析：抗dsDNA抗体可以用间接免疫荧光法、酶联免疫吸附试验、化学发光免疫测定或者放射免疫测定。

间接免疫荧光法标准的试验基质是血鞭毛虫属的绿蝇短膜虫，它有一个只含有dsDNA的巨大的线粒体（动基体），即除了dsDNA外不含有其他任何抗原。和动基体反应的抗体也只针对dsDNA的特异性抗体，其与绿蝇短膜虫的反应表现为一种动基体的均质，部分为边缘增强的荧光。细胞核的荧光不重要，鞭毛基体的荧光也没有意义。抗单链DNA抗体不能和动基体反应（图3-16）。

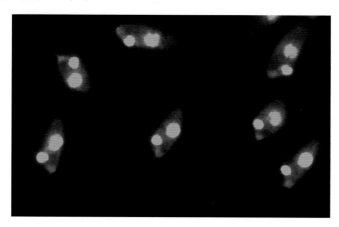

图3-16　抗双链DNA抗体——基质绿蝇短膜虫

抗dsDNA抗体在HEp-2细胞表现为细胞核的均质荧光，分裂期细胞的浓缩的染色体荧光增强，而染色体周围很暗。一些学者也提出所谓的核周荧光（"边缘"）其实是由于反应基质引起的（图3-17）。在灵长类动物的肝脏中也呈现肝细胞的均质荧光（图3-18）。

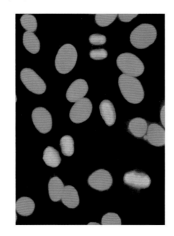

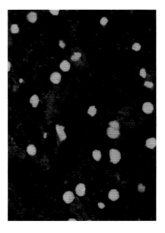

图3-17　抗双链DNA抗体——基质HEp-2细胞　　　图3-18　抗双链DNA抗体——基质猴肝

绿蝇短膜虫检测抗dsDNA抗体的敏感性仍然高于HEp-2细胞或者冰冻组织切片，一方面因为试验基质中抗原的密度，另一方面用绿蝇短膜虫检测时血清的稀释度比使用Hep-2细胞ANA作为试验基质时低10倍。

用绿蝇短膜虫作为试验基质的免疫荧光法对于系统性红斑狼疮的诊断具有高度特异性，滴度高于1∶10就会出现相应的临床症状，但其敏感性并没有酶联免疫吸附试验或者放射免疫测定高。酶联免疫吸附试验和RIA中使用的主要是利用生化技术制备的dsDNA，通常在制备的过程中DNA内部的人工表位也会被释放出来，有可能会引起和抗ssDNA抗体的非特异性反应。因此这两种方法的特异性主要取决于所使用的dsDNA的制备技术，一般真核表达的DNA比细菌分泌的DNA引起的非特异性反应要小些。在酶联免疫吸附试验试剂盒的生产中，如何把提取的dsDNA包被到反应容器的表面是一个技术难点。传统的酶联免疫吸附试验采用多聚赖氨酸或硫酸鱼精蛋白桥联的方法，经常发生假阳性反应。核小体具有强大的黏附功能，利用核小体改善dsDNA的包被，既不会影响其特异性，而且还能提高灵敏度，因为核小体本身也是系统性红斑狼疮相关的自身抗体的靶抗原之一。Biesen等进行的一项系统性红斑狼疮病例调查（2008）显示，这种新的酶联免疫吸附试验检测系统可以在保证特异性98.15%的同时将敏感性提高到66.7%（Farr法放射免疫测定检测抗dsDNA：55.6%，传统的抗dsDNA-ELISA：41.5%）。

在酶联免疫吸附试验、化学发光免疫测定和放射免疫测定中使用的标准品可以用WHO提供的国际标准血清Wo/80来校准，但现在已经不再提供Wo/80血清了。因为还有很多其他的重要因素会影响结果，因此完全不依赖于实验方法的标准化的结果目前是不可能的。这也反映了一个事实，就是不同的供应商提供的临界值存在很大的差异。

参考范围（成人）：阴性。

参考范围（儿童）：阴性。

适应证：系统性红斑狼疮。

诊断价值：抗dsDNA抗体主要出现在系统性红斑狼疮，由于检测方法和疾病活动性的差异，其阳性率为60%～90%。

抗dsDNA抗体因为其高特异性，已经成为诊断系统性红斑狼疮的重要指标。健康的无症状献血员如果被发现抗dsDNA抗体阳性，通常85%的人在5年后会发展成系统性红斑狼疮。该抗体的滴度和疾病的活动性相关联，因此滴度测定可用于治疗效果的监控。当然该抗体阴性时，也不能完全排除系统性红斑狼疮的可能。

除了抗dsDNA抗体之外，对于疑似系统性红斑狼疮的患者还应该同时检测抗核小体抗体、抗Sm抗体、抗Ro/SS-A抗体、抗核糖体磷蛋白抗体、抗心磷脂抗体和β_2糖蛋白抗体，90%系统性红斑狼疮患者的血清中至少可以检测到这组抗体中的一个或多个。

德文名称：Autoantikörper gegen DPPX

德文同义词：DPPX-Autoantikörper, Anti-DPPX-Antikörper

中文名称：抗二肽基肽酶样蛋白自身抗体

英文名称：DPPX Autoantibodies, Anti-DPPX Antibodies

定义：该抗体靶抗原为二肽基肽酶样蛋白-6（DPPX），是Kv4.2钾离子通道的一个辅助亚基。

功能和病理生理学：电压依赖性Kv4.2钾离子通道在中枢神经系统神经元的体细胞和树突中特异性表达。DPPX与Kv4.2钾离子通道相互作用并影响其功能性表面表达和电生理学特性。

存在抗DPPX抗体的患者表现出进行性脑脊髓炎的症状，有时伴有严重的胃肠道疼痛。

实验材料：血清、血浆、脑脊液。

样本稳定性：自身抗体在4℃下可以保存2周，在-20℃下可以保存数月至数年。

分析：抗DPPX抗体可以使用间接免疫荧光法测定。如果呈阳性，小脑底物上的颗粒细胞层和分子层以及大脑海马区底层会有发光反应（图3-19，3-20）。表达重组DPPX的HEK转染细胞，适合于自身抗体的单特异性检测（图3-21）。

诊断价值：2013年首次在4例渐进式脑脊髓炎患者中检测到抗DPPX抗体，其临床症状包括激动、幻觉、意识模糊、肌肉萎缩、震颤和癫痫发作。此外，3名患者出现严重腹泻。随后，对3名存在抗DPPX抗体且伴有强直和肌阵挛的进展性脑脊髓炎（PERM）的患者进行了研究。一项针对20名抗DPPX抗体阳性患者的研究总结了脑炎的各种临床表现（健忘、精神错乱、精神病、癫痫、共济失调、吞咽困难、构音障碍）和中枢神经系统过度兴奋症状（肌阵挛、过度激动、弥漫性僵硬、反射亢进）以及自主神经功能障碍，特别是胃肠系统和膀胱。其中2名患者被诊断出恶性B细胞瘤。

抗DPPX抗体是中枢性过度兴奋和（或）脑脊髓炎的神经疾病的鉴别诊断中的另一个重要指标。建议同时检查其他神经元抗体，以便快速诊断。在大多数情况下，免疫疗法可以迅速改善症状。

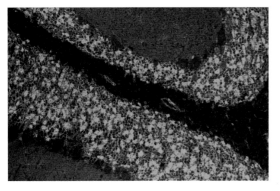

图3-19　抗DPPX抗体——基质大鼠小脑

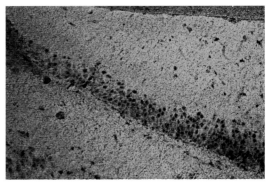

图3-20　抗DPPX抗体——基质大鼠海马

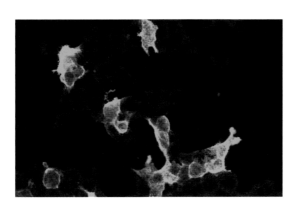

图3-21　抗DPPX抗体——基质转染细胞

德文名称：Autoantikörper gegen Einzelstrang-DNS

德文同义词：Autoantikörper gegen ssDNS; Autoantikörper gegen ssDNA; Anti-ssDNS-Antikörper; Anti-ssDNA-Antikörper

中文名称：抗单链DNA抗体

英文名称：Autoantibodies to ssDNA

定义：抗单链DNA抗体就是抗脱氧核糖核酸抗体。抗脱氧核糖核酸抗体原则上分为两种类型：一种是抗双链、原始的DNA（双链DNA、dsDNA、nDNA、抗双链DNA）自身抗体和另一种抗单链、变性的DNA（单链DNA、ssDNA）抗体。抗单链DNA（dsDNA）抗体的表位主要是DNA（外面的）的脱氧核糖核酸骨架，而相应的抗ssDNA的抗体主要的结合位点是嘌呤和嘧啶碱基区域。

实验材料：血清、血浆。

样本稳定性：自身抗体在4℃下可以保存2周，在−20℃下可以保存数月至数年。

分析：抗ssDNA抗体主要为IgG，可以用酶联免疫吸附试验检测，反应底物是包被在固相的高温灭活的DNA。DNA纯化的物种来源无关紧要，因为DNA是一种高度纯化的结构，应不包含其他相关的蛋白。

无论是用HEp-2细胞还是绿蝇短膜虫作为试验基质，都不能用间接免疫荧光法检测ssDNA，因为在这些反应基质中DNA是以天然的形式存在，而针对ssDNA的表位绝大部分是隐藏的。

参考范围（成人）：阴性。

参考范围（儿童）：阴性。

抗ssDNA抗体可能出现在多种疾病中，对于鉴别诊断没有很大意义。

诊断价值：抗ssDNA抗体对于诊断没有决定性的意义。抗dsDNA抗体大都出现在系统性红斑狼疮中，而抗ssDNA抗体可能与多种风湿类疾病相关（表3-3）。

表3-3　抗ssDNA抗体在相关疾病中的阳性率

疾病	阳性率
系统性红斑狼疮	70% ~ 95%
混合型结缔组织病	20% ~ 50%
干燥综合征	13%
多肌炎 / 皮肌炎	40% ~ 50%
类风湿关节炎	8%
健康献血员	5% ~ 10%

德文名称：Autoantikörper gegen Elastin

德文同义词：Elastin-Autoantikörper

中文名称：抗弹性蛋白抗体

英文名称：Elastin Reactive Autoantibodies

定义：弹性蛋白是弹性纤维及其降解产物（α弹性蛋白）的统称。由此可产生相应的抗体。

功能和病理生理学：弹性纤维变性是血管损伤的可能原因。抗弹性蛋白抗体在各种形式的血管炎的发病机理中的作用尚未被证实。

实验材料：血清、血浆。

样本稳定性：自身抗体在4℃下可以保存2周，在−20℃下可以保存数月至数年。

分析：可用酶联免疫吸附试验、间接免疫荧光实验检测。

参考范围（成人）：未知。

参考范围（儿童）：未知。

适应证：血管炎、5%的多发性硬化症。

说明：免疫荧光实验中，抗弹性蛋白抗体在动脉切片的内部和外部薄层中呈现典型波状染色（图3-22）。迄今为止，对抗弹性蛋白抗体仅限于科学研究。

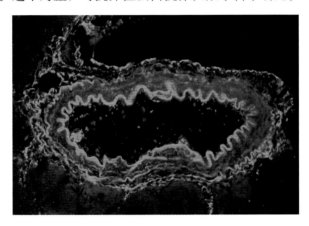

图3-22 抗弹性蛋白抗体——基质大鼠肾脏

德文名称：Autoantikörper gegen Enterozyten

德文同义词：Kolonepithel-Antikörper

中文名称：抗肠上皮细胞抗体

英文名称：Antibodies to Colon Epithelium

定义：抗肠上皮细胞抗体与许多在诊断上更重要的抗小肠杯状细胞抗体相比，没有诊断特异性。

功能和病理生理学：在克罗恩病中，由于疾病特异性自身免疫反应，可能产生抗所有肠壁抗原的抗体，肠道免疫系统似乎是通过以相关自身抗原为佐剂，增强免疫系统特异性。除抗肠上皮细胞抗体外，克罗恩病患者血清中还存在抗酿酒酵母抗体（ASCA）和抗各种感染因子抗体。

实验材料：血清、血浆。

样本稳定性：自身抗体在4℃下可以保存2周，在-20℃下可以保存数月至数年。

分析：间接免疫荧光法用于研究抗肠上皮细胞抗体，初始稀释度为1∶10。它与肠上皮细胞的细胞质（包括杯状细胞）产生反应，不同的肠道部分存在相同的亲和力。

说明：在相同的温育条件下，该抗体在克罗恩病患者中的阳性率为39%（与抗胰腺分泌液抗体阳性率一致，未显示交叉反应）、溃疡性结肠炎中的阳性率为33%、乳糜泻中的阳性率为10%、健康人群中的阳性率为14%。

诊断价值：由于抗体疾病特异性低，临床价值不大。

德文名称：Autoantikörper gegen Epidermale Basalmembran

德文同义词：Epidermale Basalmembran-Antikörper; Autoantikörper gegen Hemidesmosomen (参见Autoantikörpergegen Desmosomen 和Autoantikörper b ei bullösen Autoimmundermatosen)

中文名称：抗表皮基底膜抗体

英文名称：Antibodies Against Epidermal Basement Membrane

定义：表皮基底膜（"真皮－表皮连结区"，DEJ）包含很多自身免疫反应的潜在靶点，其抗原抗体反应可能引起临床表现各异、不同形式的大疱性自身免疫皮肤病。迄今为止已经明确的最重要的靶抗原是跨膜蛋白BP180（XⅦ型胶原）和细胞内蛋白BP230，两种都是半桥粒板的组分。其他的靶抗原还有层粘连蛋白5（层粘连蛋白332）、层粘连蛋白－γ1（p200）、β4整合素和Ⅶ型胶原。

BP180是一种C端位于胞内、N端位于胞外的跨膜糖蛋白，其胞外段是由15胶原和16非胶原（NC）区组成，通过NC16A（胞外段）直接与角细胞膜分隔并且在大疱性类天疱疮中形成自身抗体最重要的免疫原位点。BP230是最早鉴定的大疱性类天疱疮的靶抗原（BP-AG-1），它通过其C端区段形成与角蛋白纤维系统锚定。BP230的N端对于在半桥粒上的连接非常重要，它和BP180以及α6－β4整合素的β4部分整合在一起。

功能和病理生理学：自身抗体是由皮下相关部位的浆细胞生成，并且向表皮基底膜方向扩散。这里也是结合自身抗体激活补体系统的部位，从而导致形成表皮下大疱的炎症反应；相反地在寻常型天疱疮形成（靶位点：桥粒）表皮内的大疱。

实验材料：血清、血浆。

样本稳定性：自身抗体在4℃下可以保存2周，在-20℃下可以保存数月至数年。

分析：间接免疫荧光法检测在食管和舌的冰冻切片上可以看到基底层和结缔组织间的线性荧光（图3-23，3-24）。血清起始稀释度为1：10。单特异性酶联免疫吸附试验可以作为间接免疫荧光法的一种替代方法。血清中抗BP180自身抗体的水平与大疱性类天疱疮的疾病活动性相关。

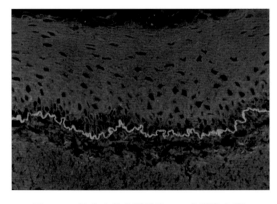

图3-23 抗表皮基底膜抗体——基质猴食管

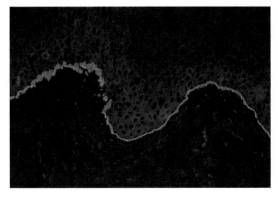

图3-24 抗表皮基底膜抗体——基质猴舌

为了检测抗BP180的自身抗体，人们发展了重组的设计抗原，它只包含BP180中和诊断相关的靶结构NC16A区段而且连续多次重复出现。这种抗原主要用于酶联免疫吸附试验，或者人们也用相应的转染细胞系作为间接免疫荧光法的试验基质。这样检测的敏感性可以达到90%，以及目前尚未达到的98%的特异性[Sitaru (2007)]。类似的以重组抗原为基础的诊断方法，仅包含相关靶抗原呈现的表位，也可测定对BP230产生的自身抗体。

参考范围（成人）：阴性。

参考范围（儿童）：阴性。

适应证：表3-4中是与抗表皮基底膜自身抗体相关的（表皮下水疱形成）一些类天疱疮疾病。

表3-4　与类天疱疮相关的抗表皮基底膜自身抗体

疾病	靶抗原
大疱性类天疱疮	BP180、BP230
妊娠类天疱疮	BP180（个别为BP230）
抗 p200 类天疱疮	p200
黏膜类天疱疮	BP180、层粘连蛋白 5、Beta-4 整合蛋白 和 BP230
瘢痕性类天疱疮	层粘连蛋白 5（层粘连蛋白 332）和 BP180 的 C 端
线性 IgA 皮肤病	BP180 的全部胞外段的主要的可溶性裂解片段
类天疱疮性扁平苔藓	BP180、BP230
获得性大疱性表皮松解症	Ⅶ型胶原（锚原纤维）
大疱性系统性红斑狼疮	参见"抗细胞核自身抗体"

利用抗桥粒蛋白自身抗体首先可以将类天疱疮和天疱疮区别开来，同时也要排除杜林疱疹样皮炎（抗表皮–组织谷氨酰胺转移酶以及抗麦胶蛋白抗体，大疱性自身免疫皮肤病自身抗体）。

德文名称：Autoantikörper gegen erythrozytäre Antigene

德文同义词：Erythrozytenantikörper (EA)

中文名称：抗红细胞自身抗体

英文名称：Erythrocyte Antibodies，Red Blood Cell Antibodies

定义：抗红细胞抗原的自身抗体。

合成–分布–降解–清除：自然的EA一般情况下在所有人的血清中存在，因为没有相对应的抗原，因此也不会引起令人察觉的免疫反应（最典型的代表：抗A/B/AB抗体）。

异常的EA（典型代表：抗Rhesus-D、-kell）会因为和相应抗原的接触（输血、怀孕）

引起免疫反应。

功能和病理生理学：针对血型标志（血型鉴定）特异性的EA，如果不是个体本身具有的（同源性抗体），可能和输入的红细胞反应，引起溶血性的输血反应。如果孕妇体内生成的抗体通过胎盘传递给胎儿，与胎儿的血型标志物发生反应，可以导致胎儿溶血（新生儿溶血综合征）。

针对血型标志特异性的EA，如果是个体本身就有的（自身抗体），可能导致自身免疫性溶血性贫血。这些抗体会不明原因地出现或者伴随其他疾病出现（例如系统性红斑狼疮）。除此之外还可以诱发不同的药物诱导的抗红细胞自身抗体。

在血管内或者肝脏和脾脏的网状内皮系统（血管内或血管外的溶血），多数情况下出现EA负载的红细胞的加速降解。尤其是血管内溶血可能是超急性的（短短几分钟内），可能引起危及生命的全身性反应（例如由于疏忽输入不合ABO血型的血制品后引发的急性输血反应）。

实验材料：

间接Coombs试验：血清、血浆。

溶血试验：血清。

直接Coombs试验：血浆中的红细胞沉积物。

样本稳定性：自身抗体在4℃下可以保存2周，在−20℃下可以保存数月至数年。

分析：

间接Coombs试验：将抗原阳性的测试红细胞和患者血清共培养，EA结合在红细胞上，负载EA的红细胞通过抗人免疫球蛋白凝集则证明了同源性抗体的存在。通常测试红细胞来自于O型血浆，这样要检测的异常抗体就不会因为自然条件下的抗A和抗B反应被遮盖。

直接Coombs试验：利用抗人免疫球蛋白的凝集可以证实体内在患者红细胞上结合的EA，还可以利用溶解步骤和特异性检测确定自身抗体。

使用酶来提高敏感性在目前看来已经没有很大意义，还有不含抗免疫蛋白的"食盐期"也一样没有很大意义。

抗A/B-EA溶血试验有时候可以替代凝集试验。

参考范围：

间接Coombs试验：（非常规抗体）阴性。

直接Coombs试验：阴性。

抗A/B溶血试验：参考值必须借助于各自实验室的对照数据得出。

适应证：输血前以及妊娠期间都应当常规进行不规则的（同源性）EA的检测（间接Coombs试验）。为了确认是否存在免疫溶血性贫血，应当进行直接Coombs试验。疑似溶血性输血反应，则应同时进行这两种实验。

德文名称：Autoantikörper gegen extrahierbare nukleäre Antigene

德文同义词：Anti-ENA

中文名称：抗可提取性核抗原自身抗体

英文名称：Autoantibodies Against Extractable Nuclear Antigens

定义：抗可提取性核抗原自身抗体（ENA）是抗核抗体中的一组可以和特定的细胞核蛋白反应的抗体。相应的靶抗原都可以利用生理缓冲液从胸腺、脾脏或者培养的细胞中被提取出来。这些靶抗原截至目前被归类到"可提取核抗原"的大概念中，确切地说包括有核糖体蛋白U1-nRNP（抗U1-nRNP抗体）、Sm（抗Sm抗体）、Ro/SS-A（抗SS-A抗体）、磷蛋白La/SS-B（抗La/SS-B抗体）以及Scl-70（抗Scl-70抗体）。大部分人也把Jo-1（抗氨酰-tRNA合成酶抗体）归入ENA，虽然它是胞浆抗原。

德文名称：Autoantikörper gegen F-Actin

德文同义词：Autoantikörper gegen filamentöses Actin (F-Actin); Anti-F-Actin-Antikörper

中文名称：抗F-肌动蛋白自身抗体

英文名称：Autoantibodies Against Filamentous Actin (F-Actin)

定义：抗细胞骨架微纤维和肌肉纤维的纤维样肌动蛋白（F-Actin）的自身抗体是抗平滑肌抗体的一种（抗平滑肌抗体，ASMA）。相对于其他的ASMA，抗F-Actin自身抗体是诊断1型自身免疫性肝炎（AIH）的特异性标志。

功能和病理生理学：高浓度的ASMA提示自身免疫性肝炎。部分抗体针对F-Actin的构象表位。作为抗F-Actin抗体的靶分子，自身抗体抗F-Actin的分子靶标除了肌动蛋白之外，还有一些其他的蛋白，如微丝蛋白、辅肌动蛋白或原肌球蛋白等。

分析：抗F-Actin自身抗体可以在间接免疫荧光法中用血管平滑肌细胞（VSM47）作为试验基质检测，表现为典型的微纤维样的荧光模式。通常，血管平滑肌以及肾脏的肾小球和肾小管也会呈现荧光反应。

实验材料：血清。

样本稳定性：自身抗体在4℃下可以保存2周，在-20℃下可以保存数月至数年。

诊断价值：检测抗F-Actin抗体的最重要的意义是对自身免疫性肝炎（阳性率约50%）的诊断，可以排除其他的联合型肝病（重叠综合征）、酒精性或者药物诱发的肝硬化和其他慢性炎症性肝病，例如病毒性肝炎、原发性胆汁性肝硬化（PBC）以及原发性胆汁性胆管炎（PSC，参见"抗平滑肌抗体"）。

德文名称：Autoantikörper gegen Flotillin

德文同义词：Flotillin-Autoantikörper, Anti-Flotillin-Antikörper

中文名称：抗脂筏标记蛋白抗体

英文名称：Flotillin Autoantibodies, Anti-flotillin Antibodies

定义：该抗体的靶抗原是脂筏标记蛋白1/2复合物。脂筏标记蛋白-1和脂筏标记蛋白-2是外周膜蛋白，其更多是在肌肉、脂肪和肺组织以及脑中表达。

功能和病理生理学：在视网膜神经节细胞中轴突受损时，脂筏标记蛋白-1和脂筏标记蛋白-2，起到生长和再生作用。此外，还参与了内吞作用、信号转导和神经元中淀粉样前体蛋白的加工。关于脂筏标记蛋白-1/2同型或异型复合物功能的报道很少，已有报道在患有多发性硬化和视神经炎的患者中存在脂筏标记蛋白1/2复合物抗体，目前正在研究其可能的致病作用。

实验材料：血清、血浆、脑脊液。

样本稳定性：自身抗体在4℃下可以保存2周，在-20℃下可以保存数月至数年。

分析：通过间接免疫荧光法可以检测抗脂筏标记蛋白抗体。在海马体或小脑（大鼠，灵长类动物）的切片上，如有特异性IgG存在，可检测到分子层的细颗粒染色（图3-25，3-26）。表达重组脂筏标记蛋白-1和脂筏标记蛋白-2的HEK转染细胞适合于抗体的单特异性检测（图3-27）。

 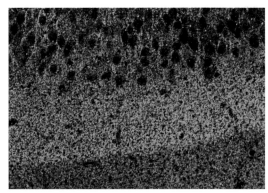

图3-25　抗脂筏标记蛋白抗体——基质大鼠小脑　　　图3-26　抗脂筏标记蛋白抗体——基质大鼠海马

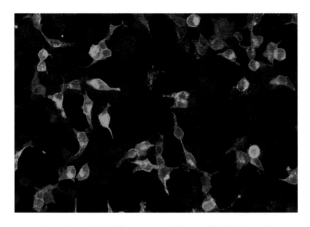

图3-27　抗脂筏标记蛋白抗体——基质转染细胞

诊断价值：在14例多发性硬化症（MS）患者中首次发现抗脂筏标记蛋白抗体，通常与脑脊髓炎或视神经炎症有关。患者没有水通道蛋白-4抗体或髓鞘少突胶质细胞糖蛋白抗体。500多个测试的对照样本中抗脂筏标记蛋白抗体呈阴性。MS患者中此抗体的阳性率为1%～2%。

德文名称：Autoantikörper gegen GABAB-Rezeptoren

德文同义词：Antikörper gegen γ-Aminobuttersäure-Typ-B-Rezeptoren; Anti-GABA$_B$-Rezeptor-Antikörper; GABA$_B$-Rezeptor-Antikörper; GABA$_B$R-Antikörper

中文名称：抗GABA$_B$受体抗体

英文名称：Antibodies Against γ-aminobutyric Acid-B Receptor; Antibodies to the GABA$_B$ Receptor; Anti-GABA$_B$ Receptor Antibodies; GABA$_B$ Receptor Antibodies; GABA$_B$R Antibodies

定义：抗GABA$_B$受体抗体是一种抗跨膜受体的自身抗体，位于整个中枢神经系统（特别是海马、丘脑、小脑）的突触前-后膜中。GABA$_B$受体是异四聚体，各由两个GABA$_{B1}$和GABA$_{B2}$亚基组成。它们与决定动力和药理受体特性的KCTD蛋白（"含有钾通道四聚体结构的蛋白质"）相关。免疫相关表位主要位于GABA$_{B1}$亚基中。

功能和病理生理学：GABA$_B$受体是一种G蛋白偶联代谢型受体。结合的抑制神经递质γ-氨基丁酸（GABA）的GABA$_{B1}$亚基，通过G蛋白介导的信号级联激活钾离子通道的突触前膜和突触后膜，导致钙离子通道关闭，通过钙离子浓度降低导致突触前神经递质释放减少。特异性抗体结合抑制了受体的功能，自身免疫性反应引起大脑边缘性脑炎（癫痫发作、精神错乱、记忆缺失等），同时颞叶癫痫的风险增加。抗GABA$_B$受体脑炎与小细胞肺癌（SCLC）的频繁关联以及其突触蛋白的表达能力表明，对GABA$_B$受体肿瘤诱导病理的免疫应答具有可能性。

分析：抗GABA$_B$受体自身抗体采用间接免疫荧光法用海马和小脑的冰冻切片检测，阳性可见分子层粗颗粒荧光。单特异性检测采用转染HEK-293-细胞系重组表达GABA$_{B1}$/GABA$_{B2}$亚基。

实验材料：血清、血浆、脑脊液。

样本稳定性：自身抗体在4℃下可以保存2周，在-20℃下可以保存数月至数年。

诊断价值：抗GABA$_B$受体自身抗体常见于一种特殊类型的自身免疫性边缘性脑炎患者的血清或者脑脊液中，其中50%～80%患者合并肿瘤，主要是SCLC（选择性的副肿瘤性的）。部分患者还会检测出其他自身抗体（例如抗甲状腺过氧化物酶抗体、抗谷氨酸脱羧酶抗体、抗神经胶质细胞核自身抗体、抗钙离子通道自身抗体等）。抗GABA$_B$受体自身抗体是仅次于抗Hu自身抗体的第二常见的免疫反应性边缘性脑炎合并SCLC的抗体。若抗体检测阳性则必须严格筛查肿瘤。

此外，建议对其他重要神经元自身抗体同时进行检测，因为在许多情况下这些检测具有快速、安全（意料之外）至关重要的诊断结果。

急性治疗：甲泼尼松龙静脉注射、浓缩免疫球蛋白或者血浆置换。

升级治疗：应用环磷酰胺和利妥昔单抗。

长期治疗：可以应用硫唑嘌呤。

德文名称：Autoantikörper gegen Gallengangsepithel

德文同义词：Gallengangsepithel-Antikörper

中文名称：抗胆管上皮细胞抗体

英文名称：Bile Duct Antibodies

定义：该抗体即抗胆管上皮细胞的相应抗体。

在使用大鼠或灵长类动物肝脏为底物的间接免疫荧光试验中，观察到Glisson系统的胆管上皮细胞呈现特征性的平滑荧光（图3-28）。同时，在血清阳性的情况下，可以在胰管和腹膜发现类似的荧光。到目前为止，这些反应被认为是非特异性的[杰弗里（1990）]，它们几乎总是在副肿瘤性的自身免疫性疾病患者中被发现，可能是存在交叉反应（参见"交叉反应"），或与细胞骨架的连接蛋白有共同的抗原特征，其也在膀胱移行上皮细胞胆囊上皮细胞中被表达。因此，在以肝脏为底物的间接免疫荧光法中检测胆管阳性情况下，应仍然使用以膀胱或胆囊为底物，以及使用单特异性酶联免疫吸附试验（测定抗桥粒斑蛋白1和2、包斑蛋白、周斑蛋白和网蛋白的抗体）进行验证。在阳性情况下，应附加皮肤和内科检查（参见"大疱性自身免疫皮肤病自身抗体"）。

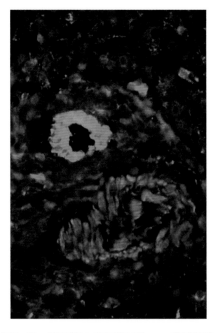

图3-28　抗胆管上皮细胞抗体——基质猴肝

德文名称：Autoantikörper gegen ganglionische Acetylcholinrezeptoren

中文名称：抗神经节乙酰胆碱受体抗体

德文同义词：Autoantikörper gegen ganglionische nikotinische Acetylcholinrezeptoren; GN-AChR-Antikörper.

英文名称：Autoantibodies to Ganglionic Acetylcholine Receptors, Antibodies Against Neuronal Acetylcholine Receptors in Autonomic Ganglia, GN-AChRAb.

定义：抗神经节乙酰胆碱受体抗体是抗自主神经节中尼古丁样乙酰胆碱受体（抗GN-AchR）自身抗体。

功能和病理生理学：尼古丁样乙酰胆碱受体是位于神经系统不同区域以及运动终板的膜表面受体，由神经递质乙酰胆碱激活，属于配体控制的离子通道。它们可能位于肌肉、自主神经节或者大脑中，但是结构各异。神经节尼古丁样乙酰胆碱受体在突触旁介导快速的副交感神经节和肠内自主神经节间的突触传递。自身抗体是针对受体的α_3亚型，可以破坏胆碱样的突触传递过程。与该抗体相关联的疾病被称为自身免疫性自主神经节病（AAG）。

分析：抗GN-AchR抗体可以用放射性受体分析法检测。将患者血清与^{125}I-箭蛙毒素标记的神经节尼古丁样乙酰胆碱受体温育，通过二抗共沉淀，然后测定沉淀物的放射性。

实验材料：血清、血浆。

样本稳定性：自身抗体在4℃下可以保存2周，在−20℃下可以保存数月至数年。

诊断价值：抗GN-AchR抗体引起自身免疫性自主神经节病（AAG），这类患者中检出该抗体的阳性率为50%。AAG最主要的临床表现为体位性高血压、胃肠道活动失调、无汗症、膀胱功能失调以及干燥综合征。该自身抗体的检测有助于该疾病与其他形式的自主神经异常相鉴别（参见"抗乙酰胆碱受体抗体"）。

德文名称：Autoantikörper gegen Ganglioside

中文名称：抗神经节苷脂抗体

德文同义词：Gangliosid-Antikörper

英文名称：Autoantibodies Against Gangliosides, Anti-ganglioside Antibodies

定义：抗神经节苷脂的抗体（抗GM1、−GM2、−GM3、−GD1a、−GD1b、−GT1b、−GQ1b）可以在外周神经病患者血清中检测到，例如格林−巴利综合征（GBS）、慢性炎症性脱髓鞘型多发性神经炎（CIDP）、多灶性运动神经病（MMN）、密勒−费雪综合征（MFS，是GBS的一个亚型）。GM1、2、3：单唾液酸神经节苷脂；GD1a、b：双唾液酸神经节苷脂；GT1b：三唾液酸神经节苷脂；GQ1b：四唾液酸神经节苷脂。

实验材料：血清、血浆。

样本稳定性：自身抗体在4℃下可以保存2周，在−20℃下可以保存数月至数年。

分析：对于抗神经节苷脂抗体的检测可以用纯化的神经节苷脂采用单特异性的方法（酶联免疫吸附试验或者免疫印迹法）检测。

参考范围：阴性。

适应证：抗神经节苷脂抗体IgG和IgM可以用于检测多种炎症性的外周神经病（格林-巴利综合征、多灶性运动神经病、慢性炎症性脱髓鞘型多发性神经炎、密勒-费雪综合征），阳性率为20%～80%（表3-5，3-6）。其中抗GQ1b的IgG抗体对于确诊脑干的自身免疫性炎症毕氏脑干脑炎（Bickerstaff脑炎）具有开拓性的意义。

表3-5 抗神经节苷脂抗体IgG的阳性率（％）

病人组	GM1	GM2	GM3	GD1a	GD1b	GT1b	GQ1b
GBS (n=71)	6	1	0	0	1	0	1
CIDP (n=13)	0	0	8	0	0	0	0
MMN (n=18)	0	6	6	0	0	0	0
MFS (n=5)	0	0	0	0	0	0	80
Blood donors (n=60)	0	0	0	0	0	0	0

表3-6 抗神经节苷脂抗体IgM的阳性率（％）

病人组	GM1	GM2	GM3	GD1a	GD1b	GT1b	GQ1b
GBS (n=71)	13	10	1	1	3	4	1
CIDP (n=13)	0	8	15	23	8	0	0
MMN (n=18)	28	22	17	11	11	6	0
MFS (n=5)	0	0	0	0	0	0	0
Blood donors (n=60)	3	15	0	0	0	0	0

德文名称：Autoantikörper gegen Gewebstransglutaminase

德文同义词：Gewebstransglutaminase-Antikörper; Anti-tTG-Antikörper; Anti-Endomysium-Antikörper

中文名称：抗组织谷氨酰胺转移酶自身抗体

英文名称：Antibodies to Tissue Transglutaminase, Anti-ttg

定义：抗组织谷氨酰胺转移酶（抗tTg）抗体（通常和抗麦胶蛋白抗体一起）出现在麸质敏感性肠病（GSE，在儿童表现为乳糜泻；成人则以非热带型口炎性腹泻为主）患者血清中。该抗体也和杜林疱疹样皮炎相关，一种通常与麸质敏感性肠病并发的皮肤病。

功能和病理生理学：麸质敏感性肠病患者发病的诱因是进食含有麦麸的谷物（麦胶蛋

白），表现为小肠绒毛萎缩、慢性腹泻以及吸收不良等一系列症状。GSE的患者还可能并发杜林疱疹样皮炎，一种反复复发以表皮下形成大疱为主的皮肤病，个别患者也可能仅出现皮肤症状。

GSE的临床表现仅有一部分是建立在麸质不耐受引起的过敏性反应上，而自身免疫反应的表现除了抗乳糜泻相关的麦胶蛋白片段（Z-AGFA，抗麦胶蛋白抗体）抗体之外，抗tTg抗体几乎总是能检测到。这两种抗体基本不会出现在健康人或者是其他肠病患者血清中。抗tTg抗体经常在疾病非活化阶段就能检测到，可以预示疾病的发生。同时这两种抗体也都是杜林疱疹样皮炎的检测标志。

抗肌内膜抗体显然和Seah等最早在1971年发现的抗网硬蛋白抗体是同一种抗体。1983年Chorzelski和他的同事发现，这种可以和结缔组织反应的抗体其IgA类可以用于诊断乳糜泻，他们建议将其命名为"抗肌内膜抗体"，并且推荐将灵长类食管作为免疫荧光检测的试验基质（下三分之一）。其实这个结论太局限了，首先很多组织都能与该抗体反应，由于可能与抗平滑肌自身抗体混淆，食管作为试验基质显然不合适。1997年Dietrich和他的同事鉴定出抗肌内膜抗体的靶抗原为"组织谷氨酰胺转移酶"。

实验材料：血清、血浆。

样本稳定性：自身抗体在4℃下可以保存2周，在-20℃下可以保存数月至数年。

分析：检测抗tTg抗体的金标准是用灵长类器官作为抗原基质的间接免疫荧光法。比食管更合适的试验基质是肠、肝（图3-29）、胎盘和脐带。理想的试验基质是肠组织，阳性结果表现为典型的平滑肌样荧光以及黏膜肌层的蜂窝状荧光；血管（图3-30）的内皮细胞也有荧光反应。待测血清的起始稀释度建议为1∶10，滴度达到1∶1000的情况也很常见。

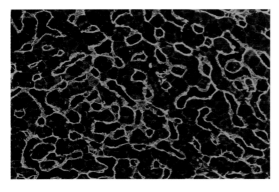

图3-29　抗组织谷氨酰胺转移酶自身抗体
——基质猴肝

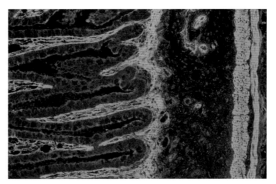

图3-30　抗组织谷氨酰胺转移酶自身抗体
——基质猴小肠

取自人胎盘的天然组织谷氨酰胺转移酶或者重组人抗原的组织谷氨酰胺转移酶，经过高度纯化都可作为酶联免疫吸附试验板的包被底物。如果使用豚鼠肝提取物作为包被底物，由于抗原之间有限的种属亲缘性，很多GSE的患者被漏诊，相反的还很容易出现一些非特异性反应。和GSE相关的抗tTg抗体主要是IgA型，IgG一般浓度较低，仅出现在50%的IgA阳性的患者中，IgM没有诊断意义。尽管如此，鉴于GSE经常和选择性的IgA缺乏相关联，所以还是建议同时检测IgA和IgG，此时抗tTg的IgG类抗体（IgA阴性）通常滴度很高。这类患者在输全血时候应给与告知。

当抗体滴度在1∶32以上时，免疫荧光法与包被人源性的（天然的或者重组的）抗原的酶联免疫吸附试验的一致性几乎可达100%。此外，免疫印迹法和化学发光免疫测定（参见"酶联免疫吸附试验"）也可用于检测乳糜泻。

适应证：慢性腹泻、儿童生长障碍、发育障碍、慢性皮炎。

抗tTg抗体检测，结合抗麦胶蛋白抗体的检测，可以明确GSE或者杜林疱疹样皮炎的诊断。对患者的亲属也应该进行筛查，以发现潜在的病症。

有症状的GSE在德国的阳性率大约是每100 000人中有90例，临床很容易诊断。隐性GSE的诊断很难，例如儿童生长发育障碍。由于不是所有的这些患者都可以承受肠镜检查或者无麸质饮食试验，很多可疑病例最终都无法确诊，因此也导致一些GSE患者没有得到正确的治疗。隐性GSE的发病率一直被低估，实际上可能是100 000人中有330～900例，并且在就诊患者中（每100 000人中有90个就诊患者），其中有10个患者未检测到。幸运的是，现在可以通过简单的实验室检测就能实现对该疾病的诊断。

说明：临床上抗tTg抗体通常不会在其他的肠道疾病患者或者健康人的血清中检出，但在未经治疗的GSE患者中，阳性率可达100%。多数GSE患者也可检出抗麦胶蛋白片段（Z-AGFA）抗体（阳性率约95%）。两项检测都可以用于无麸质饮食的监控或者麸质耐受试验效果的评估。健康人（尤其是低龄儿童）如果进食麸质食物，也会在血清中检测出这两种抗体，从而限制其诊断价值，只有Z-AGFA是高度特异性的。

德文名称：Autoantikörper gegen glatte Muskeln

德文同义词：Actin-Autoantikörper; SMA; ASMA

中文名称：抗平滑肌抗体

英文名称：Anti-smooth Muscle Antibodies, ASMA

定义：抗平滑肌抗体是抗不同平滑肌抗原的抗体，其中最重要的平滑肌抗原是肌动蛋白。

样本稳定性：自身抗体在4℃下可以保存2周，在-20℃下可以保存数月至数年。

分析：间接免疫荧光法检测抗平滑肌抗体（起始血清稀释度1∶100）可以用各种器官的冰冻切片作为试验基质。不同种属的胃、肠或者肾都可以，主要是要包含有肌肉层或者足够多的动脉，大鼠肝Glisson系统的门静脉部分也会显示荧光。标准的试验基质是大鼠胃。抗平滑肌抗体表现为在鼠胃肌层、黏膜肌层和在肌膜腺体间延展的收缩纤维，以及动脉的肌肉层的明确的细胞质荧光。阴性标本在上述可收缩位点均无荧光，其他结构的荧光也不作为判读抗平滑肌抗体的依据。

部分抗平滑肌抗体是以肌动蛋白为靶抗原，在间接免疫荧光法中利用细胞组合（HEp-2细胞和VSM47细胞）以及组织基质（灵长类动物的肝脏、大鼠胃、大鼠肾脏）联合作为试验基质（血清起始稀释度为1∶100，图3-31～3-35）。典型的荧光可见于在HEp-2细胞的细胞骨架（单个或无数束状纤维穿过细胞胞浆）和在VSM47细胞（血管平滑肌）上微丝样的荧光，以及灵长类动物肝的胆小管的荧光。抗肌动蛋白抗体目前只能用间接免疫荧光法检测，既不能用酶联免疫吸附试验也不能用免疫印迹法检测，因为该抗体结合的靶点是仅存在于冰冻组织切片中的构象位点上。

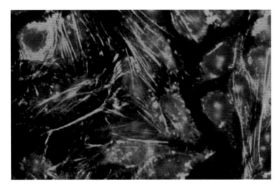

图3-31 抗平滑肌抗体——基质HEp-2细胞

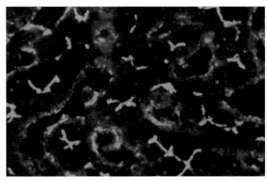

图3-32 抗平滑肌抗体——基质猴肝

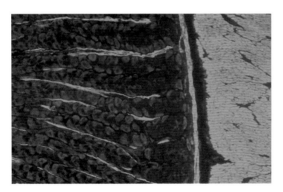

图3-33 抗平滑肌抗体——基质猴胃

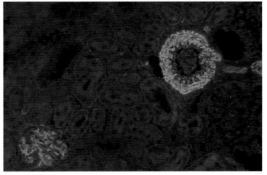

图3-34 抗平滑肌抗体——基质大鼠肾

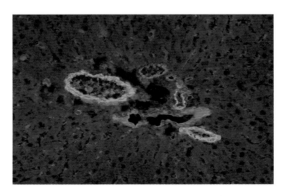

图3-35 抗平滑肌抗体——基质大鼠肝

参考范围（成人）：阴性。

参考范围（儿童）：阴性。

适应证：怀疑为自身免疫性肝炎（自身免疫性狼疮样慢性活动性肝炎）。

诊断价值：高浓度的抗平滑肌抗体与自身免疫性肝炎相关，阳性率可达70%。IgG和IgM抗体的滴度与疾病的活动性相关联。低浓度的抗平滑肌抗体也可能出现在原发性胆汁性胆管炎（既往称为原发性胆汁性肝硬化，20%）、酒精性肝硬化、胆道闭塞患者中以及5%的健康人。

抗平滑肌抗体也见于感染性单核细胞增多症以及其他的病毒感染，还有系统性红斑狼疮、乳腺癌、卵巢癌和黑色素瘤，但是对于诊断毫无意义。患病毒性肝炎后抗平滑肌抗体滴度会迅速下降。

德文名称：Autoantikörper gegen Gliazell-Nuclei

德文同义词：AGNA; Anti-Glia-Nukleäre-Antikörper

中文名称：抗神经胶质细胞核自身抗体

英文名称：Anti-glial/neuronal Nuclear Autoantibodies

定义：该抗体为抗神经胶质细胞核抗原自身抗体（AGNA）。新的研究表明，AGNA并不等同于抗SOX1抗体。

功能和病理生理学：AGNA可以用灵长类动物小脑的冰冻切片作为试验基质进行间接免疫荧光法检测，它会和浦肯野细胞层中的勃克曼胶质细胞的细胞核反应。

AGNA在TBA（tissue bassed assay）中和其他神经元抗原抗体一起平行检测，可以用于副肿瘤神经综合征的有效鉴别诊断。

实验材料：血清、血浆、脑脊液。

样本稳定性：自身抗体在4℃下可以保存2周，在−20℃下可以保存数月至数年。

诊断价值：AGNA与以下的疾病相关联：Lambert-Eaton肌无力样综合征、小脑退行性病变以及感觉性神经病变。抗SOX1抗体和AGNA在副肿瘤性神经系统综合征中经常同时出现，也可能分别出现。抗SOX1抗体现已被确认为常见的肿瘤标志物，特别是小细胞肺癌的确诊证据。

德文名称：Autoantikörper gegen glomeruläre Basalmembran

德文同义词：Autoantikörper gegen Nierenglomeruli; GBM-Antikörper; Goodpasture-Antikörper

中文名称：抗肾小球基底膜抗体

英文名称：Autoantibodies Against the Basement Membrane of Renal Glomeruli, Anti GBM (auto) Antibodies

定义：肾小球基底膜是由肾小球毛细血管内外透明层及中间致密层构成的网状结构，以糖蛋白为主体。抗肾小球基底膜抗体就是血清中会"攻击"基底膜的一种抗体。

功能和病理生理学：Goodpasture综合征是一类罕见的肾脏疾病。临床上表现为迅速进展性的肾小球肾炎和咯血伴有反复肺出血（肺含铁血黄素沉着症）。多数以肺出血为首发症状，病程可能是暴发性的或者潜伏性的。70%为男性患者。早期及时治疗（免疫抑制治疗和血浆透析），可以帮助60%的患者保住肾功能。该病有复发的可能。

实验材料：血清、血浆。

样本稳定性：自身抗体在4℃下可以保存2周，在-20℃下可以保存数月至数年。

分析：间接免疫荧光法检测GBM抗体是以灵长类动物的肾脏作为标准试验基质，同时也可以用肺组织作为试验基质平行检测抗肺泡基底膜的抗体。组织基质和高度纯化的GBM抗原点的组合使得组织上的阳性反应在同一个反应区就可以同步被证实确认。起始血清稀释度建议为1∶10。此抗体稀释的时候需要注意，不能直接用PBS稀释，因为这样非常容易引起非特异性反应。稀释步骤一般用经PBS/吐温作1∶10稀释过的正常人血清作为稀释缓冲液。

单特异酶免法（酶联免疫吸附试验、化学发光免疫测定）和线性印迹法使用的是高度纯化的Ⅳ型胶原。

参考范围（成人）：阴性。

参考范围（儿童）：阴性。

适应证：Goodpasture综合征。

诊断价值：Goodpasture综合征是一类特殊的自身免疫性肾小球肾炎，以美国病理学家Ernest William Goodpasture（1886—1960）的名字命名，他在1919年首次描述了这种结合有肺出血的肾小球肾炎。这种罕见的病症在男性中的发病率是女性的6倍，而且通常都是年轻的成年男性。临床上表现为迅速进展性的肾小球肾炎合并肺出血，多数以肺出血为首发症状。

鉴于这个指标对于诊断的重要意义，建议采用间接免疫荧光法和酶联免疫吸附试验平行检测当天采集的标本。

伴有相应临床症状的抗GBM抗体在临床病理组织学上可诊断Goodpasture综合征，该疾病占肾小球肾炎的0.5%～2%。没有伴随肺出血的患者（通过肾活检的直接免疫荧光检测到基底膜上IgG阳性反应来确诊的），抗GBM抗体的阳性率为60%；在伴有肺出血的患者中阳性率达到80%～90%。个别情况下Goodpasture综合征患者的血清可以与肺泡基底膜反应（图3-36）。

对很多活动性的Goodpasture综合征患者进行肾活检可以检测到抗GBM抗体，但是血清中抗体检测往往为阴性，因此血清学检测结果阴性并不能完全排除该病。可能的解释是，产生的自身抗体全部被相应的组织吸收了。

对于检测结果为临界值的情况一定要慎重，避免由于诊断不确定而带来的不必要的后续检查。Goodpasture综合征的临床表现和抗GBM抗体的浓度相关联。高滴度的抗体提示病情恶性进展。对于血清学检查阴性并且仍然怀疑抗肾小球基底膜肾小球肾炎时，有必要进行肾活检。

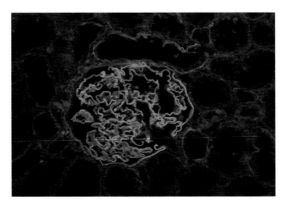

图3-36 抗肾小球基底膜自身抗体——基质猴肾

德文名称：Autoantikörper gegen Glutamat-Decarboxylase

德文同义词：Autoantikörper gegen GAD; GAD65-Antikörper; GADA; Glutamat-Decarboxylase-Antikörper

中文名称：抗谷氨酸脱羧酶抗体

英文名称：Glutamic Acid Decarboxylase Autoantibodies

定义：催化神经递质γ氨基黄油酸（GABA）合成的谷氨酸脱羧酶（GAD），有两种异构酶——GAD 65和GAD 67。检测到抗谷氨酸脱羧酶65kDa蛋白的自身抗体是诊断胰岛素依赖性糖尿病的诊断依据之一。另外一种与之密切相关的疾病，是一种罕见的神经疾病——僵人综合征，少数情况下小脑共济失调以及边缘性脑炎、合并肿瘤（副肿瘤综合征）也可能与之相关。

功能和病理生理学：通过GAD催化的反应是GABA生物合成的唯一天然途径，而GABA是中枢神经系统抑制性突触最重要的神经递质。两种异构体GAD 65和 GAD 67均是由含GABA的神经元分泌的。GAD65还可在胰腺合成。

分析：诊断糖尿病抗GAD抗体采用间接免疫荧光法、放射免疫测定、酶联免疫吸附试验和化学发光免疫测定。一种特殊设计的酶联免疫吸附试验，采用GAD结合的GADA作为固定相上并以标记的GAD作为液相，相比目前采用的放射免疫测定，明显提高了诊断的敏感性和特异性。这种酶联免疫吸附试验重复性好，操作简便，适合临床的大样本或者小批量的标本。间接免疫荧光法针对这个参数相对放射免疫测定或者酶联免疫吸附试验的敏感性要差。作为间接免疫荧光法的试验基质选用灵长类动物的胰腺和小脑组织切片（图3-37，3-38）。阳性血清表现为胰腺胰岛的染色以及小脑颗粒层和分子层非常细致的胞浆的染色。两个独立的实验组Baekkeskov组（1990）和Stoecker组（1990）分别报道了1型糖尿病中抗胰岛抗体也能和脑的灰质（即抗GAD抗体）反应。该抗体也可以和中枢神经系统的其他部位的灰质反应。将糖尿病患者的血清和人的中央前回的匀浆预孵育，可以中和胰岛细胞以及灰质的荧光反应。个别胰岛抗体阳性患者血清和灰质不反应，先和匀浆孵育也不会导致抗体滴度的下降。

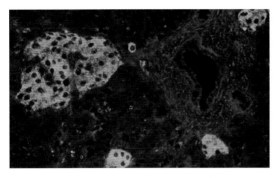
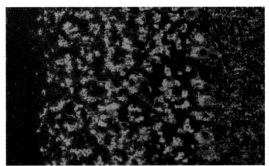

图3-37　抗GAD抗体——基质猴胰腺　　　　图3-38　抗GAD抗体——基质猴小脑

　　灵长类动物的胰腺和小脑组织切片作为IIFT的试验基质也用于神经系统疾病的诊断。小脑颗粒层表现为一种强的"豹皮样"的荧光，分子层为一种弱的均质荧光，胞核的位置为阴性。灰质所有中枢神经系统区域也反应。GAD转染细胞和免疫印迹法也用于对神经科的标本抗GAD65抗体的检测。

　　实验材料：血清、脑脊液。

　　样本稳定性：自身抗体在4℃下可以保存2周，在−20℃下可以保存数月至数年。

　　诊断价值：胰岛素依赖型糖尿病（IDDM）很早就会有抗不同胰岛细胞抗原的自身抗体形成，诱发自身免疫反应，确定这些胰岛细胞抗原对于诊断1型糖尿病以及对糖尿病患者直系亲属的预防性诊治都有重要意义，如抗GAD抗体（GAD65）、抗酪氨酸磷酸酶（胰腺肿瘤相关抗原IA2）抗体、抗锌转运蛋白8抗体（ZnT8）、其他的抗胰岛细胞胞浆以及胰岛素的抗体。基本上所有的糖尿病患者在诊断为1型糖尿病时可以检测出一个或者多个此类自身抗体。抗GAD抗体（GAD65）在新诊断的1型糖尿病中的阳性率为70%～90%，但是和GAD67有交叉反应。在疾病发作之前，测出抗GAD抗体表明个体患糖尿病的风险很高，并且被认为是所谓的前驱糖尿病期的标志物。为了正确评估糖尿病患者的风险，应该同时进行所有糖尿病相关的自身抗体的检测。只要其中一个指标阳性，就可以考虑采取适当的措施预防糖尿病的发生发展，如免疫抑制治疗或者长期坚持糖尿病饮食（处于休息状态的胰岛产生的自身抗体也会减少）。如有抗胰岛自身抗体或者抗胰岛组分自身抗体，则糖尿病可以用胰岛素治疗，不能使用胰岛素激活的药物，否则自身反应会被增强的抗原表达而激化。

　　还有一种特殊形式的1型糖尿病（LADA，成人潜在的胰岛素依赖性自身免疫性糖尿病），GADA和ICA不仅能与2型糖尿病鉴别诊断，还可以作为继发性胰岛素依赖的预测指标。

60%～100%的僵人综合征的患者血清或者脑脊液中可以检查到抗GAD抗体，是一种罕见的神经系统疾病，患者主要表现为肌肉僵直和癫痫发作，特别是脊柱区域以及下肢经常发生骨骼破坏，或者临床表现也可能差异很大（僵人综合征、进展型脑脊髓炎伴僵化和肌阵挛）。僵人综合征最常见的伴随症状就是1型糖尿病、自身免疫性甲状腺炎、乳腺癌、小细胞肺癌和直肠癌。非副肿瘤性边缘性脑炎或者小脑共济失调也会有抗GAD抗体检出。抗GAD抗体阳性的患者罹患副肿瘤性神经综合征的概率在年龄大于50岁组显著升高。

德文名称：Autoantikörper gegen Glutamatrezeptoren Typ AMPA

德文同义词：AMPA-Rezeptor-Autoantikörper; Anti-AMPA-Rezeptor-Antikörper

中文名称：抗谷氨酸受体抗体AMPA型

英文名称：AMPA Receptor Autoantibodies, Anti-α-amino-3-hydroxy-5-methyl-4-isoxazol-propionic Acid Receptors

定义：抗谷氨酸受体抗体是抗α-氨基羟甲基噁唑丙酸（AMPA）受体自身抗体（参见"抗神经元抗原抗体"）。

功能和病理生理学：谷氨酸受体是在中枢神经系统最广泛分布的神经元传递受体，AMPA受体是其中的一个亚型。AMPA受体由4个大小约相对分子质量为100 000亚单位构成，分别命名为GluR1～GluR4（或者是gria1～gria4）。AMPA受体对于突触的塑性很重要，在很多突触，比如海马或者小脑中，AMPA受体在突触后膜的数目依赖于突触活动性的调节。

分析：抗AMPA受体抗体可以通过间接免疫荧光法来检测。阳性反应表现为海马基质片中分子层、小脑的颗粒和分子层，以及浦肯野细胞的典型的荧光。用转染的表达AMPA受体的HEK细胞（人胚肾细胞）作为试验基质进行间接免疫荧光法的检测可以实现对该自身抗体的单特异性验证。

实验材料：血清、脑脊液。

样本稳定性：自身抗体在4℃下可以保存2周，在-20℃下可以保存数月至数年。

诊断价值：抗AMPA受体亚单位GluR1和GluR2的自身抗体可引起自身免疫性边缘性脑炎，以及内侧颞叶、杏仁体和眼窝前头皮质的炎症。典型的症状为短暂的记忆丧失、行为变化以及癫痫发作。50%～70%该抗体阳性的患者还伴随有支气管肺癌、乳腺癌或者恶性的胸腺肿瘤（副肿瘤性神经综合征）。

抗GluR3的抗体主要与Rasmussen脑炎相关，一种以慢性进展性癫痫发作为特征的儿童脑炎。通常病变局限于大脑半球，但是也可能进展到全脑萎缩，从而发展成为进展性的痴呆。抗体的滴度与癫痫发作的频率相关联，血浆置换可以改善症状。单纯通过外科手术切除病变区域可以控制疾病的发展。

德文名称：Autoantikörper gegen Glutamatrezeptoren Typ NMDA

德文同义词：NMDA-Rezeptor-Autoantikörper; Anti-NMDA-Rezeptor-Antikörper

中文名称：抗谷氨酸受体抗体NMDA型

英文名称：NMDA Receptor Autoantibodies, Anti-NMDA Receptor Antibodies

定义：抗谷氨酸受体抗体是抗N-甲基-D-天冬氨酸（NMDA）受体抗体。NMDA受体是一种合成的氨基酸，通常不存在于自然界中，而是产生于神经生理的实验中。其结构为NR1亚基和NR2亚基构成的异二聚体（参见"抗神经元抗原抗体"）。

功能和病理生理学：NMDA受体属于离子型谷氨酸受体，是细胞膜上通过和相应的谷氨酸配体结合激活的离子通道。定位于突触后膜，控制突触下游神经细胞离子流动，而且对离子类型具有选择性。通道对于不同的控制受体功能的配体由不同的结合位点，在原本的信使谷氨酸（激动剂）的结合位点和共同激动剂甘氨酸的结合位点旁边提示NMDA受体的结合位点，还可能对其他的物质开放，它可以影响活性的提高（激动剂，类似NMDA）或者抑制（拮抗剂，像金刚烷胺、右美沙芬或者犬尿烯酸）。推测NMDA受体功能是引发突触塑性的基本元素，由此展现出学习与记忆的分子机制。

分析：抗NMDA受体抗体可以通过免疫组织化学方法检测，在间接免疫荧光法中的阳性反应表现为海马基质上典型的内分子层的着色（图3-39，3-40），而小脑基质表现为颗粒状的着色。用转染的HEK细胞作为试验基质进行间接免疫荧光法的检测可以实现对该自身抗体的单特异性验证。

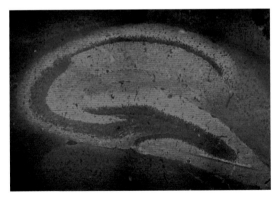

图3-39 抗谷氨酸受体抗体（NMDA型）
——基质鼠海马

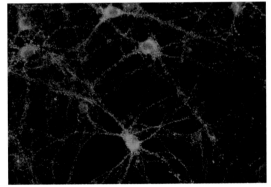

图3-40 抗谷氨酸受体抗体（NMDA型）
——基质体外培养的海马的鼠神经元

实验材料：血清、脑脊液。

样本稳定性：自身抗体在4℃下可以保存2周，在-20℃下可以保存数月至数年。

诊断价值：抗NMDA受体脑炎是2007年才被发现的一种自身免疫病。三分之一的病例伴随有卵巢畸胎瘤（累及睾丸的很少，肿瘤多数含有其他的神经结构）。临床上通常以一种类似流感的前期症状开始，紧接着出现精神症状如恐惧、紧张、行为怪异、幻想和产生幻象。大多数患者会接受精神科的治疗（如果他们不能通过简单的抗体检测被挽救的话，患者可能需长期住在精神病院），然后在数周内出现癫痫发作以及僵直性的意识障碍。特异性的抗NMDA受体脑炎自身抗体（NR1亚型）存在于血清和脑脊液中。结果阳性必须马上告知主治医生，部分女性患者可能有卵巢肿瘤。需在几个月内切除肿瘤和免疫抑制治疗。急性：甲泼尼松龙静脉注射；升级：血浆置换，激素；长期：硫唑嘌呤加类固醇，可用利妥昔单抗。在一项有5名严重和治疗抵抗的抗NMDA受体脑炎患者的回顾性研究中，蛋白酶抑制剂硼替佐米可有一定疗效。早期和积极治疗可降低认知功能障碍（大脑海马硬化）和复发率。在痴呆、精神错乱综合征（器质性精神综合征）和周围神经病中观察到IgA和IgM的阳性反应。它们对边缘性脑炎的诊断意义不大。

由此建议，对于这一类神经元抗原自身抗体阳性者，应同步平行检测，很多情况下可获得快速并准确的（有些是未察觉到的）性命攸关的重要诊断结果。

德文名称：Autoantikörper gegen Glycinrezeptoren

德文同义词：Anti-GlyR-Antikörper; Anti-GLR-Antikörper; Anti-Glycinrezeptor-Antikörper

中文名称：抗甘氨酸受体抗体

英文名称：Anti-GlyR Antibodies; Anti-glycine Receptor Antibodies

定义：甘氨酸受体是中枢神经系统中跨膜的突触质膜蛋白复合物，在脑干和脊髓中含量最多。天然甘氨酸受体由5个亚基（3α2β）组成，以环状的方式围绕中心离子通道排列。在α亚基中，已知有4种异构体，可互换，是构成结合神经递质的单位。

功能和病理生理学：甘氨酸受体属于抑制性配体门控离子通道类。神经递质甘氨酸与受体结合导致氯离子流入细胞，从而导致细胞兴奋性降低。抑制性甘氨酸机制降低神经元的过度活性，并受到甘氨酸受体自身抗体的干扰。由此产生脾功能亢进，以及遗传上对甘氨酸受体的α_1亚基编码的GLRA1基因突变引起的类似症状。

分析：在间接免疫荧光法中，通过甘氨酸受体转染的人体细胞，可以检测抗甘氨酸受体抗体。

实验材料：血清、血浆、脑脊液。

样本稳定性：自身抗体在4℃下可以保存2周，在−20℃下可以保存数月至数年。

诊断价值：在一些患有僵人综合征，即具有僵直和肌阵挛（PERM）的进行性脑脊髓炎的患者中发现了抗甘氨酸受体抗体。然而，一些病例表明与抗甘氨酸受体抗体相关的临床表现可能超出了典型的PERM疾病。由于这是一种非常罕见的疾病，到目前为止只报道了少数病例。抗甘氨酸受体抗体间接免疫荧光试验对该疾病的诊断非常有意义。

德文名称：Autoantikörper gegen Glykoprotein 210

德文同义词：Anti-GP210-Antikörper; Autoantikörper gegen GP 210; Autoantikörper gegen das nukleäre Porenglykoprotein 210; Glykoprotein 210-Autoantikörper

中文名称：抗GP210抗体

英文名称：Autoantibodies to gp210

定义：糖蛋白210（GP210）抗原是一种核膜糖蛋白和核孔复合物的固定组分，由三个区域构成，至少其中两个含有可以被相应自身抗体识别的表位。

功能和病理生理学：三分之一的原发性胆汁性胆管炎（慢性非化脓性破坏性胆管炎，既往称为慢性胆汁性肝硬化）的患者其血清用间接免疫荧光法都会检测到各种不同的特异性的抗核自身抗体，对应的靶抗原包括Sp100、来自癌细胞的蛋白（早幼粒细胞白血病：PML）、核膜抗原（Lamins，Lamin-B受体），以及核孔复合物的成分（GP210）。参见"原发性胆汁性胆管炎相关抗核抗体"。

实验材料：血清、血浆。

样本稳定性：自身抗体在4℃下可以保存2周，在-20℃下可以保存数月至数年。

分析：免疫荧光法检测中抗GP210抗体会和细胞核的膜反应，呈现一种线性荧光。HEp-2细胞和灵长类动物肝脏组织的冰冻切片作为试验基质，该抗体可以在肝细胞中清楚地被显示，而且肝脏上更容易和可能的均质型抗核抗体荧光相鉴别。血清起始稀释度为1：100。

酶免疫测定（酶联免疫吸附试验、化学发光免疫测定）或者免疫印迹法中使用的是从细胞培养物中分离或者重组的GP210。

参考范围（成人）：阴性。

参考范围（儿童）：阴性。

适应证：原发性胆汁性胆管炎和重叠综合征（自身免疫性肝炎和PBC）。

诊断价值：20%～30%的原发性胆汁性胆管炎患者血清中抗GP210抗体阳性，提示恶性病程进展。个别自身免疫性肝炎或者病毒性乙肝和丙肝的患者血清中也可能存在该抗体。

联合检测抗PML、SP100、GP210、AMA-M2以及M2-3E（抗线粒体抗体）的自身抗体，可以将原发性胆汁性胆管炎诊断的敏感性提高到94%，特异性达到99%，而且可以与其他自身免疫性的肝病相鉴别（参见"原发性胆汁性胆管炎相关抗核抗体"）。

德文名称：Autoantikörper gegen Golgi-Apparat-Antigene

德文同义词：Autoantikörper gegen Antigene des Golgi-Apparates; Anti-Golgi-Apparat-Antikörper

中文名称：抗高尔基体抗体

英文名称：Anti-Golgi Antibodies, Autoantibodies Against the Golgi Apparatus, Golgi Apparatus Antibodies

定义：抗高尔基体抗体是针对细胞质中的高尔基体抗原的自身抗体。高尔基复合体包含表3-7的抗原决定簇。

表3-7 抗高尔基体抗体——高尔基体的抗原决定簇

自身抗原	相对分子质量
Giantin/ Macrogolgin	376 ~ 364 000
Golgin-245	245 000
Golgin-160	160 000
Golgin-97	97 000
Golgin 95/gm130	130 000
Golgin-67	67 000

实验材料：血清、血浆。

样本稳定性：自身抗体在4℃下可以保存2周，在-20℃下可以保存数月至数年。

分析：抗高尔基体抗体在以HEp-2细胞为试验基质的间接免疫荧光法中呈现为位于细胞核一侧的网状的颗粒型荧光，肝细胞的胞浆也同时被染色（图3-41）。分裂期的HEp-2细胞中的高尔基体大部分已溶解，抗体不会与之反应。在灵长类动物肝脏的冷冻切片上，肝细胞的细胞质也被染色。

血清检测的起始稀释度为1：100。

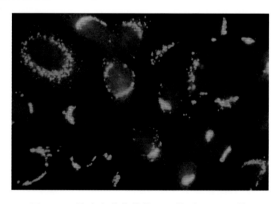

图3-41 抗高尔基体抗体——基质HEp-2细胞

参考范围（成人）：阴性。

参考范围（儿童）：阴性。

诊断价值：抗高尔基体抗体可见于不同的自身免疫性疾病，特别是系统性红斑狼疮和干燥综合征。由于该抗体对疾病的特异性有限，所以限制了其在诊断学中的意义。

德文名称：Autoantikörper gegen Granulozytenmembran

德文同义词：Anti-Granulozytenmembran-Antigen; GMA; Anti-GMA

中文名称：抗粒细胞膜抗体

英文名称：Granulocyte Antibodies; Anti-human Neutrophil Alloantigens

定义：抗粒细胞膜抗体是抗粒细胞膜蛋白的抗体，不要与抗中性粒细胞胞质抗体（ANCA）混淆。

功能和病理生理学：GMA属于血型抗原并且是共显性遗传的。基本上划分了5种抗原系统（HNA1-5），每个系统已知1～3种多态性，一些抗原位于粒细胞的Fc受体上。

临床上，GMA不相容性在新生儿免疫性粒细胞减少症中起主要作用，在这种情况下，抗体经由母体胎盘传播。此外，它们还能造成严重的肺输液反应（TRALI综合征："输血相关的肺损伤"）。血液供体的GMA激活患者的肺泡粒细胞并引起肺水肿。

实验材料：血清。

分析：粒细胞免疫荧光试验（GIFT）使用粒细胞涂片或流式细胞术检测：筛选实验。

"单克隆抗体粒细胞抗原捕获法"（MAIGA）测试：针对阳性GIFT的抗原单特异性检测。

参考范围：阴性。

诊断价值：结合相应临床症状的阳性检测结果是开创性的诊断。阴性结果不排除TRALI综合征的存在。

德文名称：Autoantikörper gegen Granulozytenzytoplasma

德文同义词：ANCA; ANCA (atypische); cANCA; pANCA; antineutrophile zytoplasmatische Antikörper; Autoantikörper gegen Zytoplasma der neutrophilen Granulozyten, zytoplasmatischer und perinukleärer Typ

中文名称：抗中性粒细胞胞质抗体

英文名称：Antineutrophil Cytoplasma Antibodies（ANCA）

定义：抗中性粒细胞胞质抗体是抗中性粒细胞胞质成分的自身抗体。根据其在间接免疫荧光法中呈现的荧光模式可以分为两类：胞质型（cANCA）和核周型（pANCA）。cANCA的主要靶抗原是蛋白酶3，有时抗BPI抗体和抗髓过氧化物酶（MPO）抗体也会呈现类似的胞浆荧光模式。pANCA阳性荧光模式提示抗体为抗髓过氧化物酶、弹性蛋白酶、组织蛋白酶G、乳铁蛋白、溶酶体酶、β-盐酸葡萄糖醛苷酶、天青杀素、溶酶体相关的膜蛋白2（LAMP-2）、α-烯醇化酶和防御素。

功能和病理生理学：抗中性粒细胞胞质抗体的病原学作用至今尚不清楚。

实验材料：血清、血浆。

样本稳定性：自身抗体在4℃下可以保存2周，在-20℃下可以保存数月至数年。

分析：抗中性粒细胞胞质抗体的检测最初只有间接免疫荧光法（用未固定的或者是不同方法固定的粒细胞或者是永生化的白血病细胞，以及抗原斑点作为试验基质），现在新的单特异性的酶免疫测定（酶联免疫吸附试验、化学发光免疫分析）和免疫印迹法为ANCA的检测做了有意义的补充。免疫荧光法的标准化的试验基质是乙醇和福尔马林固定的人的粒细胞，阳性结果至少表现为两种不同的荧光模式：一种是颗粒状荧光，主要均匀地分布在粒细胞的整个细胞质中，细胞核为阴性（cANCA：胞浆型，肉芽肿性多血管炎），如图3-42所示；另外一种是平滑的部分细致颗粒样的荧光，以带状的形式围绕在粒细胞细胞核的周围（pANCA：核周型），如图3-43所示。

cANCA模式主要由抗PR3抗体引起，其与乙醇和福尔马林分别固定的粒细胞的反应是一致的。核周型pANCA模式的形成是由于抗原和核膜具有很高的亲和力，因此可以从胞浆的颗粒中弥散聚集到核膜处。这类抗体除了MPO抗体之外，原则上只和乙醇固定的粒细胞反应，表现为典型的pANCA荧光模式。而抗MPO抗体作为pANCA的主要靶抗原，也和福尔马林固定的粒细胞反应，而且由于该抗原被福尔马林固定后无法再向核膜处弥散，与福尔马林固定的粒细胞反应也会表现为典型的胞浆颗粒状荧光。相对地与溃疡性结肠炎和原发性硬化性胆管炎（PSC）相关的pANCA大部分不会和福尔马林固定的粒细胞反应，而只和乙醇固定的粒细胞反应，相对应的靶抗原原则上主要是和DNA结合的乳铁蛋白（DNA-ANCA）。特异性地用高盐溶液洗脱抗原，然后再用乳铁蛋白负载在粒细胞基质片上，这样处理过的基质可以特异性地和溃疡性结肠炎及原发性硬化性胆管炎的患者血清反应，对于诊断很有意义。

间接免疫荧光法是一种全面的检测方法，原则上可以涵盖所有抗粒细胞的自身抗体（只要抗体达到一定的滴度），为保险起见最好同时进行单个的（更灵敏的）抗PR3抗体和抗MPO抗体的酶联免疫吸附试验检测。cANCA可以用间接免疫荧光法直接确定，而pANCA在显微镜下有时无法精确地鉴别。如果想明确单一的pANCA的靶抗原，则要用已经明确的单个抗原作为实验底物进一步地检测。偶尔也有免疫荧光法可以检测到的pANCA，但不能和任意一种已经明确的抗原反应，很显然还有一些相关的抗原抗体系统尚待研究发掘。

为了和抗核抗体鉴别，还可以额外增加HEp-2细胞和灵长类动物肝脏组织作为试验基质。在灵长类动物肝脏组织上有肝细胞细胞核和肝窦中的粒细胞在同一个视野下，可以同时观察一个样本中是否同时存在ANA和pANCA，若同时存在，则粒细胞的荧光要明显地强于肝细胞核的荧光。也可以用HEp-2细胞和粒细胞的混合物作为试验基质，其效果是一样的，在同一个显微镜视野下判别抗核抗体和抗粒细胞抗体（图3-42，3-43）。

参考范围：阴性。

诊断价值：cANCA对于肉芽肿性多血管炎（GPA，既往称为韦格纳肉芽肿）的诊断具有高特异性和灵敏度（阳性率约为90%），抗体滴度与疾病的活动性相关。随着将混合的天然和重组抗原结合应用，抗PR3抗体的酶联免疫吸附试验结合间接免疫荧光法，其诊断敏感性可以提高到95%以上。在极少数情况下，cANCA也可在显微动脉炎和结节性多动脉炎中检测到。cANCA的主要靶抗原为PR3，其他靶抗原〔如杀菌/通透性增强蛋白（BPI）〕也有报道。

由抗MPO抗体引起的抗中性粒细胞核周自身抗体（pANCA）主要与显微动脉炎（阳性率约为60%）和微量免疫坏死性肾小球肾炎（阳性率65%~90%）相关。另外，MPO-ANCA也可以见于典型的结节性多动脉炎和Churg-Strauss综合征中。罕见于系统性红斑狼疮和类风湿关节炎。

pANCA（IgA和IgG，甲醛敏感型）的检测对于慢性炎症性肠病的诊断具有重要意义：溃疡性结肠炎（CU，患病率约67%），克罗恩病（MC，患病率约7%）。乳铁蛋白处理的粒细胞和72%的CU患者血清反应（MC 3%，PSC 42%，健康人0）。两种不同的试验基质相结合，其敏感性CU患者可达到87%、PSC患者可达到54%。

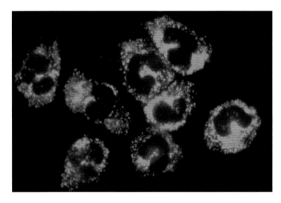 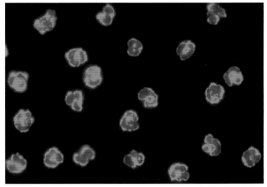

图3-42　抗中性粒细胞胞质抗体——cANCA，基质人中性粒细胞（乙醇固定）　　图3-43　抗中性粒细胞胞质抗体——pANCA，基质人中性粒细胞（乙醇固定）

德文名称：Autoantikörper gegen herzspezifische Antigene

德文同义词：Herzmuskel-Autoantikörper; HMA; Anti-Betarezeptoren-Antikörper

中文名称：抗心脏特异性抗原抗体

英文名称：Anti-heart Muscle Antibodies, Organspecific Cardiac Autoantibodies

定义：该抗体为特异性和心肌抗原反应的自身抗体。

功能和病理生理学：扩张性心肌病、心肌炎、严重的心绞痛或心肌梗死，心肌切开后或者是创伤后，被破坏的组织的抗原引起组织生理性的免疫应答。有临床资料表明，自身免疫应答可以引起心肌炎症，例如Dressler1956年在心肌梗死的晚期观察到严重的炎症反应（Dressler综合征），或者是由一些患者在心脏手术之后发展成一种被称为心肌切开术后综合征的类似症状。

在这些患者的血清中有可能会检测到抗心肌或者心脏特异性结构（心包膜、心内膜、刺激传导组织、心脏瓣膜）的自身抗体。作为心肌抗体的靶点首先要考虑的是这些不会在其他器官表达的抗原（健康的组织可能阻止自身免疫反应），而且只在或者主要在心脏表达，像心脏特异性的肌钙蛋白-1 und 肌钙蛋白-T、α-羟基丁酸脱氢酶、不同形式的CK-MB（肌酸激酶的异构体）、心房的α肌球蛋白、心室的β肌球蛋白（骨骼肌的抗原组合）。其他可能的还有闰盘抗原和心肌细胞膜蛋白。

随机分析抗刺激传导组织抗体，应该和冲动传导障碍相关联。同样的，来自患有系统性红斑狼疮的孕妇血液中的Ro/SS-A的自身抗体，导致胎儿的心动过缓和新生儿先天性心脏传导阻滞。最新发现，在这种情况下，不是抗心肌抗体的影响。研究表明，这个抗体和刺激传导组织的钙离子通道蛋白反应，减慢了冲动的传导。在成人心电图上QT间隙延长，也就是冲动延迟的患者中能检测到抗SS-A抗体的原因。

探寻其相关的自身免疫性机制，可能与心肌炎和扩张型心肌病的病理生理学机制相关，首先是和β肾上腺素受体和毒蕈碱受体相关。目前仅有动物实验的证据[Jahns（1994）]。是否抗这类受体的自身抗体参与病理生理机制，如同抗TSH受体抗体和格雷夫斯病或抗乙酰胆碱抗体和重症肌无力，血清学检测阳性结果是否可以用于诊断，目前还没有被普遍认可。

针对心脏的自身免疫反应，在当前多数可以用直接的检测方法观察活检组织，血清学检测在大多数情况下反而造成一些不合理的预期。

分析：间接免疫荧光法采用灵长类动物的心脏作为试验基质。血清起始稀释度为$1:100$，用三价的抗血清来检测抗体类型IgA、IgG和IgM。为了保证测试系统的功能性，可以用重症肌无力患者的血清作为对照物，在心脏组织上表现为一种典型的横纹肌荧光。

检测心脏特异性的β肾上腺受体抗体的酶联免疫吸附试验已经有报道，是采用合成的$β_1$和$β_2$受体的部分序列的模拟肽。同时还有以转染β受体基因的昆虫细胞作为试验基质的间接免疫荧光法。

诊断价值：迄今为止由于抗心肌抗体显著的局限性，在诊断上的应用还不广泛。人们首先发现了抗横纹肌抗体，但它主要与重症肌无力相关。利用间接免疫荧光法检测到的抗心肌润盘抗体的心脏特异性也很难保证，而且疾病特异性不高，因为健康人也可能阳性。

抗激动剂诱导的$β_1$肾上腺素受体在扩张性心脏病患者中的阳性率为26%、缺血性心脏病的阳性率约为13%。是否应该将这个低特异性的参数纳入常规检测，尚无定论。

德文名称：Autoantikörper gegen Histone

德文同义词：Histon-Antikörper; Anti-Histon-Antikörper

中文名称：抗组蛋白抗体

英文名称：Autoantibodies Against Histones, Anti-histone Antibodies

定义：组蛋白是基本的DNA相关的蛋白，其相对分子质量在11 200～21 500之间，分为5种不同的组蛋白：H1、H2A、H2B、H3、H4。自身抗体可能是针对其中的一种。

功能和病理生理学：组蛋白是基本的核蛋白，与DNA有高度的亲和力。

样本稳定性：自身抗体在4℃下可以保存2周，在-20℃下可以保存数月至数年。

分析：间接免疫荧光法中抗组蛋白抗体在HEp-2细胞上表现为均质型的细胞核荧光。分裂期细胞的浓缩的染色体荧光增强。灵长类动物的肝脏组织上可以观察到肝细胞细胞核的均质性，部分可能显示粗大的到细致不清晰的荧光。与绿蝇短膜虫的动基体无反应。

间接免疫荧光法结果阳性还可以继续进行单特异性检测（酶联免疫吸附试验、化学发光免疫测定、免疫印迹法），用高度纯化的组蛋白作为检测抗原，可以精确地鉴定靶抗原。

参考范围（成人）：阴性。

参考范围（儿童）：阴性。

另外抗组蛋白抗体也出现在50%左右的非药物诱导的系统性红斑狼疮以及15%～50%的类风湿关节炎的患者中。

说明：50%～70%使用普鲁卡因胺的患者和25%～30%肼屈嗪治疗的患者都会在长期治疗的过程中产生抗核抗体，以无症状的系统性红斑狼疮开始——三分之一的这类患者抗组蛋白抗体阳性。在经过不同的长期治疗之后，慢慢出现药物诱导的系统性红斑狼疮的临床症状，如多关节痛、浆膜炎、心包膜炎。这些抗核抗体也可能在停止用药或者是临床症状消失后继续存在多年。

诊断价值：抗一种或多种组蛋白的抗体，或者抗H2A-H2B复合体的抗体，主要见于药物诱导（普鲁卡因胺、肼屈嗪等）的系统性红斑狼疮。

德文名称：Autoantikörper gegen Hitzeschockproteineutoantikörper gegen

德文同义词：Anti-HSP-(Auto-)Antikörper

中文名称：抗热休克蛋白抗体

英文名称：Heat Shock Protein Antibodies

定义：热休克蛋白是一种广泛表达的应激蛋白，在应激条件下（如体温升高）其表达会迅速上调。

功能和病理生理学：抗热休克蛋白抗体可能在动脉粥样硬化的发病机理中起致病作用。自身免疫性疾病（类风湿关节炎、慢性炎症性肠病）也偶尔会出现抗热休克蛋白抗体滴度增加。这可能是由细菌热休克蛋白的交叉反应、慢性炎症、受损组织以及随后的自身免疫性热休克蛋白表达增加引起的。

实验材料：血清、血浆。

分析：可用酶联免疫吸附试验或免疫印迹法检测。健康人群中也存在抗热休克蛋白抗体。因此，必须确定实验室特定的临界值。

诊断价值：目前尚无研究确认抗热休克蛋白抗体针对特定疾病的诊断价值。

德文名称：Autoantikörper gegen Hu

德文同义词：Anti-Hu-Autoantikörper; ANNA-1; Autoantikörper gegen Zellkerne neuronaler Zellen Typ 1

中文名称：抗Hu抗体

英文名称：Anti-Hu Autoantibodies, Anti-neuronal Nuclear antibodies 1（ANNA 1）

定义：抗Hu抗体是副肿瘤性脑炎中的抗神经元细胞核Hu蛋白的自身抗体，名称来源于患者Hull的名字——Hu抗体。

功能和病理生理学：Hu蛋白可以由外周和中枢神经元表达，也在抗体阳性的患者的肿瘤组织中表达。

实验材料：血清、血浆、脑脊液。

样本稳定性：自身抗体在4℃下可以保存2周，在-20℃下可以保存数月至数年。

分析：利用灵长类动物的小脑冰冻切片作为试验基质（图3-44），通过间接免疫荧光法可以检测抗神经元细胞核自身抗体（ANNA 1～3，分别是抗Hu抗体、抗Ri抗体和抗神经元细胞核自身抗体3型）。抗Hu抗体通常滴度很高，有时可达1：100 000。为了把抗Hu抗体和抗Ri抗体区分开来，还需要灵长类动物的小肠作为试验基质，抗Hu抗体可以和肠肌丛的细胞核发生反应，抗Ri抗体却不能（图3-45）。阳性结果可以用小脑抗原进行免疫印迹法或者利用纯化已鉴定的抗原进行线性印迹法来检测。

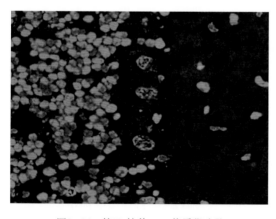

图3-44　抗Hu抗体——基质猴小脑

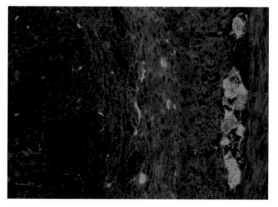

图3-45　抗Hu抗体——基质猴小肠

参考范围（成人）：阴性。

参考范围（儿童）：阴性。

诊断价值：抗Hu抗体可能是存在基础肿瘤的第一个证据（副肿瘤性神经综合征）。所有病因不明确的神经病变的患者都应该进行抗Hu抗体的检测，特别是敏感性神经炎以及脑干脑炎、小脑脑炎和边缘性脑炎（鉴别诊断参见"抗神经元抗原抗体"）。通常与抗Hu抗体相关的肿瘤为小细胞肺癌、神经纤维瘤、前列腺癌。

德文名称：Autoantikörper gegen IgA

德文同义词：Anti-IgA

中文名称：抗IgA抗体

英文名称：Autoantibodies Against IgA，Anti-IgA Antibodies

定义：抗IgA抗体是针对抗免疫球蛋白IgA的自身抗体，原则上有可能发生在所有类型的免疫球蛋白上，也可能是IgA本身。多数情况下不是抗体本身的问题，而是自身（同源）抗体引起的，因此，至少这种免疫球蛋白的IgA的完全缺乏症不属于自身抗原病。

功能和病理生理学：真正的抗IgA抗体非常少见，机制类似于通过免疫IgA缺陷患者诱导的抗IgA抗体，也像经常在IgA完全缺乏或者相对选择性缺乏的患者中在肠外给予全血或者血液成分时发现的。针对IgA重新给予供体血液的反应可能在这些个体中引起严重的非溶血性输血反应。

实验材料：血清、血浆。

样本稳定性：自身抗体在4℃下可以保存2周，在−20℃下可以保存数月至数年。

分析：抗IgA抗体主要属于免疫球蛋白IgG，原则上可通过被动凝血反应（凝血抑制试验）检测到。

敏感的酶联免疫吸附试验能够在没有免疫球蛋白缺陷的正常人的血清中检测到浓度很低的相应的自身抗体。这种酶联免疫吸附试验是用多种骨髓瘤血清中获得的和高纯度的IgA通过葡萄球菌蛋白B表面结合。

参考范围（成人）：阴性。

参考范围（儿童）：阴性。

适应证：解释输血反应的原因、输血前准备。

诊断价值：大约20%的相对的IgA缺乏患者（IgA值低于5mg/dL）其抗IgA抗体为阴性，如果同时伴有系统性红斑狼疮，发病率可达100%。

在高加索地区选择性IgA缺乏的发病率可达1∶500～1∶100。除了可能会发生严重的输血反应之外，大多数抗IgA抗体阳性的患者并无其他阳性症状。

抗IgA抗体阳性的患者如果需要输血，只能输注洗涤过的浓缩红细胞。

德文名称：Autoantikörper gegen IgE-Rezeptoren

德文同义词：Fc-Epsilon-Rezeptor-Antikörper

中文名称：抗IgE受体抗体、Fc-Epsilon受体抗体

英文名称：Autoantibodies to Fcε-Receptor

定义：IgE受体主要表达于嗜碱性粒细胞和肥大细胞表面。有其相应的抗IgE受体抗体。

功能和病理生理学：如果抗IgE受体抗体和它相应的靶抗原反应，它们会互相形成网状，这种有特异性的IgE引起的生理学反应，会导致组胺的释放。

实验材料：血清。

样本稳定性：自身抗体在4℃下可以保存2周，在−20℃下可以保存数月至数年。

分析：抗IgE受体抗体主要是IgG类。基于组胺释放原理（嗜碱性细胞脱颗粒）的功能性试验，原则上是比其他免疫检测更值得信赖的检测。颗粒释放试验的敏感性可以达到3mg/mL。

参考范围（成人）：阴性。

参考范围（儿童）：阴性。

适应证：抗IgE受体抗体主要与慢性特发性荨麻疹相关，阳性率为10%～40%。

德文名称：Autoantikoerper gegen IgLON5

德文同义词：IgLON5-Autoantikörper, Anti-IgLON5-Antikörper

中文名称：抗IgLON5抗体

英文名称：IgLON5 Autoantibodies, Anti-IgLON5 Antibodies

定义：抗IgLON5抗体的靶抗原IgLON家族成员5（IgLON5），是一种细胞黏附蛋白。

功能和病理生理学：IgLON5属于Ig超家族，是一种神经细胞黏附蛋白。这种蛋白质的功能尚不清楚。

抗IgLON5抗体与呼吸系统疾病的新型异睡症有关。该疾病的神经病理学变化为神经元的丧失和过度磷酸化的Tau蛋白的积累，尤其是在脑干和下丘脑区域。

海马神经元的细胞培养实验表明，抗体导致神经元表面IgLON5的密度不可逆地降低。

实验材料：血清、脑脊液。

样本稳定性：自身抗体在4℃下可以保存2周，在−20℃下可以保存数月至数年。

分析：可以通过间接免疫荧光法测定抗IgLON5抗体，如果呈阳性，小脑底物上的分子层（图3−46）以及大脑海马区会有反应。小脑的颗粒细胞层显示出斑点状荧光。表达重组IgLON5的HEK转染细胞，适合于自身抗体的单特异性检测（图3−47）。

诊断价值：抗IgLON5抗体是神经系统综合征的独立标志物，在2014年被首次报道。IgLON5综合征的特征为异常的睡眠行为和阻塞性睡眠呼吸暂停。还可能包括其他症状，如步态障碍、共济失调、吞咽困难和构音障碍，而且这种疾病往往致命。

IgLON5综合征通常是一个漫长的、延迟的过程，在已知病例中通常较晚才被诊断出来，免疫治疗并没有带来根本性的改善。早期诊断和治疗或许能阻止IgLON5的流失，但这是否能改善下丘脑的功能，提高生存概率，目前尚不清楚。间接免疫荧光法作为一种重要的研究神经元自身抗原的筛选方法，具有重要的意义。

德文名称：Autoantikörper gegen Insulin

德文同义词：Insulin-Autoantikörper; IAA

中文名称：抗胰岛素抗体

英文名称：Insulin Autoantibodies

定义：肽类激素胰岛素是由胰腺胰岛的β细胞中的胰岛素原形成的，在有生理需求时被释放到血液中。胰岛素的相对分子质量为58 000，有两条由两个二硫键桥联的肽链。胰岛素是调节血糖的最重要的激素，降低血糖水平，也直接或者间接地影响其他的代谢反应，例如脂肪代谢。胰岛素缺乏或者胰岛素功能降低引起的碳水化合物代谢障碍表现为1型糖尿病和2型糖尿病。胰岛素缺乏的许多原因之一是针对胰岛及其成分的自身免疫。如果存在抗胰岛素抗体，对于胰岛素的需求也会增高。这种抗体要和另外一种少见的抗胰岛素受体自身抗体区分开，抗胰岛素抗体既可以引起低血糖也可以引起高血糖。

功能和病理生理学：在胰岛素依赖型糖尿病患者中因为自身免疫反应形成的各种抗胰岛细胞抗原的自身抗体，其检测对于1型糖尿病的诊断和对于一级亲属的预测具有重要的意义，包括抗谷氨酸脱羧酶（GAD）、酪氨酸磷酸酶（胰岛素瘤相关抗原IA2）、抗锌转运蛋白ZnT8，以及其他的胰岛细胞胞浆成分和抗胰岛素的自身抗体的检测。

虽然免疫系统在出生前已经和必要的肽类激素有过接触，当分泌胰岛素的胰岛细胞被破坏，可能形成继发的抗胰岛素抗体；也可能通过胰岛素的前体，如前胰岛素原和胰岛素原等引发抗胰岛素抗体。几乎所有的患者在诊断1型糖尿病的时间点上都能检测到至少一种或者多种这类自身抗体。有些患者在胰岛素治疗期间也会产生针对治疗药物的抗体，因此特别是在使用人胰岛素期出现的增高的胰岛素需求，则有必要更换胰岛素种类（这些不是自身抗体）。

抗胰岛素抗体的阳性率与患者的年龄紧密相关。一半以上的小于5岁的1型糖尿病的新发病例可以检测到该自身抗体，而在新发病的成人患者中则很少能检测到。该抗体不仅与人的胰岛素反应，而且与其他种属的胰岛素也有交叉反应。

分析：抗胰岛素抗体可以利用放射免疫测定和酶联免疫吸附试验，但是酶联免疫吸附试验尚未被证实有效。通过放射免疫测定（液相^{125}I标记胰岛素结合试验）确定的抗胰岛素抗体比在酶联免疫吸附试验中测定的抗体有更高的糖尿病相关性：液相放射免疫测定检测中所有的胰岛素分子的位点都是对应抗胰岛素抗体的，容易获得，而且比酶联免疫吸附试验法中胰岛素的用量也相对小一些。酶联免疫吸附试验中胰岛素被包被在固相上，因此个别位点可能被遮盖。

一般情况下，抗胰岛素抗体用放射免疫测定检测。

实验材料：血清。

样本稳定性：自身抗体在4℃下可以保存到2周，在-20℃下可以保存数月至数年。

诊断价值：5岁以下的儿童糖尿病患者抗胰岛素抗体阳性率超过90%，而大于12岁的糖尿病患者该抗体的阳性率约为40%，成人则更低。抗体的高浓度是与疾病风险相关的。为了更好地对高危人群中的个体进行糖尿病的预测，应该同时进行所有糖尿病相关的自身抗体的检测。只要其中一个指标阳性，就可以考虑采取适当的措施预防糖尿病的发生发展，如免疫抑制治疗或者长期坚持糖尿病饮食（处于休息状态的胰岛产生的自身抗体也会减少）。

抗胰岛素抗体要与一种罕见的但是极其重要的抗胰岛素受体抗体相鉴别。这种抗体可以引起高糖血症（B型胰岛素耐受），也可以引起一种高血糖状态（抗体起类似激动剂的作用，此类患者多半在患糖尿病的同时还伴有系统性红斑狼疮、肥胖症、卵巢功能亢进或者黑色棘皮病）。这两种病症都可以通过长期使用可的松治愈。特别是在系统性红斑狼疮和复发的特发性高糖血症，同时伴有糖尿病而且对胰岛素的需求特别高时，建议一定检查抗胰岛素受体抗体。

德文名称：Autoantikörper gegen Insulinoma-assoziiertes Antigen 2

德文同义词：Insulinoma-assoziiertes Antigen 2; IA2-Antikörper; IA2A; Tyrosinphosphatase-Autoantikörper

中文名称：抗胰岛素相关抗原-2（IA-2）抗体

英文名称：IA2（ICA512）Autoantibodies

定义：IA2是一种酶灭活的蛋白酪氨酸磷酸酶，在郎罕胰岛的β细胞和神经内分泌组织分泌，参与胰岛素分泌的调节。有其相应的抗IA2抗体。

抗IA2抗体的阳性结果提示胰岛素依赖性糖尿病（IDDM）。

功能和病理生理学：胰岛素依赖性糖尿病中的自身免疫反应很早就会形成针对不同胰岛细胞抗原的自身抗体，检测这些抗体对于诊断1型糖尿病和对糖尿病患者的亲属的筛查都有很大的意义，包括抗谷氨酸脱羧酶抗体（GAD）、抗酪氨酸磷酸酶（胰腺瘤相关抗原IA2）抗体、抗锌转运蛋白（ZnT8）抗体、抗其他的胰岛细胞胞浆组分和胰岛素抗体。这些自身抗体，抗GAD抗体、抗IA2抗体、抗ZnT8抗体、胞浆样胰岛抗原（ICA）和胰岛素，其中的一种或者多种基本上能在1型糖尿病的诊断阶段被检测到。

抗IA2抗体是针对IA2胞浆C端区的位点。胰岛细胞抗原ICA512以及胰肽酶治疗后从免疫共沉淀中获得的相对分子质量为40 000的胰岛细胞抗原都是IA2的片段。和IA2有关的胰岛细胞抗原IA2β（小鼠）或者Phogrin（大鼠、人），其胞浆内区域和IA2的同源性高达74%，既有与IA2交叉反应的位点也有自己独立的位点。

抗IA2抗体的出现与一种相对进展迅速的胰岛素依赖性的糖尿病相关。

分析：抗IA2抗体可以用放射免疫测定和酶免法（酶联免疫吸附试验、化学发光免疫测定）检测。一种特别设计的酶联免疫吸附试验与放射免疫测定在敏感性和特异性方面具有可比性，分别用在固相包被的和液相中标记的IA2来捕获抗IA2抗体。酶联免疫吸附试验具有很好的重复性，容易操作，适合不管是大样本量还是小样本量的常规实验室检测。

实验材料：血清、脑脊液。

样本稳定性：自身抗体在4℃下可以保存2周，在−20℃下可以保存数月至数年。

诊断价值：在新诊断的1型糖尿病患者中，儿童和青少年抗IA-2自身抗体的阳性率为50%～70%，成人为30%～50%。该抗体对于潜在的糖尿病患者高危个体具有很高的预测价值。该抗体多数在临床症状出现之前即为阳性，因此可以作为糖尿病前期的检测指标。为了更好地对高危人群中的个体进行糖尿病的预测，应该同时进行所有糖尿病相关的自身抗体的检测（包括GAD、IA2、ZnT8、胰岛素及胰岛细胞）。只要其中一个指标阳性，就可以考虑采取适当的措施预防糖尿病的发生发展，如免疫抑制治疗或者长期坚持糖尿病饮食（处于休息状态的胰岛产生的自身抗体也会减少），参见"抗胰岛细胞抗体"。

德文名称：Autoantikörper gegen intestinale Becherzellen

德文同义词：Becherzell-Antikörper; BAk

中文名称：抗肠杯状细胞抗体

英文名称：Intestinal Goblet Cell Antibodies, Gab

定义：抗肠杯状细胞抗体。从十二指肠到直肠的杯状细胞都显示一样的免疫反应，但是消化道的其他组织像胃黏膜的杯状细胞不具有共同抗原性。

功能和病理生理学：溃疡性结肠炎中检出的抗肠杯状细胞抗体，很可能是一种病因性为主的自身免疫表现。类似于在另外一种慢性炎症性肠道疾病（克罗恩病）中的疾病特异性的自身抗体——抗胰腺分泌物的抗体（抗胰腺腺泡抗体），而且很可能也同时与疾病的发生具有很高的相关性。

杯状细胞的分布从宏观和微观上都反映了该疾病的定位：十二指肠中杯状细胞很少，从十二指肠到直肠，杯状细胞的数目持续增高。相对应的溃疡性结肠炎几乎不会累及到十二指肠，而是从直肠开始，随着疾病活动性逐渐向上延伸。结肠隐窝处杯状细胞的密度很高，在活检中发现，结肠隐窝炎也是溃疡性结肠炎的临床诊断指标，反之克罗恩病中很少见结肠隐窝炎症。对于溃疡性结肠炎最有意义的靶抗原还有待于进一步鉴定。

实验材料：血清、脑脊液。

样本稳定性：自身抗体在4℃下可以保存2周，在−20℃下可以保存数月至数年。

分析：所有4种与慢性炎症性肠道疾病相关的抗体通常都是用间接免疫荧光法检测的，包括抗小肠杯状细胞抗体、抗粒细胞胞浆抗体（pANCA）、抗胰岛外分泌腺抗体以及抗酿酒酵母抗体。迄今为止以灵长类动物的肠作为诊断杯状细胞抗体的试验基质

（图3-46），当然最理想的应该是人胚胎的肠组织，一是基于真正正确的种属来源，另外只有胚胎组织还完全没有和细菌或外源性抗原有过接触。某些专家推荐啮齿类动物的组织作为试验基质，其实是完全不适合的。在免疫荧光中也可以使用一种结肠细胞系（HT29-18N2）作为试验基质（图3-47），同时也可以作为研发酶联免疫吸附试验系统和鉴定靶抗原的很好的抗原来源。

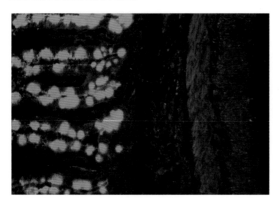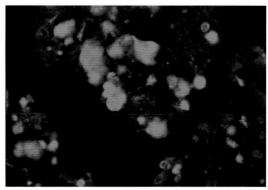

图3-46　抗肠杯状细胞抗体
——基质猴小肠

图3-47　抗肠杯状细胞抗体
——基质HT29-18N2细胞系

杯状细胞抗体检测的起始稀释度是1∶10。阳性结果表现为边界不清晰的覆盖杯状细胞的云雾状的荧光。该抗体在溃疡性结肠炎中的阳性率仅为28%（克罗恩病0、健康人0），免疫球蛋白类型分布为IgA 8%、IgG 23%和IgG 69%。

溃疡性结肠炎中抗肠杯状细胞抗体的阳性率以男性患者占优势（男∶女 = 3.3∶1），与pANCA的阳性率并不完全相违背（男∶女 = 0.9∶1）。

参考范围（成人）：阴性。

参考范围（儿童）：阴性。

适应证：抗肠杯状细胞抗体以及pANCA、抗胰岛外分泌腺抗体以及抗酿酒酵母抗体可以很大程度地完善慢性炎症性肠道疾病的鉴别诊断（克罗恩病、溃疡性结肠炎）。如果临床医生能够更多地使用这些有效的血清学诊断方法，很多患者都可以免受一次又一次痛苦的肠镜折磨。自身抗体诊断在消化内科疾病诊断（阳性诊断结果）中的准确性，完全可以和内镜相媲美。

说明：抗肠杯状细胞抗体在病因病理学上提示溃疡性结肠炎，其诊断灵敏度为28%，特异性高达100%。如果在平行的抗中性粒细胞胞质抗体检测中检出pANCA，那么83%的溃疡性结肠炎的患者都可以被诊断出来。

诊断价值：在溃疡性结肠炎以及克罗恩病（罕见）中还可能检测到抗中性粒细胞抗体（pANCA，参见"抗中性粒细胞胞质抗体"），可以在间接免疫荧光法中利用人乙醇固定的中性粒细胞来验证，显示为平滑至部分颗粒状的pANCA，且不与甲醛固定的中性粒细胞反应。同样的pANCA还可能出现在合并原发性硬化性胆管炎的溃疡性结肠炎，其靶抗原于2009年被确认为DNA结合的乳铁蛋白。这种pANCA在溃疡性结肠炎的阳性率大约为67%（克罗恩病7%、健康人0~1%），抗体类型分布为IgA 3%、IgG 39%、IgG 58%。

德文名称：Autoantikörper gegen Intrinsic-Faktor

德文同义词：Anti-IF-Antikörper; Anti-IFA; Intrinsic-Faktor-Antikörper

中文名称：抗内因子抗体

英文名称：Antibodies to Intrinsic Factor

定义：内因子是胃壁细胞的分泌产物，是回肠吸收维生素B_{12}所必需的。抗内因子抗体和恶性贫血（PA）有关。

功能和病理生理学：内因子是相对分子质量为70 000的糖蛋白，是一种转运和保护蛋白。口服的维生素B_{12}与胃和十二指肠中的内因子形成复合物，可以保护其不被肠内菌丛降解或者消耗，从而能够到达远端回肠被再吸收。

抗内因子抗体分为两型：抗体1型竞争结合维生素 B_{12} 与内因子的结合位点，从而阻止复合物的形成；而抗体2型则是和维生素 B_{12} 结合位点之外的结构反应。

抗内因子抗体（与抗胃壁细胞抗体类似）与恶性贫血相关，但并不是每一个恶性贫血的患者血清中都能检测到该抗体。70%的恶性贫血患者为1型抗内因子抗体阳性，只有35%的患者2型抗内因子抗体阳性，而且同时1型抗体也是阳性（图3-48）。

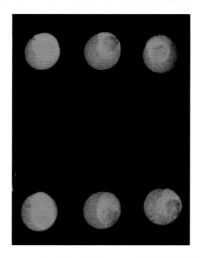

图3-48　抗内因子抗体——基质内因子抗原

样本稳定性：自身抗体在4℃下可以保存2周，在-20℃下可以保存数月至数年。

分析：抗内因子抗体通常用酶联免疫吸附试验或者放射免疫测定，也可以在间接免疫荧光法中将内因子包被在载玻片上进行检测。

荧光法中血清的起始稀释度为1：10。

参考范围（成人）：阴性。

参考范围（儿童）：阴性。

适应证：个别慢性萎缩性胃炎（胃底型）患者，在临床上尚无恶性贫血症状的时候，抗内因子抗体如果是阳性，那么这些患者很可能最终还是会发展成恶性贫血。

临床治疗上，现在使用维生素 B_{12}（叶酸）。在此之前也有用猪的胃黏膜来治疗恶性贫血，但很容易在患者体内诱导产生抗内因子的异源性IgA抗体，从而在同等程度上使患者变得更加难以治疗。

德文名称：Autoantikörper gegen ITPR1 (Inositol-1,4,5-triphosphat-Rezeptor Typ 1)

德文同义词：ITPR1-Autoantikörpe; Anti-ITPR1-Antikörper

中文名称：抗肌醇1,4,5-三磷酸1型受体（ITPR1）抗体

英文名称：ITPR1 Autoantibodies; Anti-ITPR1 Antibodies

定义：抗原肌醇1,4,5-三磷酸1型受体，是配体门控型钙通道。

功能和病理生理学：ITPR1主要在小脑和海马神经元的浦肯野细胞中表达，但在外周神经系统的神经元和神经胶质细胞中也有表达。通过Homer3，ITPR1与代谢型谷氨酸受体1（mGluR1）偶联。活化的mGluR1促进ITPR1的合成，从而通过ITPR1使钙从内质网中释放。

到目前为止，4例小脑共济失调患者和3例周围神经病变症状患者都存在抗ITPR1抗体。其中2例患者还被诊断出恶性肿瘤（肺腺癌、多发性骨髓瘤）。

实验材料：血清、血浆、脑脊液。

样本稳定性：自身抗体在4℃下可以保存2周，在-20℃下可以保存数月至数年。

分析：抗ITPR1抗体可以使用间接免疫荧光法测定。在阳性反应中，小脑底物上的分子层和浦肯野细胞的细胞质呈细颗粒样染色（图3-49）。表达重组ITPR1的HEK转染细胞适合于自身抗体的单特异性检测（图3-50）。

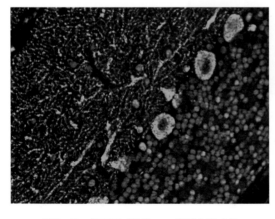

图3-49 抗ITPR1抗体——基质大鼠小脑

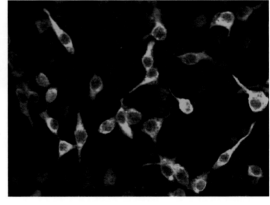

图3-50 抗ITPR1抗体——基质转染细胞

诊断价值：抗ITPR1抗体与小脑性共济失调或周围神经病变有关，可能伴有肿瘤。

使用重组细胞进行的特异性检测在诊断中起着重要作用，因为抗ITPR1抗体的荧光模式与其他抗浦肯野细胞抗体的荧光模式差别不大。

德文名称：Autoantikörper gegen Kaliumkanäle
德文同义词：Kaliumkanal-Komplex-Autoantikörper; Anti-VGKC-Komplex-Autoantikörper
中文名称：抗钾离子通道抗体
英文名称：Autoantibodies to Voltage Gated Potassium-channels (VGKC); VGKC-complex Antibodies

定义：抗钾离子通道（VGKC）抗体最早是通过放射免疫测定的反应性来定义的。其中3%是针对$Kv_{1.1}$-、$Kv_{1.2}$-、$Kv_{1.6}$-亚单位，80%是针对VGKC相关蛋白富亮氨酸神经瘤灭活蛋白1（LGI1）、接触素相关蛋白2（CASPR2）和（罕见的）短暂轴突糖蛋白/接触素2（TAG1）。大约20%放射免疫测定阳性的自身抗体与除LGI1或者CASPR2的其他位点结合，其中包括Kv_1亚单位的胞质位点。

功能和病理生理学：电压依赖性的钾通道与神经细胞膜的复极后活化能力有关。LGI1位于VGKC复合物前突触，调节VGKC失活且参与谷氨酸受体（AMPA型）介导的信号传导。是介导神经元之间的信号传导。CASPR2属于一个轴突蛋白超家族，介导神经元之间的相互作用。抗LGI1抗体的功能是可以影响和增加其兴奋性。海马体中高密度的抗原会导致自身免疫反应，从而引起边缘性脑炎的一系列症状。而抗CAPSR2自身抗体可以降低VGKC密度对于周围神经的作用，从而导致神经肌肉过度兴奋。

抗VGKC抗体的产生可能是由于外胚层肿瘤组织异位表达。自身免疫反应在相关神经症状的发病机理中的作用表明，在大多数情况下免疫抑制的干预可改善临床症状。

分析：对于放射免疫测定，可将VGKC从脑均质中分离出来，并使用蛇毒^{125}I-α-曼巴毒素标记。在和患者血清温育后，将复合体离心并清洗。沉淀物中测出的放射性与抗VGKC自身抗体的浓度成比例。

在间接免疫荧光试验中，抗LGI1和抗CASPR2抗体在海马体和小脑的冷冻切片的分子结构层显现平滑至细颗粒荧光。单特异性检测可通过转染的HEK-293细胞重组表达LGI1、CASPR2或TAG1。此外，建议对其他重要的抗神经元抗原抗体进行平行检测，这些检测具有快速、安全的至关重要的诊断结果。

实验材料：血清、血浆、脑脊液。

样本稳定性：自身抗体在4℃下可以保存2周，在-20℃下可以保存数月至数年。

诊断价值：≥90%抗LGI1抗体和一种特殊类型的自身免疫性边缘性脑炎相关。抗CASPR2自身抗体大部分（53%）见于神经性肌强直或马方综合征，也和边缘性脑炎相关

（37%），或者见于孤立的癫痫（10%）。它们属于选择性的副肿瘤性抗体，10%～30%的神经综合征存在副肿瘤性的病原学因素，也就是说，阳性的抗体结果提示肿瘤的可能性（例如胸腺瘤）。尽早地治疗可以避免认知损害和减少复发。重要的是对受影响的脑部区域（海马区）的后期硬化尽早地采取侵入性的治疗。急性期用甲基泼尼松龙加浓缩免疫球蛋白治疗，也可用硫唑嘌呤和口服激素或利妥昔单抗治疗。

抗钾离子通道抗体与以下疾病相关：边缘性脑炎、亚急性联合型脊髓变形、合并胸腺瘤或小细胞肺癌的副瘤综合征等。

非LGI1或CASPR2的抗VGKC抗体多数为低滴度，通常无临床相关性，应该谨慎报告。

德文名称：Autoantikörper gegen Kollagen

德文同义词：Kollagen-Antikörper

中文名称：抗胶原蛋白抗体

英文名称：Autoantibodies to Collagen

定义：抗胶原蛋白抗体是针对不同的胶原类型的抗体。与不同类型自身免疫性疾病相关。

功能和病理生理学：胶原是一类异质性蛋白种类，至今一共有25种不同的胶原类型，其功能主要是形成细胞外的基质结构。

实验材料：血清、血浆。

样本稳定性：自身抗体在4℃下可以保存2周，在-20℃下可以保存数月至数年。

分析：用酶联免疫吸附试验检测瓜氨酸化的胶原Ⅱ抗体，部分使用的是重组抗原。抗肾小球基底膜抗体、抗胶原Ⅶ抗体和抗胶原ⅩⅦ抗体都可以用酶联免疫吸附试验、免疫印迹法和间接免疫荧光法检测。抗胶原Ⅶ抗体会和冰冻的人的分裂皮肤（"1M NaCl分裂的人的皮肤"）的大疱底部的基底膜反应，而抗胶原ⅩⅦ抗体则和大疱顶部的基底膜反应。

参考范围（成人）：阴性。

参考范围（儿童）：阴性。

适应证：多种胶原类型都被怀疑是不同自身免疫性疾病的靶抗原，但是目前确定的只有下面几种胶原结构。

1.Ⅱ型胶原：属于纤维性抗原。类风湿关节炎中很少能够检测到抗完整的天然Ⅱ型胶原，占10%～20%。如果用瓜氨酸替代分析用胶原Ⅱ的精氨酸基质，那么可能提高到70%（炎症组织在肽基精氨酸脱亚胺酶的共同作用下的转化参与了类风湿关节炎的病理生理机制）。瓜氨酸环化发生在羧基端的端粒肽。相应的检测至今在抗环瓜氨酸肽抗体检测中未发现。

2. 肺出血-肾炎综合征中的Ⅳ型胶原：其靶点是Ⅳ型胶原蛋白的球状NC1结构域，通常被称为肾小球基底膜（GBM）抗原。抗肾小球基底膜抗体阳性可证明患有肺出血-肾炎综合征。

3. 获得性大疱性表皮松解症（EBA）的靶抗原（Ⅶ型胶原）：是锚原纤维的主要成分，表皮与真皮在基底膜处相连接。该自身抗体对于疾病的病理有直接作用。自身抗体结合在相应的靶结构上，激活补体旁路途径，从而形成大疱。该抗体的检测有助于将获得性大疱性表皮松解症与遗传性的Ⅶ型胶原异常或者缺乏引起的营养不良性的大疱性表皮松解症相鉴别。

4. ⅩⅦ型胶原（即BP180）：是大疱性类天疱疮（自身免疫性大疱性皮肤病抗体）和妊娠类天疱疮（抗表皮基底膜抗体）的靶抗原。

诊断价值：现在的诊断实验室很少收到抗胶原抗体全面检测的要求，特别是因为该抗体被证实可能与多个不同的医学领域相关时，如风湿病学、肾脏病学和皮肤病学。

德文名称：Autoantikörper gegen Ku

德文同义词：Ku-Antikörper; Anti-Ku (p70/p86)-Antikörper

中文名称：抗Ku抗体

英文名称：Antibodies Against Ku，Anti-Ku，Anti-Ku（p70/p80），Anti-Ku（p70/p86）

定义：抗Ku抗体的靶抗原是结合DNA的胞核异二聚体，参与DNA双链断裂的修补、阻止端粒的重组以及参与端粒长度的调节（参见"抗核抗体"）。

实验材料：血清、血浆。

样本稳定性：自身抗体在4℃下可以保存2周，在-20℃下可以保存数月至数年。

分析：抗Ku抗体采用间接免疫荧光法检测，会和HEp-2细胞反应，显示一种细胞核的细致颗粒样荧光，部分核仁阳性（图3-51），荧光本身和抗SS-A、抗SS-B、抗Sm和RNP抗体没有差别，而在同一反应孔中共同孵育的灵长类动物的肝脏组织上则表现为一种几乎只是抗Ku抗体的荧光模式——肝细胞细胞核的典型的斑块状荧光（图3-52）。血清起始稀释度为1∶100。

如果对间接免疫荧光法中的阳性结果不是很确定，还可用相应的单特异性的细胞核抗原的免疫印迹法进行确认。

参考范围（成人）：阴性。

参考范围（儿童）：阴性。

适应证：抗Ku抗体多数出现在以下疾病：多肌炎/皮肌炎-进展性系统性硬化症-混合综合征阳性率为25%～50%（经常合并原发性肺动脉高压），不同类型的肌炎阳性率为5%～10%，系统性红斑狼疮阳性率为10%，进展性系统性硬化症阳性率约为5%。

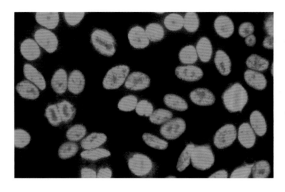 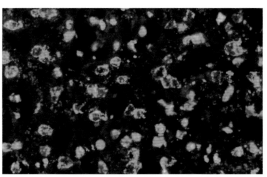

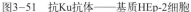
图3-51　抗Ku抗体——基质HEp-2细胞　　　　　图3-52　抗Ku抗体——基质猴肝

德文名称：Autoantikörper gegen Laktoferrin

德文同义词：Autoantikörper gegen DNA-gebundenes Laktoferrin

中文名称：抗乳铁蛋白抗体

英文名称：Autoantibodies Against Lactoferrin

定义：乳铁蛋白（乳转铁蛋白）是一种铁结合蛋白，由一个肽链和含有两个结合在天冬氨酰上的寡糖组成，属于转铁蛋白家族，主要由中性粒细胞和腺上皮细胞合成。其有相应的抗体产生。

功能和病理生理学：乳铁蛋白可能存在于血清、胆汁、精液、胰岛分泌物、尿液、粪便、气管分泌物以及母乳中（大约5.5g/L）。细菌和真菌的生长都需要铁，而每个乳铁蛋白分子可以结合两个三价铁离子，从而阻止黏膜处的细菌或者真菌的生长。

实验材料：血清、血浆。

样本稳定性：自身抗体在4℃下可以保存2周，在-20℃下可以保存数月至数年。

分析：抗乳铁蛋白抗体的靶抗原位于中性粒细胞的胞浆颗粒中，可以用间接免疫荧光法检测。目前有一种新的试验基质，即事先用高盐洗脱粒细胞的抗原，再选择性地负载乳铁蛋白，这种粒细胞只会特异性地与溃疡性结肠炎和原发性硬化性胆管炎患者的血清反应。

抗乳铁蛋白抗体检测常用来诊断溃疡性结肠炎和原发性硬化性胆管炎，但乳铁蛋白必须是以与DNA结合的方式存在。这一点在既往没有被注意到，也一直存在对于该抗体在消化性疾病诊断中的意义的争议，其诊断价值也因此一直被低估。

参考范围（成人）：阴性。

适应证：血清学检出抗结合DNA的乳铁蛋白抗体可以作为诊断慢性炎症性肠病和肝脏疾病的依据。72%的溃疡性结肠炎患者血清可以和负载乳铁蛋白的中性粒细胞发生阳性反应，如克罗恩病阳性率为3%、原发性硬化性胆管炎阳性率为42%、健康人为0。

德文名称：Autoantikörper gegen Lamin-B-Rezeptoren

德文同义词：Lamin-B-Rezeptor-Antikörper

中文名称：抗板层素 B 受体抗体

英文名称：Autoantibodies Against Lamin B Receptors

定义：板层素B受体是位于核膜内侧的相对分子质量大小为58 000（鸟红细胞）到61 000（大鼠肝脏）的蛋白。相应的自身抗体识别的是含有60个氨基酸的表位（参见"原发性胆汁性胆管炎相关抗核抗体"）。

实验材料：血清、血浆。

样本稳定性：自身抗体在4℃下可以保存2周，在−20℃下可以保存数月至数年。

分析：用间接免疫荧光法检测抗板层素B受体抗体，会和HEp-2细胞以及灵长类动物的肝脏组织反应，呈现出一种核膜的线性荧光（图3-53，3-54）。在20%～30%的PBC患者中会出现的抗GP210自身抗体也表现为相同的荧光模式，还有抗板层素B受体抗体，通常出现在抗心磷脂抗体阳性的系统性红斑狼疮患者中，也表现为同样的荧光，因此阳性的核膜荧光一定要继续用单特异性检测系统（比如免疫印迹法）进行鉴别诊断。

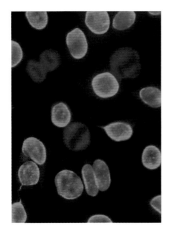 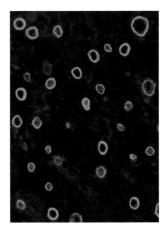

图3-53 抗板层素 B受体抗体——
基质HEp-2细胞（核膜阳性）
图3-54 抗板层素 B受体抗体——
基质猴肝（核膜阳性）

参考范围（成人）：阴性。

参考范围（儿童）：阴性。

诊断价值：抗板层素B受体抗体似乎对PBC有很高的特异性，但是其阳性率仅有1%～3%，因此其诊断相关性有限。

德文名称：Autoantikörper gegen LAMP-2 (Granulozyten)

德文同义词：Anti-hLAMP-2-Antikörper

中文名称：抗溶酶体相关膜蛋白2（抗hLAMP-2）抗体

英文名称：Autoantibodies Against the Lysosomal-associated Membrane Protein 2

定义：该自身抗体的靶抗原是人溶酶体相关粒细胞膜蛋白2（LAMP-2）的胞外段。

功能和病理生理学：LAMP-2参与细胞黏附、抗原呈递和细胞自噬。该蛋白高度糖基化，由中性粒细胞胞浆中含有髓过氧化物酶和蛋白酶3的颗粒分泌在粒细胞表面，内皮细胞表面也分泌LAMP-2，因此可以与循环中的自身抗体直接接触。大鼠的实验结果强调了病理学意义：动物注射该抗体之后会产生一种急性局部免疫坏死性肾小球肾炎。

识别hLAMP-2（P_{41-49}）位点的抗体被证实和细菌的菌毛蛋白FimH具有100%的同源性。一些细菌种类以菌毛作为捕获器官，可以通过黏附作用附着在宿主细胞上。FimH诱导的自身免疫反应可以解释急性局部免疫坏死性肾小球肾炎的病因。众所周知，含菌毛的细菌感染在早期经常会先表现为一种局部坏死性肾小球肾炎。

实验材料：血清、血浆、脑脊液。

样本稳定性：自身抗体在4℃下可以保存2周，在-20℃下可以保存数月至数年。

分析：用间接免疫荧光法检测抗hLAMP-2抗体，其与乙醇固定的粒细胞反应显示出一种cANCA的模式。抗原也由人上皮细胞表达。因此，在免疫荧光试验中，在检测细胞核的自身抗体时，偶然观察到该抗体。HEp-2细胞在细胞质中呈现典型的细-粗滴状（"溶酶体"）胞浆荧光。

参考范围：阴性。

适应证：膜蛋白hLAMP-2是1995年才被报道的新的ANCA抗原。该自身抗体有时会出现在活动性的肉芽肿性多血管炎，是ANCA相关的血管炎的新的有保障的诊断指标，抗hLAMP-2抗体被证实在93%的急性局部免疫坏死性肾小球肾炎患者血清中为阳性（属于肉芽肿性多血管炎），这种急性炎症性疾病会导致一种迅速的不可逆的肾衰竭，通常在ANCA相关的小血管血管炎（包括GPA或者显微镜下多血管炎）中出现。

德文名称：Autoantik**ö**rper gegen LC-1

德文同义词：Autoantikörper gegen zytosolisches Leberantigen Typ 1; Autoantikörper gegen Formiminotransferase-Cyclodeaminase; Autoantikörper gegen Leber-Zytosol-Antigen 1; LC-1-Antikörper

中文名称：抗肝细胞胞质抗原1型抗体（抗LC-1抗体）

英文名称：Autoantibodies Against LC-1 (liver cytosolic antigen type 1)

定义：抗LC-1抗体的特异性靶抗原是1999年鉴定的肝特异性的亚胺甲基四氢叶酸环化脱氢酶，该酶的相对分子质量为62 000。

实验材料：血清、血浆。

样本稳定性：自身抗体在4℃下可以保存2周，在-20℃下可以保存数月至数年。

分析：用间接免疫荧光法检测抗LC-1抗体，在大鼠和灵长类动物的肝脏组织上表现为一种斑块状外周荧光，在Glisson系统门静脉部分为阴性（区别于其他的抗体），如图3-55所示。除此之外，抗LC-1抗体通常在聚焦层面上显示出细小的晶体样荧光，很有可能是部分溶解的靶抗原和自身抗体形成的免疫复合物引起的。所有的其他组织（胃、肾、HEp-2细胞等）均为阴性。

抗LC-1抗体可以用重组抗原的酶免疫测定（酶联免疫吸附试验、免疫印迹法）进行检测，也可以用免疫印迹法对肝脏的提取物进行可靠性鉴定。

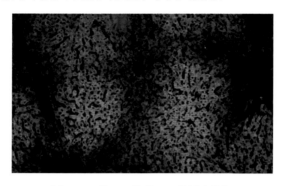

图3-55　抗LC-1抗体——基质大鼠肝

参考范围（成人）：阴性。

参考范围（儿童）：阴性。

适应证：不明原因的转氨酶升高，怀疑自身免疫性肝炎。

诊断价值：抗LC-1抗体在自身免疫性肝炎中的阳性率约为5%，是一个明确的自身免疫性肝炎的诊断依据。该抗体和抗肝肾微粒体（LKM）抗体不同，没有任何与病毒性肝炎的相关性，也比抗LKM抗体罕见，所以传统上更常检测抗LKM抗体。

血清学确定抗LC-1抗体在一些患者中可以精确地将自身免疫性肝炎与病毒性肝炎相鉴别，这对于临床肝病具有决定性意义，以免错误地将干扰素用于误诊的自身免疫性肝炎和对误诊的病毒感染进行免疫抑制治疗。

为了进一步与病毒性肝炎相鉴别，建议同时进行其他与自身免疫性肝炎相关的自身抗体的检测，例如ANA、ANCA、ASMA或者LKM抗体和SLA自身抗体。

德文名称：Autoantikörper gegen LKM

德文同义词：Autoantikörper gegen Leber-Niere-Mikrosomen

中文名称：抗肝肾微粒体（LKM）抗体

英文名称：Autoantibodies Against Liver-kidney Microsomes

定义：LKM位于肝和肾的微粒体中，测序和克隆发现其抗原是细胞色素P450 IID6。

实验材料：血清、血浆。

样本稳定性：自身抗体在4℃下可以保存2周，在-20℃下可以保存数月至数年。

分析：间接免疫荧光法中用冰冻大鼠的肾和肝联合作为试验基质来检测抗LKM抗体。其小的马赛克也可以用于和抗线粒体抗体（AMA）进行鉴别诊断。大鼠肾：肾皮质部分表现为近段小管的平滑至细致颗粒样的细胞质荧光，远端小管和肾小球为阴性（图3-56）。大鼠肝：抗LKM抗体可以和大鼠肝完全反应，表现为肝细胞胞浆平滑的荧光。原则上肝细胞至少表现为和近段肾小管相同强度的荧光（图3-57）。HEp-2细胞：与抗线粒体抗体相比，为阴性。抗LKM-1抗体可以用酶免疫测定（酶联免疫吸附试验、免疫印迹法）以一种重组的抗原为基础进行检测，也可以用免疫印迹法对肝脏的提取物进行精确鉴定。

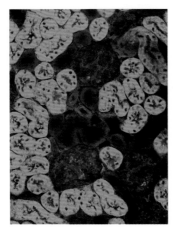 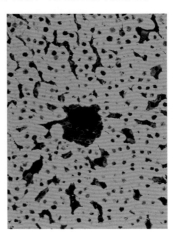

图3-56　抗肝肾微粒体抗体——基质大鼠肾　　　　图3-57　抗肝肾微粒体抗体——基质大鼠肝

参考范围（成人）：阴性。

参考范围（儿童）：阴性。

适应证：不明原因的转氨酶升高，怀疑自身免疫性肝炎。

诊断价值：抗LKM抗体在成人自身免疫性肝炎中的阳性率只有1%，儿童中相对较高。抗LKM1抗体通常在约5%的丙肝患者血清中为阳性。由于抗LKM抗体既与抗可溶性肝抗原抗体（SLA/LP）无相关性，也不和其他自身免疫性肝炎相关的抗体同时出现，所以通过该抗体的检测可以提高自身免疫性肝炎诊断的血清学阳性率，特别适用于在儿童中进行检测。为了进一步与病毒性肝炎相鉴别，建议同时进行其他与自身免疫性肝炎相关的自身抗体的检测，例如ANA、ANCA、ASMA或者抗LC-1和SLA/LP。

德文名称：Autoantikörper gegen Ma

德文同义词：Ma(Ma1, Ma2/Ta)-Autoantikörper; Autoantikörper gegen paraneoplastisches Antigen 1/2; Autoantikörper gegen PNMA

中文名称：抗Ma（Ma1、Ma2/Ta）抗体

英文名称：Ma (Ma1, Ma2/Ta) Autoantibodies, Autoantibodies Against PNMA (paraneoplastic antigen)

定义：抗Ma抗体是抗神经元细胞核核仁蛋白（PNMA1，Ma1，37 000；PNMA2，Ma/Ta，40 000）的自身抗体（参见"抗神经元抗原抗体"）。

功能和病理生理学：Ma蛋白不仅在外周和中枢神经元分泌，也会出现在抗体阳性的患者的肿瘤组织。

分析：抗 Ma抗体可用灵长类动物的大脑或小脑的冰冻组织切片进行间接免疫荧光法检测，组织切片表现为神经细胞核仁的阳性反应。在膜条印迹法上 Ma1和 Ma2/Ta 自身抗体与重组的 Ma2/Ta（PNMA2）抗原阳性反应。

实验材料：血清、血浆、脑脊液。

样本稳定性：自身抗体在4℃下可以保存2周，在−20℃下可以保存数月至数年。

诊断价值：抗Ma抗体与脑干脑炎和边缘性脑炎相关，该抗体及其相关临床症状可能是诊断潜在肺癌、睾丸癌或者乳腺癌的早期诊断依据。

德文名称：Autoantikörper gegen MAP-2

德文同义词：Mikrotubulus-assoziiertes neuronales Protein 2

中文名称：抗MAP-2抗体

英文名称：Microtubule Associated Protein 2

定义：MAP-2是神经元细胞骨架的组分之一。其具有相应的抗体产生。

功能和病理生理学：由于其只存在于神经细胞中，因此可以特异性地标记神经细胞，这样可以在免疫组化法中鉴定中枢神经系统或者自主神经系统的神经节细胞或者与神经胶质细胞（GFAP阳性）相鉴别（胶质纤维酸性蛋白）。

实验材料：血清、血浆。

样本稳定性：自身抗体在4℃下可以保存2周，在−20℃下可以保存数月至数年。

分析：间接免疫荧光法可以用大脑、小脑、脊髓、胃或者肠作为试验基质，最近也有用重组的表达MAP-2抗原的HEK-293细胞作为抗原基质的。另外，也可以选择酶联免疫吸附试验或者免疫印迹法进行检测。

参考范围（成人）：阴性。

参考范围（儿童）：阴性。

适应证：红斑狼疮伴随中枢神经系统症状（神经精神性系统性红斑狼疮），阳性率为77%（在全部的系统性红斑狼疮中阳性率仅为17%）。

说明：该抗体对疾病的特异性有限，因为该抗体还出现在酒精性肝脏疾病、病毒性肝炎以及原发性胆汁性胆管炎等疾病患者中。

德文名称：Autoantikörper gegen Mi-2

德文同义词：Anti-Mi-2-Antikörper，Mi-2-Antikörper

中文名称：抗Mi-2抗体

英文名称：Anti Mi-2，Antibodies Against Mi-2

定义：抗Mi-2抗体是可以和细胞核中的一种多成分复合物结合的抗体。利用分子生物学的方法鉴定出其主要抗原的相对分子质量为218 000，具有组蛋白去乙酰化酶和核小体重组的活性（参见"抗核抗体"）。

实验材料：血清。

样本稳定性：自身抗体在4℃下可以保存2周，在-20℃下可以保存数月至数年。

分析：抗Mi-2抗体在间接免疫荧光法中显示为HEp-2细胞的细胞核中致密颗粒状的荧光，核仁为阴性（图3-58）。血清起始稀释度为1∶100。

若免疫荧光法检测结果阳性，为了确认靶抗原，应该进行相应的单特异性免疫印迹法检测，抗原为HeLa细胞核中分离的Mi-2抗原。

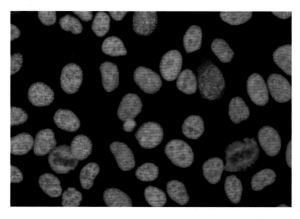

图3-58 抗Mi-2抗体——基质HEp-2细胞

参考范围（成人）：阴性。

参考范围（儿童）：阴性。

适应证：抗Mi-2自身抗体是皮肌炎的血清学诊断标志，阳性率为5%～30%。

德文名称：Autoantikörper gegen Midbody

德文同义词：Trennzone-Antikörper

中文名称：抗中间体抗体

英文名称：Midbody Antibodies

定义：抗中间体抗体识别的靶点是细胞分裂时纺锤丝的重叠部位（中间体，分离带）。靶抗原是一种具有ATP酶活性的蛋白，参与互相重叠的纺锤丝之间的相互排斥。该蛋白由两条多肽链构成，相对分子质量为330 000（图3-59）。

功能和病理生理学：在细胞有丝分裂期，纺锤丝从中心粒向各个方向放射性伸出，主要集中向细胞的中间水平方向。其中的一些纺锤丝附着在染色体的着丝点上，在分裂后期时将染色单体拉向各自的中心粒。大部分的纺锤丝并不和染色体接触，而是和对面的纺锤丝相遇，在重叠的位置互相排斥，细胞从而分裂为两个子细胞（"分离带"）（参见"抗有丝分裂相关抗原抗体"）。

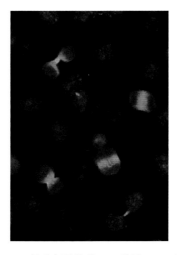

图3-59　抗中间体抗体——基质HEp-2细胞

实验材料：血清、血浆。

样本稳定性：自身抗体在4℃下可以保存2周，在-20℃下可以保存数月至数年。

分析：抗中间体抗体在间接免疫荧光法中（起始稀释度为1∶100）显示为有丝分裂中期细胞在中间水平位置的致密颗粒状荧光。和抗着丝点抗体不同的是，荧光线直到分裂期结束始终位于中间，其长度和整个细胞在分离带的宽度一致，随着细胞分裂逐渐缩短，直到分裂末期变为一个荧光点，连接两个子细胞（"吻别"）。半数的分裂间期细胞含有大量粗大的荧光点，其余的细胞为阴性。

参考范围（成人）：阴性。

参考范围（儿童）：阴性。

诊断价值：该抗体的诊断价值目前尚不明确。

德文名称：Autoantikörper gegen Mitochondrien

德文同义词：AMA; Mitochondrien-Antikörper; M(1-9)-Antikörper; antimitochondriale Antikörper

中文名称：抗线粒体抗体

英文名称：Anti-mitochondrial Antibodies

定义：该抗体为抗线粒体成分的自身抗体。

功能和病理生理学：线粒体中含有很多不同生化特性的抗原，其中有一些是对自身免疫性疾病有临床意义的，如线粒体抗原M1～M9。其中最重要的M2抗原（AMA-M2）是位于线粒体内膜上的由3个生化上相关的多酶复合物组成。这些催化氧化脱羧的丙酮、

α-酮戊二酸和α-酮酸。其他的抗原还有亚硫酸盐氧化酶（M4）和磷酸化酶a（M9，实际上是线粒体外的胞浆酶，但是和线粒体膜相关联）。

目前，在原发性胆汁性肝硬化（PBC）患者血清中共检出9种AMA中的4种（抗M2、抗M4、抗M8与抗M9抗体）。抗M2抗体在PBC患者中阳性率高达94%。高滴度的抗M2抗体血清阳性是诊断PBC的重要指标，也是早期识别PBC非常重要的预测指标。抗M2抗体偶尔也会出现在与肝脏相关的其他疾病中，如自身免疫肝炎（PBC和AIH重叠综合征），或者其他不是主要累及肝脏的自身免疫性疾病，如进展性系统性硬化症（6%患者中能检测出抗M2抗体）以及干燥综合征。慢性丙肝和系统性红斑狼疮等患者中也发现过AMA，但是滴度较低。

抗M2抗体靶抗原已确定为线粒体呼吸链上的2-酮酸脱氢酶（2-OADH家族）复合物，包括支链2-酮酸脱氢酶E2亚基（BCOADH-E2）、丙酮酸脱氢酶E2亚基（PDH-E2）、2-酮戊二酸脱氢酶E2亚基（OGDH-E2）、PDH-E1t亚基和E3结合蛋白（蛋白X）。PDH中的E2亚基是这些酶组分中最主要的自身抗原。在这些酶组分中，80%~90%的PBC患者出现抗PDH-E2抗体、60%的PBC患者出现抗BCOADH-E2抗体、4%~13%的PBC患者抗BCOADH-E2抗体阳性而抗PDH-E2抗体阴性、30%~80%的PBC患者抗OGDH-E2抗体阳性。BCOADH-E2、PDH-E2、OGDH-E2的抗原决定簇为硫辛酰基结合功能区，但是其相应的抗体没有交叉反应。

实验材料：血清、血浆。

样本稳定性：自身抗体在4℃下可以保存2周，在-20℃下可以保存数月至数年。

分析：间接免疫荧光法检测AMA的标准试验基质是大鼠肾，血清起始稀释度为1:100，同时检测IgA、IgG和IgM。近端肾小管和远端肾小管细胞的胞浆与阳性血清反应表现为颗粒状的基底部增强的荧光，肾小球则只有轻微的染色（图3-60）。HEp-2细胞中含有M2、M3、M5和M9抗原，相应的抗体都呈现为胞浆粗大的颗粒状荧光，细胞核阴性（既往将PBC相关的核点荧光误认为是线粒体，该抗体有时会和抗线粒体抗体同时阳性），如图3-61所示。

血清中的AMA几乎可以在所有的细胞基质中引起颗粒状的胞浆荧光，因此一定要注意不能与器官特异性的自身抗体混淆。

通过单特异性的检测方法（酶联免疫吸附试验、化学发光免疫测定、免疫印迹法）能够可靠地鉴定各种AMA抗原。

采用重组技术表达重组融合蛋白BPO包含所有相关表位，融合了BCOADH-E2、PDH-E2、OGDH-E2的3个硫辛酰基结合功能区。重组蛋白结合天然M2抗原（纯化的猪丙酮酸脱氢酶）共同检测抗M2抗体，其灵敏度较仅使用天然M2抗原的检测方法有了很大的提高。

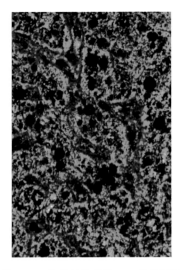

图3-60　抗线粒体抗体——基质猴肝

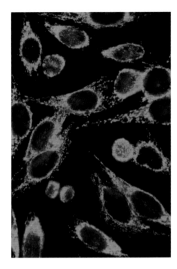

图3-61　抗线粒体抗体——基质HEp-2细胞

参考范围（成人）：阴性。

说明：AMA可以出现在多种不同的疾病（表3-8）中，通常是与其他自身抗体同时出现，如抗核抗体。

表3-8　抗线粒体抗体

抗体	相关疾病	阳性率
M1	梅毒（活动性指标）	100%
	系统性红斑狼疮	50%
	进展性硬化症	
	干燥综合征	5% ～ 15%
	Sharp 综合征	
	类风湿关节炎	
M2	原发性胆汁性胆管炎（高滴度）	98%
	其他慢性肝脏疾病	30%
	进展性硬化症	7% ～ 25%
M3	假性红斑狼疮综合征	100%
M4	原发性胆汁性胆管炎	≤ 55%
M5	不确定的胶原病	罕见
M6	肝炎（异丙肼诱导）	100%
M7	急性心肌炎	60%
	心肌病	30%
M8	原发性胆汁性胆管炎	≤ 55%
M9	原发性胆汁性胆管炎	37% ～ 82%
	其他肝炎	3% ～ 10%

AMA对于PBC的诊断具有特别的意义。PBC患者血清中可能有不同类别的AMA抗体，如抗M2、抗M4、抗M8和抗M9的抗体。抗M2抗体是PBC诊断高特异性和高敏感性的指标，90%以上的PBC患者中能检测到该抗体。

适应证：对于抗M2抗体阴性，但高度怀疑PBC的患者，建议额外检测核点型（抗核抗体、原发性胆汁性胆管炎相关抗体）和核膜型抗体，这些抗体对于PBC的诊断也有重要意义。

德文名称：Autoantikörper gegen Mitose-assoziierte Antigene

中文名称：抗有丝分裂相关抗原抗体

英文名称：Autoantibodies to Mitosis Associated Antigens

定义：该抗体的靶抗原是主要在细胞周期的有丝分裂期产生或发挥功能的结构抗原。这些抗原包括以下几种。

- MSA-1［有丝分裂纺锤体，抗原1，抗纺锤体抗体（又称NuMa）］。
- MSA-2［有丝分裂纺锤体，抗原2，抗纺锤体抗体（HsEg5）］。
- 中间体（抗中间体抗体）。
- CENP-F（抗CENP-F抗体）。
- 中心粒（抗中心粒/中心体抗体）。
- 着丝粒（抗着丝粒抗体）。

德文名称：Autoantikörper gegen cN-1A (Mup44)

德文同义词：Autoantikörper gegen die cytosolische 5′-Nukleotidase 1A (cN-1A); Anti-cN-1A-Autoantikörper; Autoantikörper gegen Mup44

中文名称：抗胞质5′核苷酸酶1A抗体

英文名称：Autoantibodies Against Cytosolic 5′-nucleotidase 1A; Autoantibodies Against cN-1A; Anti-cN-1A Autoantibodies; Autoantibodies Against Mup44

定义：抗胞质5′核苷酸酶1A［抗cN-1A（Mup44）］抗体是散发性包涵体肌炎（sIBM）的特异性标志物。

功能和病理生理学：胞质5′核苷酸酶1A（cN-1A）主要存在于骨骼肌细胞中，并催化单磷酸腺苷的水解。cN-1A的沉积物通常存在于sIBM患者肌纤维的异常包涵体中。抗cN-1A抗体在sIBM患者中具有相对中等的阳性率，是sIBM的第一特异性生物标志物。

分析：抗cN-1A抗体可以通过酶免疫测定（酶联免疫吸附试验、化学发光免疫测定）和免疫印迹法，使用重组人的全长cN-1A蛋白来测定。

实验材料：血清、血浆。

样本稳定性：自身抗体在4℃下可以保存2周，在−20℃下可以保存数月至数年。

诊断价值：抗cN-1A抗体的测定对于sIBM的诊断特别重要，因为它是迄今为止唯一的特异性生物标志物。特别是对于难以鉴定的其他肌病，可通过抗cN-1A抗体进行诊断测定，并且对于不明确或缺失的肌肉活检结果的病例也非常重要。在sIBM患者中发现抗cN-1A抗体，其抗体阳性率为30%～40%，与对照组相比较，sIBM中的特异性超过95%。

德文名称：Autoantikörper gegen MuSK

德文同义词：MuSK-Antikörper; Autoantikörper gegen Muskelspezifische Tyrosinkinase

中文名称：抗骨骼肌特异性受体酪氨酸激酶抗体

英文名称：Autoantibodies to the Receptor Tyrosine Kinase MuSK

定义：骨骼肌特异性受体酪氨酸激酶（MuSK）是一种和神经肌肉连接处（运动终板）乙酰胆碱受体相关的跨膜蛋白。可产生相应的抗体。

功能和病理生理学：骨骼肌特异性酪氨酸激酶的功能尚未完全研究清楚，很可能是在乙酰胆碱受体簇集中介导凝集素的作用。重症肌无力中出现的抗MuSK抗体的靶点是MuSK的胞外区N末端。

实验材料：血清、血浆。

样本稳定性：自身抗体在4℃下可以保存2周，在-20℃下可以保存数月至数年。

分析：可应用放射性受体试验（RRA）或者酶联免疫吸附试验检测。

参考范围（成人）：<0.05nmol/L。

参考范围（儿童）：<0.05nmol/L。

适应证：重症肌无力（眼型和普通型），特别是在抗乙酰胆碱受体抗体阴性时。

说明：重症肌无力是一种神经肌肉自身免疫病，通常患者血清中可以检出抗乙酰胆碱受体抗体（ACHRAB）。但是，10%～20%的普通型重症肌无力患者无法查出该抗体（至今为止被称为血清学阴性的肌无力）。在40%～70% ACHRAB阴性的肌无力患者血清中可以查出抗MuSK抗体。抗MuSK抗体和ACHRAB同时检测可以在血清学上诊断出超过90%的重症肌无力。

德文名称：Autoantikörper gegen Myelin

德文同义词：Myelin-Antikörper

中文名称：抗髓鞘抗体

英文名称：Antibodies to Myelin

定义：抗髓神经髓鞘抗体和神经性疾病相关联，特别是多发性硬化症。

功能和病理生理学：髓鞘位于雪旺髓鞘，形成一个绝缘层包裹在髓神经的外周。一些针对多发性硬化症和其他神经性疾病的研究提示抗髓鞘抗体，但是该抗体在健康对照和患者中出现的概率类似。

实验材料：血清。

样本稳定性：自身抗体在4℃下可以保存2周，在-20℃下可以保存数月至数年。

分析：检测抗髓鞘抗体可以采用以灵长类动物组织（腓肠神经）和小动物神经冰冻切片（图3-62，3-63）作为反应基质的间接免疫荧光法。起始稀释度为1∶10。

抗髓鞘抗体阳性表现为一种玻璃样柱状荧光，中间有时可见深色的轴突。

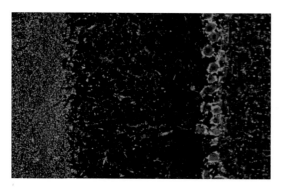 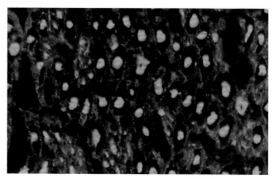

图3-62　抗髓鞘抗体——基质猴小脑　　　　　图3-63　抗髓鞘抗体——基质猴神经

诊断价值：该抗体的诊断价值备受争议，即使健康人的血清也可能检出高滴度的抗髓鞘抗体。该抗体可能与多发性硬化症有关，但是笔者一项对500例患者用免疫荧光法检测该抗体的研究未能证实这个结论（参见"抗髓鞘相关糖蛋白抗体"）。

德文名称：Autoantikörper gegen Myelin-assoziiertes Glykoprotein

德文同义词：Autoantikörper gegen MAG; Anti-MAG-Antikörper

中文名称：抗髓鞘相关糖蛋白（MAG）抗体

英文名称：Antibodies to Myelin Associated Glycoprotein

定义：该抗体是抗雪旺髓鞘的髓鞘相关糖蛋白的自身抗体，其出现与外周神经系统的疾病相关联。

功能和病理生理学：髓鞘相关糖蛋白是来自神经氨基酸结合凝集素家族相对分子质量为100 000的整合膜蛋白，该蛋白质的碳水化合物含量为30%，其功能是作为黏附分子介导细胞间相互作用。动物实验中注射抗MAG抗体可以引发局部的脱髓鞘反应。

实验材料：血清、血浆、脑脊液。

样本稳定性：自身抗体在4℃下可以保存2周，在-20℃下可以保存数月至数年。

分析：用灵长类的外周有髓神经和小脑作为抗原基质，进行间接免疫荧光法可以检测抗MAG抗体（图3-64，3-65）。抗MAG抗体可与神经反应，它们产生的条纹状荧光与诊断上不太相关的抗髓鞘抗体的荧光模式不同。在小脑中，主要是白质呈全面的染色状态。

除此之外，抗MAG抗体还可以利用酶联免疫吸附试验和免疫印迹法来检测。

通常建议同时检测抗体IgM和IgG，IgM反应最具有特异性（病变蛋白），其针对的是碳水化合物组分表位。

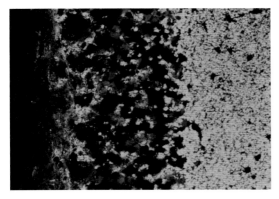

图3-64　抗MAG抗体——基质猴小脑

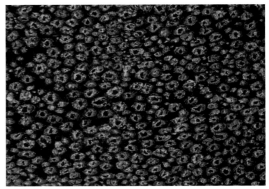

图3-65　抗MAG抗体——基质猴神经

参考范围（成人）：阴性。

参考范围（儿童）：阴性。

适应证：任何疑似脱髓鞘型周围神经病变通常都应该检测抗MAG自身抗体。典型的症状为对称性远端感觉性和运动性障碍伴有神经电图的明显改变，提示脱髓鞘以及轴索退行性病变。

诊断价值：抗MAG抗体在一半的IgM丙种球蛋白血症相关的周围神经病变中为阳性，相关的症状表现为肌肉萎缩、麻痹性痴呆、共济失调以及意向性震颤。

格林-巴利综合征患者血清中可以检出该抗体，特点是髓鞘周围神经和后根神经节的细胞浸润引起的多局灶性炎症。临床上表现为感觉和运动障碍，从腿部的反射减弱开始，进而出现瘫痪趋势，甚至发展成为四肢瘫痪以及呼吸麻痹。

德文名称：Autoantikörper gegen Myelin-Oligodendrozyten-Glykoprotein

德文同义词：Antikörper gegen MOG; Anti-MOG-Antikörper

中文名称：抗髓鞘少突胶质细胞糖蛋白抗体

英文名称：Antibodies Against Myelin Oligodendrocyte Glycoprotein; Anti-myelin Oligodendrocyte Glycoprotein Antibodies; Anti-MOG Antibodies

定义：该抗体是抗中枢神经系统髓鞘的完整的膜蛋白的自身抗体。髓鞘少突胶质细胞糖蛋白（MOG）仅在髓鞘少突胶质细胞中表达。位于少突胶质细胞质膜和髓鞘最外层细胞外侧，但在紧凑髓鞘中不存在。仅占所有髓鞘蛋白的0.01%～0.05%。

功能和病理生理学：对于中枢神经系统炎性脱髓鞘疾病的发病机制，抗MOG抗体可能是一个免疫病理因素或者MOG是自身反应性T细胞和B细胞的相关靶抗原。抗MOG抗体在脑细胞培养和自身免疫性脑脊髓炎的动物模型中证实了其具有诱导脱髓鞘的作用。

分析：抗MOG抗体的检测应使用有跨膜结构和天然糖基化的抗原的测试系统。常用的方法是采用转染MOG的HEK-293细胞的间接免疫荧光法。

实验材料：血清、血浆、脑脊液。

样本稳定性：自身抗体在4℃下可以保存2周，在−20℃下可以保存数月至数年。

诊断价值：抗MOG抗体可见于部分中枢神经系统脱髓鞘患者（特别是儿科）。其中包括急性播散型脑炎（ADEM）和临床脱髓鞘综合征（偶发）。该抗体还见于抗AQP4抗体阴性的视神经脊髓炎谱系病（NMOSD）患者。抗MOG抗体阳性提示单项病程并可对疾病进行预测。

德文名称：Autoantikörper gegen Myeloperoxidase

德文同义词：Myeloperoxidase-Antikörper, Anti-MPO-Antikörper

中文名称：抗髓过氧化物酶抗体

英文名称：Antibodies to Myeloperoxidase

定义：该抗体是抗粒细胞和单核细胞中过氧化物酶〔髓过氧化物酶（MPO）〕的自身抗体。相对分子质量为120 000。

功能和病理生理学：该抗体可能的病因病原学意义一直备受争议，很可能参与粒细胞中溶酶体颗粒的释放，从而引发血管炎的炎症过程。

样本稳定性：自身抗体在4℃下可以保存2周，在−20℃下可以保存数月至数年。

分析：ANCA的检测最初只有间接免疫荧光法，通过单特异性的酶联免疫吸附试验和免疫印迹法为ANCA的检测进行有意义的补充。免疫荧光法中的标准试验基质采用乙醇固定和甲醛固定的人的粒细胞。乙醇固定的粒细胞和抗MPO抗体反应展示一种带状的核周荧光模式，很少但是偶尔也可能表现为颗粒状的胞浆荧光（图3−66），尤其是在抗体亲和力很高的时候。甲醛固定的粒细胞仅有单一的胞浆的颗粒状荧光，类似抗蛋白酶3抗体（图3−67，3−68）。甲醇固定的粒细胞不和抗MPO抗体反应，而是大部分和其他的用于鉴别诊断的亚特异性种类抗体反应。血清起始稀释度为1∶10，通常检测抗体IgA和IgG。

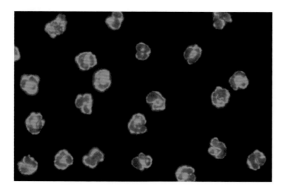

图3−66　抗髓过氧化物酶抗体——
基质人中性粒细胞（乙醇固定）

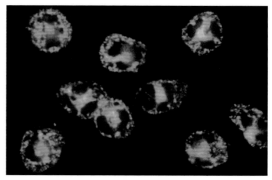

图3−67　抗髓过氧化物酶抗体——
基质人中性粒细胞（甲醛固定）

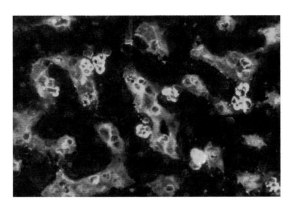

图3-68　抗髓过氧化物酶抗体——基质猴肝

　　pANCA的核周型带状荧光模式是由于抗原和核膜（以及细菌的细胞壁）有很高的亲和力，在和患者血清孵育的时候会从胞浆的颗粒向核膜处弥散。既往人们错误地认为，乙醇固定引起了细胞内部的重新分布，但这与事实矛盾，因为粒细胞先用乙醇固定后再用甲醛固定，与抗MPO抗体反应也呈现cANCA的荧光模式。

　　MPO是pANCA的主要靶抗原，但阳性的pANCA其抗MPO抗体的酶联免疫吸附试验结果未必也是阳性。其他的靶抗原包括：粒细胞弹性蛋白酶、乳铁蛋白、溶酶体酶、组织蛋白酶G、β-盐酸葡萄糖醛苷酶、天青杀素、人溶酶体相关的膜蛋白2、α-烯醇化酶和防御素。酶免疫法中采用的是从粒细胞中分离的天然的MPO作为包被抗原。

　　参考范围（成人）：阴性。

　　参考范围（儿童）：阴性。

　　适应证：多血管炎、迅速进展性肾小球肾炎、其他形式的血管炎。

　　诊断价值：抗MPO抗体诱导的pANCA主要与显微镜下多血管炎（发病率约60%）以及急性免疫坏死性肾小球肾炎（发病率为65%～90%）相关。除此之外，抗MPO抗体还见于结节性多动脉炎和嗜酸性粒细胞肉芽肿性多血管炎（EGPA，旧称Churg-Strauss综合征）。MPO-ANCA很少出现在系统性红斑狼疮或者类风湿关节炎患者中。

　　德文名称：Autoantikörper gegen Nebennierenrinde

　　德文同义词：Nebennierenrinden-Antikörper; Anti-NNR-Autoantikörper; Autoantikörper gegen Steroidhormon-produzierende Zellen der Nebennier

　　中文名称：抗肾上腺皮质抗体

　　英文名称：Adrenal Gland Autoantibodies

　　功能和病理生理学：抗肾上腺皮质抗体和自身免疫性肾上腺炎相关。该抗体出现在一半以上的自身免疫性艾迪生病中（原发性肾上腺皮质缺陷，表现为肾上腺皮质激素缺乏，包括糖皮质激素、盐皮质激素）。

抗体的靶抗原是参与固醇类激素合成的21-羟化酶（21-OH）。21-羟化酶先转化为17-α-黄体酮，然后黄体酮转化为11-去氧皮质醇和去氧皮质酮。

实验材料：血清、血浆。

样本稳定性：自身抗体在4℃下可以保存2周，在-20℃下可以保存数月至数年。

分析：抗肾上腺皮质抗体可以用间接免疫荧光法检测。阳性血清在起始稀释度为1∶10就可以表现出一种皮质区域的固醇类激素分泌细胞胞浆的颗粒状至平滑的荧光，而肾上腺髓质为阴性（图3-69）。一般来说肾上腺皮质的全部三层结构球状带、束状带、网状带都或多或少有均匀的荧光。但是经常观察到球状带和网状带荧光相对强一些，一般由技术上的原因引起的，因为这些区域还会有一些来自邻近组织结构的抗体。

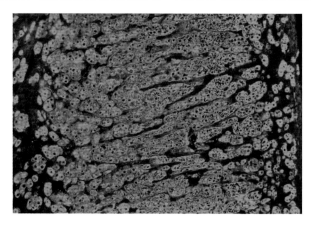

图3-69　抗肾上腺皮质抗体——基质猴肾上腺

试验基质用肾上腺和大鼠肾脏的组合可以在一次试验中确保与抗线粒体抗体的鉴别诊断。

诊断价值：抗肾上腺皮质抗体在自身免疫性肾上腺炎早期阳性率约为80%。随着肾上腺的萎缩，抗体也逐渐消失，于是有时候只能检测到抗胃壁细胞抗体（抗肠杯状细胞抗体）、甲状腺特异性过氧化物酶抗体（抗甲状腺过氧化物酶抗体）或者其他与自身免疫性肾上腺炎相关的抗内分泌器官的抗体，这些抗体在自身免疫病因学上都提示自身免疫性艾迪生病。确定抗肾上腺抗体有助于鉴别引起自身免疫性艾迪生病的病因，如肾上腺结核、沃-弗综合征（脑膜炎双球菌引起的肾上腺坏死）等。

抗肾上腺皮质抗体可以作为自身免疫性多发性内分泌疾病这个疾病群中一个显著的诊断标识。所谓自身免疫性多发性内分泌疾病通常至少同时出现两种内分泌疾病，一种或者多种抗内分泌器官抗体以及胃壁细胞抗体和横纹肌抗体。1型（青年型自身免疫性多发性内分泌疾病）与肾上腺皮质功能不全、甲状旁腺功能减退、恶性贫血和黏膜皮肤念珠菌感染有关。常见的2型主要为肾上腺皮质功能不全合并甲状腺的自身免疫病（史密斯综合征）以及可能伴有的1型糖尿病（卡彭特综合征，即尖头多发性并指畸形综合征）。

德文名称：Autoantikörper gegen Nebenschilddrüse

德文同义词：Autoantikörper gegen Epithelkörperchen; Nebenschilddrüsen-Antikörper

中文名称：抗甲状旁腺抗体

英文名称：Parathyroid Gland Autoantibodies

定义：抗甲状旁腺抗体主要出现在特发性甲状旁腺功能低下和合并其他的自身抗体的多发性内分泌病中。

功能和病理生理学：部分的特发性甲状旁腺功能低下的患者血清中有抗甲状旁腺抗体（主要是IgG类）。这种自身抗体是引起患者发病的病因，但也可能提示自身免疫性多发性内分泌病。

实验材料：血清。

样本稳定性：自身抗体在4℃下可以保存2周，在-20℃下可以保存数月至数年。

分析：间接免疫荧光法中用冰冻灵长类甲状旁腺腺体作为标准试验基质检测抗甲状旁腺抗体。阳性结果表现为甲状旁腺的主细胞和旁边的嗜酸性细胞平滑至细致颗粒状的荧光（图3-70）。如果同时也加上大鼠的肾脏作为试验基质，就可以和抗线粒体抗体相鉴别。

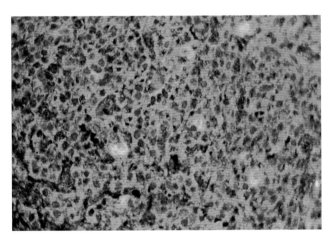

图3-70　抗甲状旁腺抗体——基质猴甲状旁腺

人的腺癌组织也适宜作为抗原基质，但是必须首先用阳性患者的血清和大量阴性对照确定其功能性。

参考范围（成人）：阴性。

参考范围（儿童）：阴性。

说明：抗甲状旁腺抗体提示特发性甲状旁腺功能低下，很可能合并I型自身免疫性多发性内分泌疾病（甲状旁腺功能低下、肾上腺功能低下以及恶性贫血和皮肤黏膜念珠菌感染）。

德文名称：Autoantikörper gegen Neurochondrin

德文同义词：Neurochondrin-Autoantikörper, Anti-Neurochondrin-Antikörper

中文名称：抗神经软骨蛋白抗体

英文名称：Neurochondrin Autoantibodies, Anti-neurochondrin Antibodies

定义：其靶抗原是神经软骨蛋白，是一种在小脑、杏仁核和海马神经元中表达的蛋白质。

功能和病理生理学：神经软骨蛋白在神经元细胞内呈树突状的分布。该蛋白质与G蛋白偶联受体（代谢型谷氨酸受体）相互作用，而这些受体又在小脑和海马体的突触可塑性中发挥重要作用。

实验材料：血清、血浆、脑脊液。

样本稳定性：自身抗体在4℃下可以保存2周，在-20℃下可以保存数月至数年。

分析：通过间接免疫荧光法可以检测抗神经软骨蛋白抗体。在海马体或小脑（大鼠、灵长类动物）的切片上，在特异性IgG存在的情况下，可检测到颗粒细胞层和分子层的细颗粒染色（图3-71，3-72）。表达重组神经软骨蛋白的HEK转染细胞适合于自身抗体的单特异性检测（图3-73）。

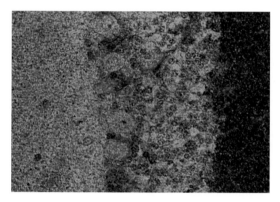

图3-71　抗神经软骨蛋白抗体——基质大鼠小脑

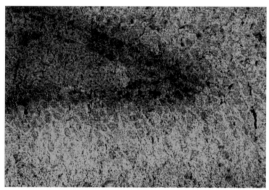

图3-72　抗神经软骨蛋白抗体——基质大鼠海马

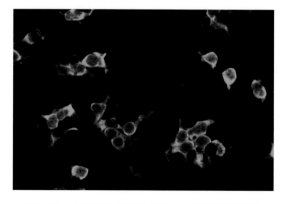

图3-73　抗神经软骨蛋白抗体——基质转染细胞

诊断价值：抗神经软骨蛋白抗体首次在3例自身免疫性小脑变性症中被发现，未发现恶性肿瘤。只有对患者进行长期的免疫抑制治疗，才能改善临床症状或使临床状况稳定。

抗神经软骨蛋白抗体相关的小脑变性症是自身免疫性小脑性共济失调的另一种亚型，建议使用间接免疫荧光法对所有与小脑性共济失调相关抗体进行平行检测。

德文名称：Autoantikörper gegen neuronale Antigene

德文同义词：Anti-neuronale Antikörper; Autoantikörper gegen onkoneuronale Antigene

中文名称：抗神经元抗原抗体

英文名称：autoantibodies Against Onco-neuronal Antigens

定义：神经元抗原既可以在神经系统的正常细胞中找到，也可以在不同的肿瘤中表达（肿瘤神经抗原）。有其相应的抗体。

功能和病理生理学：抗（肿瘤）神经元抗原抗体经常引起神经系统综合征，根据副肿瘤性的比例，分为必要的（>95%）和选择性的，也就是说肿瘤性疾病的并发症之一，但却不是由于肿瘤转移或者血管性、感染性、代谢性以及治疗等原因引起的。此外，还有非肿瘤相关性的针对神经系统抗原的抗体，例如乙酰胆碱受体、Amphiphysin、ATP1A3、钙离子通道、CARP、DPPX、GABA$_B$受体、神经节苷脂乙酰胆碱受体、谷氨酸脱羧酶、谷氨酸受体抗体AMPA型、抗谷氨酸受体抗体NMDA型、甘氨酸受体、Hu、gLON5、ITPR1、钾离子通道、Ma、Neurochondrin、7Autoantikörper gegen neuronale Zellkerne Typ 3、PCA-2、Ri, Titin、Tr/DNER、Yo、水通道蛋白4、神经胶质细胞核（AGNA）、髓鞘少突胶质细胞糖蛋白（MOG）。这里讲的不是狭义的神经元抗原，而是所有神经胶质细胞分泌的神经抗原（表3-9）。

表3-9　抗神经元抗原抗体

（抗体作为可能的副肿瘤性病因学的标志物，包含已知明确临床意义的以及临床相关性尚不明确的所有抗原）

抗体名称	其他表述	抗原	抗原定位	功能	神经综合征	常见的肿瘤
副肿瘤性抗神经元抗原抗体，合并肿瘤＞90%						
Amphiphysin		Amphiphysin	胞内（胞浆的）	内吞载体	僵人综合征	乳腺癌、SCLC
CV-2	CRMP5	CRMP5	胞内（胞浆的）	神经发育	脑炎	SCLC、胸腺瘤
Hu	ANNA-1	Hu 蛋白	胞内（细胞核）	RNA 结合	脑脊髓炎、神经病	SCLC、神经纤维瘤

抗体名称	其他表述	抗原	抗原定位	功能	神经综合征	常见的肿瘤
Ma1	PNMA1	Ma 蛋白（37kDa）	胞内（细胞核）	不明	Rhomb 脑炎、PLE	乳腺癌
PCA-2		MAP 1B	胞内（细胞核）	细胞骨架组织、神经元生长	脑炎、LEMS、神经病	SCLC
PP	ANNA-3	170 kDa	胞内（细胞核）	不明	神经病变、PKD、PLE	SCLC
Recoverin		恢复蛋白	胞内	视感蛋白	视网膜病	肺癌
Ri	ANNA-2	NOVA	胞内（细胞核）	RNA 结合	眼阵挛－肌阵挛综合征	乳腺癌、SCLC
Ma2/Ta	PNMA2	Ma 蛋白（40kDa）	胞内（细胞核）	不明	PLE、Rhomb 脑炎	睾丸癌
Sry 样高迁移率组合蛋白 1	Sox1	Sox1	胞内（细胞核）	转录因子	Lambert-Eaton（LEMS）、小脑退行性病变	SCLC
Tr	PCA-Tr、Tr/DNER	上皮生长因子相关受体（DNER）	胞外（膜上）	NOTCH1 配体	PKD	霍奇金病
Yo	PCA-1	cdr2、cdr62	胞内（细胞核）	DNA 结合	PKD	卵巢癌、乳腺癌、子宫癌
Zic-4		Zic 蛋白	胞内（细胞核）	DNA 结合	PKD	SCLC
选择性副肿瘤性抗神经元抗原和神经肌肉抗原抗体						
乙酰胆碱受体	AChR	尼古丁样 AChR	胞外（膜上、神经肌肉接头）	神经递质受体	重症肌无力	胸腺瘤
CARP Ⅷ	CARP	CARP	胞内（胞浆）	结合 ITPR1	小脑退行性病变	黑色素瘤、卵巢癌
接触素相关蛋白 2	CASPR2	VGKC 相关蛋白	胞外（膜上）	黏附复合物组分	神经肌肉强直、马方综合征、边缘性脑炎	胸腺瘤

抗体名称	其他表述	抗原	抗原定位	功能	神经综合征	常见的肿瘤
二肽基氨基肽酶样蛋白6	DPPX	DPPX	胞外（膜上）	钾离子通道Kv4.2的附加亚单位	进展型脑脊髓炎（伴强直和肌阵挛）、自主功能障碍	B细胞新生物
GABAB受体	GABA$_B$-R	受体胞外段GABA$_{B1}$亚单位	胞外（膜上、突触）	神经递质受体	边缘性脑炎、精神病	SCLC、胸腺癌
谷氨酸脱羧酶	GAD	GAD65	胞内（胞浆的）	神经递质合成	僵人综合征、边缘性脑炎、小脑退行性病变	SCLC、胸腺癌、肾细胞癌、胰腺癌
神经节乙酰胆碱受体	GN-AChR	神经节（α3）AChR	胞外（膜上、突触）	神经递质受体	自主神经病变	肺癌、乳腺癌、胸腺癌
谷氨酸受体AMPA	AMPA-R	受体的GluR1-und GluR2亚单位	胞外（膜上、突触）	神经递质受体	边缘性脑炎、不典型的精神病	肺癌、乳腺癌、胸腺癌
谷氨酸受体NMDA	NMDA-R	受体NR1亚基的胞外段	胞外（膜上、突触）	神经递质受体	NMDA受体脑炎	畸胎瘤（卵巢、睾丸）
甘氨酸受体	Gly-R	受体的α1亚单位	胞外（膜上、突触）	神经递质受体	进展型脑脊髓炎（伴强直和肌阵挛）	霍奇金瘤
肌醇1,4,5-三磷酸1型受体	ITPR1	ITPR1	胞内（胞浆）	配体控制的钙离子通道	小脑性共济失调、外周性神经病	腺癌、骨髓瘤
富亮氨酸神经瘤灭活蛋白1	LGI1	VGKC相关蛋白	胞外（分泌）	跨突触复合物的组分	边缘性脑炎、痴呆	甲状腺癌、胸腺瘤、SCLC、肾细胞癌、卵巢癌
代谢性谷氨酸受体1	mGluR1	mGluR1胞外段	胞外（膜上、突触）	神经递质受体	小脑退行性病变	霍奇金瘤、腺癌
代谢性谷氨酸受体5	mGluR5	mGluR5胞外段	胞外（膜上、突触）	神经递质受体	孤儿综合征（精神病）	霍奇金瘤

抗体名称	其他表述	抗原	抗原定位	功能	神经综合征	常见的肿瘤
骨骼肌特异性酪氨酸激酶	MuSK	MuSK	胞外（膜上、神经肌肉接头）	神经肌肉接头形成、乙酰胆碱受体聚集	重症肌无力	胸腺瘤
神经元 Na⁺/K⁺-ATP 酶	ATP1A3	Alpha 3 亚单位	胞外（膜上）	神经元和心脏的钠-钾离子泵	进展性共济失调、局部麻痹	结肠癌
Rho GTP 酶活化蛋白 26	ARHGAP26	ARHGAP26	胞内（胞浆）	网格蛋白非依赖性的内吞	小脑性共济失调	卵巢癌
Titin		Titin	胞内（胞浆、肌肉纤维）	肌肉纤维	重症肌无力	胸腺瘤
电压门控性钙离子通道	VGCC	VGCC	胞外（膜上）	电压门控性钙离子通道	LEMS	SCLC
电压门控性钾离子通道超家族 A	KCNA2、Kv1.2	KCNA2、Kv1.2	胞外（膜上）	电压门控性钾离子通道	神经肌肉强直	胸腺瘤、SCLC
非副肿瘤性抗神经元抗原抗体（迄今无合并肿瘤报道）						
接触蛋白 1/ 接触蛋白相关蛋白 1	CNTN1/CASPR1	CNTN1/CASPR1	胞外（膜相关）	细胞黏附、轴突连接形成	慢性炎性脱髓鞘性多发性神经根神经病	不明
ELKS/Rab6- 作用 /CAST 家族成员 1	ERC1	ERC1	胞内（胞浆）	突触信号转导、与 VGCC 的 β4 亚单位相关	LEMS	不明
Flotillin	FLOT1/2	FLOT1/2	胞外（膜上）	神经生长和再生（视神经）	视神经炎、多发性硬化症	不明
谷氨酸受体 Delta 2	GluRδ2	GluRδ2	胞外（膜上、突触）	突触形成	脑炎、横贯性脊髓炎	不明
Homer-3		Homer-3	胞内（胞浆）	调节代谢型谷氨酸受体活性	小脑性共济失调	不明

续　表

抗体名称	其他表述	抗原	抗原定位	功能	神经综合征	常见的肿瘤
IgLON 家族蛋白 5	IgLON5	IgLON5	胞外（膜相关）	神经元细胞黏附蛋白	呼吸障碍	不明
神经软骨蛋白	NCDN	Neurochondrin	胞内（胞浆）	与代谢性谷氨酸受体作用	小脑退行性病变	不明
抗神经元抗原抗体（合并肿瘤少见）						
AQP-4	NMO-IgG	水通道蛋白 4	胞外（膜上、神经元）	中枢神经系统水通道	视神经脊髓炎、长节段横贯性脊髓炎、复发性视神经炎	乳腺癌、肺癌、胸腺瘤
神经胶质细胞核	AGNA	不明	胞内（神经胶质细胞）	不明	LEMS、小脑退行性病变、神经病	支气管肺癌
髓鞘少突胶质细胞糖蛋白	MOG	MOG	胞外（膜上、髓鞘有髓细胞）	髓鞘组分	急性播散型脑脊髓炎、多发性硬化、NMOSD	不明
部分明确的神经元抗原抗体；疾病相关性和临床意义暂不明确（Komorowski et al.，2017）						
肉毒碱 O- 棕榈酰转移酶 1	CPT1C	CPT1C	胞内（胞浆）	神经元脂代谢传感器	–	–
羧基端结合蛋白 1	CTBP1	CTBP1	胞内（胞核、胞浆的）	转录因子	–	–
Rho 相关蛋白酶 2	ROCK2	ROCK2	胞内（胞浆）	丝氨酸 / 苏氨酸激酶	–	–
Septin 复合物	氨苄乙胺复合物	氨苄乙胺复合物	胞内（胞浆）	调节神经元细胞结构	–	–
突触融合蛋白 1B	STX 1B	STX1B	胞外（膜上）	转运载体受体（神经递质分布）	–	–

LEMS-Lambert-Eaton 肌无力综合征、PKD—副肿瘤性小脑退行性病变、PLE—副肿瘤性边缘性脑炎、SCLC—小细胞肺癌、VGCC—电压门控性钙离子通道、VGKC—电压门控性钾离子通道

实验材料：血清、血浆、脑脊液。

样本稳定性：自身抗体在4℃下可以保存2周，在-20℃下可以保存数月至数年。

分析：检测抗神经元抗原抗体以及和其他非神经元特异性自身抗体鉴别诊断的金标准是利用灵长类组织冰冻切片作为基质的间接免疫荧光法，如海马、周围神经、小脑、大脑、小肠、胰腺和肝。单特异性的检测采用转染的HEK细胞系（人胚胎肾细胞），表达单个神经元抗原进行检测。通常会同时检测两种稀释度即1∶10和1∶100，检测IgG，特异性IgA和IgM的临床相关性在大多数情况下尚不明确。

阳性结果可以利用免疫印迹法来确认：用小脑和海马提取物做免疫印迹法或者重组的抗原做线性印迹法检测。免疫印迹法提供全部的抗原谱，而线性印迹法则只能检测相应的重组抗原，但是在一些情况下线性印迹法的结果比较容易判读。

建议对所有重要的相关的抗神经元抗原抗体同步平行检测（图3-74）。在很多情况下，通过这些快速并且意想不到的关键诊断指标能挽救患者（三分之一的阳性情况）。为了完整地检测所有抗神经元抗原抗体，最实用的是生物薄片马赛克——20或者更多种来自组织或转染细胞的基质组合在一个反应区里面，同时和样本发生反应（图3-75）。

参考范围（成人）：阴性。

说明：三分之二的副瘤性神经综合征患者其血清或者脑脊液中可以检出抗肿瘤神经元抗原的自身抗体。这个发现通常是潜在肿瘤的第一个征兆，它不仅提示副瘤的病因，而且这些抗体都是和特定的肿瘤相关，从而简化了筛查肿瘤的检查。

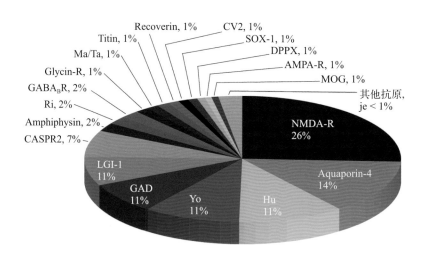

图3-74　抗神经元抗原抗体

抗神经元抗原抗体IgG在"神经系统自身抗体谱"检测的阳性占比情况（n = 16.741样本，2012年4月1日至2013年3月31日期间送至Klinisch Immunologisches Labor, 吕贝克，检测）

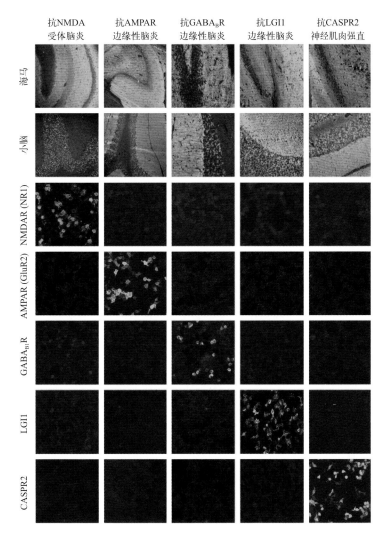

图3-75　抗神经元抗原抗体

间接免疫荧光法检测抗神经元表面抗原自身抗体抗原基质：海马和小脑（大鼠），不同的HEK-293转染细胞。如果自身抗体在组织上难以鉴别，可以借助于重组细胞立即鉴定。参见"抗GABA_B受体抗体、抗谷氨酸受体抗体AMPA型、抗谷氨酸受体抗体NMDA型、抗钾离子通道抗体"

德文名称：Autoantikörper gegen neuronale Zellkerne Typ 3

德文同义词：ANNA-3

中文名称：抗神经元核抗体3型

英文名称：ANNA-3 autoantibodies, anti-neuronal nuclear antibodies type 3

定义：抗神经元核抗体3型（ANNA-3）的靶抗原存在于小脑浦肯野细胞的细胞核（也可以由肾小球的足细胞分泌）。相对分子质量为170 000。

功能和病理生理学：中枢以及外周神经系统的所有神经元都可以分泌ANNA-3蛋白，该抗体阳性的患者，其肿瘤组织也分泌该抗原。

分析：以猴小脑的冰冻切片作为试验基质可以利用间接免疫荧光法检测ANNA-3自身抗体。阳性结果表现为浦肯野细胞胞核以及肾小球足细胞的荧光。

ANNA-3在用小脑提取物分离的蛋白印迹中显示相对分子质量为170 000的条带。

ANNA-3鉴于其与其他副肿瘤性神经综合征脑炎的关联，应当纳入其他神经元抗原抗体的鉴别诊断中。

实验材料：血清、血浆、脑脊液。

诊断价值：该抗体主要见于小脑失调、脊髓性颈椎病以及边缘性/脑干脑炎，与小细胞支气管肺癌和腺癌相关，可以作为存在基础肿瘤的第一个证据。

德文名称：Autoantik**ö**rper gegen Nierentubuli

德文同义词：Autoantikörper gegen Basalmembran der Nierentubuli; tubuläre Basalmem-bran-Antikörper

中文名称：抗肾小管抗体

英文名称：Antibodies Against the Tubular Basement Membrane

定义：该抗体是抗肾小管基底膜抗原的抗体。

实验材料：血清、血浆。

样本稳定性：自身抗体在4℃下可以保存2周，在-20℃下可以保存数月至数年。

分析：以灵长类动物肾脏为底物的间接免疫荧光试验（初始稀释度1∶10），在肾小管基底膜呈阳性的情况下，主要在近端肾小管区域中表现线性荧光。肾小球仍呈阴性（图3-76）。

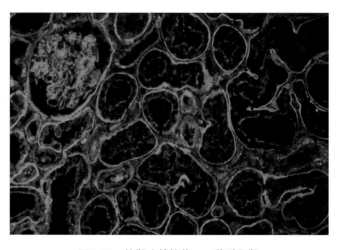

图3-76　抗肾小管抗体——基质猴肾

参考范围（成人）：阴性。

参考范围（儿童）：阴性。

诊断价值：抗肾小管基底膜的抗体可以在各种形式的肾炎中发现，包括移植后的排斥反应，并且可以帮助鉴别诊断肾小管间质肾炎。此外，在一些情况下，Good pasture综合征患者血清中肾小球基底膜自身抗体与一部分肾小管的基底膜发生反应，此外肾小球基底膜也会被染色。同样地，患有进行性系统性硬化症的患者的血清也能与肾小管基底膜发生反应，但大多数情况下是有抗Scl-70抗体参与。

德文名称：*Autoantikörper gegen Nukleoli*

德文同义词：Antinukleoläre Antikörper

中文名称：抗核仁抗体

英文名称：Antinucleolar Autoantibodies

定义：抗核仁抗体属于抗核抗体（ANA）中的一组抗体，是针对核仁抗原的抗体。

核仁抗原包括U3-(n)RNP/原纤维蛋白抗原、RNA-多聚酶I、PM-Scl (PM-1)、7-2-RNP (To)、4-6-S-RNA、核仁形成区。

实验材料：血清、血浆。

样本稳定性：自身抗体在4℃下可以保存2周，在-20℃下可以保存数月至数年。

分析：抗核仁抗体在间接免疫荧光法中和HEp-2细胞反应，根据靶抗原的不同分别会展示为不同的荧光模式。一种为颗粒状的［U3-(n)RNP/原纤维蛋白抗原］，如图3-77所示；一种为致密点滴状的（RNA多聚酶I），如图3-78所示；一种均质的［PM-Scl (PM-1)、7-2-RNP (To)、4-6-S-RNA］，如图3-79所示；或者是点状的（NOR90 核仁形成区）核仁荧光，如图3-80所示。抗NOR90抗体最有特征的荧光是在有丝分裂中期细胞的染色体区域的粗大的点状荧光。

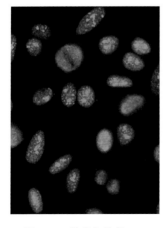

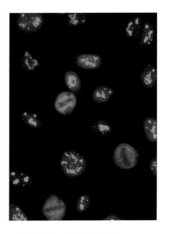

图3-77　抗核仁抗体——
抗原纤维蛋白抗体，基质HEp-2细胞

图3-78　抗核仁抗体——
抗RNA多聚酶I抗体，基质HEp-2细胞

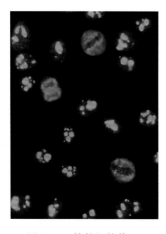

图3-79　抗核仁抗体——
抗PM-Scl抗体，基质HEp-2细胞

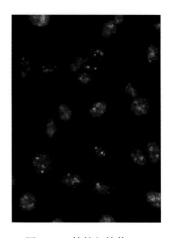

图3-80　抗核仁抗体——
抗NOR90抗体，基质HEp-2细胞

　　间接免疫荧光法中的阳性结果可以继续进行单特异性检测（酶联免疫吸附试验、线性印迹法），用纯化的以及重组的抗原或者在免疫印迹法中用细胞核抗原来检测单一靶抗原。

　　参考范围（成人）：阴性。

　　诊断价值：抗核仁抗体是进行性系统性硬化症（弥散型）的典型诊断标志（表3-10）。

表3-10　进行性系统性硬化症（弥散型）中的自身抗体的阳性率

抗原	阳性率
原纤维蛋白	5%～10%
PM-Scl	50%～70%（包含重叠综合征）
Scl-70（核抗原，不局限于核仁）	25%～75%
RNA 多聚酶 I	4%
7-2-RNP（To）	少见
NOR90（核仁形成中心）	少见

　　德文名称：Autoantikörper gegen Nukleosomen

　　德文同义词：Nukleosomen-Antikörper; Anti-Nukleosomen-Antikörper; ANuA

　　中文名称：抗核小体抗体

　　英文名称：Autoantibodies to Nucleosomes

　　功能和病理生理学：核小体是染色体的功能组分，在细胞核中形成DNA厚厚的包裹层。核小体是由组蛋白H2A、H2B、H3和H4形成的核心结构核及周围缠绕的两个DNA螺旋（一共146个碱基对）构成。两个核小体之间还有一个游离DNA（所谓的连接DNA）区域和组蛋白H1相关。

样本稳定性：自身抗体在4℃下可以保存2周，在-20℃下可以保存数月至数年。

分析：可以用酶联免疫吸附试验检测抗核小体抗体，包被抗原采用的是纯化的核小体。核小体和DNA拓扑异构酶I对应的自身抗原Scl-70有很高的亲和力，因此纯化的核小体一定要避免DNA拓扑异构酶I的污染。

参考范围（成人）：阴性。

参考范围（儿童）：阴性。

适应证：系统性红斑狼疮。

诊断价值：系统性红斑狼疮和多种不同的抗核抗体相关，例如dsDNA、抗Sm抗体以及抗核糖体磷蛋白抗体，都是系统性红斑狼疮特异的和敏感的诊断标志。抗核小体抗体依据系统性红斑狼疮疾病活动性的不同，阳性率为50%~70%，其作为系统性红斑狼疮特征性的诊断标志目前仍受到一定的限制，因为传统方法制备的核小体抗原会和10%~68%的硬皮病的患者血清反应。如果能够去除H1、Scl-70以及其他的非组蛋白，只使用单一的核小体作为酶联免疫吸附试验的抗原，就可以避免和硬皮病患者血清的假阳性反应。

抗核小体抗体的出现并不依赖于抗dsDNA抗体，18%的系统性红斑狼疮血清抗dsDNA抗体阴性，而抗核小体抗体阳性。因此在系统性红斑狼疮诊断中加上抗核小体抗体检测，可以提高系统性红斑狼疮诊断的准确率。

除此之外抗核小体抗体提示合并狼疮肾炎（LN）的重型系统性红斑狼疮，阳性率分别为：有移植必要的狼疮肾炎为79%，无须肾移植的为18%，系统性红斑狼疮不伴随肾炎的为9%。

德文名称：Autoantikörper gegen oxidiertes LDL

德文同义词：oxLDL-Antikörper

中文名称：抗氧化低密度脂蛋白抗体

英文名称：Antibodies to Oxidized LDL

功能和病理生理学：氧化的低密度脂蛋白（oxLDL）是动脉粥样硬化中脂蛋白的主要成分。在不同的自身免疫性疾病和慢性炎症性疾病（系统性红斑狼疮、抗磷脂抗体综合征、进展性系统性硬化症、糖尿病、心肌梗死）都可以检测到oxLDL和磷脂结合的胞浆蛋白β_2糖蛋白I（β_2GPI）。

实验材料：血清、血浆。

样本稳定性：自身抗体在4℃下可以保存2周，在-20℃下可以保存数月至数年。

分析：目前为止，已知的有抗oxLDL抗体以及抗oxLDL/β_2GPI抗体，都可以用酶联免疫吸附试验检测。

适应证：是系统性红斑狼疮和抗磷脂抗体综合征发生动脉血栓的风险预测指标和通常诊断动脉硬化进展的标志物。该抗体首先是与不同的自身免疫疾病和慢性炎症性疾病相关。

诊断价值：抗oxLDL/β₂GPI抗体主要出现在系统性红斑狼疮和抗磷脂抗体综合征的患者，提示动脉血栓。该抗体是否可以作为预测标志，目前还处于研究阶段。

德文名称：Autoantikörper gegen p53

德文同义词：p53-Antikörper; Autoantikörper gegen den Tumorsup

中文名称：抗p53抗体

英文名称：Antibodies to p53

定义：p53是一种细胞核中的转录因子蛋白参与传递增殖抑制信号，可以保护细胞免于恶性退化，阻止肿瘤的形成。p53是一种所谓的肿瘤抑制基因产物。这个基因编译的蛋白抑制细胞生长，可以平衡增殖活化的原癌基因。

p53基因是最常见的人类肿瘤的突变的肿瘤抑制基因，p53基因的突变会导致细胞中蛋白的累积。

功能和病理生理学：突变形式的p53可以和不同的细胞蛋白结合（例如热休克蛋白），因此在某些情况下也可以在血液中检测到。这也可能就是很多研究证实的不同的恶性疾病的患者中都有抗（变异的）p53的自身抗体形成的原因。

除了肿瘤之外，抗p53抗体也会出现在非恶性疾病中，但少见，像不同的自身免疫性疾病，如系统性红斑狼疮、类风湿关节炎、肉芽肿性多血管炎或者格雷夫斯病。如果检测到抗p53抗体，一定要考虑到有尚未发现的肿瘤存在的可能性。

实验材料：血清。

样本稳定性：自身抗体在4℃下可以保存2周，在−20℃下可以保存数月至数年。

分析：用酶联免疫吸附试验检测作为靶抗原的p53。

参考范围（成人）：阴性。

参考范围（儿童）：阴性。

适应证：抗p53抗体可以出现在多种恶性疾病中，可以作为诊断、预测以及治疗评估的指标。

肿瘤患者如果携带p53基因突变，该抗体的阳性率则异常的高，可达30%～50%。

诊断价值：检测抗p53抗体可以提高对于个别患者早期诊断结肠癌、卵巢癌以及肝癌的可能性。鉴于抗p53抗体多出现在恶性疾病中，该参数可以用于观测高危人群，例如严重的吸烟者、常年罹患结直肠腺肿的患者，或者是长期接触致癌物质的人群，或者是有癌症（例如肺癌、肝癌或者乳腺癌）家族遗传史的人群。

德文名称：Autoantikörper gegen Pankreasinseln

德文同义词：Pankreasinselzell-Antikörper; Antikörper gegen

中文名称：抗胰岛细胞抗体

英文名称：Islet Cell Antibodies (ICA)

定义：该抗体是抗胰岛细胞抗原的自身抗体。迄今为止已经鉴定的三种相关的靶抗原分别为谷氨酸脱羧酶（GAD）、酪氨酸磷酸酶（胰腺瘤相关抗原2，IA2）以及锌转运蛋白ZnT8。

功能和病理生理学：血清学检测发现抗胰岛细胞抗体阳性可以确诊1型糖尿病，同时也可以发现高危人群在尚未出现临床症状时的自身免疫反应。

以下的观察结果提示，抗胰岛细胞抗体可能不参与1型糖尿病的病因学机制。

- 该疾病不会从母亲传递给胎儿。
- 血浆置换不能改善疾病症状。
- 动物实验中不能通过含有抗胰岛细胞抗体的血清实现疾病模式的转移。

实验材料：血清、血浆。

样本稳定性：自身抗体在4℃下可以保存2周，在−20℃下可以保存数月至数年。

分析：间接免疫荧光法中使用灵长类动物胰腺作为试验基质，血清起始稀释度平行地进行1∶10、1∶100，第一步孵育持续18小时，可以观察到所有胰岛细胞的一种平滑到谷粒状的胞浆荧光（图3-81）。对于重要的抗原GAD、IA2和ZnT8抗体目前也有单特异性的检测系统，包括酶联免疫吸附试验、化学发光免疫测定和放射免疫测定。

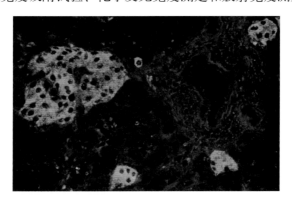

图3-81　抗胰岛细胞抗体——基质猴胰腺

青年糖尿病基金（JDF）为间接免疫荧光法提供了参考血清，相应的判读结果应该给出JDF单位（JDFU）。这样通过间接免疫荧光法检测同时确定阳性患者血清的滴度和参考血清的滴度，然后换算出参考血清的JDF单位，得到患者的JDF单位。

参考范围（成人）：阴性。

参考范围（儿童）：阴性。

适应证：检测抗胰岛细胞抗体首先是用于确诊1型糖尿病，另外可以发现高危人群中早期的自身免疫反应：90%在出现临床症状之前已经可以在血清中检测出一种或者多种糖尿病相关的自身抗体。检测该抗体可以提前诊断高危人群中的糖尿病患者，对其进行适当的治疗，例如调节并维持血糖低水平或者免疫治疗，都有可能抑制糖尿病的发生。

在德国有将近400万的成年糖尿病患者被诊断为2型糖尿病，其中约有10%是属于1型糖尿病（成人隐匿迟发性自身免疫糖尿病，LADA）。这种误诊可能带来严重的后果：这种患者首先不应该给予口服降糖药，而是开始使用胰岛素避免对胰岛的不必要的刺激，从而控制自身免疫反应的加剧。胰腺炎治愈后通常胰腺都会保留部分功能。新诊断的糖尿病患者均应进行所有糖尿病相关的自身抗体的检测来确诊或排除1型糖尿病。

诊断价值：该抗体随着疾病的进程逐渐降低。

德文名称：Autoantik**ö**rper gegen Pankreassekret

德文同义词：Autoantikörper gegen Azinuszellen des Pankreas

中文名称：抗胰腺腺泡抗体

英文名称：Autoantibodies Against Pancreatic Accini; Aab to Exocrine pancreas; Aab to Pancreatic Juice

定义：抗胰腺腺泡抗体是克罗恩病中的自身抗体，是针对胰腺腺泡细胞和胰腺分泌物的抗体。

功能和病理生理学：检出抗胰腺腺泡抗体是诊断克罗恩病的标志，其意义等同于抗肠杯状细胞抗体（杯状细胞抗体）对溃疡性结肠炎的诊断意义。这两种抗体通常具有较高的血清浓度，像很多其他对于疾病具有显著特异性的诊断指标一样，比如寻常型天疱疮中的抗棘细胞-桥粒抗体或者Goodpasture综合征中的抗肾小球基底膜抗体，其自身免疫反应在发病机制中的参与已经被普遍认同。虽然不是所有患者的血清中可以证实该抗体的存在，但并不能否定该抗体对自身免疫发病机制的参与，这只能表明在该病中相应的已经明确的自身免疫发病机制的比例。急性或者慢性胰腺炎的患者极少产生抗胰腺腺泡抗体，即使检测到，滴度也非常低，而且基本上没有IgG类抗体，这点与克罗恩病也不一致。

抗胰腺腺泡抗体可以被胰腺分泌物中和，提示自身免疫反应参与发病机制：克罗恩病中肠壁的炎症是由胰腺分泌物中的自身抗原引起的。累及部位在回肠以上，这些部位抗原的浓度足够激活敏感的免疫系统。生理上出现的肠内物质长时间在回肠中的停留使这一肠段成为容易出现疾病的部位，克罗恩病最常在回肠末端发病，也是潜在的和自身抗原发生自身免疫反应的部位。克罗恩病中从严重炎症的结肠部位到完全正常的黏膜的不连续的过渡可以解释为：由于结肠内粪便节一段时间内不会移动，其中含有的自身抗原这时候就会发生反应，在局部引起局限性的严重炎症。

在克罗恩病中具有更高阳性率的抗啤酒酵母［抗酿酒酵母抗体（ASCA）］和抗不同感染病原的抗体可能来自于一种继发性免疫反应，通过特异性免疫系统佐剂和胰腺分泌物作用而引起。

抗胰腺分泌物抗体的发现完全是偶然性的，是使用生物薄片马赛克的意外收获。既往一直都只检测肠黏膜，毕竟该疾病累及的器官原则上不包括胰腺，从来没有想到原来一种抗胰腺抗原的抗体会参与肠道的自身免疫反应。

实验材料：血清、血浆。

样本稳定性：自身抗体在4℃下可以保存2周，在-20℃下可以保存数月至数年。

分析：用间接免疫荧光法检测抗胰腺腺泡抗体，灵长类动物的胰腺冰冻切片作为试验基质（图3-82）。血清起始稀释度为1∶10，同时检测IgA和IgG，IgM没有诊断意义。

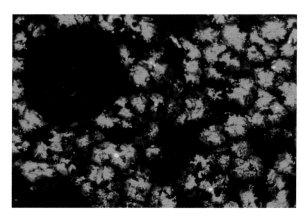

图3-82 抗胰腺腺泡抗体——基质猴胰腺

使用阳性血清可区分两种相关的荧光模式：腺泡细胞区域的网状颗粒状的荧光或者点滴状的荧光，则结果为阳性。只有这两种荧光模式可以被判定为阳性，其他的在外分泌胰腺部位的荧光图像与克罗恩病没有相关性。现在证实网状颗粒状的荧光是由自身抗原CUZD1（proteoglycans CUB/zona pellucida/like domain-containing protein）引起的，而相应地引起点滴状荧光的靶抗原为GP2（pancreatic zymogen granule membrane major glycoprotein）。现在试验基质胰腺组织切片已逐渐被转染两种自身抗原的HEK-293细胞替代，检测的灵敏度提高了25%。

9%的抗胰腺腺泡抗体为IgA类抗体，36%的阳性血清仅有IgG类抗体，55%的为两者同时阳性。滴度高于1∶32可为克罗恩病的诊断提供证据。

参考范围（成人）：阴性。

参考范围（儿童）：阴性。

适应证：慢性炎症性肠病的鉴别诊断，如克罗恩病、溃疡性结肠炎。

说明：抗胰腺腺泡抗体是克罗恩病的诊断标志物，其阳性率平均为39%，在病程超过2年以上的患者中阳性率为50%。

抗胰腺腺泡抗体在溃疡性结肠炎中极其罕见，健康人中几乎没有。

诊断价值：克罗恩病患者血清中除了抗胰腺腺泡抗体之外还可以查出抗酿酒酵母抗体，其阳性率约为67%，这两种抗体都很少见于溃疡性结肠炎。同时检测这两种抗体可将克罗恩病的诊断率提高到80%。这两种抗体检测加上抗肠杯状细胞抗体（BAb，溃疡性结肠炎：28%）和抗中性粒细胞抗体（pANCA，溃疡性结肠炎：67%；克罗恩病：7%）可以在不借助任何临床资料的情况下，仅凭血清学检测，就可对克罗恩病和溃疡性结肠炎进行鉴别诊断（因为所有自身抗体的出现彼此没有依赖性，并识别完全不同的靶抗原）。单独地检测抗中性粒细胞抗体对于诊断的特异性是不够的。

德文名称：Autoantik**ö**rper gegen Parietalzellen

德文同义词：Autoantikörper gegen Belegzellen des Magens; Parietalzell-Antikörper; PCA; Autoantikörper gegen H+/K+−ATPase

中文名称：抗胃壁细胞抗体

英文名称：Antibodies Against Parietal Cells

定义：抗胃壁细胞抗体是B淋巴细胞针对胃壁细胞表面的H^+/K^+−ATP酶产生的一类免疫球蛋白。

功能和病理生理学：胃壁细胞分泌盐酸和重吸收维生素B_{12}所需的内因子。抗胃壁细胞抗体的靶抗原被证实是一种H^+/K^+−ATP酶，主要参与盐酸的分泌。而且抗胃壁细胞抗体还可能靶向胃泌素受体。这两种抗原都存在于胃壁细胞表面。

实验材料：血清、血浆。

样本稳定性：自身抗体在4℃下可以保存2周，在−20℃下可以保存数月至数年。

分析：间接免疫荧光法中用灵长类动物的胃作为试验基质（血清起始稀释度为1∶10），阳性反应表现为胃黏膜壁细胞的胞浆荧光，细致到粗大的块状荧光，其他结构都比较暗。阴性反应表现为胃壁细胞和其他周围结构一样弱的荧光（图3-83）。抗胃壁细胞抗体在显微镜下很容易和抗线粒体抗体（AMA）混淆，AMA也表现为胃壁细胞的胞浆均匀的颗粒状荧光，同时周边结构也有相对弱的荧光。用尿素处理冰冻的胃组织切片可以基本上抑制试验基质中的AMA。因此，抗胃壁细胞抗体在并存AMA的情况下可以可靠地被诊断出来，使免疫荧光的评估变得简单，同时提高了灵敏度和特异性。

抗胃壁细胞抗体的主要靶抗原是H^+/K^+−ATP酶，自身抗体可以用单特异性的酶联免疫吸附试验进行检测。

参考范围（成人）：阴性。

参考范围（儿童）：阴性。

适应证：抗胃壁细胞抗体可能出现在慢性萎缩性胃炎、恶性贫血以及亚急性联合型脊髓变性患者中，但是也可能出现在自身免疫性内分泌疾病患者中。抗体主要为IgA和IgG。

在胃黏膜尚未完全萎缩之前，几乎100%的抗胃壁细胞抗体阳性的患者做内窥镜检查都能发现慢性萎缩性胃炎。

尽管该抗体对于恶性贫血的诊断灵敏度高达80%~90%，但是由于其与多种临床病症相关（例如桥本甲状腺炎、格雷夫斯病、1型糖尿病、自身免疫性肾上腺炎、特发性原发性甲状旁腺功能低下），而且健康人中的阳性率也不低（5%~10%，随着年龄增长还会增加），其诊断的特异性受到很大限制。随着慢性萎缩性胃炎的病程进展，抗胃壁细胞抗体的阳性率会逐渐下降。

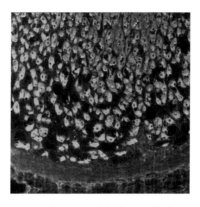

图3-83　抗胃壁细胞抗体——基质猴胃

德文名称：Autoantikörper gegen PCA-2

德文同义词：Purkinjezellen-Autoantikörper 2; Autoantikörper gegen Purkinjezellen 2

中文名称：抗浦肯野细胞胞浆抗体2（抗PCA-2）

英文名称：Purkinje Cell Cytoplasmic Antibodies 2

定义：该抗体是抗小脑浦肯野细胞中相对分子质量为280 000的蛋白自身抗体。2017年将此靶抗原鉴定为微观相关蛋白（MAP）1B。

功能和病理生理学：PCA-2蛋白通常在外周和中枢神经元表达，在抗体阳性的患者的肿瘤组织中也可以检测到。

实验材料：血清、血浆、脑脊液。

样本稳定性：自身抗体在4℃下可以保存2周，在−20℃下可以保存数月至数年。

分析：灵长类动物小脑的冰冻切片作为试验基质通过间接免疫荧光法来检测抗PCA-2抗体。抗PCA-2抗体表现为浦肯野细胞胞浆的荧光，而且荧光会延伸到浦肯野细胞的树突中去。

在免疫印迹法中使用小脑提取物检测，该抗体与相对分子质量为280 000的条带发生反应。

诊断价值：抗PCA-2抗体很少见，可能是诊断基础肿瘤的第一个证据。抗PCA-2抗体可能出现在边缘/脑干性脑炎、小脑性共济失调、Lambert-Eaton肌无力综合征、自主和运动神经疾病，通常与妇科肿瘤和小细胞肺癌相关（参见"抗神经元抗原抗体"）。

德文名称：Autoantik**ö**rper gegen PCNA

德文同义词：PCNA-Antikörper; Anti-PCNA; Anti-Cyclin I

中文名称：抗增殖性细胞核抗原抗体

英文名称：Anti-proliferation cell's nuclear antigen (PCNA) autoantibodies

定义：该自身抗体是DNA多聚酶Delta的辅助蛋白，针对增殖性细胞核抗原（PCNA）的表位，相对分子质量为36 000。PCNA由于其功能在调控细胞周期中占据关键的位置——S期，从该抗原的出现开始，蛋白在G2期中被降解。

实验材料：血清、血浆。

样本稳定性：自身抗体在4℃下可以保存2周，在-20℃下可以保存数月至数年。

分析：抗增殖性细胞核抗原抗体在间接免疫荧光法检测中表现为一种细胞周期依赖性的荧光模式（图3-84）。一半的分裂间期细胞胞核呈现为一种亮的细致颗粒状的基本荧光，核仁阴性；剩下的一半细胞胞核虽然表现为相同的荧光模式，但是荧光强度要弱10倍。分裂期的细胞浓缩的染色体部位不着色，染色体周围也仅有微弱的致密颗粒状荧光，荧光模式和强度与分裂间期细胞中强度弱的细胞相对应。

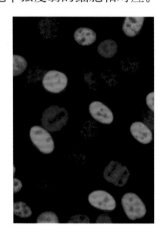

图3-84　抗PCNA抗体——基质HEp-2细胞

抗增殖性细胞核抗原抗体经常会与抗分裂素（细胞周期素Ⅱ，与CENP-F相关或者一致的）抗体混淆，因为这两种抗体都表现为特殊的荧光模式，即一半的细胞核反应很强，一半的细胞核反应相对弱很多倍。抗增殖性细胞核抗原抗体在分裂期细胞中表现为染色体区域周围的极其微弱的荧光，而抗分裂素抗体则表现为染色体周边特别强的平滑至致密颗粒状荧光。

间接免疫荧光法结果阳性可以继续用重组PCNA进行单特异性检测（酶联免疫吸附试验、线性印迹法）以明确靶抗原。

参考范围（成人）：阴性。

参考范围（儿童）：阴性。

诊断价值：抗增殖性细胞核抗原抗体是诊断系统性红斑狼疮的特异性抗体，但其阳性率仅有3%。

德文名称：Autoantikörper gegen Phospholipase-A$_2$-Rezeptoren (PLA$_2$R)

德文同义词：Autoantikörper gegen PLA$_2$R; Anti-PLA$_2$R-Autoantikörper

中文名称：抗足细胞（磷脂酶A$_2$受体）抗体

英文名称：Anti-PLA$_2$ Receptor Antibodies

定义：抗PLA$_2$R抗体是原发性膜性肾病（pMN，同义词pMGN，原发性膜性肾小球肾炎）的特异性标志物。

功能和病理生理学：膜性肾病的典型表现为肾小球的慢性炎症导致持续进展的肾功能损害。原发性MN主要是针对跨膜蛋白PLA$_2$R和THSD7A以及一些暂时没有明确鉴定的抗原的自身免疫反应引起的。这些蛋白位于肾小球足细胞的细胞表面，通过结合自身抗体引起损伤。免疫复合物沉积在肾小球基底膜原位，激活补体系统，引起胞外基质蛋白过度表达，破坏足细胞的细胞骨架，使得基底膜增厚，引起蛋白尿。

MN是最常见的引起肾病综合征（蛋白尿、低蛋白血症、高脂血症、水肿）的原因。蛋白尿越严重，肾功能衰竭的长期风险越高，从而导致合并血栓和心血管并发症的死亡率升高。

分析：抗PLA$_2$R抗体的检测可以用酶联免疫吸附试验，采用转染PLA$_2$R的HEK293细胞作为检测基质的间接免疫荧光法或者免疫印迹法。

实验材料：血清、血浆。

样本稳定性：自身抗体在4℃下可以保存2周，在−20℃下可以保存数月至数年。

诊断价值：在PLA$_2$R被鉴定为MN的特异性靶抗原之前，MN只能通过组织学和电子显微镜下的肾活检来确诊。最具特征性的是免疫复合物在肾小球基底膜外面的沉积。现在抗PLA$_2$R抗体和抗THSD7A抗体的检测已经成为诊断MN的重要无创检测手段。抗PLA$_2$R抗体IgG具有高特异性，可以在约75%的原发性MN患者中检出。在继发性MN（MN由其他基础疾病引起）中抗PLA$_2$R抗体仅在个别患者中有报道，当然也不排除原发性MN是基础疾病的情况。抗PLA$_2$R抗体滴度与疾病活动度相关，抗体水平的升高、回落或者消失都与相应的疾病病程有关。抗体滴度检测对于临床缓解（自发性的或者通过有效的治疗）或者复发以及肾移植后MN复发的风险都有非常重要的预测价值。对于疑似MN而抗PLA$_2$R抗体阴性的患者，检测抗THSD7A抗体具有非常重要的临床价值。

德文名称：Autoantikörper gegen Phospholipide

德文同义词：Phospholipid-Antikörper; aPL-Antikörper

中文名称：抗磷脂抗体

英文名称：Phospholipid Autoantibodies

定义：抗磷脂抗体是针对磷脂和血浆蛋白复合物的抗体。磷脂的结构基础为甘油磷脂，是一个磷酸被甘油和两个脂肪酸酯化，而两个脂肪酸又反过来被一个极性基团（例如丝氨酸、甘油）酯化。如果极性基团是丝氨酸，就形成磷脂酰丝氨酸，心磷脂是由两个甘油磷脂和一个额外的甘油形成的。

功能和病理生理学：抗磷脂抗体最早是在感染的血清学检测（梅毒血清实验，性病研究分析）中作为干扰因子被发现的。20世纪80年代人们才意识到抗磷脂抗体阳性的患者通常罹患系统性红斑狼疮或者其他的自身免疫性疾病。

相对于磷脂抗体不同的靶点，其致病机制也是多样的。除了活化内皮细胞之外，很可能也伴随直接的损伤，从而导致血小板的直接活化以及人凝血因子的障碍。所有这些变化的共同后果就是凝血功能增强伴随病理性的血栓形成。

实验材料：血清、血浆。

样本稳定性：自身抗体在4℃下可以保存2周，在−20℃下可以保存数月至数年。

分析：酶联免疫吸附试验或化学发光免疫测定能够可靠地检测磷脂抗体，包被的抗原除了不同的磷脂之外还包括血浆蛋白β_2糖蛋白I。

临床相关的自身抗体的靶抗原既可以是阴离子的磷脂（心磷脂、磷脂酰丝氨酸、磷脂酰甘油、磷脂酰肌醇），也可以是中性的磷脂（磷脂酰乙醇氨、磷脂酰胆碱）。

抗心磷脂抗体（ACA）的存在包含在抗磷脂抗体综合征的诊断标准中 [Internationales Konsensus-Statement, Miyakis（2006）]。由于在结构上有很大程度的相似性，抗心磷脂抗体和其他阴离子磷脂存在交叉反应。相对应的其他抗体（如抗磷脂酰丝氨酸抗体、磷脂酰甘油抗体、磷脂酰肌醇抗体、磷脂酰乙醇氨抗体、抗磷脂酰胆碱抗体）的检测仅在极少数的情况下才会被额外检测。

抗磷脂抗体综合征（APS）的血清学检测首先推荐ACA（IgG和IgM，IgA相对较差）以及狼疮凝集物（LA）。该抗体应该在第一次检测后在3～6周内重复检测，只有两次结果阳性才符合APS的血清学诊断标准。阴性结果应该检测抗β_2糖蛋白（β_2GPI，一种血浆蛋白协同因子，抗β_2GPI抗体）抗体IgA、IgG和IgM，因为该参数在APS中阳性率高达60%～90%，而且不依赖于抗心磷脂抗体和LA。同时检测抗心磷脂抗体和抗β_2GPI抗体阳性率几乎可达100%。

临床相关的抗心磷脂抗体依赖于血浆蛋白β_2GPI作为抗原识别的协同因子。心磷脂结合β_2GPI很可能导致整体结构的构象改变，因此形成新的抗原表位。所谓的抗心磷脂抗体酶联免疫吸附试验其实可以结合三种不同类型的抗体。

- 抗心磷脂抗体（通常在感染性疾病中）。
- 抗心磷脂和β_2GPI的复合物抗体。
- 抗β_2GPI（可能结构上修饰过）抗体。

抗心磷脂抗体酶联免疫吸附试验虽然含有β_2GPI抗原，但是并不能作为同时检测抗心磷脂抗体和抗β_2GPI抗体的筛选实验。β_2GPI通过结合磷脂的结果修饰可能导致抗原表位丢失，而这些抗原表位是某些亚群的抗β_2GPI抗体识别β_2GPI抗原所必需的。如果需要可靠灵敏地检测抗 β_2GPI抗体，只能用仅有该蛋白作为抗原包被的酶联免疫吸附试验 。

参考范围（成人）：阴性。

诊断价值：所有与抗磷脂抗体相关的临床综合征都被归纳为APS。抗心磷脂抗体在1 000个APS患者中的阳性率如表3-11所示［参见"Cervera"（2002）］ 。

APS可以被分为3个亚型：

● 原发性APS：单独发病，不伴随其他的自身免疫病。

● 继发性APS：伴随其他的自身免疫病，主要是系统性红斑狼疮患者，比较少见于硬皮病或者干燥综合征的患者。

● 重症APS：比较罕见，可以发生在原发性以及继发性APS。重症APS的死亡率高达50%，所有发生不明原因多器官衰竭的患者都应该考虑该病的可能性。

表3-11　APS患者抗心磷脂抗体阳性率

Ig 类型	APS 阳性率
仅 IgG	44%
仅 IgM	12%
IgG/IgM	88%

抗心磷脂抗体在APS患者中的阳性率颇高（60%～90%）。2006年悉尼国际APS会议将该抗体（存在超过12周）定为诊断APS的血清学指标之一。随后规定APS的诊断标准为：两个临床症状中出现一个以及三个血清学指标中一个为阳性（表3-12）。

表3-12　APS诊断依据

临床指标	血清学指标
血栓	狼疮抗凝物
妊娠期并发症（例如早产或者死胎）	抗心磷脂抗体（IgG/IgM）
	抗 β_2GPI 抗体（IgG/IgM）

20%～40%的系统性红斑狼疮患者其抗心磷脂抗体为阳性，尤其是已经有典型的APS临床表现的患者。研究表明，系统性红斑狼疮患者抗心磷脂抗体IgG阳性多伴有血小板减少症，而IgM阳性则与溶血性贫血相关。

其他系统性自身免疫性疾病（类风湿关节炎、硬皮病、干燥综合征、Sharp综合征等）的患者中也有5%～15%抗心磷脂抗体阳性。该抗体也会出现于感染时，如患梅毒或者病毒性肝炎等。还有1%～5%的健康人该抗体呈现阳性。另外，还发现血栓患者阳性率为20%～30%。究竟抗心磷脂抗体在感染性疾病和健康人中出现的频率有多高，很大程度上取决于使用的检测系统。

心内科：长期高滴度的抗心磷脂抗体是血栓和心肌梗死或者脑梗死血管并发症的高危因素，在80%的这些并发症中可以检出抗心磷脂抗体。

妇产科：64%的抗心磷脂抗体阳性的妇女会发生习惯性流产、死胎或者早产，这些往往与是否出现自身免疫病的临床症状无关。其中系统性红斑狼疮的患者更常出现以上提到的妊娠并发症（达到77%），原因可能是胎盘上静脉血栓引起的血管栓塞。因此，对于这些患者包括血栓高危人群，发现有妊娠非正常终止的女性患者以及栓塞的患者都应该进行抗心磷脂抗体检测。

德文名称：Autoantikörper gegen PML

德文同义词：Anti-PML-Antikörper; Autoantikörper gegen promyelozytäre leukämische Proteine

中文名称：抗PML抗体

英文名称：Autoantibodies to promyelocytic leukemia antigen (PML)

定义：PML抗原是"早幼粒细胞白血病核抗体"的组分（PML-NB，核颗粒）。由其可产生相应的抗体。

功能和病理生理学：大约三分之一的原发性胆汁性肝硬化的患者血清用间接荧光法可以检测到不同的抗核抗体（ANA）。过去10年中在PBC患者血清中陆续发现大量的以特异性的细胞核结构为靶抗原的抗体，这些抗原包括早幼粒细胞白血病蛋白（PML蛋白）、Sp100以及核孔复合物的两种蛋白（GP210和p62自身抗体）。

实验材料：血清、血浆。

样本稳定性：自身抗体在4℃下可以保存2周，在−20℃下可以保存数月至数年。

分析：抗PML抗体可以用间接免疫荧光法检测，阳性结果表现为核点样荧光模式。靶抗原的确定可以用线性印迹法或者使用重组的 PML的酶联免疫吸附试验来检测。

参考范围（成人）：阴性。

适应证：原发性胆汁性肝硬化以及混合性肝病（重叠综合征）。

诊断价值：抗PML抗体在约13%的原发性胆汁性肝硬化患者中呈阳性，在约4%的自身免疫性肝炎患者中可以查出。该抗体在个别病毒性乙型肝炎和病毒性丙型肝炎中偶尔也能检测到。

同时检测抗PML抗体、抗100抗体、GP210抗体、AMA-M2抗体以及M2-3E抗体，可将原发性胆汁性肝硬化诊断在特异性为99%的情况下，灵敏度提高到94%，且有助于与其他自身免疫性肝病进行鉴别诊断（参见"原发性胆汁性胆管炎相关抗核抗体"）。

德文名称：Autoantikörper gegen PM-Scl

德文同义词：Anti-PM-Scl; PM-Scl-Antikörper; Anti-PM-1; Antikörper gegen PM-1

中文名称：抗PM-Scl抗体

英文名称：Anti PM-Scl，Antibodies against PM-Scl，Antibodies Against PM-1

定义：抗PM-Scl抗体的靶抗原是一个由16个多肽组成的蛋白复合物，相对分子质量在20 000～110 000之间，主要位于核仁中，参与核糖体RNA的形成。该复合物的主要抗原其相对分子质量分别为75 000（PM-Scl 75）和100 000（PM-Scl 100）。

实验材料：血清。

样本稳定性：自身抗体在4℃下可以保存2周，在-20℃下可以保存数月至数年。

分析：抗PM/Scl抗体在间接免疫荧光法中显示为HEp-2细胞一种核仁均质荧光和整个细胞核的一种均匀的微弱的致密颗粒状反应（图3-85）。分裂期细胞的浓缩的染色体为阴性，其他细胞的染色体呈现细致颗粒状荧光。灵长类动物肝脏组织的冰冻切片上肝细胞也显示类似的荧光模式，核仁呈均质荧光和细胞核微弱的致密颗粒至网状的荧光（图3-86）。血清起始稀释度为1∶100。

间接免疫荧光法结果阳性，可以进一步用酶联免疫吸附试验或者免疫印迹法等单特异性方法确定靶抗原。

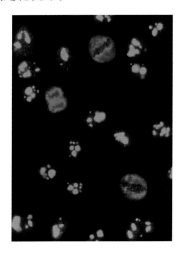
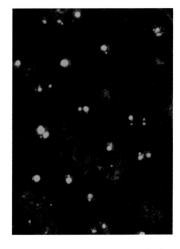

图3-85 抗PM-Scl抗体——基质HEp-2细胞　　图3-86 抗PM-Scl抗体——基质猴肝

参考范围（成人）：阴性。

参考范围（儿童）：阴性。

诊断价值：约15%的肌炎患者血清中抗PM-Scl抗体阳性，50%～70%抗PM-Scl抗体阳性患者表现为多肌炎/系统性硬化症-重叠综合征。这里提到的抗体原则上其靶抗原有两种：PM-Scl 75和PM-Scl 100抗体。单纯的进展性系统性硬化症患者中，抗PM-Scl 75抗体的阳性率为10%、抗PM-Scl 100抗体的阳性率为7%。如果试验方法仅仅能够检测到抗PM-Scl 100抗体，那么有部分进展性系统性硬化症的患者会被漏诊（参见"抗核抗体和皮肌炎特异性抗体"）。

德文名称：Autoantikörper gegen Proteinase 3

德文同义词：Anti-PR3-Antikörper; Proteinase-3-Antikörper

中文名称：抗蛋白酶3抗体

英文名称：Autoantibodies to Proteinase 3

定义：蛋白酶3（PR3）是一种阳性丝氨酸蛋白酶，相对分子质量为27 000，位于中性粒细胞的颗粒中和单核细胞的溶酶体中［参见"cANCA（抗中性粒细胞胞质抗体，胞质型）"］。由其可产生相应的抗体。

功能和病理生理学：一些临床观察和动物实验都提示，该抗体在血管炎的炎症过程有直接的致病作用。

实验材料：血清、血浆。

样本稳定性：自身抗体在4℃下可以保存2周，在−20℃下可以保存数月至数年。

分析：间接免疫荧光法作为ANCA的筛选检测，然后对阳性结果用抗PR3-ELISA以及抗MPO-ELISA进一步确认，这是国际公认推荐的检测方法（国际共识声明）。这种方法将对新发的肉芽肿性多血管炎的诊断敏感性提高到73%，而对显微镜下多血管炎诊断的敏感性提高到67%。单独的间接免疫荧光法或者酶联免疫吸附试验无法达到足够的诊断特异性，而间接免疫荧光法和抗PR3抗体和抗MPO抗体的酶联免疫吸附试验结合起来对小血管血管炎检测的特异性可达99%。

抗PR3抗体的检测一方面依靠间接免疫荧光法，该方法可以同时全面检测抗中性粒细胞抗体，另一方面可以用单特异性的酶联免疫吸附试验和免疫印迹法以及在间接免疫荧光法中使用抗原斑点检测。间接免疫荧光法中的试验基质使用的是乙醇和甲醛固定的人的粒细胞（图3-87，3-88）。在乙醇固定的粒细胞中抗PR3抗体显示为cANCA的荧光模式：颗粒样荧光模式，其颗粒均匀分布在整个粒细胞的胞浆中，细胞核为阴性。cANCA的颗粒样荧光对应于PR3在胞浆中的分布。

PR3是cANCA的主要靶抗原，却并非所有的cANCA阳性的血清都在抗PR3-ELISA中也阳性。同时检测cANCA和抗PR3抗体相对于单独的一种检测可以显著提高肉芽肿性多血管炎患者诊断的准确率。

酶联免疫吸附试验多数使用从人的粒细胞中提取的天然PR3抗原，将其直接包被在微量滴定板上（经典的抗PR3-ELISA）或者通过一种"捕获抗体"固定在微量滴定板上（抗PR3抗体捕获酶联免疫吸附试验），后者可以将PR3的自身抗原表位更好地暴露给相应的抗体。抗PR3抗体捕获酶联免疫吸附试验相对于经典的酶联免疫吸附试验显示了对肉芽肿性多血管炎更高的敏感性，但特异性稍有减低。

最新的酶联免疫吸附试验中使用重组的PR3（建立在人的cDNA基础上，表达在人源性的细胞上），可以达到以往的多种方法无法企及的敏感性和特异性。生产重组PR3抗原时，可以将176位的丝氨酸换成丙氨酸来关闭酶的蛋白水解活性中心，这样蛋白酶的活性不会影响细胞代谢，确保培养细胞中的PR3能够累积到高浓度；相反如果没有这种人为的处理，PR3很快就会被消耗掉。合成的PR3在制备的每个步骤中都不会发生无形的消耗，可以进行大量制备，从而达到间接免疫荧光法无法比拟的高达95%的灵敏度。

参考范围（成人）：阴性。

适应证：ANCA相关的血管炎、肉芽肿性多血管炎。

诊断价值：抗PR3抗体对于肉芽肿性多血管炎的诊断具有高度的敏感性和特异性（阳性率达93%），但是抗体阴性并不能完全排除该病。抗体滴度与疾病活动性的关联仍备受争议。抗体滴度明显升高常提示复发，但是其预测价值很有限，无法单靠ANCA滴度来指导药物治疗。不过抗体滴度明显升高的状况一定要引起临床医生的高度重视，应当对患者进行严密的监控。

抗PR3抗体也可能出现在Churg-Strauss综合征（10%），但是极少会出现在显微镜下多血管炎或者多动脉结节病。

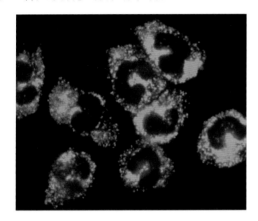 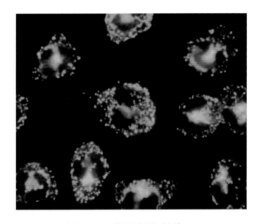

图3-87 抗蛋白酶3抗体——
基质人中性粒细胞（乙醇固定）

图3-88 抗蛋白酶3抗体——
基质人中性粒细胞（甲醛固定）

德文名称：Autoantikörper gegen Prothrombin

德文同义词：Prothrombin-Antikörper; aPT; aPS/PT

中文名称：抗凝血酶原抗体

英文名称：Anti-prothrombin Antibodies

定义：该抗体属于抗磷脂抗体中的一组，是抗内源性凝血酶原的自身抗体。

功能和病理生理学：抗凝血酶原抗体最早在1959年被作为狼疮凝集物（LA）讨论。凝血酶原是一种由肝细胞分泌的维生素K依赖性的糖蛋白，相对分子质量为70 000，是除了β_2-GPI和Annexin A5之外最重要的磷脂结合蛋白之一。合成的过程开始于10个N端谷氨酸残基的酶性γ-羧化反应，而含有γ-羧基谷氨酸的区域（Gla区）介导和磷脂酰丝氨酸的钙依赖性连接，从而引起凝血酶原的构象改变。凝血酶原的酶性活化形成α凝血酶，即一个有Ⅴa因子、Ⅹa因子（凝血因子Ⅹa）和磷脂以及钙离子形成的凝血酶原激酶复合物参与的凝血反应的过程。

实验材料：血清、血浆。

样本稳定性：自身抗体在4℃下可以保存2周，在−20℃下可以保存数月至数年。

分析：常用酶联免疫吸附试验检测。

参考范围（成人）：无法证实。

参考范围（儿童）：无法证实。

诊断价值：在系统性红斑狼疮患者中经常出现的抗凝血酶原抗体是除抗β$_2$糖蛋白Ⅰ抗体之外又一个动脉血栓的危险因子。动物实验证实，抗凝血酶原抗体有诱导血栓形成的作用，有研究显示其可能是导致习惯性流产的原因之一。

抗凝血酶原抗体具有不均一性，可以用酶联免疫吸附试验检测，通常选用固相分离的凝血酶原或者磷脂酰丝氨酸和凝血酶原的复合物（PS/PT）作为抗原。

目前的比较研究发现，抗PS/PT复合物抗体较之抗单一凝血酶原抗体与APS的临床表现具有更好的相关性，而且表现出和β$_2$糖蛋白Ⅰ依赖性抗心磷脂（aCL或ACA，见"抗心磷脂"）抗体相同的特异性，同时抗PS/PT复合物IgG抗体也与狼疮凝集物相关。抗PS/PT复合物抗体是除了β$_2$糖蛋白Ⅰ依赖性的抗心磷脂抗体之外APS的又一个敏感的诊断标志物。

德文名称：Autoantikörper gegen quergestreifte Muskulatur

中文名称：抗横纹肌（骨骼肌）抗体

英文名称：Autoantibodies Against Striated Muscle

定义：抗横纹肌抗体可以和骨骼肌或者心肌的不同蛋白反应。其中一个靶抗原是肌联蛋白，其生理学功能是防止肌肉纤维的过度伸展。

实验材料：血清、血浆。

样本稳定性：自身抗体在4℃下可以保存2周，在−20℃下可以保存数月至数年。

分析：以骨骼肌和（或）心肌为检测基质的间接免疫荧光法检测，血清起始稀释度为1∶100，阳性反应为典型的组织横纹荧光（图3−89，3−90）。

对于抗肌联蛋白抗体有单特异性的线性印迹法检测，只用间接免疫荧光法无法和其他显示相同荧光模式的自身抗体相鉴别。

参考范围（成人）：阴性。

参考范围（儿童）：阴性。

诊断价值：抗横纹肌抗体在重症肌无力患者中的阳性率约为70%，然而只有在抗体滴度大于1∶1 000时，才具有诊断相关性。此外，在对各种炎性肌病（多肌炎等）患者、查加斯病（南美洲锥虫病）的慢性期患者进行血清学检查时，可检测出低滴度的抗横纹肌抗体。该抗体有时候也会在无症状的毒性弥漫性甲状腺肿或者自身免疫性多内分泌腺疾病患者中检出。

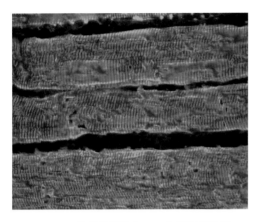

图3-89 抗横纹肌抗体——基质猴骨骼肌

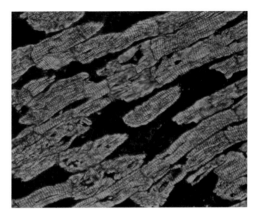

图3-90 抗横纹肌抗体——基质猴心肌

德文名称：Autoantikörper gegen RA33

德文同义词：Anti-A2/RA33; RA33-Antikörper

中文名称：抗RA33抗体

英文名称：Anti-RA33 antibodies，Autoantibodies to A2 Core Protein of Heterogeneous Nuclear Ribonucleoprotein Complexes（A2-hnRNP）

定义：抗RA33抗体是抗异质性胞核的核糖体蛋白复合物的A2核心蛋白（A2-hnRNP）的一种自身抗体。

样本稳定性：自身抗体在4℃下可以保存2周，在-20℃下可以保存数月至数年。

分析：抗RA33抗体可以用包被天然或重组抗原的酶联免疫吸附试验进行检测。

参考范围（成人）：阴性。

参考范围（儿童）：阴性。

诊断价值：55%的类风湿关节炎的患者血清中可以检测到抗RA33抗体。由于该抗体也会出现在系统性红斑狼疮以及其他风湿类疾病的患者血清中，因此其诊断特异性有限。

德文名称：Autoantikörper gegen Ri

德文同义词：Anti-Ri; ANNA-2; Autoantikörper gegen Zellkerne neuronaler Zellen Typ 2; Ri-Antikörper

中文名称：抗Ri抗体

英文名称：Anti-Ri Autoantibodies, Anti-neuronal Nuclear Antibodies 2（ANNA 2）

定义：抗Ri抗体是一类抗肿瘤神经抗体。一方面以各种肿瘤为靶向，另一方面以神经元细胞核为靶向。名称来自于患者名字的两个首字母（Richards）。

动物实验材料：血清、脑脊液。

样本稳定性：自身抗体在4℃下可以保存2周，在-20℃下可以保存数月至数年。

分析：以灵长类小脑的冰冻切片作为试验基质的间接免疫荧光法可以检测出抗神经元细胞核自身抗体（Ri，Hu），如图3-91所示。抗Ri抗体通常滴度很高，有时可达1∶100 000。为了把抗Ri抗体和抗Hu抗体区分开来，还需要灵长类动物的小肠作为检测基质，抗Hu抗体可以和肠肌丛的细胞核发生反应，抗Ri抗体却不能（图3-92）。间接免疫荧光法阳性结果还可以用检测小脑抗原的蛋白质印迹法、包被纯化重组抗原的线性印迹法来确认。

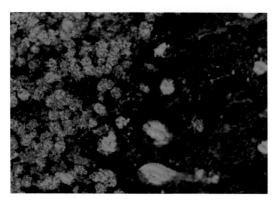
图3-91 抗Ri抗体——基质猴小脑

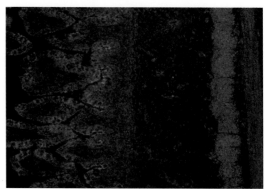
图3-92 抗Ri抗体——基质猴小肠

参考范围（成人）：阴性。

参考范围（儿童）：阴性。

诊断价值：有报道抗肿瘤神经Ri蛋白NOVA-1和NOVA-2抗体在伴随妇科肿瘤（主要是乳腺癌）的斜视眼阵挛-肌阵挛综合征中被检出。抗Ri抗体阳性提示某些潜在的肿瘤（参见"抗神经元抗原抗体"），如小细胞肺癌、乳腺癌。

德文名称：Autoantikörper gegen Ribosomale Phosphoproteine

德文同义词：Autoantikörper gegen Ribosomale P-Proteine; Ribo

中文名称：抗核糖体磷蛋白抗体

英文名称：Ribosomal P-protein Antibodies

定义：核糖体磷蛋白抗原是由核糖体60S亚基的3个蛋白构成，分别被命名为P0（相对分子质量38 000）、P1（19 000）和P2（17 000）。3个蛋白的主要抗原表位在羧基末端，而3种蛋白在这个位点含有完全一致的17个氨基酸。其有相应的抗体。A. M. Gressner是最早报道核糖体磷蛋白的科学家之一。

实验材料：血清、脑脊液。

样本稳定性：自身抗体在4℃下可以保存2周，在-20℃下可以保存数月至数年。

分析：抗核糖体磷蛋白抗体（ARPA）在间接免疫荧光法中的阳性反应为HEp-2细胞呈现胞浆平滑至细颗粒状的荧光（图3-93）。灵长类动物的肝脏组织上的肝细胞表现为融合成片的胞浆荧光伴随有斑块状的增强（图3-94）。肾和胃的胞浆也呈现阳性反应。阳性结果应该用单特异性检测系统（酶联免疫吸附试验、化学发光免疫测定、免疫印迹法）进一步确认。

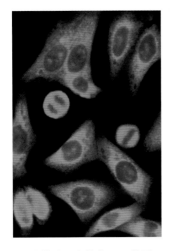 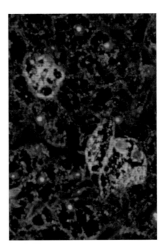

图3-93　抗核糖体磷蛋白抗体——基质HEp-2细胞　　　图3-94　抗核糖体磷蛋白抗体——基质猴肝

参考范围（成人）：阴性。

适应证：抗核糖体磷蛋白抗体是系统性红斑狼疮的特异性诊断标志之一，阳性率约为10%。

诊断价值：鉴于抗核糖体磷蛋白抗体的高度疾病特异性，在怀疑系统性红斑狼疮时除了检测抗双链DNA抗体、抗核小体抗体、抗Sm抗体、抗SS-A抗体、抗组蛋白抗体和抗心磷脂抗体以外，同时还应该检测该抗体，因为它的存在并不依赖于其他任何抗体。

抗核糖体磷蛋白抗体的滴度与系统性红斑狼疮疾病活动性无关联。早期推测抗核糖体磷蛋白抗体在肾炎及肝炎疾病中与中枢神经系统症状有关，现在已基本被否定。

德文名称：Autoantikörper gegen Ribosomen

德文同义词：Antiribosomale Antikörper

中文名称：抗核糖体抗体

英文名称：Anti-ribosomal Antibodies

定义：抗核糖体抗体和抗核糖体磷蛋白抗体无关，这个概念原本只是对于这一类靶抗原未知的抗体在免疫荧光法中呈现的荧光模式的表述。

实验材料：血清、血浆。

样本稳定性：自身抗体在4℃下可以保存2周，在−20℃下可以保存数月至数年。

分析：抗核糖体抗体用间接免疫荧光法检测，血清起始稀释度为1∶100，通常限于检测IgG类抗体。

抗核糖体抗体在HEp-2细胞上表现为平滑至细致颗粒状胞浆荧光，细胞边缘处荧光强度减弱。在稀释度较高时，可以发现细胞的染色有所差别。分裂期细胞的染色体周边区域明显变亮。灵长类动物的肝脏组织中部分的肝细胞阳性，表现为一种胞浆平滑的荧光。阳性的细胞分散或者成群地分布在阴性反应的区域。大鼠肝脏整个组织表现出平滑的荧光；胃的主细胞和壁细胞均表现为平滑、均匀的荧光。

相对于抗核糖体磷蛋白抗体的荧光模式，抗核糖体抗体在所有的器官中都表现为一种更细致、平滑的荧光。明确的鉴别可以选用单特异性的酶联免疫吸附试验检测。

参考范围（成人）：阴性。

参考范围（儿童）：阴性。

诊断价值：用间接免疫荧光法检测抗核糖体抗体和对于诊断系统性红斑狼疮高度特异的抗核糖体磷蛋白抗体在显微镜下难以区分。因此用间接免疫荧光法检测这两种抗体时，究竟哪一种抗体是对系统性红斑狼疮具有特异性还是对自身免疫性肝炎具有特异性，很难鉴别。

德文名称：Autoantikörper gegen Sa

德文同义词：Sa-Autoantikörper; Anti-Sa-Antikörper

中文名称：抗Sa抗体

英文名称：Antibodies Against Sa，Anti-Sa Antibodies

定义：抗Sa抗体是针对人胎盘的一种相对分子质量为50 000蛋白的自身抗体，该蛋白是一种瓜氨酸化的中间纤维波形蛋白。

功能和病理生理学：类风湿关节炎相关的自身抗体是针对含有少量瓜氨酸的蛋白的自身抗体，在类风湿关节炎患者的滑膜出现炎症时即可以检测到瓜氨酸化的蛋白，而正常组织没有。因此推测，类风湿关节炎患者血清中的瓜氨酸化的蛋白是自身免疫反应的靶点，参与炎症反应和组织破坏。

抗瓜氨酸肽抗体（CCP）比人们已经熟知的类风湿因子（抗免疫球蛋白抗体、抗IgA抗体）与致病机制的关系更为密切。类风湿因子的疾病特异性较低，在其他风湿性疾病、感染性疾病，甚至健康人中也可以检测到该抗体。相对而言，抗Sa抗体和抗瓜氨酸肽抗体基本上仅见于类风湿关节炎。

分析：抗Sa抗体可用酶联免疫吸附试验或者免疫印迹法检测，有诊断意义的是IgG抗体。

实验材料：血清。

样本稳定性：自身抗体在4℃下可以保存2周，在−20℃下可以保存数月至数年。

诊断价值：抗Sa抗体是目前除抗CCP抗体和抗CEP-1抗体（参见"CCP"）之外对于类风湿关节炎最有诊断意义的标志物，特异性几乎达到100%，靶抗原为滑膜表达的瓜氨酸化波形蛋白。相对于抗CCP抗体而言，虽然抗Sa抗体灵敏度较低（免疫印迹法检测阳性率为40%，酶联免疫吸附试验检测阳性率为55%～60%），但是其对于严重的类风湿关节炎（大多数的关节受影响、关节外表现异常）的预测价值是非常高的。健康人如果查出抗Sa抗体可以视为类风湿关节炎的危险人群，可能在之后的10～15年间罹患类风湿关节炎。抗体滴度越高，潜伏期越短。

该抗体滴度随着疾病的活动性变化，抗体滴度趋近正常可以视为恢复期的标志。活动性类风湿关节炎的患者该抗体的滴度明显高于轻度患者。

抗CCP抗体和抗Sa抗体在类风湿关节炎患者中的阳性率分别为75%和60%，可在类风湿关节炎发病早期，甚至是在症状出现之前的很多年，即可在血清或滑膜液中出现。诊断越早，治疗也越早。抗CCP抗体或抗Sa抗体阳性的患者，相对于阴性的患者，其放射学检查结果显示明显严重的关节损害。因此抗类风湿关节炎抗体、抗CCP抗体也可以作为预测疾病发展的指标。

德文名称：Autoantikörper gegen Scl-70

德文同义词：Anti-DNS-Topoisomerase-I-Antikörper; Anti-Scl-70-Antikörper

中文名称：抗拓扑异构酶（Scl-70）抗体

英文名称：Anti-Scl-70 Autoantibodies

定义：抗 Scl-70抗体是抗拓扑异构酶位点的自身抗体。

功能和病理生理学：天然的酶相对分子质量为100 000，最初人们在免疫印迹法产物中只发现了一个分子质量为70 000的片段。拓扑异构酶I位于细胞核中，在核仁高浓度集中。这个酶参与DNA双螺旋的复制和转录，剪切DNA双链并且沉积在分开的一端。一旦剪切的片段复制或者转录，则链重新结合，拓扑异构酶又被重新释放。

实验材料：血清。

样本稳定性：自身抗体在4℃下可以保存2周，在−20℃下可以保存数月至数年。

分析：抗Scl-70抗体用间接免疫荧光法检测，在HEp-2细胞上表现为有丝分裂间期细胞近乎均质的胞核荧光（图3-95）。核仁增强且荧光近乎均质，胞浆阴性。有丝分裂中期细胞只有浓缩染色质显色。猴肝上表现为肝细胞核的颗粒至均质型荧光（图3-96）。

间接免疫荧光法阳性结果可以通过单特异性酶免疫测定（酶联免疫吸附试验、化学发光免疫测定）或免疫印迹法（线性印迹法）采用天然纯化的Scl-70抗原（相对分子质量为100 000）检测证实，或者用免疫印迹法采用细胞核抗原检测。

参考范围：阴性。

诊断价值：抗Scl-70抗体根据检测方法的不同，对于进展性系统性硬化症（弥散型）的阳性检出率为25%～75%。

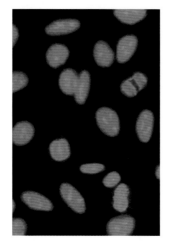

图3-95 抗Scl-70抗体——基质HEp-2细胞

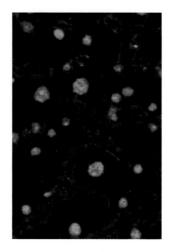

图3-96 抗Scl-70抗体——基质猴肝

德文名称：Autoantikörper gegen SLA

德文同义词：Anti-SLA/LP-Antikörper; Autoantikörper gegen lösliches Leberantigen; Anti-Leber/Pankreas-Antigen; SLA-Autoantikörper

中文名称：抗可溶性肝抗原/肝胰抗原抗体（抗SLA/LP抗体）

英文名称：Autoantibodies to Soluble Liver Antigen/Liver Pancreas Antigen（SLA/LP）

定义：该抗体一种对于自身免疫性肝炎诊断相关的自身抗体，靶抗原位于肝脏和胰腺。

功能和病理生理学：1998年应用分子克隆的方法在DNA水平鉴定了SLA/LP抗原，可能是一种相对分子质量为50 000的胞浆酶，参与调节硒蛋白生物合成（UGA-抑制子-tRNA相关蛋白）。在此之前认为SLA抗原是肝细胞角蛋白8和18或者谷胱甘肽S转移酶的观点显然都是错误的。

实验材料：血清、血浆。

样本稳定性：自身抗体在4℃下可以保存2周，在-20℃下可以保存数月至数年。

分析：使用重组抗原的酶免疫测定（酶联免疫吸附试验、化学发光免疫测定）和SLA/LP转染细胞的间接免疫荧光法，可以特异地并且灵敏地检测抗SLA/LP抗体。经典的免疫印迹法不能用来检测该抗体，一方面使用变性的SLA/LP会大大降低检测的灵敏度，另一方面相对分子质量为50 000的阳性条带还有可能是由另外一种未知的自身抗体引起的。

参考范围（成人）：阴性。

参考范围（儿童）：阴性。

适应证：原因不明的转氨酶升高；怀疑为自身免疫性肝炎。

诊断价值：在所有的自身抗体中，抗SLA/LP抗体是自身免疫性肝炎最特异的诊断标志。抗SLA/LP抗体可以单独出现在自身免疫性肝炎患者中，也可能伴随其他的抗体出现，虽然它的阳性率只有10%～30%，但其阳性预测值几乎为100%，每个阳性的抗SLA/LP抗体的检测结果都提示自身免疫性肝炎（只要临床症状也符合）。

抗SLA/LP抗体的检测为自身免疫性肝炎的患者提供了一种准确的与病毒性肝炎鉴别的办法，由于错误地使用干扰素治疗自身免疫性肝炎和用免疫抑制治疗病毒感染，都可能导致患者死亡的严重后果，因此，这对于临床肝病学具有重要的意义。

为了与病毒性肝炎鉴别诊断，建议同时进行其他自身免疫性肝炎相关自身抗体的检测，例如ANA、pANCA、ASMA、LC-1和LKM。

德文名称：Autoantikörper gegen Sm

德文同义词：Sm-Antikörper; Anti-Sm-Antikörper; Anti-Sm

中文名称：抗Sm抗体

英文名称：Anti-Sm Antibodies

定义：抗Sm抗体的名称源自指标患者Smith。相应的抗原Sm为一组7个小核糖核蛋白（small nuclear ribonucleoproteins, snRNP），称为核心蛋白B/B'、D1、D2、D3、E、F和G。根据色谱测定结果，RNA部分依赖于尿嘧啶U1、U2、U4和U5以及核糖核蛋白相应地称为U1-snRNP、U2-snRNP、U4-snRNP和U5-snRNP。抗Sm抗体的靶抗原可能是其中的一个或者多个核心蛋白。

功能和病理生理学：抗Sm抗体对于系统性红斑狼疮的诊断具有很高的特异性。

实验材料：血清、血浆。

样本稳定性：自身抗体在4℃下可以保存2周，在−20℃下可以保存数月至数年。

分析：抗Sm抗体在间接免疫荧光法中表现为HEp-2间期细胞核粗颗粒荧光，有时也出现中等至细致的颗粒荧光，核仁为阴性。分裂期细胞浓缩染色体阴性，染色体周边出现均匀、光滑的荧光。灵长类动物的肝脏组织切片中的肝细胞核也呈现颗粒型荧光，核仁阴性。抗U1-snRNP及抗Sm抗体在灵长类动物肝脏组织及HEp-2细胞中呈现相同的荧光强度，这与抗Ro/SS-A抗体和抗La/SS-B抗体完全不同。

间接免疫荧光法结果阳性需进一步明确靶抗原，单特异性的检测采用天然纯化的Sm抗原（酶联免疫吸附试验、化学发光免疫测定、线性印迹法）或者从细胞核中分离的抗原（蛋白质印迹法WB）。

参考范围（成人）：滴度：<1∶100。

参考范围（儿童）：参见成人。

诊断价值：抗Sm抗体对于系统性红斑狼疮高度特异，同抗dsDNA抗体、抗核小体抗体以及抗核糖体磷蛋白一起，是系统性红斑狼疮重要的诊断标志，只是仅有5%～40%的患者该抗体阳性（白种人为8%，黑种人为30%）。

德文名称：Autoantikörper gegen Speicheldrüsenausführungsgänge

德文同义词：Speicheldrüsengangepithel-Antikörper; Parotis-Antikörper

中文名称：抗唾液腺导管抗体

英文名称：Antibodies Against Saliva Gland Excretory Ducts

定义：该抗体是抗唾液腺导管抗原的自身抗体。

实验材料：血清、脑脊液。

样本稳定性：自身抗体在4℃下可以保存2周，在-20℃下可以保存数月至数年。

分析：在以腮腺为底物的初始稀释度1∶10的间接免疫荧光试验中，抗唾液腺导管抗体在上皮细胞的细胞质会显示均匀细小的颗粒样荧光（图3-97）。

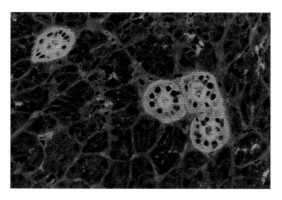

图3-97　抗唾液腺导管抗体——基质猴腮腺

大鼠肾与腮腺作为反应底物同时使用，用于排除抗线粒体抗体（AMA），AMA与腮腺组织结合产生的荧光与抗唾液腺导管特异性抗体类似。

参考范围（成人）：阴性。

参考范围（儿童）：阴性。

临床价值：原发性干燥综合征（Sjögren综合征）患者中有40%～60%可检测到抗唾液腺导管抗体。

德文名称：Autoantikörper gegen Spindelapparat

德文同义词：Autoantikörper gegen MSA-1/MSA-2; nukleäres Mitoseapparat(NuMA)-Protein; HsEg5; NuMA-Antikörper; Autoantikörper gegen das nukleäre Mitoseapparat-Protein

中文名称：抗纺锤体抗体

英文名称：Anti-NuMA (nuclear mitotic apparatus) Antibodies

定义：MSA-1是不恰当的NuMA（在有丝分裂中，没有细胞核）的同义词。MSA-2是人纺锤体驱动蛋白5（HsEg5蛋白质）。MSA-1 (NuMA)：相对分子质量为210 000；MSA-2 (HsEg5)：相对分子质量为116 000～130 000。其各有相应的抗体。

功能和病理生理学：在间期，MSA-1是核基质的一部分；在有丝分裂过程中，其出现在纺锤体极点，中心粒的附近，参与了纺锤体的形成。

MSA-2在有丝分裂过程中纺锤体纤维构建中起着关键作用。

实验材料：血清、血浆。

样本稳定性：自身抗体在4℃下可以保存2周，在−20℃下可以保存数月至数年。

分析：间接免疫荧光实验初始稀释度1∶100检测抗MSA-1抗体，HEp-2细胞在间期细胞核表现细颗粒至网状荧光，核仁阴性。在分裂期细胞中，中期纺锤体纤维是两个相对的星状体，在中心粒区域着重染色（图3-98）。作为免疫荧光法的替代方案，还可以使用专门为大分子设计的免疫印迹法，其在抗NuMA抗体存在的情况下，显示出一条相对分子质量为210 000的条带。

相比之下，对于抗MSA-2（相对分子质量为116 000）的抗体，仅分裂期细胞的纺锤体纤维染色，间期细胞的细胞核为阴性。

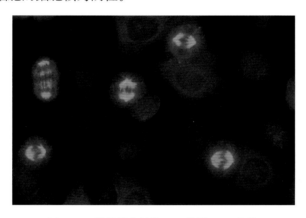

图3-98　抗纺锤体抗体——基质HEp-2细胞

参考范围（成人）：阴性。

参考范围（儿童）：阴性。

诊断价值：抗体通常只是偶然被检测到。在干燥综合征（Sjögren综合征）和各种形式的关节炎中，有时也在抗磷脂综合征和系统性红斑狼疮中可以发现抗MSA-1抗体；抗MSA-2抗体出现在各种风湿类疾病中，包括系统性红斑狼疮；抗中心粒/中心体抗体的高滴度提示进行性系统性硬化症或雷诺综合征。

德文名称：Autoantikörper gegen SS-A

德文同义词：Ro/SS-A-Antikörper; Anti-SS-A; A

中文名称：抗SS-A抗体，抗Ro/SS-A抗体

英文名称：Anti-Ro(SS-A) Autoantibodies

定义：抗Ro/SS-A抗体的靶抗原是Ro/SS-A核糖核蛋白复合物中的蛋白成分，这个复合物是由一个RNA分子（Y1-、Y2-、Y3-、Y4-或Y5-RNA）和一种相对分子质量为60 000的蛋白质组成（Ro60）。Ro60的生物学功能尚不清楚。胞浆中的Ro60可能参与蛋白翻译的调节，胞核中的Ro60确保5S rRNS能正确合成。它主要位于细胞核中，但也可见于细胞质中。以前认为另外一个相对分子质量为52 000的蛋白也是Ro/SS-A抗原成分之一，现在证实这一结论是错误的，抗相对分子质量为52 000蛋白（Ro52，TRIM21）抗体没有疾病特异性，与抗Ro/SS-A抗体无关。

实验材料：血清、血浆。

样本稳定性：自身抗体在4℃下可以保存2周，在−20℃下可以保存数月至数年。

分析：抗Ro/SS-A抗体在间接免疫荧光法中表现为分裂间期HEp-2细胞胞核的细颗粒型荧光，核仁阳性。但是由于核仁与核质偏离，部分核仁表现为阴性。分裂期细胞浓缩染色体阴性，染色体周围区域呈颗粒型荧光。灵长类动物肝脏组织切片上肝细胞胞核无颗粒状荧光，高滴度时核仁表现为平滑的荧光。相反，鉴别诊断重要的肝细胞中抗U1-nRNP和抗Sm抗体可产生与HEp-2细胞相同的颗粒型荧光。抗Ro/SS-A抗体可以和肝窦中某些单个细胞（淋巴细胞、单核细胞）发生很强的反应（图3-99，3-100）。

间接免疫荧光法结果阳性则需进一步明确靶抗原，可以进行单特异性的检测，采用天然纯化的或者重组的抗原SS-A（相对分子质量为60 000）的酶免疫测定（酶联免疫吸附试验、化学发光免疫测定）或线性印迹法检测，或者从天然的细胞核中分离抗原（蛋白质印迹法）。

线性印迹法和蛋白质印迹法中还可以将相对分子质量为52 000蛋白和相对分子质量为60 000的蛋白平行地放在一起，进行鉴别诊断。

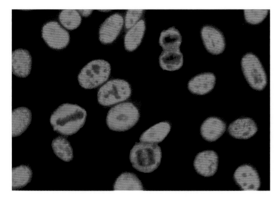

图3-99　抗Ro/SS-A抗体——基质HEp-2细胞

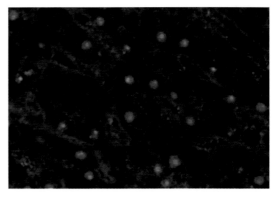

图3-100　抗Ro/SS-A抗体——基质猴肝

参考范围（成人）：阴性。

诊断价值：抗Ro/SS-A抗体（相对分子质量为60 000，Ro60）是干燥综合征的特征性血清学诊断标志，最常和抗La/SS-B抗体（抗SS-B自身抗体）同时出现，阳性率为40%~95%。这两种抗体还会同时在约20%的原发性胆汁性肝硬化患者中检出。抗SS-B抗体阴性而抗Ro/SS-A抗体阳性可能发生在系统性红斑狼疮患者（阳性率为20%~60%）和新生儿狼疮患者中（新生儿狼疮症伴有先天性心脏传导阻滞，是由胎盘传递的抗Ro/SS-A抗体引起的，阳性率为100%）。

抗Ro52抗体最早是在干燥综合征或者系统性红斑狼疮（阳性率为38%）患者中被报道的，随之陆续在多肌炎（阳性率为31%）、进展性系统性硬皮症（阳性率为28%）、自身免疫性肝炎（阳性率为35%）、原发性胆汁性肝硬化（阳性率为27%）、乙型肝炎（阳性率为10%）以及丙型肝炎（阳性率为22%）中有报道。虽然它们提示存在自身免疫性疾病，但对鉴别诊断没有意义。以前认为抗Ro52抗体对于预测和诊断婴儿先天性心脏传导阻滞具有重要的意义，但是现在用分离的抗Ro52抗体检测对于该病预测的可能性有所降低，只有在同时出现抗SS-A和抗SS-B抗体的时候，这种预测的准确性才会大大提高。因此罹患系统性红斑狼疮的孕妇应该同时检测这三种抗体，而且在整个妊娠过程中定期监测。

德文名称：Autoantikörper gegen SS-B

德文同义词：Autoantikörper gegen La; La/SS-B-Antikörper; Anti-SS-B-Antikörper; Anti-L

中文名称：抗SS-B抗体

英文名称：Anti-SS-B Autoantibodies

定义：抗SS-B抗体的靶抗原是一种相对分子质量为48 000的磷蛋白。该抗原主要位于细胞核，只有10%的抗原位于细胞质。

实验材料：血清、血浆。

样本稳定性：自身抗体在4℃下可以保存2周，在−20℃下可以保存数月至数年。

分析：抗SS-B抗体在间接免疫荧光法检测中荧光表现类似于抗Ro/SS-A抗体：分裂间期HEp-2细胞核呈现细颗粒型荧光，核仁阳性，但是由于核仁与核质偏离，部分核仁表现为阴性。分裂期细胞浓缩染色体阴性，染色体周围区域呈颗粒型荧光。灵长类肝组织切片上肝细胞胞核无颗粒状荧光，高滴度时核仁表现为平滑的荧光。相反，鉴别诊断重要的肝细胞中抗U1-nRNP抗体和抗Sm抗体可产生与HEp-2细胞相同的颗粒型荧光。

间接免疫荧光法结果阳性则需进一步明确靶抗原，采用天然纯化的或者重组的抗原SS-B（酶联免疫吸附试验、化学发光免疫测定、线性印迹法）或者从天然的细胞核中分离抗原（免疫印迹法），进行单特异性的检测。

参考范围（成人）：阴性。

参考范围（儿童）：阴性。

诊断价值：抗SS-B抗体和抗 Ro/SS-A抗体是干燥综合征的特征性血清学诊断标志，阳性率为40%～95%。抗La/SS-B抗体很少在抗Ro/SS-A抗体阴性的时候单独出现。

德文名称：Autoantikörper gegen Steroidhormon-produzierende Zellen
中文名称：抗类固醇激素分泌细胞抗体
英文名称：Steroid Hormon Producing Cell Autoantibodies
定义：抗类固醇激素分泌细胞抗体的靶抗原来自于以下内分泌器官：肾上腺皮质（球状带细胞、束状带细胞和网状细胞）、卵巢（卵泡膜细胞、黄体）、睾丸（间质细胞）和胎盘（合胞体滋养层）。

功能和病理生理学：抗类固醇激素分泌细胞抗体的靶抗原是一类参与固醇类激素合成的酶，首先是类固醇21-羟化酶（21-OH）、类固醇17-α-羟化酶（17-OH）和细胞色素P450侧链裂解酶（P450scc）。21-羟化酶只在肾上腺中分泌，并转化成17-α黄体酮，然后黄体酮转化为11-去氧皮质醇和去氧皮质酮。17-α-羟化酶在性腺和肾上腺分泌，P450侧链裂解酶在肾上腺、性腺和胎盘都有分泌。

这类自身抗体和艾迪生病以及不同形式的自身免疫性多内分泌腺病（APE）相关。APE可分为4种类型，其中APE1型很罕见，主要表现包括皮肤黏膜念珠菌病、甲状旁腺功能低下、艾迪生病和性腺功能减退。APE2型和APE3型较常见，主要表现包括自身免疫性甲状腺炎、自身免疫性糖尿病、白癜风、恶性贫血和艾迪生病（APE3型不包括艾迪生病）。

实验材料：血清。

样本稳定性：自身抗体在4℃下可以保存2周，在-20℃下可以保存数月至数年。

分析：以冰冻的组织包括肾上腺、卵巢、胎盘和睾丸作为试验基质的间接免疫荧光法是检测抗糖皮质激素分泌细胞抗体的主要方法（图3-101～3-104）。血清起始稀释度为1：10，通常用多克隆FITC标记的抗体同时检测三种免疫球蛋白类型——IgA、IgG和IgM。

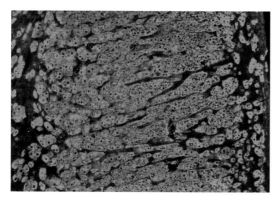

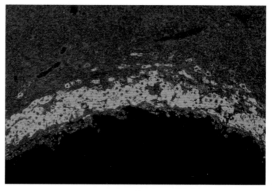

图3-101　抗类固醇激素分泌细胞抗体
——基质猴肾上腺

图3-102　抗类固醇激素分泌细胞抗体
——基质猴卵巢

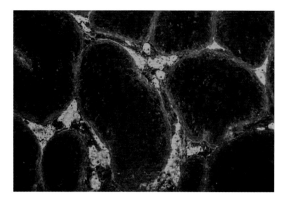 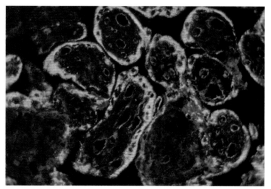

图3-103　抗类固醇激素分泌细胞抗体
——基质猴睾丸

图3-104　抗类固醇激素分泌细胞抗体
——基质猴胎盘

除此之外，针对单个参与激素合成的酶的抗体可以用放射免疫测定，利用免疫共沉淀原理来检测。

鉴于APE和其他相关的抗体的关联性（抗胃壁细胞抗体、抗甲状腺过氧化物酶抗体、抗胰岛细胞抗体、抗横纹肌抗体），在免疫荧光法中通常在以上提到的器官之外还加上灵长类动物的胃、甲状腺、甲状旁腺和胰腺。使用先进的"生物薄片-马赛克"技术可以很简单地实现自身抗体谱的检测。

诊断价值：抗类固醇激素分泌细胞抗体与艾迪生病（参见"抗肾上腺皮质抗体"）以及APE相关。该抗体在非艾迪生病和APE的性腺功能低下患者中检出，只有极个别情况才有意义。

说明：抗类固醇激素分泌细胞抗体中最重要的是抗21-OH抗体，在一项自身免疫性肾上腺炎的病例调查中其阳性率为64%～76%。如果只统计新发患者，其阳性率接近100%。在临床症状出现之前就可以在血清中检测到该抗体（艾迪生病通常在肾上腺丧失90%以后才会表现出临床症状）。抗17-OH抗体和抗P450scc抗体很少出现在自身免疫性肾上腺炎患者中，如果患者查出该抗体，则表明已经进展成为APE（1型和2型）。

五分之一的抗17-OH抗体和抗P450scc抗体阳性血清其抗21-OH抗体阴性，对于疑似2型APE的患者不能仅仅依靠抗21-OH抗体（间接免疫荧光法使用肾上腺作为底物）的结果，还需要同时检测卵巢和睾丸（表3-13）。

表3-13　抗类固醇激素分泌细胞抗体与疾病相关性

阳性率（%）	抗 21-OH 抗体	抗 17-OH 抗体	抗 P450scc 抗体
艾迪生病	64 ~ 100	5	9
APE1 型	64	55	45
APE2 型	96	33	42
仅卵巢功能衰退	0	6	0

德文名称：Autoantikörper gegen Thrombozyten

德文同义词：Antithrombozytäre Antikörper; Anti-HPA; Thrombozyten-Antikörper

中文名称：抗血小板抗体

英文名称：Thrombocyte antibodies (TA), Anti-human Platelet Antigen

定义：抗血小板抗体是针对血小板表面抗原的抗体。

结构：在大多数情况下，相关的抗原以等位基因的形式存在，为共显性遗传（表3-14）。

表3-14 抗血小板抗体

抗原*	表达率	同义词#	糖蛋白
HPA 1	a(97%)；b(26%)	Zw a/b	Ⅲa
HPA 2	a(99%)；b(14%)	Ko b/a	Ⅰb
HPA 3	a(90%)；b(60%)	Bak a/b	Ⅱb
HPA 4	a(>99%)；b(<0, 1%)	Yuk b/a	Ⅲa
HPA 5	a(99%)；b(20%)	Br b/a	Ⅰa

注：*HPA：人血小板抗原；#：存在另外一种命名方式。

还有其他已知的抗原系统，临床上最有意义的抗体是抗HPA-1a抗体。

功能和病理生理学：类似抗红细胞抗体，抗血小板抗体既可以是自身抗体，也可以是同种抗体。很多自身抗体都无法确认与特定抗原的特异性，因此都被认为是因输注血小板而产生的同种抗体。抗体结合在自体血小板表面（自身抗体）或者在输注的以及胎儿血小板表面（同种抗体），也就是相关抗原表达的部位。结合抗体的血小板会被网状内皮系统的巨噬细胞清除，而不会引起血管内补体活化反应。因此抗血小板抗体不会像抗红细胞抗体那样引起严重的全身性症状。

实验材料：血清、血浆。

样本稳定性：自身抗体在4℃下可以保存2周，在-20℃下可以保存数月至数年。

分析：不同的检测系统都可以作为筛查方法〔以血小板涂片为基质的直接和间接免疫荧光法（图3-105）、流式细胞仪，或者与酶联免疫吸附试验类似的试验〕。如果已经明确一种或者多种糖蛋白为抗血小板抗体的靶抗原，用其确认筛查试验的阳性结果，才能肯定其临床诊断价值。确认试验通常使用单克隆抗体固定血小板试验（MAIPA法）。

参考范围（成人）：阴性。

参考范围（儿童）：阴性。

分析：相关临床疾病有以下几种。

1.自身抗体

自身免疫性血小板减少症，包括特发性血小板减少性紫癜（ITP）、Werlhoff病、系统性红斑狼疮。

2. 同种抗体

输血后紫癜：通过输注血小板引起的同种抗体和自身的血小板发生交叉反应，临床症状与ITP非常类似。

新生儿同种免疫性血小板减少症：表现为严重的胎儿以及新生儿血小板减少伴随颅内出血，由于抗血小板抗体结合血小板后引起的并发症比血小板数目减少本身症状要严重得多。

输注血小板浓缩液不会引起血小板水平升高。

阳性的血清学结果只有和典型的临床症状相结合才有意义，阴性结果也不能排除以上疾病。

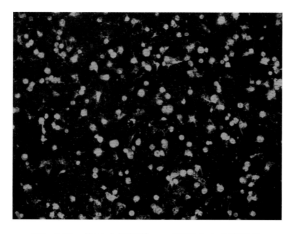

图3-105　抗血小板抗体——基质人血小板涂片

德文名称：Autoantikörper gegen THSD7A (Thrombospondin type-1 domain-containing protein 7A)

德文同义词：THSD7A-Autoantikörper; Anti-THSD7A-Antikörper

中文名称：抗1型血小板反应蛋白7A域（THSD7A）抗体

英文名称：THSD7A Autoantibodies, Anti-THSD7A Antibodies

定义：抗1型血小板反应蛋白7A域抗体，是除抗磷脂酶A2受体（抗PLA2R）抗体外，原发性膜性肾病的特异性标志物（pMN，又称原发性膜性肾小球肾炎）。

功能和病理生理学：膜性肾病的特征是肾小体（肾小球）的慢性炎症，肾功能受损。膜性肾病的主要致病机理是抗跨膜蛋白PLA2R（磷脂酶A2受体）和THSD7A以及其他可能的未知抗原的自身免疫反应。

这些蛋白质位于人类肾小球的足细胞表面，这些细胞被自身抗体的结合所破坏。在肾小球基底膜区域，免疫复合物"原位"沉积并激活补体系统，导致细胞外基质蛋白的过量产生，足细胞骨架破坏，基底膜增厚，蛋白尿增加。

膜性肾病是肾病综合征的最常见病因（蛋白尿、低白蛋白血症、高脂蛋白血症、水肿）。尿蛋白越高，肾衰竭的长期风险就越高，血栓栓塞和心血管并发症的死亡率也就越高。

实验材料：血清、血浆。

样本稳定性：用于自身抗体检测的患者样本在4℃下可以保存2周，在−20℃下可以保存数月至数年。

分析：以THSD7A转染的HEK293细胞作为底物，使用间接免疫荧光法检测。推荐的初始稀释度为1∶10。

诊断价值：抗THSD7A的IgG类自身抗体是原发性膜性肾病的特异性检测，因此可以区分继发性膜性肾病（由另一种疾病导致的膜性肾病）。抗THSD7A抗体主要出现于血清抗PLA2R抗体阴性的患者中，很少数情况下，会同时出现两种自身抗体。虽然在高达75%的原发性膜性肾病患者的血清中检测到抗PLA2R抗体，而抗THSD7A抗体的阳性率仅为2%～5%，但在抗PLA2R抗体阴性的膜性肾病患者中抗THSD7A抗体阳性率可高达10%。因此，除了抗PLA2R抗体之外，抗THSD7A抗体的测定可提高疑似原发性膜性肾病患者的血清学诊断概率。

此外，还发现抗THSD7A抗体与恶性肿瘤之间存在关联。THSD7A在肿瘤中的表达可导致自身抗体的产生，从而解释了癌症和膜性肾病共同发生的原因。

德文名称：Autoantikörper gegen Thyreoglobulin

德文同义词：Thyreoglobulin-Antikörper; TAk; Anti-TG-Antikörper

中文名称：抗甲状腺球蛋白抗体

英文名称：Thyroglobulin Antibodies

定义：甲状腺球蛋白（TG）是一种糖蛋白，在甲状腺激素三碘甲状腺素（T3）和甲状腺素（T4）的储存中起重要作用。T3和T4在甲状腺上皮细胞中合成，然后结合到甲状腺球蛋白上，储存在甲状腺滤泡中。激素释放时T3 和T4与甲状腺球蛋白分离，进入血液中。

实验材料：血清、血浆。

样本稳定性：自身抗体在4℃下可以保存2周，在−20℃下可以保存数月至数年。

分析：以甲状腺组织切片作为试验基质的间接免疫荧光法是检测抗TG抗体和抗甲状腺过氧化物酶抗体（抗TPO抗体）的金标准。抗TG抗体会和甲状腺滤泡腔内胶质反应，表现甲状腺滤泡腔内条纹状的或者网状的荧光（图3−106）。

应用不同的单特异性检测系统（酶联免疫吸附试验、化学发光免疫测定、放射免疫测定、免疫印迹法等）检测抗TG抗体，这些单特异性检测采用的抗原都是天然纯化的甲状腺球蛋白。

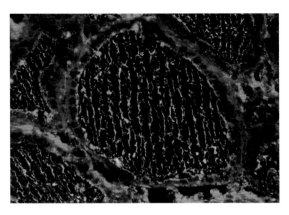

图3-106 抗甲状腺球蛋白抗体——基质猴甲状腺（未固定）

参考范围（成人）：阴性。

参考范围（儿童）：阴性。

适应证：桥本甲状腺炎、格拉夫斯病。

抗TG抗体可影响作为肿瘤标志物的甲状腺球蛋白的浓度，因此经常被用作甲状腺癌的鉴别诊断。

分析：抗TG抗体与自身免疫性甲状腺炎相关，可能引起甲状腺功能亢进（甲亢，例如格拉夫斯病）或者甲状腺功能低下（甲减，例如桥本甲状腺炎），参见"抗甲状腺过氧化物酶抗体"。

对于格拉夫斯病的诊断，最重要的是检测抗TPO抗体和抗促甲状腺激素受体抗体（抗TSH受体抗体，TRAk），仅有30%患者抗TG抗体阳性。而在60%的桥本甲状腺炎患者中可检出抗TG抗体阳性。

诊断价值：相对于抗TSH抗体和抗TPO抗体，抗TG抗体的诊断意义很有限，德国内分泌协会在关于甲状腺疾病的内分泌鉴别诊断中不再推荐该检测。

德文名称：Autoantikörper gegen Thyreoperoxidase

德文同义词：Autoantikörper gegen Schilddrüsen-Mikrosomen

中文名称：抗甲状腺过氧化物酶抗体（抗TPO抗体）

英文名称：Antibodies Against Thyroid Peroxidase

定义：抗甲状腺过氧化物酶抗体最重要的靶抗原是甲状腺过氧化物酶（TPO）。甲状腺过氧化物酶只在甲状腺细胞中表达，在碘的富集中起决定性作用。

功能和病理生理学：自身免疫性甲状腺疾病可能表现为甲状腺功能低下、甲状腺功能亢进或者甲状腺功能障碍，女性（患病率为2%）患者多于男性（患病率为0.2%）。

甲亢患者中约有60%患有格拉夫斯病，抗TSH受体抗体是血清学检测的诊断标志，如果抗TSH受体抗体正常，可以检测抗TPO抗体。此外，可以补充检测抗TG，大约30%患者阳性。

自身免疫性甲状腺疾病中占第二位的是桥本甲状腺炎，临床上通常开始没有任何症状，然后慢慢发展成为甲状腺功能低下（表3-15）。

还有一种特殊类型的自身免疫性甲状腺炎——产后甲状腺炎，主要表现为甲状腺功能障碍，抗TPO抗体滴度很高。大约有5%的女性可能罹患该病。如果是胰岛素依赖型的糖尿病患者，那么患病的概率更大。因此，推荐所有的孕妇检测抗TPO抗体，如果患有产后甲状腺炎则需要进行激素替代治疗。

自身免疫性甲状腺炎通常合并其他的自身免疫性疾病（重症肌无力、恶性贫血、艾迪生病）。

表3-15　抗TPO抗体和抗TG抗体

疾病	抗TPO抗体	抗TG抗体
格拉夫斯病	90%	30%
桥本甲状腺炎	90%	60%

实验材料：血清、血浆。

样本稳定性：自身抗体在4℃下可以保存2周，在-20℃下可以保存数月至数年。

分析：检测抗TG抗体和抗TPO抗体的金标准是用灵长类动物的甲状腺组织切片作为试验基质的间接免疫荧光法，如图3-107所示。抗TPO抗体阳性表现为甲状腺滤泡上皮细胞胞浆的平滑的荧光。将不同组织切片组合起来（"生物薄片-马赛克"）可以同时检测自身抗体谱，如对自身免疫性多内分泌腺病的鉴定。将甲状腺和大鼠肾脏组合在一起可以与抗线粒体抗体鉴别诊断。

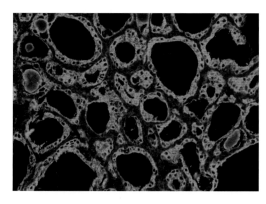

图3-107　抗甲状腺过氧化物酶抗体——基质猴甲状腺（未固定）

可以选择不同的以天然的或者重组的TPO作为抗原的单特异性检测系统（酶联免疫吸附试验、化学发光免疫测定、放射免疫测定）定量检测抗TPO抗体，也可以应用免疫印迹法检测抗TPO抗体。目前市场上不同的检测系统之间检测结果的吻合性很好。

适应证：桥本甲状腺炎、格拉夫斯病、产后甲状腺炎（特别是胰岛素依赖型糖尿病患者更易罹患产后甲状腺炎）。

最重要的临床意义是鉴别甲亢性自身免疫性甲状腺炎和弥散性甲状腺肿。没有该抗体的检测，诊断是不可能成立的。

德文名称：Autoantikörper gegen Titin

德文同义词：Titin-Antikörper

中文名称：抗肌联蛋白（Titin）抗体

英文名称：Titin Antibodies

定义：该抗体是抗骨骼肌结构蛋白肌联蛋白的自身抗体。

结构：肌联蛋白（Titin）是横纹肌中相对分子质量约为3 000 000的蛋白，也是所有组织中相对分子质量最大的蛋白。肌联蛋白在脊椎动物的肌原纤维中形成纤维系统，对肌肉结构的完整性和弹性有重要的作用。肌联蛋白具有免疫原性的区域是相对分子质量为30 000的蛋白片段。

功能和病理生理学：肌联蛋白是在1990年才被鉴定的与重症肌无力相关的一种抗横纹肌抗体的靶抗原。

实验材料：血清、血浆。

样本稳定性：自身抗体在4℃下可以保存2周，在-20℃下可以保存数月至数年。

分析：抗肌联蛋白抗体在间接免疫荧光法中表现为骨骼肌和心脏肌纤维的典型的横纹。血清起始稀释度为1∶100。滴度在1∶1 000以上时通常具有临床意义。特异性的检测抗肌联蛋白抗体的方法还有线性印迹法，包被的抗原是重组的肌联蛋白具有免疫原性的部分（MGT30肽）。

参考范围（成人）：阴性。

参考范围（儿童）：阴性。

适应证：重症肌无力。

诊断价值：抗肌联蛋白抗体阳性通常伴随抗乙酰胆碱受体抗体（AChRAb）阳性，抗肌联蛋白抗体阳性提示除重症肌无力（MG）之外还有可能伴随胸腺癌（表3-16）。

表3-16　抗肌联蛋白抗体阳性率

阳性率（%）	MG	MG+胸腺癌
AChRAb	85	100
横纹肌	34	75
肌联蛋白	34	95

德文名称：Autoantikörper gegen Tr /DNER

德文同义词：Tr-Autoantikörper; PCA-Tr-Autoantikörper; Anti-Tr/DNER-Autoantikörper

中文名称：抗Tr /DNER抗体

英文名称：Tr autoantibodies; PCA-Tr autoantibodies; anti-Tr/DNER Autoantibodies

定义：靶抗原是小脑浦肯野细胞的细胞质中Delta/Notch样表皮生长因子受体（DNER）。

功能和病理生理学：DNER在周围和中枢神经元以及肿瘤组织中（抗体阳性患者）均有表达。

实验材料：血清、血浆、脑脊液。

样本稳定性：自身抗体在4℃下可以保存2周，在-20℃下可以保存数月至数年。

分析：以灵长类动物小脑的冷冻切片作为底物，用间接免疫荧光试验可以测定抗Tr/DNER抗体。这些抗体可以通过浦肯野细胞胞浆颗粒样荧光和分子层的点状着色来识别。对于抗Tr/DNER抗体的单特异性检测，适合使用转染的HEK细胞作为底物的间接免疫荧光法或使用纯化抗原的条带印迹法来检测。

诊断价值：在患有小脑变性病的患者中存在抗Tr/DNER抗体，它可能是潜在霍奇金病的早期提示。

德文名称：Autoantikörper gegen TSH-Rezeptoren

德文同义词：TSH-Rezeptor-Antikörper; TRAk

中文名称：抗促甲状腺激素受体抗体

英文名称：TSH Receptor Autoantibodies (TRAb)

定义：该抗体是抗促甲状腺激素（TSH）受体的自身抗体。

结构：TSH受体是G蛋白耦联糖蛋白激素受体亚家族成员之一，每个甲状腺细胞含有$10^3 \sim 10^4$TSH受体。受体是由相对分子质量为53 000的细胞外α亚基和相对分子质量为38 000的跨膜β亚基构成。不同种属（如猪、大鼠和人）的TSH受体同源性高达85%～90%，尤其在TSH的结合位点同源性几乎达100%。抗TSH受体抗体结合在受体的胞外域。

功能和病理生理学：抗促甲状腺激素受体抗体（TRAb）发挥生物功能的方式是双向性的，既可以刺激（TSAb，甲状腺刺激抗体）也可以阻断（TSBAb，甲状腺阻断抗体）TSH受体（TBⅡ，TSH结合抑制免疫球蛋白）。与90%以上的格拉夫斯病相关，在格拉夫斯病中其功能是具有刺激性的，TRAb起到TSH激动剂作用。TRAb与TSH受体结合之后通过cAMP途径激活，促进甲状腺激素合成和分泌，导致甲状腺功能亢进和甲状腺增生。

实验材料：血清、血浆。

样本稳定性：自身抗体在4℃下可以保存2周，在-20℃下可以保存数月至数年。

分析：第一代的放射性受体试验的原理是，患者血清中的TRAb与放射性标记的TSH分子竞争结合固相化的甲状腺上皮细胞细胞膜。患者血清和标记的TSH分子要同时和固相的细胞膜（受体）孵育。标记的TSH分子会和没有被TRAb占据的受体结合，未结合的反应物用沉淀剂沉淀并且离心分离。这样在沉淀中的放射活性与标本中TRAb浓度成反比。

第二代的检测方法如酶联免疫吸附试验、放射性受体试验以及发光受体试验是将猪的或者人的TSH受体包被在反应容器的壁上，TRAb阳性的标本就会与之结合。过剩的样本会通过洗涤过程被去除，结合的TRAb会抑制在第二次温育中加入的标记的TSH与受体的结合。用分光光度计、放射活性仪或者化学发光仪来检测固相上标记的TSH，固相上标记的TSH与标本中TRAb的浓度成反比。第二代的检测方法互相之间检测结果基本是一致的，使用的受体的种属也不会影响结果（人源性的或猪源性的受体同源性很高）。

第三代酶联免疫吸附试验使用标记的甲状腺激活的单克隆抗体（M22）抑制阳性样本中结合的TRAk。测定的吸光度和TRAk浓度成反比。第三代酶联免疫吸附试验在保证相同的特异性的前提下，比第二代灵敏度显著提升。而且相对于其他的实验方法更加容易实现自动化，因此，目前是放射免疫测定最优先考虑的替代方法。

第一个TRAb的国际标准品（WHO, 1995, Standard 90/672, National Institute for Biological Standards and Control, Hertfordshire, England）每安瓿含有0.1国际单位（IU）。

参考范围（成人）：阴性到临界值：<2IU/L（2代检测方法）。

参考范围（儿童）：阴性到临界值：<2IU/L（2代检测方法）。

适应证：确认或者排除格拉夫斯病以及对格拉夫斯病治疗进行监测。

诊断价值：TRAb是格拉夫斯病的血清学诊断标志，其在90%以上的未经治疗的患者血清中呈现阳性。此外，在格拉夫斯病的治疗过程中监测TRAb的浓度可以提供疾病预后信息，为治疗提供帮助。长期的抗甲状腺治疗中出现TRAb浓度升高提示疾病有复发的危险。该抗体极少出现在桥本甲状腺炎或者原发性黏液水肿（可能由于功能抑制性抗体引起）患者中。罹患格拉夫斯病的孕妇，如果TRAb阳性，胎儿也会发生甲亢。

德文名称：Autoantikörper gegen U1-RNP

德文同义词：U1-RNP-Antikörper

中文名称：抗U1核糖体核蛋白抗体

英文名称：U1-RNP Antibodies，Autoantibodies Against U1-RNP

定义：抗U1核糖体核蛋白抗体的靶抗原属于一组小核糖核蛋白（snRNP, 小细胞核核糖核蛋白），由富含尿苷（U-RNA）的小相对分子质量的RNA和多种蛋白质（相对分子质量为9 000~70 000）组成。RNA组分根据其色谱测定的性质可分为U1~U6。U-n（核）RNP颗粒除了相应的RNA外，各自还具有6种不同的核心蛋白（B、B′、D、E、F、G）。此外，U1-RNP还包含了抗体结合表位的颗粒特异性蛋白（相对分子质量为70 000，A、C）。

实验材料：血清、血浆。

样本稳定性：自身抗体在4℃下可以保存2周，在−20℃下可以保存数月至数年。

分析：通常抗U1-RNP抗体和抗Sm抗体在间接免疫荧光法中表现为HEp-2细胞的细胞核呈现粗颗粒荧光，有时也出现中等至细致的颗粒荧光，核仁为阴性（图3-108）。分裂期细胞中，浓缩染色体为阴性，染色体周边为均质光滑的荧光。灵长类动物的肝脏切片中的肝细胞核也呈现颗粒型荧光，核仁阴性（图3-109）。与抗SS-A抗体和抗SS-B抗体不同，抗U1-nRNP抗体及抗Sm抗体在灵长类动物肝脏及HEp-2细胞中呈现相同的荧光强度。

间接免疫荧光法阳性结果需进一步明确靶抗原，单特异性的检测采用天然纯化的U1-RNP抗原（酶联免疫吸附试验、化学发光免疫测定、线性印迹法）或者从细胞核中分离的抗原（蛋白质印迹法WB）。

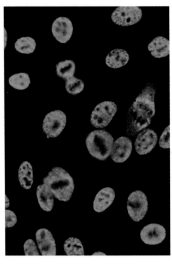 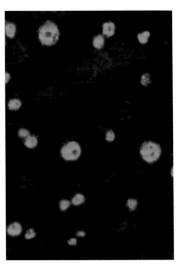

图3-108　抗U1核糖体核蛋白抗体　　　　　　图3-109　抗U1核糖体核蛋白抗体
　　　——基质HEp-2细胞　　　　　　　　　　　　　——基质猴肝

参考范围（成人）：阴性。

参考范围（儿童）：阴性。

诊断价值：抗U1-RNP抗体是混合型结缔组织病（MCTD，Sharp综合征）的诊断标志物，阳性率高达95%～100%。抗体滴度与疾病活动性相关。在30%～40%的系统性红斑狼疮的患者中，可检出抗U1-RNP抗体，而且总是伴随有抗Sm抗体阳性。

德文名称：Autoantikörper gegen Vasopressin-produzierende Zellen

德文同义词：Anti-VPZ

中文名称：抗加压素生成细胞抗体

英文名称：Autoantibodies to Arginine Vasopressin Producing cells，AVPcAb

定义：抗加压素生成细胞抗体出现在特发性中枢性尿崩症患者中。下丘脑和垂体的自身免疫反应抑制加压素（抗利尿激素）的合成和分泌。

功能和病理生理学：抗利尿激素抗体（ADH、抗利尿素抗体、抗加压素抗体）在下丘脑的视上核和室旁核合成，依赖于血浆晶体渗透压，由垂体的后叶分泌。水通道蛋白在肾脏集合小管被激活后，可提高集合小管对水的通透性，从而提高肾脏的浓缩能力。ADH缺乏引起尿崩症。

半数的尿崩症是由针对下丘脑和垂体的自身免疫反应引起的，与抗加压素生成细胞抗体相关。

实验材料：血清、血浆。

样本稳定性：自身抗体在4℃下可以保存2周，在−20℃下可以保存数月至数年。

分析：用间接免疫荧光法检测抗加压素生成细胞抗体，试验基质采用下丘脑的冰冻切片（灵长类动物组织的蝶鞍上区域即可，并不一定要视上核和室旁核）和垂体后叶。血清起始稀释度为1：10，检测IgA、IgG和IgM。

一些自身免疫性中枢性尿崩症患者的血清中无法检测到抗加压素生成细胞抗体。鉴于该疾病与很多形式的自身免疫性多内分泌腺病都相关联，因此对于存在该疾病的患者应该同时应用以肾上腺、卵巢、胎盘、睾丸、甲状腺、灵长类动物的胃、胰腺和横纹肌冰冻切片为基质的间接免疫荧光法检测所有相关的自身抗体。应用"生物薄片−马赛克"技术检测自身抗体谱是最简单的方法。

参考范围（成人）：阴性。

参考范围（儿童）：阴性。

适应证：疑似中枢性尿崩症的患者要检测抗加压素生成细胞抗体。推荐自身免疫性多内分泌腺病患者也要检测该抗体，以发现潜在的尿崩症患者，因为尿崩症是可以通过使用去氨加压素预防性治疗来推迟甚至完全预防的。

采用自身抗体检测以排除自身免疫的中枢性尿崩症。

诊断价值：检测抗加压素生成细胞抗体有助于将自身免疫性中枢性尿崩症与肾性尿崩症以及其他原因引起的中枢性尿崩症进行鉴别诊断，如肿瘤、结核以及脑垂体肉芽肿、遗传、低氧血症、贫血、颅内损伤以及其他原因引起的尿崩症。抗加压素生成细胞抗体在自身免疫性尿崩症发病时的阳性率和滴度都很高，如果这个阶段该抗体阴性，基本可以排除该疾病为自身免疫性疾病。

少部分的不伴随尿崩症的内分泌系统自身免疫病的患者在数年内会发展出现尿崩症的症状，对于这类患者，抗加压素生成细胞抗体具有很好的预测价值。

小于30岁的中枢性尿崩症患者，抗加压素生成细胞抗体阳性，同时伴随有其他内分泌自身免疫病，而且磁共振提示垂体柄增大，这些都明确提示典型的淋巴细胞性漏斗神经垂体炎。

德文名称：Autoantikörper gegen Yo

德文同义词：Yo-Antikörper; PCA-1; Autoantikörper gegen Purkinje

中文名称：抗Yo（PCA）抗体

英文名称：Anti-Yo Autoantibodies

定义：抗Yo抗体是副肿瘤性小脑综合征中的抗浦肯野细胞胞浆自身抗体。名称来自于患者Young的前两个字母。抗Yo抗体可能是存在基础肿瘤的第一个提示（参见"抗神经元抗原抗体"）。

实验材料：血清、血浆、脑脊液。

样本稳定性：自身抗体在4℃下可以保存2周，在-20℃下可以保存数月至数年。

分析：检测抗Yo抗体的标准方法就是用灵长类动物小脑的冰冻切片作为基质的间接免疫荧光法（图3-110）。抗Yo抗体的滴度通常比较高，有时甚至可达1∶100 000。阳性结果可以用小脑抗原进行免疫印迹法或者以纯化已鉴定的抗原作线性印迹法来确认。除此之外，现在也有用转染细胞检测抗Yo抗体的单特异性的间接免疫荧光法。

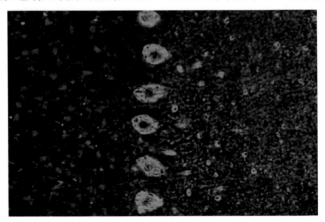

图3-110　抗Yo抗体——基质猴小脑

参考范围（成人）：阴性。

参考范围（儿童）：阴性。

诊断价值：抗Yo抗体是一种比较罕见的抗体，多提示症状性的（副肿瘤性）小脑综合征。该抗体一般与特定的肿瘤相关，常见的有卵巢癌、乳腺癌以及子宫癌，也有在前列腺癌或者食管腺癌中发现该抗体。临床上经常是神经系统症状出现在肿瘤症状之前，因此检测到抗Yo抗体可以作为探查肿瘤的一个重要依据。

德文名称：Autoantikörper gegen Zellkerne

德文同义词：Autoantikörper gegen Zellkerne; ANA; ANF (antinukleäre Faktoren)

中文名称：抗核抗体

英文名称：Antinuclear Autoantibodies（ANA）

定义：抗核抗体是针对细胞核抗原的自身抗体。这一类自身抗体的名称有些来自于其生物化学特征（DNA、组蛋白、核糖核酸蛋白：RNP），有些来自于自身抗体相关的疾病（SS-A，SS-B：干燥综合征的抗原A和B；PM-Scl：多发性肌炎和进展性系统性硬化症），也可能是根据最早发现的患者的名字命名的（Sm、Ro、La），如表3-17所示。

表3-17　抗核抗体——细胞核的自身抗原

核酸	双链 DNA、单链 DNA、RNA
组蛋白	H1、H2A、H2B、H3、H4、H2A-H2B 复合物
核糖核蛋白	U1-nRNP、Sm、SS-A（Ro）、SS-B（La）
核仁抗原	U3-nRNP/ 原纤维蛋白、RNA- 多聚酶 I 、PM-Scl（PM-1）、7-2-RNP（To）、4-6-S-RNS、NOR-90（核仁形成中心）
着丝点	着丝点蛋白
其他蛋白	Scl-70、PCNA（细胞周期素 I ）、核颗粒、Ku、Mi-2、板层素、板层素 -B- 受体

功能和病理生理学：抗核抗体虽然对于很多自身免疫性疾病的诊断都有意义，但是除了像抗双链DNA抗体之外的大部分抗体在疾病的发病机制中的作用还不是很明确。

实验材料：血清、血浆、脑脊液。

样本稳定性：自身抗体在4℃下可以保存2周，在-20℃下可以保存数月至数年。

分析：检测抗核抗体的金标准是间接免疫荧光法，用人的内皮细胞（HEp-2，图3-111）和灵长类动物肝脏组织（图3-112）作为试验基质，在显微镜下观察标记染料（通常是荧光染料）在组织或者细胞中的分布来判定结果。阳性结果和阴性结果之间存在显著的信号差别，该方法已证实具有高度的特异性。不同的自身抗体根据对应自身抗原在细胞核中的定位不同，表现为各自独特的荧光模式。

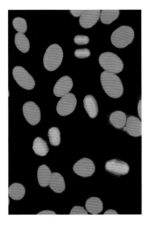

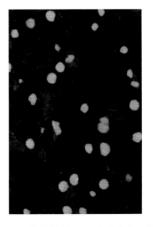

图3-111　抗核抗体——基质HEp-2细胞（核均质）　　图3-112　抗核抗体——基质猴肝（核均质）

阳性结果都要进一步地确定单个的靶抗原，例如酶免疫测定（酶联免疫吸附试验、化学发光免疫测定）或者线性印迹法。目前为止还无法纯化所有相关的抗原，因此运用单特异的检测方法对于抗核抗体的检测往往是不够的，而且同时需进行间接免疫荧光法检测可能使单特异性检测的结果更好。

参考范围（成人）：阴性。

诊断价值：抗核抗体是多种疾病的检测标志物，首要的是风湿性疾病。表3-18总结了常见的疾病类型检测的临床意义。

表3-18　抗核抗体（ANA）疾病相关性

自身免疫性疾病	ANA 阳性率
系统性红斑狼疮	
活动期	95% ~ 100%
静止期	60% ~ 80%
药物性红斑狼疮	100%
混合型结缔组织病	100%
类风湿关节炎	20% ~ 40%
其他的风湿性疾病	20% ~ 50%
进行性系统性硬化症	85% ~ 95%
多肌炎 / 皮肌炎	30% ~ 50%
干燥综合征	70% ~ 80%
慢性活动性肝炎	30% ~ 40%
溃疡性结肠炎	26%

抗核抗体的检测对于很多自身免疫疾病具有重要的诊断价值。抗核抗体的靶抗原主要是不同的细胞核组分（细胞核中的生化物质），包括核酸、核蛋白以及核糖核蛋白。抗核抗体是多种疾病的检测标志，最常见的是风湿性疾病。抗核抗体在炎症性风湿性疾病中出现的频率在20%~100%之间。以下是利用不同的抗核抗体对单个的风湿性疾病的鉴别诊断以及对其他自身免疫病的鉴别诊断。

1.系统性红斑狼疮

抗双链DNA自身抗体是系统性红斑狼疮［即播散型红斑狼疮（LED）］的最重要的诊断标志（表3-19）。双链DNA的免疫复合物以及相应的自身抗体可以引起皮下组织、肾脏和其他器官的组织损伤。该抗体滴度与疾病活动性相关。除此之外，抗Sm抗体也是系统性红斑狼疮特征性的诊断指标，同时还可以在该疾病中检测到其他的抗多聚核酸、核糖核酸、组蛋白以及其他细胞核抗原的自身抗体。

药物性红斑狼疮的主要症状为关节痛、关节炎、药疹、浆膜炎、肌肉痛、肝脏和脾脏肿大，通常抗核抗体阳性。这种可逆性的系统性红斑狼疮可以由各种不同的药物引起，例如，抗生素（青霉素、链霉素、四环素）、化疗药物（异烟肼、磺胺类药物）、抗癫痫药物（苯妥英、乙内酰脲）、抗心律失常药物［普鲁卡因胺、普拉洛尔（心得宁）］、降压药物（利血平、肼屈嗪）、抗精神症状药物（氯丙嗪）、抗甲状腺药物（硫尿嘧啶衍生物）、抗风湿疾病的基本治疗（金盐、右旋青霉胺），以及其他的如避孕药和治疗痛风的药物等。

表3-19 抗核抗体——系统性红斑狼疮中的自身抗体

抗原	阳性率
双链 DNA	60% ～ 90%
核小体	50% ～ 70%
单链 DNA	70% ～ 95%
RNA	50%
RNA 螺旋酶 A	6%
组蛋白	50% ～ 80%
U1-Nrnp	15% ～ 40%
Sm	5% ～ 40%
SS-A (Ro)	20% ～ 60%
SS-B (La)	10% ～ 20%
Cyclin Ⅰ (PCNA)	3%
Ku	10%
核糖体磷蛋白	10%
热休克蛋白质分子质量为（90 000）	50%
心磷脂	40% ～ 60%
Ro-52	38%

2. Sharp综合征

混合型结缔组织病（Sharp综合征，MCTD）主要的特征是高滴度的U1-nRNP，而且抗体滴度与疾病活动性相关（表3-20）。

表3-20 抗核抗体——混合型结缔组织病中的自身抗体

抗原	阳性率
U1-nRNP	95% ～ 100%
单链 DNA	20% ～ 50%
Ro-52	19%

3. 类风湿关节炎

一般情况下类风湿关节炎的患者血清中抗组蛋白抗体阳性，而很少会发现抗U1-nRNP抗体。抗RANA抗体（"类风湿关节炎核抗原"）无法利用HEp-2细胞检测（表3-21）。

表3-21　抗核抗体——类风湿关节炎中的抗核自身抗体

抗原	阳性率
组蛋白	15% ～ 50%
单链 DNA	8%
U1-nRNP	3%
RANA	90% ～ 95%

4. 进行性系统性硬化症

进行性系统性硬化症（进行性系统性硬皮病、PSS；硬皮病）主要有两种很难相互鉴别的类型，即弥漫型与局限型。迄今为止，弥漫型的主要可以检测到抗Scl-70抗体和抗RNA多聚酶Ⅰ抗体以及抗原纤维蛋白抗体。抗着丝点抗体（CENP-A、CENP-B）与局限型PSS相关联（表3-22，图3-113）。

5. 多肌炎/皮肌炎

抗PM-Scl抗体多见于多肌炎和皮肌炎，其他的抗核抗体（Mi-2以及Ku）以及抗Jo-1抗体（抗氨酰tRNA合成酶抗体）也可以在该病患者血清中检测到（表3-23）。

6. 干燥综合征

原发性干燥综合征中常见的是抗SS-A抗体和抗SS-B抗体，通常两者相结合。另外有40%～60%的患者可以检出抗唾液腺导管抗体（表3-24）。

表3-22　抗核抗体——进行性系统性硬化症中的自身抗体

抗原	阳性率
弥漫型	
Scl-70	25% ～ 75%
RNA 多聚酶Ⅲ	5% ～ 20%
Ku（见于合并多肌炎 / 皮肌炎的重叠综合征）	<5(25 ～ 50)%
原纤维蛋白	5% ～ 10%
PM-Scl（PM-1） （75kDa 抗原 /100kDa 抗原）	13% (10%/7%)
Ro-52	28%
NOR-90（核仁形成中心）	罕见
PGDFR（血小板源性生长因子受体）	罕见
局限型	
着丝点	80% ～ 95%
7-2-RNP（Th/To）	罕见

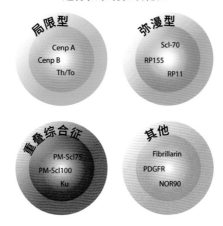

图3-113 抗核抗体——进行性系统性硬化症的临床表现形式和相应的自身抗原

（参见"质肌炎特异性抗体"）

表3-23 抗核抗体——多肌炎和皮肌炎中的自身抗体

抗原	阳性率
PM-Scl（PM-1），包括合并进行性系统性硬化症的重叠综合征	8 ~ 15（24 ~ 55）%
Jo-1（组氨酰 – tRNA 合成酶）	25% ~ 35%
Mi-2	5% ~ 30%
Ku（见于合并多肌炎 / 皮肌炎的重叠综合征）	5 ~ 10（25 ~ 50）%
单链 DNA	40% ~ 50%
PL-7（苏氨酰 – tRNA 合成酶）	4%
PL-12（丙氨酰 – tRNA 合成酶）	3%
Ro-52	30%

表3-24 抗核抗体——原发性干燥综合征中的自身抗体

抗体	阳性率
SS-A (Ro)	40% ~ 95%
SS-B (La)	40% ~ 95%
单链 DNA	13%
RANA	70%
类风湿因子	60% ~ 80%
Ro-52	81%

7.原发性胆汁性胆管炎

除了抗线粒体抗体之外，原发性胆汁性胆管炎（PBC）还与一系列的抗核抗体相关，而且这些抗体被认为具有病症特异性（参见"原发性胆汁性胆管炎相关自身抗体"）。其中常见的有抗Ro/SS-A抗体、抗着丝点抗体和抗GP210抗体，提示疾病预后不良（表3-25）。

表3-25　抗核抗体——原发性胆汁性胆管炎中的自身抗体

抗原	阳性率
核点型	25% ~ 40%
核膜（GP210）	20% ~ 40%
SS-A	20%
着丝点	20% ~ 30%
Ro-52	27%

健康的成人有时候血清中抗核抗体也呈阳性，发生率大约为5%，一般抗体滴度较低。所有重要的具有疾病特异性的抗核抗体汇总如表3-26中所示。

表3-26　抗核抗体——与抗核抗体相关的重要疾病

抗原	疾病	阳性率
双链DNA	系统性红斑狼疮	60% ~ 90%
单链DNA	系统性红斑狼疮	70% ~ 95%
	药物诱导性红斑狼疮	60%
	混合型结缔组织病	20% ~ 50%
	多肌炎 / 皮肌炎	40% ~ 50%
	硬皮病、干燥综合征、类风湿关节炎	8% ~ 14%
脱氧核糖核酸	系统性红斑狼疮	50%
	硬皮病、干燥综合征	65%
组蛋白	药物诱导性红斑狼疮	95%
	系统性红斑狼疮	50% ~ 80%
	类风湿关节炎	15% ~ 50%
U1-nRNP	混合型结缔组织病	95% ~ 100%
	系统性红斑狼疮	15% ~ 40%
	类风湿关节炎	3%
Sm	系统性红斑狼疮	5% ~ 40%
SS-A (Ro)	干燥综合征	40% ~ 95%
	系统性红斑狼疮	20% ~ 60%
	新生儿狼疮综合征	100 %

抗原	疾病	阳性率
SS-B (La)	干燥综合征	40% ~ 95%
	系统性红斑狼疮	10% ~ 20%
原纤维蛋白	进行性系统性硬化症（弥漫型）	5% ~ 10%
RNA 多聚酶Ⅲ	进行性系统性硬化症（弥漫型）	5% ~ 20%
RNA 螺旋酶 A	系统性红斑狼疮	6%
PM-Scl（PM-1）	多肌炎 / 皮肌炎	8% ~ 15%
	重叠综合征	24% ~ 55%
	进行性系统性硬化症（弥漫型）	13%
着丝点	进行性系统性硬化症（局限型）	80% ~ 95%
Scl-70	进行性系统性硬化症（弥漫型）	25% ~ 75%
增殖蛋白（PCNA）	系统性红斑狼疮	3%
Ku	系统性红斑狼疮	10%
	多肌炎 / 皮肌炎，进行性系统性硬化症	25% ~ 50%
Mi-2	皮肌炎	5% ~ 30%

抗DFS70抗体利用间接免疫荧光法检测也会和HEp-2细胞反应，产生一种细胞核的致密的细颗粒荧光，不同于其他ANA均质的或者颗粒样荧光。这个抗体没有疾病特异性，健康人也有。抗DFS70抗体阳性结果至少对于ANA荧光为阳性而无临床症状的情况是一个比较合理的解释。

以HEp-2细胞细胞质成分为靶抗原的抗体的荧光模式通常很难清楚地鉴别，仅有少数的胞浆反应的抗体与特定的疾病相关联，例如抗线粒体抗体与PBC相关，还有抗PL-7蛋白和PL-12蛋白抗体与多肌炎和皮肌炎相关。其他的胞浆抗体，如抗核糖体抗体、抗高尔基体抗体、抗溶酶体抗体和抗细胞骨架抗体［如抗肌动蛋白、波形蛋白（Sa）或者细胞角蛋白抗体］没有特异性的临床意义，包括抗有丝分裂相关的抗原在临床诊断中的意义也尚无定论。最具免疫学相关性和诊断价值的是抗细胞核抗体。

德文名称：Autoantikörper gegen Zentriolen/Zentrosomen

德文同义词：AutoantikörpergegenCentriolen/Centrosomen; Centriol/Centrosom-Antikörper

中文名称：抗中心粒抗体

英文名称：Autoantibodies Against Centrioles，Autoantibodies Against Centrosomes

定义：抗中心粒抗体是针对细胞有丝分裂有重要作用的中心粒（中心体）相关抗原的自身抗体。

功能和病理生理学：中心粒是一个对细胞分裂非常重要的细胞器。有丝分裂前，成对的中心粒进行自身复制成两对，然后向细胞两极移动。有丝分裂期纺锤丝从中心粒向四面八方伸出到达赤道板，有一部分结合在染色体的着丝点上，停止延伸；一部分继续向另外一极延伸越过赤道板，与从对面方向生长出来的纺锤丝相遇，并且互相排斥。这样在纺锤丝的牵引下，包括染色体的有丝分裂器被相互分离，细胞成分被均匀地分配到两个子细胞中。分裂间期中心粒再次复制，为下一次有丝分裂做准备。

实验材料：血清、血浆。

样本稳定性：自身抗体在4℃下可以保存2周，在−20℃下可以保存数月至数年。

分析：以HEp-2细胞作为试验基质用间接免疫荧光法可以检测抗中心粒抗体。血清起始稀释度为1∶100，用三价多克隆抗体检测IgA、IgG和IgM。典型的阳性结果可以在细胞胞浆中看到中心粒，通常每个细胞中可见一个或者两个荧光点，在分裂期细胞中中心粒荧光点位于细胞相对的两极（图3–114）。

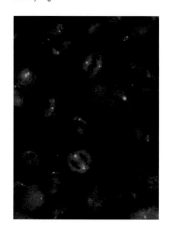

图3–114　抗中心粒抗体——基质HEp-2细胞

利用分离的或者重组的中心粒蛋白可以建立酶联免疫吸附试验或者免疫印迹法检测系统，这些单特异性方法比直接使用HEp-2细胞的间接免疫荧光法具有更高的灵敏性。但是，一般情况下通常不会单独检测该抗体，多数情况下是偶然发现的。

诊断价值：高滴度的抗中心粒抗体提示进行性系统性硬化症或者雷诺综合征，只有滴度超过1∶1 000才被认为与疾病有相关性，因为5%的健康人血清即使稀释到1∶320也能呈阳性反应。如果把较低的抗体滴度也计算在内的话，该抗体在进行性系统性硬化症患者中的阳性率可达43%。

该抗体对于诊断进行性系统性硬化症具有高灵敏度，只是特异性很低（参见"皮肌炎特异性抗体"）。

德文名称：Autoantikörper gegen Zentromere

德文同义词：Zentromer-Antikörper; Anti-Centromer-Antikörper

中文名称：抗着丝点抗体

英文名称：Centromere Antibodies

定义：抗着丝点抗体的靶抗原是4种不同的动粒：着丝点蛋白A（相对分子质量为17 000）、–B（相对分子质量为80 000）、–C（相对分子质量为140 000）和–D（相对分子质量为50 000）（CEN-A、-B、-C、-D）。其中最重要的是着丝点蛋白B，可以与所有抗着丝点蛋白抗体阳性血清反应。

功能和病理生理学：细胞有丝分裂前的染色体由基因完全相同的两个靠着丝点结合在一起的染色单体组成，每个着丝点都含有一个动粒，分裂期纺锤丝附着在动粒上，将染色单体向各自的中心粒方向牵引。在进行性系统性硬化症中自身免疫反应攻击的靶点就是着丝点。

样本稳定性：自身抗体在4℃下可以保存2周，在–20℃下可以保存数月至数年。

分析：抗着丝点抗体在进行性系统性硬化症发病前就可能在血清中检测到。间接免疫荧光法中表现为HEp-2细胞上一种特异性的荧光模式：一种细的同样大小的典型的颗粒（一般是每个细胞核46个或者92个）状荧光（图3-115）。分裂间期细胞中的颗粒很均匀地分布在整个细胞核中，分裂期的细胞根据细胞周期的不同，分裂中期颗粒状荧光可能是在细胞中间形成带状或者是在分裂末期各自的中心粒附近形成两条平行的条带。在灵长类动物肝脏组织切片上可以看到细胞核中10～20个的颗粒，但是相对于HEp-2细胞其荧光强度明显很弱，很容易被忽视（图3-116）。分裂期细胞在肝脏上很难分辨。血清起始稀释度为1∶100。

合并其他荧光模式或者需要确认时推荐使用单特异性的检测系统（酶联免疫吸附试验、免疫印迹法）。

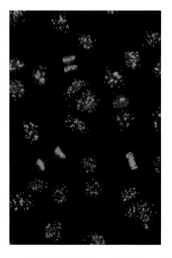

图3-115　抗着丝点抗体——基质HEp-2细胞

图3-116　抗着丝点抗体——基质猴肝

参考范围（成人）：阴性。

参考范围（儿童）：阴性。

诊断价值：抗着丝点抗体从病理特征上来说对于诊断局限型进行性系统性硬化症具有高度的特异性，阳性率可达80%～95%。所谓局限型是指症状主要局限在四肢，很少累及内脏器官，目前被归纳为不同组合的CREST综合征，包括皮肤钙质沉着、雷诺综合征、食管张力减低、指端硬皮症、毛细血管扩张。抗着丝点抗体在原发性胆汁性胆管炎（慢性非化脓性破坏性胆管炎）中的阳性率为20%～30%。

德文名称：Autoantikörper gegen Zinktransporter ZnT8

德文同义词：Autoantikörper gegen ZnT8

中文名称：抗锌转运体8抗体

英文名称：Zinc transporter isoform 8 (ZnT8) autoantibodies

定义：胰腺特异性的锌转运体ZnT8主要在朗格汉胰岛β细胞分泌，介导锌从胞浆到胞内囊泡的运输，这是胰岛素成熟和储备必需的。可有相应的抗体产生。

检测抗ZnT8抗体可以诊断胰岛素依赖型糖尿病（IDDM）。

功能和病理生理学：在胰岛素依赖型糖尿病早期就会有抗不同胰岛细胞抗原的自身抗体形成，诱发自身免疫反应，检测这些抗体对于诊断1型糖尿病和对糖尿病患者直系亲属的预测都有重要的意义。这些自身抗体包括：抗谷氨酸脱羧酶抗体（GAD）、抗酪氨酸磷酸酶（胰腺肿瘤相关抗原IA2）抗体、抗其他的胰岛细胞胞浆抗体以及抗胰岛素抗体。基本上所有的糖尿病患者在能够诊断为1型糖尿病时可以检测到一个或者多个抗 GAD（GADA）抗体、抗IA2（IA2A）抗体、抗胰岛细胞胞浆抗原（ICA）抗体和抗胰岛素（IAA）抗体。

2007年发现在很多新诊断的1型糖尿病中检测到抗ZnT8抗体，该抗体被认为是有意义的而且是不依赖于其他自身免疫反应标志物的新的检测指标。这个抗体拓宽了诊断1型糖尿病的自身抗体谱，因为在很多1型糖尿病患者中除了能够检测到其他抗体还检测到了该抗体，或者单独只检测到该抗体。基于抗ZnT8抗体表位制图技术，发现抗ZnT8抗体中70%的靶点是ZnT8蛋白C端，10%是抗ZnT8蛋白N端。ZnT8蛋白C端含有三种不同的构象表位，不同的构象表位间在特定的位点更换了一个氨基酸（精氨酸325、色氨酸325、谷氨酰胺325）。抗ZnT8抗体的阳性率和1型糖尿病的发病年龄相关联。

实验材料：血清。

样本稳定性：自身抗体在4℃下可以保存2周，在-20℃下可以保存数月至数年。

分析：抗ZnT8抗体可以用酶联免疫吸附试验进行检测。

诊断价值：抗ZnT8抗体在新诊断的1型糖尿病患者中的阳性率为60%～80%，而且其中26%被认为是自身抗体（GADA、IA2A、IAA、ICA）阴性的1型糖尿病患者。抗ZnT8抗体的检测可以提高预测1型糖尿病的准确度，1型糖尿病的病程中有98%的患者其血清中可以检出至少一个或多个自身抗体（抗GAD抗体、抗IA2抗体、抗胰岛素抗体以及抗ZnT8抗体）阳性。

抗ZnT8抗体在疾病症状出现之前大多已经呈现阳性，因此可以作为所谓的糖尿病前驱期的标志。为了更好地对高危人群中的个体进行糖尿病的预测，应该同时进行所有糖尿病相关的自身抗体的检测（GADA、IA2A、IAA、ICA、ZnT8A）。只要其中一个指标阳性，就可以考虑采取适当的措施预防糖尿病的发生发展，如免疫抑制治疗或者长期坚持糖尿病饮食（处于休息状态的胰岛产生的自身抗体也会减少）。参见"抗胰岛细胞抗体"。

德文名称：Autoimmune-Lebererkrankungen-assoziierte Autoantikörper

中文名称：自身免疫性肝病相关抗体

英文名称：Autoimmune Liver Diseases

定义：自身免疫性肝病包括自身免疫性肝炎、原发性胆汁性胆管炎和原发性硬化性胆管炎。其可有相应的抗体产生。

功能和病理生理学：自身免疫性肝炎（曾称似狼疮样肝炎、慢性活化性肝炎）在西欧的发病率约1.9/100 000。自身免疫性肝炎如果不给予及时的治疗会迅速进展为肝硬化。相反，及时并且长期甚至终身接受低剂量的免疫抑制治疗的患者通常不会因此影响寿命。这说明了检测相关自身抗体对于血清学诊断的重要价值。当然还需要利用相应的血清学参数的检测，将此疾病与肝炎病毒感染相鉴别。

一些专家将自身免疫性肝炎根据其自身抗体的类型进行了分类：亚型 Ⅰ（ANA、SMA）、亚型 Ⅱ（抗肝肾微粒抗体）和亚型Ⅲ（SLA/LP，SLA）。但是这种分类很可能没有临床意义，对于治疗或者预后也没有任何指导意义。

在所有的自身抗体中抗SLA抗体对于诊断自身免疫性肝炎的特异性最高。抗SLA/LP抗体可以单独或伴随其他的抗体出现在自身免疫性肝炎中，虽然其阳性率只有10%～30%，但是其对于疾病的预测价值几乎为100%；最重要的是每个阳性的抗SLA/LP抗体的检测结果都提示自身免疫性肝炎（临床症状也符合的情况下）。抗SLA/LP抗体的检测为自身免疫性肝炎的患者提供了一种准确的与病毒性肝炎鉴别的方法。自身免疫性肝炎的血清学检测也因此增加了一个指标，而且是一个比其他抗体具有更高诊断价值的指标。阳性的抗SLA抗体结果对于临床肝病学具有重要的意义：错误地使用干扰素治疗自身免疫性肝炎和用免疫抑制剂治疗病毒感染，都可能会导致患者死亡的严重后果。

除了抗SLA抗体之外，与自身免疫性肝炎相关的抗体还有：抗核抗体、dsDNA、抗平滑肌抗体（ASMA，最重要的靶抗原是F-actin）、抗肝肾微粒体抗体（靶抗原为细胞色素P450 IID6）、抗肝溶质抗体1 [LC-1，靶抗原为亚胺（代）甲基转移酶-环化脱氢酶] 和中性粒细胞胞浆抗体（pANCA）。

抗核抗体和抗平滑肌抗体在自身免疫性肝炎比较常见，但是在10%～20%的慢性病毒性肝炎和其他疾病患者的血清中也可能呈阳性。仅有1%的成人自身免疫性肝炎的患者其抗肝肾微粒抗体为阳性，在儿童患者中阳性率较高，而慢性丙型肝炎的患者中也有1%～2%的患者该抗体阳性。

抗线粒体抗体对于原发性胆汁性胆管炎（PBC）的诊断具有重要的意义。原发性胆汁性胆管炎是一种不明原因的免疫介导的慢性炎症性胆汁淤积性肝病，通常患者为40～60岁之间的女性（>90%）。原发性胆汁性胆管炎的发病率在全球范围内预计每年为0.004‰～0.031‰。PBC以肝内胆管的淋巴细胞浸润和胆管内液体（胆汁）淤积为特点。目前对于该病尚无治愈的办法，使用熊去氧胆酸和消胆胺（胆汁螯合剂）可以减轻某些症状，多数患者仍然可以恢复正常生活并达到正常人的预期寿命。熊去氧胆酸可以抑制胆汁分泌并改善肝脏功能，而且副作用小，费用比较低。消胆胺在肠内吸收胆汁酸，从而有助于缓解胆汁酸引起的瘙痒。

原发性胆汁性胆管炎的诊断包括检测抗线粒体抗体和抗核抗体，以及与其他慢性炎症性肝病如慢性病毒性肝炎、自身免疫性肝炎或者原发性硬化性胆管炎进行鉴别诊断。

除了抗线粒体抗体之外，三分之一的原发性胆汁性胆管炎患者还可以查出原发性胆汁性胆管炎相关的抗核抗体阳性（PBCNA）。原发性胆汁性胆管炎特异性的抗核抗体的靶抗原分别有在间接免疫荧光法中显示为核点型荧光模式的Sp100和早幼粒细胞白血病抗原（PML），以及显示为特异性的核膜荧光模式的两种核膜孔复合物的组分（GP210和p62，原发性胆汁性胆管炎相关抗核抗体）。

有10%～20%的原发性胆汁性胆管炎患者会发展成为继发性的自身免疫性肝炎（重叠综合征），这些患者通常会检测到自身免疫性肝炎相关的自身抗体。一旦查到抗SLA/LP抗体阳性，则提示应该进行免疫抑制治疗。

原发性硬化性胆管炎的发病率每年约为0.04‰。该病多见于男性，而且一半的患者会同时并发溃疡性结肠炎（相反地，溃疡性结肠炎并发原发性胆汁性胆管炎的阳性率仅有4%）。大部分的原发性胆汁性胆管炎患者抗中性粒细胞胞浆自身抗体阳性，主要的靶抗原为DNA结合的乳铁蛋白。2017年有报道表明胰岛抗原糖蛋白2（GP-2）的IgA类抗体可能是原发性胆汁性胆管炎的重要标志物，而且提示严重的病程可能与胆管癌相关。

德文名称：Lupus-Antikoagulans

德文同义词：Anti-Prothrombinase

中文名称：狼疮抗凝物

英文名称：Lupus Anticoagulants

定义：狼疮抗凝物是抗和磷脂蛋白复合物结合的不同免疫球蛋白（IgG、IgM、IgA）的抗体，它与磷脂抗体很相近，但是并不完全相同。

功能和病理生理学：狼疮抗凝物是一类能够延长凝血酶原到凝血酶的磷脂依赖性转变

的抗体，从而在体外引起部分凝血活酶时间（PTT）以及凝血酶原时间（TPZ）的延长。

临床上该抗体阳性很少引起出血倾向，而是更多地发生动脉或者静脉血栓。如果在胎盘处发生血栓，则会引起反复流产。

分析：狼疮抗凝物用凝血试验来检测，通常先用磷脂依赖的PTT筛查，结果阳性则继续用Dilute-Russell-Viper-Venom（DRVVT）试验确认。

PTT检测的是整个内源性的凝血系统的活化以及最后的共同通路，缺乏凝血因子Ⅰ、Ⅱ、Ⅴ、Ⅷ、Ⅸ、Ⅹ、Ⅺ、Ⅻ、ⅪⅤ und ⅩⅤ都可能引起PTT延长。

DRVVT试验是用蛇毒Russell-Viper-Venom直接激活FX，当反应系统中磷脂浓度降低的时候不发生凝血，则证明存在狼疮抗凝物。

狼疮抗凝物应该通过相应的程序试验检测，同时用狼疮抗凝物作为对照。

实验材料：抗凝血浆（枸橼酸钠）。

样本稳定性：自身抗体在4℃下可以保存2周，在-20℃下可以保存数月至数年。为冷冻保存IgM，可向样本中加入80%的缓冲甘油。

诊断价值：狼疮抗凝物的检测用于对抗磷脂抗体综合征的诊断，通常用于探查血栓的原因，临床上无法定义的血小板减少症或者是习惯性流产都会进行狼疮抗凝物的检测（参见"抗磷脂抗体"）。

德文名称：Myositis-spezifische Autoantikörper

德文同义词：Myositis-assoziierte Autoantikörper

中文名称：皮肌炎特异性抗体

英文名称：Myositis-specific Autoantibodies

定义：自身免疫性皮肌炎（特发性炎性肌病）是一种系统性自身免疫病合并骨骼肌的炎症，和不同的血清学可检测的自身抗体相关（图3-117）。其有相应的抗体产生。

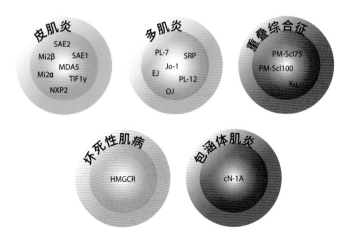

图3-117　皮肌炎特异性抗体——自身免疫性肌炎的临床表现类型及其相关自身抗原

样本稳定性：自身抗体在4℃下可以保存2周，在-20℃下可以保存数月至数年。

分析：检测血清或者血浆中皮肌炎相关的自身抗体的方法很多：间接免疫荧光法（用组织切片或者培养细胞作为试验基质）、酶免疫法、免疫印迹法和其他方法。

主要检测免疫球蛋白IgG类，重要的靶抗原包括：PM/Scl-75，PM/Scl-100，Ku，Mi-2，SRP，HMGCR，Jo-1，PL-7，PL-12，OJ，EJ，TF1gamma，MDA5，NXP2，SAE和cN/1A。

参考范围：阴性。

诊断价值：抗PM/Scl（PM-1）抗体的靶抗原为核仁的多种PM/Scl大分子复合物蛋白。两种主要的蛋白组分抗原分别为PM/Scl-75和PM/Scl-100，依据两者相对分子质量大小来分辨。该抗体可在15%的特发性肌炎的患者中检出，最常见的是重叠综合征，囊括了多肌炎、皮肌炎和系统性硬化症。系统性硬化症的患者主要为抗PM/Scl-75抗体阳性，相对而言，重叠综合征的患者多数是同时表现为抗PM/Scl-75抗体和抗PM/Scl-100抗体阳性。如果检测系统仅仅能够检测到抗PM/Scl-100抗体，那么有一部分进行性系统性硬化症的患者是无法被发现的。

抗Ku抗体最常见于多肌炎/皮肌炎和系统性硬化症的重叠综合征（阳性率为25%～50%），通常合并有肺动脉压过高。也可能出现在肌炎、系统性硬化症和系统性红斑狼疮患者中。

抗Mi-2抗体见于5%～30%的特发性肌炎患者中，对于皮肌炎的特异性高，且伴有指甲周围肥大（nagelfalz hyperthrophie）。

抗SRP抗体出现在多肌炎和皮肌炎患者中，概率为5%。该抗体是坏死性肌病的诊断标志物，这是一种自身免疫性肌病，可以和多肌炎相鉴别，但是典型的皮肤改变类似于皮肌炎的症状。这些症状发病急，症状重，存在近端、系统性的骨骼肌无力、肌肉痛症状，而且也会影响心肌。肌肉外的疾病症状可能表现为间质性肺病。除此之外被误认为有效的是抗HMGCR抗体，阳性率约为6%。抗HMGCR抗体与他汀诱导的肌炎的相关性并未得到证实。

抗Jo-1抗体在多肌炎患者中的阳性率是25%～35%，通常同时与其他的自身免疫疾病相关联，如系统性红斑狼疮、系统性硬化病、间质性肺纤维化、雷诺综合征以及多滑膜炎。

抗PL-7抗体在肌炎患者阳性率介于3%～6%之间，部分与系统性红斑狼疮、系统性硬化症或者间质性肺纤维化重叠。

抗PL-12抗体被证实在多肌炎阳性率达到3%。

抗OJ抗体与多肌炎（阳性率3%）和间质性肺纤维化（阳性率3%）相关。而且在雷诺综合征和伴有类风湿关节炎的重叠综合征中也可以查到该抗体，主诉症状一般为肌肉无力，部分伴有多关节炎。

抗EJ抗体是多肌炎的诊断标志物，也可以出现在间质性肺纤维化，伴有系统性红斑狼疮的重叠综合征、关节炎和雷诺综合征中。

抗TIFγ抗体主要和皮肌炎相关（阳性率为20%～30%），经常伴有肿瘤。

抗MDA5抗体在皮肌炎患者中的阳性率大约为20%（在亚洲人群中更常见），特征为严重的皮肤改变和肺部损害。

抗NXP2抗体见于25%左右的青少年皮肌炎以及5%～10%成人皮肌炎/多肌炎，可能伴发肿瘤。

抗SAE抗体见于一种特殊的综合征，以严重的皮肤改变起病，病程后期出现肌无力，阳性率为6%～8%。

抗cN-1A抗体（参见"Mup44"）与一种特殊的散发性包涵体肌炎（sIBM）相关，阳性率为30%～40%。

抗Ro-52抗体在肌炎中的阳性率为30%，没有疾病特异性，也会出现在一些风湿性或者非风湿性疾病中，像新生儿红斑狼疮伴随先天性心脏传导阻滞。

德文名称：PBC-assoziierte antinukleäre Autoantikörper

德文同义词：PBC-assoziierte ANA; PBCNA

中文名称：原发性胆汁性胆管炎相关抗核抗体

英文名称：Autoantibodies to PBC Associated Anti-nuclear Antibodies

定义：原发性胆汁性胆管炎（PBC）相关抗核抗体（PBCNA）同于抗PCNA（抗增殖细胞核抗原），参见"抗PCNA抗体"。在PBC患者的血清中可能检测到多种不同的自身抗体，部分也有疾病特征性意义。对PBC最重要的是抗线粒体抗体，除此之外还集中了一系列不同的细胞核抗原在PBC中。

1. 核点。早幼粒细胞白血病细胞核体（PML-NB），PML-核点和胞核区段10（ND）。涉及到至少有4种自身抗原成分构成的大相对分子质量，胞核基质结合的多蛋白复合物——蛋白Sp100（碎裂蛋白相对分子质量为100 000）、PML（相对分子质量为40 000～97 000）、SUMO-1和SUMO-2（小的泛素相关的修饰物，每个相对分子质量约为11 000）。抗原Sp100和PML都是最早在急性早幼粒细胞白血病患者的肿瘤细胞中发现的，存在不同的异构体（不同的组合形式），两个蛋白家族部分的共价结合在SUMO蛋白上。

2. 核膜抗原。包括GP210（参见"抗GP210抗体"）、p62以及Lamin受体（参见"抗B受体抗体"）。

PBCNA还包括更广泛的抗Ro/SS-A抗体和抗着丝点抗体。

功能和病理生理学：Sp100和PML参与细胞前凋亡信号的传导，调节转录因子活性，本身会被干扰素上调。SUMO-1和SUMO-2都是泛素类似的"修饰物"，也是通过共价结合在相应的蛋白上，从而阻止该蛋白的降解（和泛素的功能正好相反）。GP210和p62都是属于形成核孔复合物的组分。

实验材料：血清、血浆。

样本稳定性：自身抗体在4℃下可以保存2周，在−20℃下可以保存数月至数年。

分析：抗Sp100抗体、抗ND10抗体、抗SUMO-1抗体、抗SUMO-2 und PML抗体在间接免疫荧光法中表现为HEp-2细胞分裂间期细胞核中5～20个以上不同大小分散的颗粒，分布在这个细胞核上（核点；图3-118）。如果不是同时有与PBC相关的抗线粒体抗体阳性，胞浆为阴性，既往一直错误地把核点认为是一种含有线粒体的胞浆颗粒。分裂期的细胞中无法看到PML-核点，除了（阴性的）染色体之外仅可见单个的颗粒。

抗PML-核点抗体与灵长类动物肝脏组织的反应至少和与HEp-2细胞的反应一样强（图3-119）。同时使用这两种试验基质有助于与经常在PBC患者中存在的抗着丝点抗体鉴别。核点型荧光有可能在HEp-2细胞中不是那么明显，但是在肝细胞的细胞核中仍然可见，而着丝点则在肝细胞中相对要比在HEp-2细胞中弱10倍。抗Sp100抗体通常不能用大鼠组织检测，或者灵敏度极其有限，而相对地，人抗PML抗体、抗SUMO-1抗体和抗SUMO-2抗体能够部分地和大鼠组织反应。

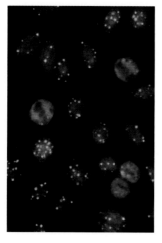 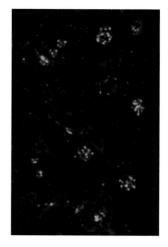

图3-118　原发性胆汁性胆管炎相关抗体——基质HEp-2细胞　　　　图3-119　原发性胆汁性胆管炎相关抗体——基质猴肝

血清标本通常同时检测1∶100和1∶1 000稀释度，因为这类抗体（特别是抗着丝点抗体）通常只有在较高的稀释度时才可见，主要检测抗体类型IgG。

Sp100 和PML完全重合在一起：如果想鉴别究竟是哪一种抗体，需要进行酶联免疫吸附试验或者不同的印迹技术，用培养的细胞中获取的或者重组的Sp100抗原或者相关的蛋白片段。

参考范围（成人）：阴性。

参考范围（儿童）：阴性。

适应证：怀疑为PBC。

诊断价值：有25%～30%的PBC的患者抗核点抗体阳性。抗SP100抗体和抗PML抗体通常一起出现，也可单独出现。抗SUMO-1抗体和抗SUMO-2抗体在PBC中的阳性率分别为15%和42%，一般都是伴随着抗Sp100抗体和（或）抗PML抗体。

有20%～30%的PBC的患者其抗GP210抗体阳性，而且该抗体提示严重的病程，同样抗Ro/SS-A抗体也是这样，如果除了PBC还有抗着丝点抗体，通常患者还伴随高血压。该抗体在个别情况下还会出现在自身免疫性肝炎或者乙型和丙型肝炎中。

对抗PML抗体、抗SP100抗体、抗GP210抗体、抗AMA-M2抗体、抗M2-3E抗体同时进行检测可以显著地将PBC诊断的灵敏度从75%（鼠肾检测AMA）提高到95%（表3-27）。

表3-27　原发性胆汁性胆管炎中的自身抗体

抗原	阳性率
SP100	20%
PML	13%
SP100 单独	5%
PML 单独	3%
SUMO-1	15%
SUMO-2	42%
GP210	20% ～ 30%
P62	23% ～ 32%
板层素 B 受体	1% ～ 3%
AMA-M2 鼠肾	75%
AMA-M2 完整抗原（BPO）	90% ～ 98%
着丝点	20% ～ 30%
Ro-52	27%

德文名称：Rheumafaktoren

德文同义词：RF

中文名称：类风湿因子

英文名称：Rheumatoid Factors（RF）

定义：类风湿因子是和患者机体自身免疫球蛋白反应的抗体。

功能和病理生理学：IgG类（IgG）可能通过构象改变，例如非正常的糖基化，自己形成抗原。最常见的RF可以识别位于IgG的Fc段CH2和CH3区表位，其他的结合Fab段或者被胃蛋白酶分解。RF可能是IgM、IgG、IgA或者IgE。IgM风湿因子经常在类风湿关节炎的患者血清中检测到，它们主要由滑膜的浆细胞形成，因此可能滑膜中的浓度高于血清。RF不是类风湿关节炎（RA）的特征性指标，也可能出现在其他炎症性结缔组织疾病中，例如系统性红斑狼疮和干燥综合征，以及个别感染性疾病如风疹、麻风、疟疾和肿瘤。

分析：RF可以用酶免疫测定（酶联免疫吸附试验、化学发光免疫测定），散射比浊法或者用绵羊红细胞凝集法、乳胶颗粒凝集法检测。酶联免疫吸附试验和化学发光免疫测定可以鉴别RF IgM、IgA和IgG。

实验材料：血清。

样本稳定性：自身抗体在4℃下可以保存2周，在-20℃下可以保存数月至数年。

诊断价值：RF的检测对于诊断RA具有重要意义，尤其是IgM。虽然RF不仅仅局限于RA，但是仍然支持RA的诊断，尤其是在高滴度的时候。RF经常是和抗环瓜氨酸肽抗体（抗CCP抗体）同时检出，抗CCP抗体几乎仅在RA中出现，这两种参数在一定程度上可以互相补充。在敏感性相同（80%）的情况下RF的诊断特异性明显低于抗CCP抗体（分别为62%和97%）。此外RF阳性预示关节破坏。

第四章

感染性疾病实验室诊断技术

Katja Steinhagen

德文名称：Adenoviren

中文名称：**腺病毒**

英文名称：Adenovirus

病原体：科：腺病毒科；属：哺乳动物腺病毒属；种：人类腺病毒A～G亚群（53种血清型）。它是一种直径为70～90nm的全球广泛分布的、对环境耐受强、无包膜的人类致病性的双链DNA病毒。

所致疾病：咽结膜炎、流行性角膜结膜炎、肠胃炎、急性呼吸窘迫综合征（ARDS）。

传播途径：直接接触、飞沫或接触感染、器官移植（角膜、肝脏）。

临床表现：重点关注呼吸道疾病（流感、支气管炎、肺炎：血清型1～39）。免疫系统较弱人群易患ARDS、重症肺炎、肝炎、尿路感染等并发症。某些血清型引发肠胃炎，特别是在儿童中：血清型40，41；流行性结膜炎：血清型8，19，37；出血性膀胱炎：血清型11，21；鼻炎或咽炎。后期并发症：持续性细支气管炎、扩张型心肌病、1型糖尿病。某些类型的病毒可在淋巴结和扁桃体中持续存在多年。

通过消毒措施进行预防（游泳池水的氯化，特别是在眼科操作中手部和仪器消毒）。目前尚无有效的疫苗，只能对症治疗。

分析：

直接检测和培养：通过细胞培养、电子显微镜、直接免疫荧光法和PCR直接检测体液或粪便中的病毒。此外，抗原快速检测可用于粪便中腺病毒的免疫检测。

血清学：通过间接免疫荧光法、酶联免疫吸附试验、补体结合反应和中和试验检测血清中的特异性抗体。

实验材料和样本稳定性：

直接检测和培养：检查体液、粪便、鼻黏膜和喉、眼、直肠的涂片。患者样本应保存在4～8℃，直至进一步处理。应在24小时内进行直接检测，在6小时内开始培养。如果运输时间较长，则需冷冻保存。

血清学：用于抗体检测的血清或血浆在4℃下可以保存2周，在-20℃下可以保存数月至数年。为冷冻保存IgM，可向样本中加入80%的甘油。

诊断价值：由于临床症状不显著，实验室诊断特别重要。电子显微镜和直接免疫荧光法灵敏度低。相反，PCR方法非常敏感，也适用于血清分型。定量PCR可实现病毒载量的测定。抗原快速检测的灵敏度或特异性通常较低。中和试验可用于血清分型。间接免疫荧光法和酶免疫测定可以实现快速准确地诊断。由于血清阳性率普遍较高，血清学诊断只能在1～3周内根据明显的IgG滴度的增长进行判断。不同的腺病毒血清型之间有交叉反应。

德文名称：Barmah-Forest-Viren (BFV)

中文名称：巴马森林病毒

英文名称：Barmah Forest Virus（BFV）

病原体：科：披膜病毒科；属：甲病毒属；种：巴马森林病毒。它是一种直径60～70 nm的、有包膜的、正链RNA病毒，与罗斯河病毒关系密切。

所致疾病：

发现地：澳大利亚。

媒介：蚊（库蚊、伊蚊）。

寄主：人；迄今为止尚未明确鉴别出原生病毒宿主，可能是鸟类。

临床表现：流行性多发性关节炎；季节性疾病，特别是在澳大利亚西部的夏季、秋季及春季；在5～21天的潜伏期后，可能会出现发热、关节炎引发关节痛、皮疹和嗜睡；在约10%的病例中，关节痛和肌肉痛持续数月。

分析：

直接检测：病毒分离或通过PCR检测病毒RNA。

血清学：通过间接免疫荧光法、酶联免疫吸附试验或中和试验检测血清中的特异性抗体（IgM、IgG）。

实验材料和样本稳定性：

直接检测和培养：血液和血液组分、组织。样本应保存在4～8℃，直至进一步处理。

血清学：用于抗体检测的血清或血浆在4℃下可以保存2周，在−20℃下可以保存数月至数年。为冷冻保存IgM，可向样本中加入80%的甘油。

诊断价值：既往病史，特别是关于在传染地区长期停留的信息很重要。原则上可以直接进行病毒检测，但很少成功。最好采用血清学试验来检测抗体。在症状开始时，大多数患者中存在特异性IgM抗体。采样时间间隔约2周的两份样本相比，第二份血清样本中抗BFV-IgG滴度的显著升高，被认为是感染的可靠证据。可能与抗流行性甲病毒抗体存在交叉反应。

德文名称：Bartonella

中文名称：巴尔通体属

英文名称：Bartonella

病原体：汉氏巴尔通体、五日热巴尔通体、巴尔通体，皆属革兰阴性、需氧、兼性细胞内寄生菌。直到1993年已知杆状巴尔通体是唯一一种巴尔通体之后，对罗卡利马体属和格拉汉体属的所有种的分子相关性进行了合并。虽然汉氏巴尔通体自1992年（汉氏罗卡利马体属，1993年）以来才被熟知，但其具有重要的医学研究价值，尤其是对免疫功能低下的患者来说非常重要。

所致疾病：作为全球范围内广泛传播的猫抓病（KKK）的主要病原体，汉氏巴尔通体尤其重要（以前认为该疾病的病原体为兽医学中的猫阿菲波菌）。根据地理位置的不同，健康献血者的抗巴尔通体抗体阳性率在9%～28%之间（患者为81%），与KKK有关的还有其他几种病原体。与汉氏巴尔通体存在血清学交叉反应的有克氏巴尔通体、五日热巴尔通体和杆状巴尔通体。

通常很难注意到猫的感染。在人类中，该疾病经常会有临床表现，尤其在儿科中有重要意义。在良性病程中，不需要使用抗生素。免疫抑制患者可能发展为血管增生性疾病（杆菌性血管瘤病，例如与HIV感染有关的肝炎），故需要抗生素治疗。

五日热巴尔通体是五日热或战壕热的病原体，这是第一次世界大战期间观察到的一种传染病。它通过衣虱（体虱）的叮咬传播。免疫功能弱的个体经常发展为杆菌性血管瘤病。

恶劣的卫生条件增加了传播的可能性：一群无家可归者中，五日热巴尔通体的血清阳性率为54%（健康献血者为2%）。在没有治疗的情况下，免疫功能低下的患者表现出病程延长且反复复发，甚至形成周期性复发。五日热巴尔通体对抗生素非常敏感。

分析：

直接检测和培养：根据Warthin-Starry，通过银染法使用光学显微镜可观察到组织中的巴尔通体属，使用分子生物学方法（例如PCR）可鉴别病原体。无细胞特种培养基用于汉氏巴尔通体的有氧培养。

血清学：在感染的各个阶段，血清中的抗体检测主要通过以感染的培养细胞为抗原底物的间接免疫荧光法、酶联免疫吸附试验或免疫印迹法进行。迄今为止免疫荧光法提供的结果最可靠。

实验材料和样本稳定性：

直接检测和培养：从组织样本和血液中对病原体进行分子生物学检测和培养。将样本溶于无菌盐水制成的磷酸盐缓冲液中并冷藏储存。应在4小时内冷藏运输并进行分析。

血清学：用于抗体检测的血清或血浆在4℃下可以保存2周，在-20℃下可以保存数月至数年。为冷冻保存IgM，可向样本中加入80%的甘油。

诊断价值：成人淋巴结炎的鉴别诊断中，首先必须考虑到KKK。对于艾滋病病毒感染者，如果存在不明原因的发热，则应考虑巴尔通体感染。

在临床过程中，汉氏巴尔通体感染很少被识别或经常很晚被诊断出来。通常在淋巴结肿大时可检测到IgM和（或）IgG抗体。然而，临床无明显症状个体也会出现低滴度抗体。几周内抗体滴度增加可证明感染。

德文名称：Bordetella Pertussis und Parapertussis

中文名称：百日咳杆菌和副百日咳杆菌

存和运输，加入少许无菌盐水以防止脱水。应在4小时内冷藏运输。

血清学：用于抗体检测的血清或血浆在4℃下可以保存2周，在-20℃下可以保存数月至数年。为冷冻保存IgM，可向样本中加入80%的甘油。

诊断价值：肺炎克雷伯菌感染需要与其他医院内感染区别。区分胃肠道样本中的病原体首先参考的指标是最典型的菌落和荚膜形式。直接检测（血液或脑脊液）对败血症的诊断特别重要。肠道和粪便样本可提供的信息量较少，因为这些样本中发现的肺炎克雷伯菌与疾病没有相关性。血清学和生化鉴定可用于确诊。除了已建立的抗药检测方法外，通过PCR确定ESBL抗药类型变得越来越重要。血清学抗体检测在肺炎克雷伯菌诊断中起的作用很小（例如在黏液稠厚症患者中）。

德文名称：Krim-Kongo-Fieber-Viren

德文同义词：Hämorrhagisches-Krim-Kongo-Fieber-Viren

中文名称：克里米亚刚果出血热病毒

英文名称：Crimean Congo Hemorrhagic Fever Virus (CCHFV)

病原体：科：布尼亚病毒科；属：内罗病毒属；种：克里米亚刚果出血热病毒。单股负链RNA基因组，三段，有包膜，直径80～120 nm。

所致疾病：克里米亚刚果出血热。

分布：东欧和东南欧、中亚、印度次大陆、非洲、中东。

病媒：蜱，特别是璃眼蜱属。

传染：通过接触传染性体液和组织或通过输血和器官移植传播。

宿主：家养动物和野生动物（反刍动物、兔子）、人类。

高危群体：在农场或屠宰场工作的人员、露营者、医务人员。

临床表现：突发性高热和流感样症状，腹痛、瘀斑、出血、肝功能衰竭、神经精神症状和心血管病变、脑炎。致死率在2%～50%之间。

治疗和预防：只能对症治疗，个别情况下口服或静脉注射利巴韦林。到目前为止，没有可用疫苗。

需要防止蜱叮咬，控制病媒，避免与感染者接触，严格隔离患者。

分析：检测病原体需要生物安全等级为4级的实验室。

直接检测和培养：通过RT-PCR检测血液或细胞培养病毒进行检测。

血清学：用间接免疫荧光法、酶联免疫吸附试验、血凝抑制试验对血清中特异性抗体（IgG、IgM）进行检测。在新开发的间接免疫荧光法中，使用重组抗原用于检测抗CCHFV病毒膜糖蛋白（GPC）和抗CCHFV核蛋白（N）的抗体。

实验材料和样本稳定性：

检测血液或血液成分、脑脊液或活检材料。样本应在4～8℃下保存和运输。

直接检测和培养：24小时内进行。培养：6小时内接种。

血清学：用于抗体检测的血清或血浆在4℃下可以保存2周，在−20℃下可以保存数月至数年。为冷冻保存IgM，可向样本中加入80%的甘油。

诊断价值：完整的诊断包括病毒成分和特异性抗体检测，在特定疾病阶段，两种诊断原则中只有一种适用，证明特定感染的存在。细胞培养的繁殖和随后的阳性特异性免疫反应以及阳性PCR可证明病毒的存在。但阴性结果不能排除感染，主要是因为机体已经在几天内形成了中和病毒的特异性抗体。

直接检测和培养：在患病后的前5天检测。病毒培养需要4～7天，不敏感，只允许在最高安全级别的实验室中进行。

血清学：患病后第6天血清中出现特异性抗体。血清诊断具有流行病学意义。特异性IgM抗体可在感染后4个月内持续存在，特异性IgG抗体在感染后5年内仍然可检测到。使用重组蛋白作为靶抗原可提高识别抗CCHFV特异性抗体的诊断能力。

鉴别诊断：应与下列疾病进行鉴别：其他病毒性出血热疾病 [裂谷热（裂谷病毒）、登革热（登革病毒）、拉沙热病、埃博拉出血热和马尔堡出血热]、其他出血性感染 [立克次体病、钩端螺旋体病、（虱子）回归热、疟疾、脑膜炎球菌感染]。

根据《传染病防治法》，对传染病（传染病防治法报告义务调整条例）的报告义务进行调整的规定于2016年5月1日生效，根据《传染病防治法》第7条第1款第1句，规定实验室在对基孔肯雅病毒、登革病毒、西尼罗河病毒、寨卡病毒和其他虫媒病毒进行直接或间接检测时，只要检测结果表明存在急性感染，皆需上报。此外，对非病原体或疾病一般情况下也有上报要求。

德文名称：La-Crosse-Viren (LACV)

中文名称：拉克罗斯脑炎病毒

英文名称：La Crosse Virus

病原体：科：布尼亚病毒科；属：布尼亚病毒属；种：拉克罗斯脑炎病毒。负链RNA基因组，有包膜，直径90～100 nm。

所致疾病：

发源地：美国。

媒介：蚊（三齿骚扰蚊、库蚊和伊蚊属）。

宿主：啮齿动物（松鼠、花栗鼠）作为天然病毒宿主，人类作为终端宿主。

临床表现：拉克罗斯脑膜炎（同义词：加州脑膜炎、加州脑膜脑炎）在美国被认为是儿童中最常见的病毒性脑炎之一；只有小部分病例表现出症状（发热、头痛、恶心、颈部僵硬、嗜睡、脑炎、癫痫、瘫痪），随后可能出现长期的神经系统后果（癫痫、精神障碍、行为异常）；死亡率低于1%。

分析：

直接检测和培养：通过PCR，病毒培养物检测病毒RNA。

血清学：通过间接免疫荧光法、酶联免疫吸附试验或中和试验检测血清中的特异性抗体（IgM、IgG）。

实验材料和样本稳定性：

直接检测和培养：血液和血液成分、组织或脑脊液。材料应保存在4～8℃，直至进一步处理。

血清学：用于抗体检测的血清或血浆在4℃下可以保存2周，在−20℃下可以保存数月至数年。为冷冻保存IgM，可向样本中加入80%的甘油。

诊断价值：只有在病毒血症阶段，才可能直接检测到病毒，该阶段通常很短（1～3天）。但是，诊断通常依靠特异性IgM抗体的检测或抗体检测系统中IgG滴度的显著增加（间接免疫荧光法，酶联免疫吸附试验）。

鉴别诊断：单纯疱疹病毒性脑炎。

德文名称：Legionellen

中文名称：军团菌

英文名称：**Legionella**

分类：科：军团菌科；属：军团菌属（L.）；种：麦氏军团菌、嗜肺军团菌（嗜肺军团菌嗜肺亚种、嗜肺军团菌弗雷泽亚种、嗜肺军团菌牧场亚种）、长滩军团菌、约旦军团菌、戈氏军团菌、杜氏军团菌、博氏军团菌等。

病原体：军团菌属于军团菌科，该科仅包括军团菌属，目前含有约57种菌和79个血清型组（SG）。所有军团菌都有可能使人类致病，但大多数疾病由嗜肺军团菌（90%）引起，其中环境和患者样本中最常见的是血清型1。其他已知的军团菌种（非嗜肺军团菌）包括麦氏军团菌、长滩军团菌、约旦军团菌、戈氏军团菌、杜氏军团菌和博氏军团菌。

军团菌是革兰阴性菌（在吉姆萨染色带中更为明显），喜淡水，有氧生长，为嗜酸性杆状细菌，既不产生荚膜也不产生孢子。大多数是通过一种或多种极性或亚极性鞭毛移动（温度依赖性）。典型的军团菌属不能利用碳水化合物，它们可与过氧化氢酶、氧化酶反应，有些生长依赖半胱氨酸。生理盐水浓度可抑制军团菌生长。水温为25～45℃是其繁殖的先决条件。军团菌主要出现在阿米巴虫和其他吞噬原生动物的细胞内，感染后，主要出现在巨噬细胞中。温度≥50℃时延缓其发育，温度＞60℃会使军团菌失活，可借助该特点采取必要的卫生防护措施。

所致疾病：军团菌在其自然栖息地时，对人类健康的威胁不大。在空调和热水系统等技术条件的扩散下，细菌大量繁殖，导致其成为重要的人类致病菌。军团菌主要通过吸入含有细菌的水（淋浴）的气溶胶进行传播，也可以通过气体吸入感染。感染源主要是年久的和广泛分布的冷热水系统、冷却塔、空调加湿器、旋涡浴室等通风和吸气装置隐藏的军团菌。军团病以两种疾病为主：

- 自限性庞提雅克热，类似于流感感染，主要表现为发热、咳嗽和肌肉疼痛。
- 军团病（退伍军人症），通常更严重，其中主要临床表现为多源性坏死性肺炎，伴有意识模糊、嗜睡、腹泻或呕吐等其他症状。

根据感染的来源分为医院和社区获得性军团病。社区军团病的特殊形式通常与旅行相关的感染有关。

高危人群包括老年人、慢性病患者、患有心肺基础疾病的人群，有细胞防御系统缺陷的人群，接受移植、细胞治疗或摄入皮质类固醇后出现免疫抑制的人。酗酒和吸烟也被认为是危险因素。男性比女性更易患病。只有约1%接触患者的人患病。感染剂量、军团菌株的毒力和个体防御系统的强度，都会影响感染后的临床表现。2015年，德国罗伯特·科赫研究所登记了880例军团病病例。温水携带的气溶胶形成的污染对健康构成重大威胁，可以通过有针对性的措施（温度> 60℃、消毒、结构改造）来降低其风险。在医院等机构中，对水和空调系统的微生物进行监测很有必要，特别是在敏感区域（重症监护室）安装过滤装置。

对于感染后症状不明显的人或者一般的人与人之间传播，目前没有识别方法。治疗用药为细胞内有效的抗生素，例如大环内酯类抗生素（如阿奇霉素）和喹诺酮类（如左氧氟沙星、环丙沙星、莫西沙星）。

分析：

直接检测和培养： 直接检测病原体可有多种方法：使用呼吸道分泌物样本，利用基于单克隆荧光染料标记的抗体的直接免疫荧光法检测；使用聚合酶链反应对尿液和血清样本检测病原体DNA；通过酶联免疫吸附试验抗原检测和快速免疫色谱检测，主要鉴定尿中嗜肺军团菌血清型1。

对于培养检测（金标准），军团菌必须在特殊营养培养基（BCYE、补充的、BMPA）上培养。但通常不会培养成功，最少需要3～5天才可获得阳性结果。

血清学： 通过间接免疫荧光法（图4-4）、酶联免疫吸附试验和微凝集法等检测特异性血清抗体。通常在一次检测中可以同时检测嗜肺军团菌血清型1～14及另外6种非嗜肺军团菌，例如用"生物芯片-马赛克"技术，每个反应区可检测一种菌种。可以使用抗原混合物为底物的免疫荧光检测来筛选。

实验材料和样本稳定性：

直接检测和培养： 检测支气管灌洗液、肺组织、气管分泌物、胸膜渗出液、痰液、尿液（特别是不能产生足够代表性痰液的患者）、血清。加入的缓冲液不得含有氯化钠。材料应保存在4～8℃，直至进一步处理。应在24小时内进行直接检测，在6小时内接种培养。如果运输时间较长，应将材料冷冻。

血清学：用于抗体检测的血清或血浆在4℃下可以保存2周，在-20℃下可以保存数月至数年。为冷冻保存IgM，可向样本中加入80%的甘油。

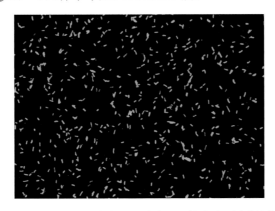

图4-4　军团菌——间接免疫荧光法：抗嗜肺军团菌抗体

诊断价值：军团病的诊断依据临床表现、肺炎射线图像以及实验室对病原体的诊断。因为军团菌不属于人类的正常细菌菌群，所以阳性结果证明感染。

由于显微镜观察时直接免疫荧光法灵敏度较低，虽然特异性尚可，但是不足以作为唯一检测方法来使用。通过PCR检测军团菌DNA是一种快速而灵敏的方法，也可用于诊断难以培养的军团菌种。尿液和血清样本都可以进行DNA检测。

以尿液酶联免疫吸附试验为主，占60%以上，但只能检测出血清型1。诊断的金标准仍然是军团菌培养。尽管灵敏度不高，但至少应在高风险患者中使用。PCR和培养是菌株分型和流行病学研究的基础。

抗体检测的标准方法是间接免疫荧光法。滴度> 1∶100被认为可能是军团菌感染。2～3周后特异性抗体浓度增加10倍，可从血清学上证明军团菌感染。由于抗体形成可能延迟，如有可能，应在6～8周后对另一份样本进行检测。仅凭一次测量到的高滴度抗体不能证明军团菌感染，因为健康人群中偶尔也会检测到阳性抗体结果。不同菌种之间可能发生交叉反应。阴性抗体检测不能排除军团菌感染的可能。血清学检测对于流行病学研究非常重要。在德国，根据《传染病防治法》第7条第1款第26条，该疾病需要上报。

德文名称：Leishmania ssp.

中文名称：利什曼原虫

英文名称：Leishmania Ssp.

分类：目：动质体目；科：锥虫科；属：利什曼虫属（L.）；种：杜氏利什曼原虫、婴儿利什曼虫、热带利什曼原虫、大型利什曼原虫、埃塞俄比亚利什曼原虫、恰氏利什曼原虫、秘鲁利什曼原虫、巴西利什曼原虫、巴拿马亚种利什曼原虫、圭亚那利什曼原虫、墨西哥利什曼原虫、亚马逊利什曼原虫等。

病原体：利什曼原虫属于锥虫科，该科被细分为9个属，其中锥体虫和利什曼原虫对人类具有致病性。除了婴儿利什曼虫和恰氏利什曼原虫，杜氏利什曼原虫也是人体内脏利什曼病的病原体之一。

利什曼原虫是寄生原生动物。在它们的双相生命周期中，可明显改变其细胞形态：在昆虫媒介（蛾蚋科）的肠中，它们作为前鞭毛体存在。传染到哺乳动物宿主后，它们分化成无鞭毛体进入巨噬细胞。前鞭毛体具有纺锤形细胞体，长度为 $10\sim20\mu m$，在其前端附着长达 $20\mu m$ 的鞭毛。无鞭毛体是球形细胞，直径仅 $2\sim4\mu m$，具有隐藏在鞭毛灰中的非常短的鞭毛。

所致疾病：根据利什曼原虫的种类，利什曼病主要有三种不同的表现形式。皮肤利什曼病（皮肤黑热病，CL），既可发生在非洲、亚洲和欧洲，也可发生于美国，是最常见的疾病形式，占75%。病变局限于进入部位且常可自愈。皮肤黏膜或黏膜利什曼病（美洲利什曼病，MCL），发生在美洲。寄生虫通过淋巴和血管，到达口腔、鼻和喉，导致黏膜和周围组织破坏，使患者疾病加重。如果不及时治疗，通常由感染引起的MCL可导致死亡。最严重的临床表现是内脏利什曼病（VL），也称为黑热病或达姆热。它是由杜氏利什曼原虫、婴儿利什曼虫和恰氏利什曼原虫引起的。寄生虫通过脾、肝和骨髓影响整个网状内皮系统，引发脾肿大和肝肿大、贫血和体重减轻。如果未经治疗，患者在2年内死亡。全球90%的VL病例发生在印度、尼泊尔、孟加拉国、苏丹和巴西。

到目前为止，没有针对利什曼病的疫苗和药物预防。预防措施包括穿包裹严密的衣服、使用驱虫剂和浸渍的昆虫网。使用的药物是五价锑化合物、两性霉素B、米替福新和巴龙霉素。治疗方案通常受到严重副作用和耐药性的限制。

利什曼病是一种人畜共患病，宿主通常是狗和小型啮齿动物。利什曼原虫主要来自热带和亚热带农村地区。分布地区覆盖除澳大利亚以外的所有大陆。在88个受影响国家中，有72个是发展中国家。但在16个欧洲国家中，人们也发现了利什曼原虫（婴儿利什曼虫和热带利什曼原虫），其中包括法国、西班牙、意大利和希腊。每年有200万新发利什曼原虫感染病例，目前有1 200万人患病，3.5亿人有长期感染风险。在中欧感染的风险较低，因为在这里利什曼原虫媒介的白蛉属的蛾蚋科很少出现。风险群体包括来自疾病流行地区的旅行者、移民或难民。

分析：

直接检测和培养：培养、显微镜和分子生物学方法（PCR）。

血清学：通过间接免疫荧光法、酶联免疫吸附试验和免疫印迹法进行抗体检测。其他检测包括基于颗粒凝集的现场检测方法。

实验材料和样本稳定性：

直接检测和培养：检查骨髓穿刺液、活检材料（淋巴结、肝、脾）和柠檬酸盐或EDTA抗凝血（血沉棕黄层）。材料应保存在 $4\sim8℃$，直至进一步处理。应在24小时内进行直接检测，在6小时内进行接种培养。如果运输时间较长，应将材料冷冻。

血清学：用于抗体检测的血清或血浆在4℃下可以保存2周，脑脊液为1周，在-20℃下可以保存数月至数年。为冷冻保存IgM，可向样本中加入80%的甘油。

诊断价值：内脏利什曼病的诊断主要基于直接病原体或抗原检测。在吉姆萨染色的涂片或斑点标本中，大多数无鞭毛体利什曼原虫很难直接检测到。通常无法通过形态学对利什曼原虫种类进行区分。利什曼原虫的培养通常在特殊营养培养基（例如NNN培养基）上进行，但可能需要长达3周的时间，具体还取决于利什曼原虫类型、基线含量和分裂率。

在利什曼原虫的诊断中，分子生物学检测方法起着决定性的作用：PCR敏感、特异、快速，可以鉴别利什曼原虫。

血清中特异性抗体的检测是一种很成熟的检测方法，可作为疑似利什曼病的筛查试验。特别是在免疫功能正常的患者中，感染内脏利什曼原虫后，通常出现高抗体浓度，诊断预测值超过90%。但是，阴性结果不能排除感染的可能性。

间接免疫荧光法检测对诊断利什曼病具有灵敏性和特异性，但血清学上无法区分利什曼原虫种类。在恰加斯病、昏睡病、疟疾、麻风病和结核病都存在交叉反应。

鉴别诊断：需与发热和脾肿大相关的疾病如肺结核、疟疾、布鲁菌病、斑疹伤寒、血吸虫病、粟粒性肺结核、单核细胞增多症、组织胞浆菌病、成血管细胞增生症等相鉴别。

德文名称：Listeria monocytogenes

中文名称：单核细胞增生李斯特菌

英文名称：Listeria Monocytogenes

分类：科：李斯特菌科；属：李斯特菌属；种：单核细胞增生李斯特菌（L. monocytogenes）、伊氏李斯特菌（L. ivanovii）、斯氏李斯特菌（L. seeligeri）、韦氏李斯特菌（L. welshimeri）、英诺克李斯特菌（L. innocua）、格氏李斯特菌（L.grayi）、罗氏李斯特菌（L. rocourtiae）。

病原体：李斯特菌属包括许多种类，其中仅单核细胞增生李斯特菌是人类致病性的，伊氏李斯特菌或斯氏李斯特菌是非常罕见的。单核细胞增生李斯特菌可以细分为13个血清型。血清型1/2a、1/2b和4b与人类疾病有关。

李斯特菌菌体较短，其移动与温度相关（最高在28℃时），好氧或兼性厌氧、革兰阳性杆菌。不形成孢子，并能够在细胞内繁殖。在4℃下该菌体仍可生长，可用于选择性富集。

所致疾病：李斯特菌是一种营养要求不高的细菌，广泛存在于自然界中。宿主范围很广。单核细胞增生李斯特菌是一种选择性致病菌，存在于动物（家畜和野生动物、鼠类、鸟类、爬行类、鱼类、甲壳类动物、节肢动物等）和人类中。主要通过受污染的食物传播，如卷心菜、生菜、生奶产品、肉类和鱼类产品。李斯特菌广泛存在，但很少出现典型的李斯特菌病，这可能导致严重的后果，特别是对孕妇和胎儿（先天性李斯特菌病）、新生儿、免疫功能低下人群和老人。屠夫或兽医等职业暴露人群的感染风险也会增加。除去非典型的感染、肠炎和局部伤口感染外，该病原体还可导致严重的脑膜炎、脑炎和败血症。怀孕期间的感染可导致流产、早产、出生缺陷和死胎。2015年，罗伯特·科赫研究所登记了662例李斯特菌病例。其中22例与妊娠相关的李斯特菌，有5例胎儿死亡。总致死率为7%。

通常无法避免与李斯特菌接触，即使在2~8℃下，它们也可以在各种食物表面上生长繁殖。因此，应严格遵守食品生产卫生标准，最大限度地降低感染风险。对于高危患者，应在食用前非常仔细地清洗蔬菜，并避免食用动物来源的未熟产品，如生奶、生乳奶酪、熏肠、生猪肉、海鲜等动物产品。

李斯特菌对阿莫西林、氨基糖苷类、红霉素、复方新诺明等多种抗生素敏感；头孢菌素和氟喹诺酮类药物是无效的。由于症状不典型，通常治疗较晚。此外，该病原体通过在宿主细胞内繁殖，可部分逃避抗生素的攻击。对该病原体感染的防御主要由T细胞和巨噬细胞介导。

分析：可以通过分子生物学技术（PCR）直接检测患者样本中的李斯特菌，但目前主要通过培养进行检测。在相衬显微镜中，李斯特菌可以通过翻滚或旋转的特性进行识别，也可通过革兰染色鉴别。该病原体营养要求不高，可以很容易地在血培养基和选择性营养培养基上生长。对分离的菌株进行生物化学鉴定和分型：单核细胞增生李斯特菌可通过糖代谢模式（鼠李糖+、木糖-）和阳性CAMP试验与其他李斯特菌种区分。

只有单核细胞增生李斯特菌在血琼脂上有β-溶血环，并且在CAMP试验中呈阳性。李斯特菌溶素为毒力因子，β-溶血是重要的致病特征。利用抗O和H抗原的寡克隆特异性抗体可对血清型进行分类。使用分子生物学方法可以快速安全地对分离株进行分型。

血清抗体检测可用肥达反应、补体结合反应、间接免疫荧光法和其他方法，但诊断意义不大。

实验材料和样本稳定性：

涂片和培养：血液、脑脊液、羊水、胎粪、活检材料和脓液、阴道分泌物。粪便样本不太适合检测，因为李斯特菌也在健康人群中（约10%）可能出现。由于其稳定性较高，李斯特菌对取样、运输和保存没有特殊要求。样本材料可24小时内、4℃下运输并保存。

血清学：用于抗体检测的血清或血浆在4℃下可以保存2周，脑脊液1周，在-20℃下可以保存数月至数年。为冷冻保存IgM，可向样本中加入80%的甘油。

诊断价值：PCR直接检测主要用于食品和环境样品中李斯特菌的鉴定。作为妊娠期脑膜炎、脑炎、败血症或宫内感染的可能致病因素，对单核细胞增多性李斯特菌应培养鉴定，并准备抗生素治疗的抗菌谱。血清学在诊断中只起辅助作用。根据IFSG第7节的规定，该病原体的感染应上报。

德文名称：Masern-Viren

中文名称：麻疹病毒

英文名称：Measles Virus

病原体：来自副黏病毒科的麻疹病毒。病毒颗粒具有多形性，大小为110～250 nm。它们包含有未分段的单股负链RNA。与核衣壳蛋白、磷脂蛋白和聚合酶一起，RNA由脂质包膜包围的螺旋状核糖核蛋白复合物形成。病毒内部由基质蛋白组成，外部有血凝素和融合蛋白的突触。与其他副黏病毒不同，麻疹病毒不含神经氨酸酶。麻疹病毒只有一种血清型，具有高抗原稳定性。该病毒对热、光、紫外线辐射和清洁剂、消毒剂非常敏感。

所致疾病：麻疹是一种全球分布的、高热的和严重的传染病，主要发生在儿童时期。发病率和死亡率非常高，特别是在发展中国家。据WTO统计，2015年全世界有14 400人死于麻疹。在欧洲，自接种疫苗以来，麻疹病例的数量急剧下降，从850 000例（1980）降到约3 000例（2015），其中6%在德国。然而，地方流行传染仍不时发生。人类是麻疹病毒唯一的自然宿主。该病原体的传播是通过飞沫传播以及与鼻咽分泌物的接触传播。急性麻疹在经约10天的潜伏期后，开始出现卡他性前驱期（发热、鼻炎、咽炎、咳嗽、结膜炎）。典型体征是颊黏膜出现斑点。在第14～15天再次出现发热症状，并出现特征性斑状丘疹。它首先出现在耳后和脸部，迅速蔓延到全身，并在5～7天后停止。通常会出现全身性淋巴结病。此外，麻疹导致免疫系统短暂减弱，从而使患者易患继发细菌感染，包括中耳炎、支气管炎、肺炎、心肌炎和腹泻。仅在0.1%的患者中发生脑膜脑炎，但其中20%的病例可死亡，30%的病例会出现大脑的永久性损害。

最严重的并发症为急性脑炎（发病率：1∶1 000例麻疹患者）和致死性的亚急性硬化性全脑炎（SSPE，潜伏期：7～10年；发病率：每10万病例中有7～11例）。怀孕期间的麻疹感染可导致流产、早产或死胎。

对症状治疗。推荐接种减毒活疫苗，通常采用联合疫苗［麻疹、腮腺炎、风疹和水痘联合疫苗（MMRV疫苗）］。对于疑似麻疹的病例和相关疾病导致的死亡，以及直接或间接病原体检测的情况均应上报。

分析：

直接检测和培养：通过RT-PCR、直接免疫荧光法或酶联免疫吸附试验直接检测麻疹病毒。使用猴肾细胞进行病毒培养，在阳性病例中可观察到细胞病变效应（有合胞体形成）。

血清学：通过酶免疫分析法（酶联免疫吸附试验、化学发光免疫测定）、采用麻疹病毒感染细胞为基质的间接免疫荧光法、血凝抑制试验、补体结合反应和抗体中和试验进行特异性抗体测定。

实验材料和样本稳定性：

直接检测和培养：通常不直接检测病毒。鼻咽部、支气管分泌物以及结膜液可用于鉴别诊断。材料应保存在4~8℃，直至进一步处理。应在24小时内进行直接检测，在6小时内进行培养。如果运输时间较长，应将材料冷冻。

血清学：用于抗体检测的血清或血浆在4℃下可以保存2周，在-20℃下可以保存数月至数年。为冷冻保存IgM，可向样本中加入80%的甘油。

诊断价值：通常可以根据典型的临床症状对麻疹进行诊断，有时也考虑疫情的流行情况。但由于麻疹病毒非典型临床症状比例的增加，实验室诊断愈发重要。采用RT-PCR，可以在疾病的早期阶段（疾病开始）快速检测病毒。RNA检测可以确定病毒的基因型，从而确定感染源和传播途径，并且还可以区分野生菌株和疫苗株。但病毒复制过程复杂，所以无论是RNA检测还是病毒分离，阴性结果均不能排除麻疹病毒感染。

病毒特异性IgM抗体是麻疹急性感染可靠的标志物。在发病3天后，可在50%的患者中检测到IgM抗体，10天内超过90%的患者可检测到。阳性IgM检测应采用病毒特异性IgG抗体检测进行确认。出现血清型转换或特异性IgG抗体滴度的显著升高可确诊急性感染。如对结果怀疑，可检测特异性IgG抗体亲和力，如为高亲和力，提示发生急性麻疹感染的可能性极低。对疑似麻疹病毒脑炎的患者，应测定脑脊液中含有的鞘内生成的特异性IgG抗体，SSPE患者在血清和脑脊液中特异性IgG抗体滴度极高。但应考虑与其他副黏病毒的交叉反应。鉴别诊断应排除猩红热、风疹、川崎综合征和药疹。

德文名称：Middle East Respiratory Syndrome-Coronaviren (MERS-CoV)

中文名称：MERS冠状病毒

英文名称：Middle East Respiratory Syndrome Cornavirus

病原体：科：冠状病毒科；属：乙型冠状病毒属；种：中东呼吸综合征冠状病毒。正链RNA基因组，有包膜。

所致疾病：

分布：该病毒于2012年在沙特阿拉伯首次被发现，主要在阿拉伯半岛流行。

传播途径：确切的传播途径到目前为止还不清楚，作为中间寄主的单峰骆驼是人类最可能的传染源。迄今为止人际间传播有限，仅限于家人、患者以及医务人员。

诊断：潜伏期为1~2周，疾病开始时出现急性、流感样症状，类似于"严重急性呼吸系统综合征"（SARS），也可能出现胃肠道疾病。在疾病恶化过程中，可发展为肺炎。可能的并发症包括急性呼吸窘迫综合征或肾衰竭，致死率大约36%。主要受影响的是免疫系统较弱和长期患病的人群。

分析：

直接检测和培养：通过PCR检测病毒RNA。

血清学：通过间接免疫荧光法、酶联免疫吸附试验、抗体中和试验对血清中的特异性抗体（IgG、IgM）进行检测。

实验材料和样本稳定性：

直接检测和培养：来自呼吸道的涂片、血清、尿液、粪便；材料应保存在4℃，并在72小时内进行分析。

血清学：用于抗体检测的血清或血浆在4℃下可以保存2周，在-20℃下可以保存数月至数年。为冷冻保存IgM，可向样本中加入80%的甘油。

诊断价值：为确诊疑似病例，MERS冠状病毒的直接检测（PCR，症状发作后1～2周内）和抗MERS冠状病毒的抗体检测（间接免疫荧光法、酶联免疫吸附试验、抗体中和试验）是最重要的实验室诊断方法。对于血清学检测，推荐采用两步法检测（①采用酶联免疫吸附试验或间接免疫荧光法筛选；②采用抗体中和试验进行确认），以及血清对检测。在症状出现后1周内成对采集血清样本，并在28天后再次取样。如出现血清型转换或抗体滴度至少增加4倍，可确诊MERS冠状病毒感染。如果只能采集一份样本，则最早应该在发病14天后取样检测。

德文名称：MRSA

德文同义词：Methicillin-resistenter Staphylococcus aureus; ORSA; Oxacillin-resistenter Staphylococcus aureus

中文名称：耐甲氧西林金黄色葡萄球菌

英文名称：Methicillin Resistant Staphylococcus Aureus

病原体：为获得性甲氧西林耐药性的金黄色葡萄球菌。一般来说，葡萄球菌中的金黄色葡萄球菌被认为是（革兰阳性，兼性厌氧球菌）致病性的，但其也在20%～50%的健康人群的皮肤定植，特别是鼻前庭和会阴等部位。伤口感染的患者中有四分之三是该病原体感染所致，此外约50%的骨髓炎、30%的脓毒症和心内膜炎、10%的肺炎的患者也是由其感染所致。

在临床引入β-内酰胺酶抗性的青霉素（甲氧西林、苯唑西林）后不久，1961年出现了第一批MRSA菌株。甲氧西林抗性基于mec决定因子，由mecA基因和位于移动遗传元件的调节区组成，被称为"金黄色葡萄球菌盒式染色体mec"（SCCmec）。MecA基因编码青霉素结合蛋白PBP2A，其对β-内酰胺抗生素亲和力极低，因此MRSA对所有β-内酰胺类抗生素（青霉素、头孢菌素和碳青霉烯类）均具有耐药性。

MRSA常对其他一些抗生素，如氨基糖苷类、氟喹诺酮类、大环内酯类和林可酰胺类，具有多重耐药性，这就是一些备用抗生素（糖肽或新的物质，如利奈唑胺、达托霉素或替吉环素）的选择使用受限的原因。

MRSA在世界范围内分布并且是引起患者医院感染的重要因素。金黄色葡萄球菌可分为住院医院或护理机构获得的（医院获得性MRSA-haMRSA）和护理机构外（社区获得性-caMRSA）获得的。haMRSA流行情况因国家而异。由于有良好的医院卫生标准，在荷兰和斯堪的纳维亚地区，所有被检测的金黄色葡萄球菌中，MRSA的比例低于1%，而南欧和西欧的患病率超过40%。在德国，1995—2001年期间的耐药株发生率从大约8%增加到20%。

社区获得性-caMRSA近年来越来越多地被报告，它们通常具有毒力因子PVL（panton-valentine leucocidin），使其致病性增加。MRSA感染有高发病率和致死率，护理和治疗的费用高昂。因此，预防非常重要。

实验室诊断：对于MRSA试验，必须始终保护金黄色葡萄球菌的特定分离株，并且必须正确证明其对苯唑西林或头孢西丁的抗性。由于甲氧西林在体外的表型表达仅在部分细菌群体中出现，其耐药性的检测变得非常复杂。常用的含苯唑西林的抗菌谱不能可靠地说明其抗性，头孢西丁测试载玻片检测更合适。参考方法是根据DIN（58940）或CLSI（M100-S15，MIC测试）确定最低抑菌浓度（MIC）。另一种筛选方法是使用含有4%的氯化钠和6mg/L苯唑西林的Müller-Hinton琼脂或添加头孢西丁和碱性磷酸酶（DIN 58940-31）显色底物的营养琼脂。

目前市场上的凝集试验可以通过检测PBP 2A来确认甲氧西林耐药性。金标准是采用PCR检测mecA基因。同时，采用分子检测试剂除可进行mecA基因检测外，还可区分金黄色葡萄球菌的不同种类。

德文名称：Mumps-Viren
中文名称：流行性腮腺炎病毒
英文名称：Mumps Virus

病原体：腮腺炎病毒属于副黏病毒科。病毒颗粒的大小为150～200nm，包含由螺旋衣壳包裹的单股负链RNA基因组。病毒包膜内部有基质蛋白，并带有血凝素-神经氨酸酶蛋白和融合蛋白的刺突。在基因组水平，可分为几种不同的腮腺炎病毒株，它们的生物学特性不同，例如在神经毒力方面。

所致疾病：腮腺炎（流行性腮腺炎）是一种世界范围内流行的高度传染性传染病。自引入疫苗接种以来，在德国的出现率急剧下降，因此很少发生疫情。主要受影响的是儿童和青少年。腮腺炎病毒通过飞沫传播或直接接触在人与人之间传播，主要入侵部位是口腔和鼻咽黏膜。在所有腮腺炎感染中，超过三分之一患者临床症状不明显。该疾病在经过16～18天的潜伏期后开始发病，伴有非特异性症状（发热、头痛、恶心、肌肉疼痛、呼吸道症状）。该疾病的主要症状是一侧或双侧腮腺发炎性肿胀疼痛，持续3～7天。下颌下腺和舌下腺可能共同受累。无论是否发生明显的腮腺炎症状，都可能出现以下并发症，尤其是在成人。

- 浆液性脑膜炎。
- 胰腺炎。
- 睾丸炎。
- 卵巢炎。
- 乳腺炎。
- 罕见脑膜脑炎。
- 听力损失。
- 耳聋。

妊娠期间（尤其是妊娠早期）感染可能导致自然流产，但不会导致胎儿畸形。目前只能对症治疗腮腺炎感染（镇痛药、退热药、卧床休息）。为了预防，建议主动接种减毒活疫苗，通常接种麻疹、腮腺炎、风疹和水痘（MMRV疫苗）联合疫苗。

分析：

直接检测和培养：可以使用RT-PCR和直接免疫荧光法对腮腺炎病毒进行直接检测。病毒培养在鸡胚或猴肾细胞中培养（有合胞体形成的细胞病变效应）。

血清学：抗体测定通过酶免疫测定（酶联免疫吸附试验、化学发光免疫测定），使用病毒感染的细胞作为基质的间接免疫荧光法、血凝抑制试验、补体结合反应或抗体中和试验。

实验材料和样本稳定性：

直接检测和培养：对咽喉部涂片、唾液、血液、脑脊液、尿液、活检材料进行检测。材料应保存在4~8℃，直至进一步处理。应在24小时内进行直接检测，在6小时内接种培养。如果运输时间较长，应将材料冷冻。

血清学：用于抗体检测的血清或血浆在4℃下可以保存2周，在-20℃下可以保存数月至数年。为冷冻保存IgM，可向样本中加入80%的甘油。

诊断价值：对于腮腺炎临床表现典型的患者，可根据患者的临床症状做出诊断。而对于临床表现非典型的患者，需通过实验室检测进行确认。直接病原体检测和病毒分离可在急性感染阶段进行，如有中枢神经系统表现。

通常可以在疾病发生时即可检测到病毒特异性IgM抗体。血清型转换或显著的IgG滴度增加提示急性感染。如果怀疑中枢神经系统感染，应同时测定脑脊液和血清中的抗体，计算特异性脑脊液-血清相对比值。

腮腺炎疫苗滴度的监控在疫苗接种后的前4个月是有用的，因为接种诱导的体液免疫在那时才完全建立。为此，用来监测免疫状态和感染的试剂必须使用含有野生型和免疫接种的抗原组合。但应注意与其他副黏病毒交叉反应。鉴别诊断应注意其他病毒感染（例如甲型流感、副流感、柯萨奇病毒、艾滋病病毒感染、EBV感染）引起的腮腺肿胀、唾液结石或腮腺肿瘤的充血分泌物等。

根据《传染病防治法》，腮腺炎感染一般应上报。

德文名称：Murray-Valley-Enzephalitis-Viren (MVEV)

中文名称：墨累山谷脑炎病毒

英文名称：Murray Valley Encephalitis Virus

病原体：科：黄病毒科；属：黄病毒属；种：墨累山谷脑炎病毒。正链RNA基因组，有包膜。墨累山谷脑炎病毒（MVEV）属于日本脑炎病毒血清复合物成分。

所致疾病：

分布：澳大利亚、巴布亚新几内亚和西新几内亚。

媒介：环喙库蚊。

寄主：水禽（病毒宿主）、人类。

诊断：区分两种病程形式。轻度病程：头痛、发热、颈部僵硬、恶心、呕吐、腹泻。症状在1周内稳定。严重病程：有颈部僵硬、光敏性、抽搐、癫痫发作、呼吸衰竭、瘫痪和意识障碍等脑炎症状和神经系统后遗症（行为障碍、性格改变、共济失调、瘫痪）的患者高达50%，15%～30%的重症脑炎是致命性的，每1 000名中约有1名重症患者，幼儿是高危人群。

分析：

直接检测和培养：病毒分离或通过RT-PCR检测病毒RNA。

血清学：通过间接免疫荧光法或酶联免疫吸附试验对血清中的特异性抗体（IgM、IgG）进行检测。

实验材料和样本稳定性：

直接检测和培养：血液或脑脊液。材料应保存在4～8℃，直至进一步处理。

血清学：用于抗体检测的血清或血浆在4℃下可以保存2周，在-20℃下可以保存数月至数年。为冷冻保存IgM，可向样本中加入80%的甘油。

诊断价值：既往病史，特别是在传染地区有长期停留史很重要。特异性抗体（IgM、IgG）检测被认为是诊断MVEV的标准方法。IgG滴度的显著增加是提示急性感染的可靠证据，但必须考虑与其他抗黄病毒抗体的潜在交叉反应。

德文名称：Mykoplasma hominis

中文名称：人型支原体

英文名称：Mycoplasma Hominis

病原体：支原体是最小的自我复制细菌之一。它们没有坚硬的细胞壁（缺少肽聚糖），因此对作用于细胞壁的抗生素具有耐药性。人类已发现超过12种类型的支原体，其中包括人型支原体。

所致疾病：人型支原体在尿道炎、宫颈炎和阴道炎中越来越多地被发现。有时它会导致轻度菌血症（例如出生后、妇科手术和流产）、伤口感染、输卵管炎、羊膜炎和新生儿感染。主要通过性器官传播。

分析：

直接检测和培养：通过核酸扩增方法PCR直接检测。在厌氧条件（即含CO_2和N_2的混合气体）、4天内，该病原体可在含马血清的特殊培养基上培养。

血清学：通过间接免疫荧光法（基质为支原体感染的细胞）或酶免疫测定对抗人型支原体的抗体进行检测。

实验材料和样本稳定性：

直接检测和培养：检测材料是泌尿生殖道的涂片或分泌物。使用蔗糖磷酸盐缓冲液转运培养基（SP2培养基）。应冷藏运输并在4小时内进行分析。快速运输是必要的，因为在24小时后细菌数量会减少10倍。

血清学：用于抗体检测的血清或血浆在4℃下可以保存2周，在−20℃下可以保存数月至数年。为冷冻保存IgM，可向样本中加入80%的甘油。

诊断价值：诊断的依据是泌尿生殖道中该病原体的高细菌计数。因为该病原菌体作为共生菌群的一个组成部分广泛存在，所以人型支原体感染的抗体检测的诊断意义有限。

德文名称：Mykoplasma pneumoniae
中文名称：肺炎支原体
英文名称：Mycoplasma Pnuemoniae

病原体：支原体是最小的自我复制细菌之一。它们没有坚硬的细胞壁（缺少肽聚糖），因此对作用于细胞壁的抗生素具有耐药性。人类已发现超过12种类型的支原体，其中包括肺炎支原体。

所致疾病：肺炎支原体在世界范围内广泛分布，占所有社区获得性急性呼吸道感染（气管炎、支气管炎、原发性非典型肺炎）的15%。人是唯一的宿主，病原体通过气溶胶传播。它可能会引发流行性扩散。尤其影响儿童和青少年（约40%的患者不到5岁）。在学校和军营中，流行率高达70%。有些感染临床症状并不明显，而且可在没有进行抗生素治疗的情况下自然痊愈。

肺炎支原体可引起社区获得性肺炎（CAP）和急性呼吸窘迫综合征（ARDS）。该病原体对大环内酯类和四环素类抗生素敏感。

分析：

直接检测和培养：通过核酸扩增方法PCR直接检测。培养需要专业技术，并且只能在特殊培养基上成功培养，其关键是以马血清作为胆固醇来源。因此，培养结果阴性对治疗决策没有影响。

血清学：通过间接免疫荧光法（感染的细胞作为基质）或酶免疫测定（包括酶联免疫吸附试验、化学发光免疫测定）对肺炎支原体的抗体进行检测。

实验材料和样本稳定性：

直接检测和培养：鼻咽分泌物、痰液或支气管灌洗液。材料应冷藏运输并在4小时内进行分析。

血清学：用于抗体检测的血清或血浆在4℃下可以保存2周，在−20℃下可以保存数月至数年。为冷冻保存IgM，可向样本中加入80%的甘油。

诊断价值：由于肺炎支原体感染不会引发典型症状，因此实验室诊断特别重要。病原体培养耗时长（6～15天）且容易出错，所以临床应用时灵敏度低。借助PCR检测病原体是快速、可靠的。当分别检测来自急性期和恢复期的血清样本的特异性IgM和IgG时，血清学是最可靠的。抗体的检测不一定与病原体检测相关，但血清学对于诊断和治疗决策有重要的意义。

德文名称：Parainfluenza-Viren

中文名称：**副流感病毒**

英文名称：**Parainfluenza Virus**

病原体：**副流感病毒属于副黏病毒科以及副黏病毒亚科。有四种血清型，分别属于两个不同的属。人类副流感病毒血清型1和3属于副黏病毒属（paramyxovirus），血清型2、4a和4b属于腮腺炎病毒属（rubulavirus）。**

所致疾病：**副流感病毒感染主要发生在婴儿期。10岁以下儿童的患病率为90%。该病毒在世界范围内分布，除血清型4以外的其他血清型都很常见。感染具有地方性流行病特点。**

人是唯一的自然宿主，传播是通过直接的个人接触或飞沫感染。潜伏期为2～6天。这些病毒（副流感病毒）引发流感样症状。下呼吸道经常会受到影响，因此会有发热、喉气管支气管炎、支气管炎、毛细支气管炎或支气管肺炎。病程严重时，儿童期可能形成哮喘，通常与过敏性成分有关。其他并发症包括中耳炎以及肺炎球菌、葡萄球菌和流感嗜血杆菌的细菌性感染。副流感病毒感染对于免疫功能低下的患者可能是致命的。正常成年人在感染后只出现轻微的上呼吸道感染症状。在严重病程中，需要对症治疗，以保证肺和循环系统的功能。

分析：

直接检测和培养：通过直接免疫荧光法或酶联免疫吸附试验可以在感染的呼吸道细胞

中检测抗原。副流感病毒也可以通过RT-PCR检测。

在适当的细胞培养物（猴肾细胞、非洲绿猴肾细胞）上培养病毒，并通过各种特性检测加以鉴定，例如血球吸附试验、血凝试验、血细胞凝集抑制试验、溶血试验、直接免疫荧光法或酶联免疫吸附试验等。

血清学：使用酶联免疫吸附试验、间接免疫荧光法、补体结合反应、血凝抑制试验、抗体中和试验或补体结合等方法检测血清中的抗副流感病毒抗体。

实验材料和样本稳定性：

直接检测和培养：鼻咽分泌物、咽喉冲洗水、咽喉涂片和其他人体样本（PCR）。样本应冷藏运输并在6小时（PCR）和24小时（培养、直接免疫荧光法）内分析。

血清学：用于抗体检测的血清或血浆在 4℃ 下可以保存2周，在−20℃ 下可以保存数月至数年。为冷冻保存IgM，可向样本中加入80%的甘油。

诊断价值：由于副流感病毒的大量分布和不同副黏病毒之间的交叉反应，因而血清学诊断容易受到干扰，故病毒培养和抗原检测就非常重要。特异性IgM抗体检测可以实现早期诊断，而1～3周内特异性IgG抗体滴度的显著增加可以作为回顾性诊断指标。

德文名称：Parvo-Viren

德文同义词：Ringelröteln; Erythema infectiosum

中文名称：细小病毒B19

英文名称：Parvo-virus B19; Fifth Disease

病原体：科：细小病毒科；属：红细胞病毒属。

所致疾病：细小病毒B19感染可引发地方性流行病，特别是在春季，大多发生在幼儿园和学校。病毒主要通过呼吸道传播，也可通过血液或血液制品及胎盘传播。在儿童时期大约30%的感染是无症状的，如果有临床症状，则通常是发热、头痛、恶心和腹泻等非特异性表现，之后出现特征性皮疹（"传染性红斑"）。在所有细小病毒B19感染中，由于红细胞前体细胞的破坏，网织红细胞和血红蛋白值降低。有时会出现关节炎、持续性血栓和中性粒细胞减少症、脑炎、血管炎和心肌炎等并发症。一般而言，这种疾病的病程在成人中比在儿童中严重得多。

育龄期女性的血清阳性率为60%～70%。孕妇妊娠期间感染后可传染给胎儿，特别是在妊娠前20周的感染会对胎儿产生严重影响：从第10周开始，病毒可在胎儿肝脏的原红细胞中繁殖并将其破坏，导致贫血和胎儿水肿。这些症状在胎儿中可能会延迟2～6周产生，有时在母亲感染后18周才显现。胎儿重度贫血（Hb <80 g/L）可通过输血治疗。

分析：

直接检测和培养：在接触病毒后2～3天，可通过PCR直接检测病毒。中和抗体可清除病原体，因此在受感染儿童中，在感染后3～4周时，PCR通常为阴性。但在成人中，病毒血症可持续数周至数月。有时，在清除病原体后，各种组织中仍可检测到病毒DNA，这使得临床上很难判断感染的状态。

血清学： 大约从感染后第10天开始，可以在血清中检测到IgM类特异性抗体，通常伴有皮疹。几天后，抗病毒蛋白VP1和VP2的IgG类抗体滴度也会增加，并在患者体内持续存在。因为难在体外有效培养细小病毒B19，所以血清学方法使用的靶抗原几乎都是重组的病毒结构蛋白和非结构蛋白。除了酶免疫测定（酶联免疫吸附试验、化学发光免疫测定）之外，也使用各种印迹系统检测（如免疫印迹法），后者可同时检测病毒的不同蛋白的抗体。

实验材料和样本稳定性：

直接检测和培养： 使用PCR检测血液、唾液、羊水和绒毛膜活组织。材料应保存在4～8℃，直至进一步处理，并在24小时内检测。如果运输时间较长，应将材料冷冻。

血清学： 用于抗体检测的血清或血浆在4℃下可以保存2周，在-20℃下可以保存数月至数年。为冷冻保存IgM，可向样本中加入80%的甘油。

诊断价值：传统的儿童细小病毒B19感染通常不需要诊断，因为没有症状或症状轻微。若出现皮疹则利于临床诊断，但很容易与风疹混淆。如果出现并发症，可使用血清学和PCR进行诊断。对血液进行相关检测，可以预防输血导致的相关感染。

在妊娠诊断中，建议在妊娠初期测定免疫力。血清阴性患者是危险群体。如果与具有急性感染证据的患者接触后，考虑到IgM滴度有时会快速下降，故应结合血清学（IgG抗体、低亲和力IgG和IgM）和PCR结果综合判断。如果在妊娠期间被诊断为急性感染，则通过多普勒超声对胎儿密切监测，以便及时识别胎儿水肿，必要时进行宫内输血治疗。

德文名称：Pferdeenzephalitis-Viren, Ostamerikanische (EEEV)

中文名称：东方马脑炎病毒

英文名称：Eastern Equine Enzephalitis Virus

病原体：科：披膜病毒科；属：甲病毒属；种：东方马脑炎病毒。正链RNA基因组，有包膜，直径60～70 nm。

所致疾病：

分布：从美国东海岸和加拿大到南美洲北部。

媒介：蚊（伊蚊属、柯蚊亚属、库蚊属、鸟类黑尾脉毛蚊）。

宿主：鸟、马、人。

临床表现：高热、恶心和呕吐；大约6%的受感染儿童和2.5%的受感染成年人可能发生脑炎，伴有肌肉无力和僵硬、反射减退、颈部僵硬、痉挛、感觉障碍、弛缓或痉挛性麻痹及人格障碍；康复可能需要数年，可能有神经系统后遗症，脑炎的致死率为30%～75%。

分析：

直接检测和培养：病毒培养。通过RT-PCR检测病毒RNA。

血清学：通过间接免疫荧光法、酶联免疫吸附试验或中和试验检测特异性抗体（IgM、IgG）。

实验材料和样本稳定性：

直接检测和培养：血液和血液成分、机体组织、脑脊液。材料应保存在4～8℃，直至进一步处理。

血清学：血清、血浆、脑脊液。用于抗体检测的血清样本在4℃下可以保存2周，在−20℃下可以保存数月至数年。为冷冻保存IgM，可向样本中加入80%的甘油。

诊断价值：既往病史很重要。直接检测只能在急性期初期进行。几天后可以在血清或脑脊液中发现特异性抗体（IgG、IgM）。特异性抗体滴度增加4倍是急性感染的有力证据。应与疱疹病毒感染、柯萨奇病毒感染或其他影响中枢神经系统的虫媒病毒感染相鉴别。

德文名称：Pferdeenzephalitis-Viren, Venezolanische (VEEV)

中文名称：委内瑞拉马脑炎病毒

英文名称：Venezuelan Equine Encephalitis-Virus

病原体：科：披膜病毒科；属：甲病毒属；种：委内瑞拉马脑炎病毒。正链RNA基因组。

所致疾病：

分布：南美洲北部、中美洲。

媒介：蚊（库蚊属、伊蚊属、趋血蚊属）。

宿主：不同的温血动物作为病毒宿主（啮齿动物：地方性动物病感染周期；马：动物流行病感染周期）。值得重视的是马的流行病可能是人类流行病的起源。

临床表现：大多数情况下，感染者没有症状或有轻度头痛；在大约1∶100的病例中，出现严重的高热、脑膜炎和脑炎。在这些患者中，死亡率为10%；幸存者可能有神经系统后遗症。

分析：

直接检测和培养：通过RT-PCR检测病毒RNA，病毒培养。

血清学：通过酶联免疫吸附试验、放射免疫测定或中和试验对血清或脑脊液中的特异性抗体（IgM、IgG）进行检测。

实验材料和样本稳定性：

直接检测和培养：血液和血液成分、机体组织、脑脊液。材料应保存在4～8℃，直至进一步处理。

血清学：用于抗体检测的血清或血浆在 4℃下可以保存2周，在–20℃下可以保存数月至数年。为冷冻保存IgM，可向样本中加入80%的甘油。

诊断价值：既往病史和特异性抗体（IgG、IgM）检测对诊断至关重要。建议在专业实验室进行血清学检测。应与疱疹病毒感染、柯萨奇病毒感染、登革病毒感染或其他影响中枢神经系统的虫媒病毒感染相鉴别。

德文名称：Pferdeenzephalitis-Viren, Westamerikanische (WEEV)

中文名称：西方马脑炎病毒

英文名称：Venezuelan Equine Encephalitis-Virus

病原体：科：披膜病毒科；属：甲病毒属；种：西方马脑炎病毒。正链RNA基因组，有包膜，直径60～70 nm。

所致疾病：

分布：美国和加拿大的西海岸以及墨西哥、中美洲和南美洲。

媒介：蚊（库蚊属如媒斑蚊，以及伊蚊属）。

宿主：鸟（病毒宿主）、马、人（辅助宿主）。重要的是马的流行病可能是人类流行病的起源。

诊断价值：西方马脑炎与东方马脑炎类似，但感染通常比较轻微。在严重的病程中会出现发热、恶心、呕吐等；在大约2%的受感染儿童和0.1%的受感染成人中，发展为脑炎（出现肌肉无力或僵硬、反射减弱、颈部僵硬、痉挛、感觉障碍、麻痹症状）。脑炎的致死率为3%～7%；康复可能需要数年，可能出现神经系统后遗症。

分析：

直接检测和培养：通过 RT-PCR检测病毒RNA，病毒培养。

血清学：通过间接免疫荧光法，酶联免疫吸附试验或中和试验对血清或脑脊髓液中的特异性抗体（IgM、IgG）进行检测。

实验材料和样本稳定性：

直接检测和培养：血液和血液成分、机体组织、脑脊液。材料应保存在4～8℃，直至进一步处理。

血清学：用于抗体检测的血清或血浆在 4℃下可以保存2周，在–20℃下可以保存数月至数年。为冷冻保存IgM，可向样本中加入80%的甘油。

诊断价值：直接检测只能在急性期初期进行。几天后可以在血清或脑脊液中发现特异性抗体（IgG、IgM）。特异性抗体滴度增加4倍是急性感染的有力证据。应与疱疹病毒感染、柯萨奇病毒感染或其他影响中枢神经系统的虫媒病毒感染相鉴别。

德文名称：Plasmodien

中文名称：疟原虫

英文名称：Plasmodium

病原体：单细胞血液寄生虫；域：真核生物；超门：囊泡虫总门；门：端复胞器门；纲：孢子虫纲；目：血孢子虫目；科：疟原虫科；属：疟原虫属；种：恶性疟原虫、间日疟原虫、卵形疟原虫、三日疟原虫、诺氏疟原虫等。

所致疾病：恶性疟（恶性疟原虫）、间日疟（卵形疟原虫和间日疟原虫）、三日疟（三日疟原虫）、诺氏疟原虫疟疾。

分布：

恶性疟原虫：热带和亚热带地区。

间日疟原虫：亚洲、拉丁美洲和非洲部分地区。

卵形疟原虫：非洲、西太平洋岛屿。

三日疟原虫：世界范围内分布。

诺氏疟原虫：东南亚地区。

媒介：蚊（按蚊种类）。也可通过胎盘、输血或器官移植传播。

宿主：人。

临床表现：伴有寒战和出汗的发热，在恶性疟和诺氏疟原虫疟疾中存在短的不规则间隔；间日疟：48小时间隔；三日疟：72小时间隔。此外，临床表现还包括意识模糊至昏迷、贫血、脾肿大、腹泻、肺水肿、肾功能衰竭。由于病原体在血液中持续存在，因此在治疗后数年仍有可能复发。妊娠期间感染疟疾可能导致胎儿贫血、早产或胎儿发育成熟度低。怀孕期间感染可能感觉不到任何症状。

治疗和预防：现在有许多药物可用于治疗疟疾。由于不断变化的耐药情况，应该（在德国）遵循德国热带医学和国际卫生协会（www.dtg.org）当前关于预防和治疗的建议。

到目前为止，还没有疫苗可供接种。预防包括预防蚊虫叮咬、控制病媒和药物预防。在前往疫区之前，应进行专业指导。即使采取疟疾预防措施，有时也不能完全避免患病。

分析：

直接检测和培养：可在显微镜下直接观察到血液中的寄生虫［使用全血进行吉姆萨染色的"厚涂片"（现在几乎不用）］，或者用更灵敏和更安全的吖啶荧光染色后，在离心的血细胞比容管中，可以直接检测到疟原虫。荧光标记的寄生虫在红细胞和血浆（血沉棕黄层）交界层处积聚，可以很容易地识别出来。此外，还可以通过PCR检测，疟疾快速免疫色谱检测法可用于检测疟原虫特异性抗原（"富含组氨酸的蛋白质2"、乳酸脱氢酶、醛缩酶）。

血清学：检测血清中的特异性抗体，用于识别潜伏感染、无症状和慢性感染，以及通过间接免疫荧光法和酶联免疫吸附试验对血液进行筛查。

实验材料和样本稳定性：

直接检测和培养：全血。患者样本收集后应在实验材料和样本稳定在4～8℃下保存，如果可能，应在6小时内送至实验室。

血清学：用于抗体检测的血清或患者样本在4℃下可以保存2周，在-20℃下可以保存数月至数年。为冷冻保存IgM，可向样本中加入80%的甘油。

诊断价值：应在寄生（发热）阶段抽取血液用于病原体的直接检测。PCR检测对于特定的诊断问题（法医检查、流行病学研究、耐药性的遗传基础）和低寄生虫血症的感染具有意义。抗原快速检测通常不太灵敏，也不能覆盖所有疟原虫种类。

抗疟原虫抗体的检测是热带热病的血清学鉴别诊断的一部分。许多欧洲献血组织定期检测其保存样本中的抗疟疾抗体。抗体检测时必须计算感染与实验检测之间的时间差。应与细菌、病毒和其他寄生虫引起的发热疾病相鉴别。

德文名称：Respiratorische Synzytial-Viren

中文名称：呼吸道合胞病毒

英文名称：Respiratory-syncytial Virus (RSV)

病原体：呼吸道合胞病毒（RSV）是属于副黏病毒科的多态性RNA病毒。1956年Robert M. Chanock对它进行了鉴定和定性。在细胞培养中，RSV可以促使形成具有嗜酸性细胞质内含物的特征性合胞体。

所致疾病：RSV是引起幼婴儿反复呼吸道感染（如哮喘、支气管炎、细支气管炎或间质性肺炎等）的最重要病原体。有一半婴儿在出生后第一年就第一次感染了RSV，最晚在3岁时都受到过影响。每年冬季，高度传染性的病原体感染暴发，通过飞沫传播到黏膜。人是唯一的RSV宿主。免疫力仅持续很短的时间，因此经常会出现再感染。RSV是住院儿童医院内感染最常见的病原体。

对症状进行治疗；在严重的情况下，利巴韦林用作气雾剂。免疫功能弱的儿童可以用超免疫血清或单克隆抗体进行被动免疫，以进行预防。

分析：

直接检测和培养：借助PCR或酶和荧光染色进行病毒检测，或借助病毒培养进行替代或补充。

血清学：使用补体结合反应、酶联免疫吸附试验或间接免疫荧光法（图4-5）检测特异性抗体。

实验材料和样本稳定性：

直接检测和培养：鼻咽分泌物可用作检测病毒的实验材料。不受其他病原体（如真菌）污染的新鲜材料适合做病毒培养基。应冷藏运输并在4小时内进行分析。

血清学：用于抗体检测的血清或血浆在4℃下可以保存2周，在-20℃下可以保存数月至数年。为冷冻保存IgM，可向样本中加入80%的甘油。

诊断价值：由于RSV感染不会引起典型的疾病症状，因此实验室诊断特别重要。RT-PCR和其他直接检测被认为是用于临床实践的快速且可靠的检测方法。病毒培养需要专业人员并且耗时，因为至少4天后才能显示出细胞病变效应。

与急性诊断相比，抗体检测更适用于流行病学分析。补体结合反应因其无法对抗体类别进行区分而很少使用。疑似病例可以通过检测2～3周内特异性IgG抗体浓度的增加来证明。

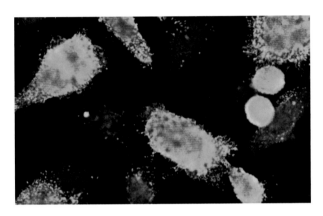

图4-5　呼吸道合胞病毒——间接免疫荧光法：抗RSV抗体

德文名称：Rift-Valley-Fieber-Viren

中文名称：裂谷热病毒

英文名称：Rift Valley Fever Virus

病原体：科：布尼亚病毒科；属：白蛉病毒属；种：裂谷热病毒。负链RNA基因组，有包膜，直径80～120nm。

所致疾病：裂谷热。

分布：非洲、阿拉伯半岛。

媒介：蚊（伊蚊属和库蚊属）、白蛉。

宿主：反刍动物（牛、羊）、啮齿动物、人类（危险群体：农业或屠宰场工作人员）。既可通过气溶胶传播，也可通过与受感染动物的体液或组织接触直接传播。

临床表现：突发性高热和流感样症状。1%的病例表现为出血和肝炎，少数为脑膜脑炎，都有很高的致死率。晚期并发症包括葡萄膜视网膜病变。

治疗和预防：到目前为止，只有对症治疗；人类医学中仍然没有疫苗可供接种。预防蚊虫叮咬，控制病媒，避免接触受感染的动物。牲畜可预防接种。

分析：检测病原体需要安全等级为3级的实验室。

直接检测和培养：通过RT-PCR直接检测血液或组织中的病毒，或细胞培养病毒。

血清学：通过间接免疫荧光法、酶联免疫吸附试验、血凝抑制试验、补体结合反应（现在一般不用）和免疫印迹法检测特异性抗体（IgG、IgM）。

实验材料和样本稳定性：

直接检测和培养：检测血液和组织样本。材料应保存在4~8℃，直至进一步处理。需在24小时内进行直接检测，6小时内进行培养。如果运输时间较长，应将材料冷冻。

血清学：用于抗体检测的血清或血浆在4℃下可以保存2周，在-20℃下可以保存数月至数年。为冷冻保存IgM，可向样本中加入80%的甘油。

诊断价值：完整的诊断包括病毒成分和特异性抗体检测，在特定疾病阶段，两种诊断原则中只有一种适用，可提示特定感染的存在。细胞培养的繁殖和随后的阳性特异性免疫反应以及阳性PCR结果可证明病毒的存在。但阴性结果不能排除感染，主要是因为机体已经在几天内形成了中和病毒的特异性抗体。

在感染后的前2~7天内可以进行直接检测。间接免疫荧光法可以检测到第2~4天形成的特异性IgM抗体。IgM抗体在疾病症状出现后约2周达到最大值，并可持续2~6个月。IgG抗体在发病后第9天开始出现。在疑似病例中，如果2周内特异性IgG抗体滴度显著增加，可确诊为新近感染。

鉴别诊断：应与其他与病毒有关的出血热（克里米亚刚果出血热、登革热、埃博拉出血热、马尔堡出血热、拉沙热）、可能与出血表现有关的其他感染（立克次体病、钩端螺旋体病、虱子回归热、疟疾、脑膜炎双球菌感染）进行鉴别。

根据《传染病防治法》，对传染病（传染病防治法报告义务调整条例）的报告义务进行调整的规定于2016年5月1日生效，根据《传染病防治法》第7条第1款第1句，规定实验室在对基孔肯雅病毒、登革病毒、西尼罗河病毒、寨卡病毒和其他虫媒病毒进行直接或间接检测时，只要检测结果表明存在急性感染，皆需上报。此外，对非病原体或疾病也有通用的上报要求。

德文名称：Ross-River-Viren (E)

中文名称：**罗斯河病毒**

英文名称：Ross River Virus (RRV)

病原体：科：披膜病毒科；属：甲病毒属；种：罗斯河病毒。正链RNA基因组，有包膜，直径60~70 nm；与巴马森林病毒有密切关系。

所致疾病：

分布：澳大利亚。

媒介：蚊（伊蚊属，特别是白纹伊蚊；库蚊属，如环喙库蚊）。

宿主：人、袋鼠和澳大利亚鼠种莱蒂鼠。

临床表现：地方性多发性关节炎。每年有记录的约有5 000名患者，RRV感染被认为是澳大利亚最重要的虫媒病毒传染病。在7～9天的潜伏期后，可能会出现发热、关节痛，常伴有关节炎、肌痛、皮疹和嗜睡。与巴马森林病毒（BFV）感染相比，关节痛和肌痛经常持续超过6个月。

分析：

直接检测和培养：病毒分离或通过RT-PCR检测病毒RNA。

血清学：通过间接免疫荧光法、酶联免疫吸附试验或中和试验对血清中的特异性抗体（IgM、IgG）进行检测。

实验材料和样本稳定性：

直接检测和培养：血液和血液成分、组织材料。应保存在4～8℃，直至进一步处理。

血清学：用于抗体检测的血清或血浆在4℃下可以保存2周，在-20℃下可以保存数月至数年。为冷冻保存IgM，可向样本中加入80%的甘油。

诊断价值：既往病史，特别是在疾病流行地区长期停留史很重要。原则上可以直接检测病毒，但优先选择血清学方法检测抗体。在症状出现时，大多数患者中已经存在特异性IgM抗体。与第一次采样样本相比，第二份血清样本（抽血间隔约2周）中抗RRV IgG抗体滴度的显著增加可作为感染的可靠证据。可能与抗当地虫媒病毒的抗体存在交叉反应。

德文名称：Röteln-Viren

中文：风疹病毒

英文名称：Rubella Virus

病原体：科：披膜病毒科；属：风疹病毒属。

所致疾病：风疹病毒通过飞沫传播。大约50%的儿童期感染是无症状的。患病会导致颈部和耳后淋巴结肿大；出现风疹典型小块皮疹至斑状丘疹，从面部开始，扩散到身体和四肢，并在1～3天后消失。每6 000例中有1例脑炎和关节炎等并发症。怀孕期间感染风疹病毒，依感染时间不同，可能会严重影响胚胎。如果在妊娠前12周（SSW）感染，会导致90%胎儿心脏畸形、白内障、内耳听力丧失和自然流产；如果在怀孕第11～17周感染，大约20%的病例出现异常；如果第20周后感染，胚胎病的风险很低。育龄妇女的血清阳性率为97%，风疹影响胚胎的发病率仅为0.1 / 100 000。

可以使用减毒活疫苗进行预防性主动免疫；现在该疫苗通常与麻疹、腮腺炎和水痘疫苗作为联合疫苗进行接种。婴儿12～14个月进行第一次免疫接种，1年后再次接种。

血清阴性的孕妇，如果接触了患者，可在48小时内使用特异性超免疫球蛋白进行被动免疫来预防感染。

分析：

直接检测和培养：通过细胞培养进行病毒培养，可得到风疹免疫抗原。目前RT-PCR已被广泛应用，特别是在侵入性产前诊断中，可以更快地得出结果。

血清学：产后感染和免疫状态的确定可以通过血凝抑制试验（HAH）、凝胶溶血试验（HiG），或更现代的检测抗体的方法进行检测，如间接免疫荧光法（图4-6）或酶联免疫测定（包括酶联免疫吸附试验、化学发光免疫测定）。HAH的原理：血清中抗风疹血凝素抗体在加入抗原后抑制（鸡）红细胞的凝集。1∶32的HAH滴度表明具有免疫力。HiG现在很少使用。这种方法中，患者血清中的抗体与红细胞上包被的抗原相结合，加入补体后，红细胞便发生溶解。酶联免疫吸附试验的结果按照国际单位给出，IgG≥15IU/mL表明具有免疫力。免疫印迹法可以分别检测抗风疹糖蛋白E1和E2抗体，抗E2蛋白抗体在疾病病程的后期形成，它们的存在可排除急性感染。

IgM类特异性抗体或低亲和力IgG抗体以及2周内IgG抗体滴度显著增加可确诊急性感染。

在确定特异性IgM抗体前，必须先去除样本中可能存在的特异性IgG抗体，以避免由于类风湿因子引起的假阳性反应或由IgG竞争引起的IgM假阴性反应。通过超速离心或可使IgG沉淀的"RF吸附剂"进行吸附。

实验材料和样本稳定性：

直接检测和培养：可用羊水、绒毛活组织切片、流产组织、胎儿EDTA抗凝血、脑脊液、咽拭子、尿液进行检测。材料应保存在4～8℃，直至进一步处理。需在24小时内进行直接检测，6小时内进行培养。如果运输时间较长，应将材料冷冻。

血清学：用于抗体检测的血清或血浆在4℃下可以保存2周，在-20℃下可以保存数月至数年。为冷冻保存IgM，可向样本中加入80%的甘油。

诊断价值：通过检测抗风疹特异性IgM抗体和2周内IgG抗体的显著增加可提示急性风疹感染。另外确定特异性IgG的亲和力也很重要。如果怀疑中枢神经系统感染，则需同时检测脑脊液和血清的特异性抗体和总抗体，并计算脑脊液/血清特异性抗体比值，>1提示鞘内有抗体合成。

间接免疫荧光法和酶免疫测定可以区分免疫球蛋白类型。因此，它们比HAH和HiG更优先选择使用。

EBV和细小病毒B19感染症状可能与风疹样症状相似。其他病毒性皮疹（HHV 6、麻疹病毒、细小病毒B19），以及药疹和其他过敏性皮肤表现，也必须进行血清学检测加以区分。

在产妇护理方面，相关检测可用于预防风疹胚胎感染。在产前和产后，都要结合PCR和特异性IgM抗体以及特异性IgG抗体的亲和力检测综合判断，以确认或排除先天性感染。

根据《感染保护法》，发现急性风疹病例需要上报。

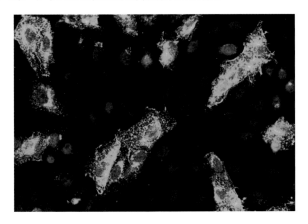

图4-6 风疹病毒——间接免疫荧光法：抗风疹病毒抗体

德文名称：Sandfliegen-Fieber-Viren

中文名称：白蛉热病毒

英文名称：Sandfly Fever Virus

病原体：科：布尼亚病毒科；属：白蛉病毒属；种：白蛉热病毒。重要的血清型：西西里病毒（SFSV）、那不勒斯病毒（SFNV）、托斯卡纳病毒（TOSV）、塞浦路斯病毒（CYPV）。经常会发现双重和三重感染。负链RNA病毒，有包膜，直径80～120 nm。

所致疾病：白蛉热。

分布：地中海到中国南部。

媒介：白蛉，主要是巴氏白蛉。

宿主：家畜（特别是反刍动物）、啮齿动物、蝙蝠、人类。

临床表现：大多数感染表现呈亚临床型。该疾病始于突发高热和流感样症状，TOSV和SFSV常导致无菌性脑膜炎或脑膜脑炎，伴有淋巴细胞增多症、鞘内特异性抗体的产生、神经系统疾病以及持续数周至数月的头痛，很少发生出血。

治疗和预防：到目前为止，只能对症治疗。目前还没有疫苗。预防：防蚊虫叮咬，控制病媒传播。

分析：检测病原体需要安全等级为3级的实验室。

直接检测和培养：PCR或细胞培养病毒。

血清学：通过间接免疫荧光法、酶联免疫吸附试验或中和试验进行特异性抗体（IgG、IgM）检测。

实验材料和样本稳定性：

直接检测和培养：检测血液成分、脑脊液或活检材料。材料应保存在4～8℃，直至进一步处理。需在24小时内进行直接检测，6小时内进行培养。如果运输时间较长，应将材料冷冻。

血清学：用于抗体检测的血清或血浆在4℃下可以保存2周，脑脊液只有1周，在-20℃下可以保存数月至数年。为冷冻保存IgM，可向样本中加入80%的甘油。

诊断价值：病原体的直接检测仅在特殊情况下进行。细胞培养物中的增殖和随后的阳性特异性免疫反应以及阳性PCR结果可证明病毒的存在。但阴性结果不能排除感染，主要是因为机体已经在几天内形成了中和病毒的特异性抗体。

从患病后的第5天起，在血清中出现特异性抗体（IgG、IgM）。IgG在恢复期达到最高浓度，并持续数年。在2～3周内特异性IgG抗体滴度增加4倍可以作为新近感染的确切依据。由于不同血清型的基因差异大，对一种血清型的免疫力并不能防止感染另一种血清型。在间接免疫荧光法中使用涵盖不同血清型的生物芯片－马赛克技术以及通过反应强度差异来鉴定当前血清型具有临床意义。应与西尼罗河病毒、裂谷热病毒、登革病毒、流感病毒相鉴别。

根据《传染病防治法》，对传染病（传染病防治法报告义务调整条例）的报告义务进行调整的规定于2016年5月1日生效。根据《传染病防治法》第7条第1款第1句，规定实验室在对基孔肯雅病毒、登革病毒、西尼罗河病毒、寨卡病毒和其他虫媒病毒进行直接或间接检测时，只要检测结果表明存在急性感染，皆需上报。此外，对非病原体或疾病也有通用的上报要求。

德文名称：SARS-Corona-Viren

德文同义词：Schweres-akutes-respiratorisches-Syndrom-Corona-Vi￢ren

中文名称：SARS冠状病毒

英文名称：Severe Acute Respiratory Syndrome (SARS) Associated Coronavirus

病原体：科：冠状病毒科；亚科：冠状病毒亚科；属：乙型冠状病毒属。正链RNA基因组，有包膜，直径80～90 nm。

该病原体为2003年新鉴定的病毒。基于基因序列，推测是已知的冠状病毒发生突变或是迄今为止只感染动物的病毒却"跃升"到了人体上。

所致疾病：SARS是由SARS相关冠状病毒（SARS-CoV）引起的传染病。该疾病的主要症状是发热、咽炎、支气管炎、呼吸困难和肺炎。死亡率为10%，65岁以上的人群死亡率高达50%。病原体主要是通过近距离的飞沫感染或通过接触感染。受感染的动物，例如蟑螂，也传播疾病。潜伏期为2～7天。

该疾病唯一一次大爆发是2002—2003年，发生SARS流行病，有8 098例患病，死亡744例。根据记录，SARS病例数量最多的是病毒流行的亚洲地区。但在北美和欧洲也有出现。医生最初给予核苷类似物利巴韦林和可的松作为抗病毒药物。之后，通常给予患者多种抗生素同时服用，来对抗伴随的呼吸道细菌性炎症。

当时为了控制疾病流行，患者和密切接触者皆被隔离，公共大型活动被取消，尽量减少前往公共场所（甚至关闭了电影院和剧院），禁止去医院，同时要求大家持续消毒。

分析：

直接检测和培养：通过 RT-PCR检测SARS冠状病毒。进行病毒分离和细胞培养繁殖（例如Verozell培养）。

血清学：通过间接免疫荧光法（图4-7）或酶联免疫吸附试验检测是否有血清转换。

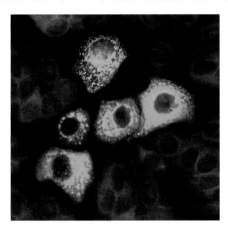

图4-7　SARS冠状病毒——间接免疫荧光法:抗SARS冠状病毒抗体

实验材料和样本稳定性：

直接检测和培养：鼻咽分泌物、咽喉冲洗水、咽拭子和其他人体样本（PCR）。样本应冷藏运输并在6小时（PCR）和24小时（培养、间接免疫荧光法）内分析。

血清学：用于抗体检测的血清或血浆在4℃下可以保存2周，在−20℃下可以保存数月至数年。为冷冻保存IgM，可向样本中加入80%的甘油。

诊断价值：病毒感染的完整实验室诊断包括检测病毒组分（直接检测）和血清中的特异性抗体。在2002—2003年的大部分SARS病例中，只能选择两种诊断方法中的一种证明是否存在感染。对于SARS阳性结果，应通过RT-PCR检测至少2份样本（不同的样本材料或在不同的两天提取的相同部位的样本），需病毒RNA皆呈阳性。或者，使用酶联免疫吸附试验或间接免疫荧光法检测到血清转换或来自急性期和恢复期的2份样本之间抗体滴度4倍以上升高，才可确诊。

德文名称：Schistosoma spp.

中文名称：血吸虫属

英文名称：Schistosoma

病原体：纲：吸虫纲（吸虫类）；科：分体科；属：血吸虫属（血吸虫）；种：埃及血吸虫、曼氏血吸虫、间插血吸虫、日本血吸虫、湄公血吸虫。

所致疾病：血吸虫病。

分布：非洲、拉丁美洲、西南和东南亚的热带和亚热带地区。

- 埃及血吸虫：非洲、近东和中东。
- 曼氏血吸虫：非洲、阿拉伯半岛、南美洲、部分加勒比海地区。
- 间插血吸虫：西非、喀麦隆、加蓬和刚果区域。
- 日本血吸虫：中国、菲律宾、印度尼西亚、部分日本地区。
- 湄公血吸虫：老挝、柬埔寨、泰国。

宿主：淡水蜗牛（中间宿主），最终宿主是哺乳动物和鸟类等。

传播和发育：受精卵随最终宿主的粪便或尿液进入水中。它们孵化成活跃的幼虫（毛蚴），侵入中间宿主并发育成孢子囊。数百只传染性尾蚴从孢子囊中孵化并被释放到水中。它们穿透最终宿主的皮肤（渗透阶段）并进入到血液中。在最终宿主中，发育为性成熟的寄生虫并交配。

所致疾病：从感染至尾蚴皮炎的潜伏期为6~48小时。而日本血吸虫和湄公血吸虫感染，则是2~8周后出现急性发热性疾病症状（伴有寒战、咳嗽、头痛）。若症状持续数年，则可能发展成慢性血吸虫病（症状：尿/粪便中带血、腹痛等）。成对的寄生虫主要寄居于膀胱（埃及血吸虫）、肠系膜（曼氏血吸虫、日本血吸虫、湄公血吸虫）或直肠（间插血吸虫）的静脉中，但理论上所有器官都可能受到影响。随着虫卵数量的增加，毛细血管被阻塞，受影响器官中会针对虫卵产生慢性炎症免疫反应（膀胱血吸虫病、肝脏血吸虫病、肠道血吸虫病）。最终形成肉芽肿可发展成纤维化。

分析：

直接检测和培养：检测尿液、粪便、膀胱或肠道黏膜活检组织中有无虫卵；在专业实验室中通过RT-PCR检测DNA。

血清学：通过间接免疫荧光法、酶联免疫吸附试验检测血清中有无特异性抗体（IgM、IgG）。

实验材料和样本稳定性：

直接检测和培养：尿液、粪便、黏膜活检样本。

血清学：用于抗体检测的血清或血浆在4℃下可以保存2周，在-20℃下可以保存数月至数年。为冷冻保存IgM，可向样本中加入80%的甘油。

诊断价值：患者的既往病史可以提供重要的线索（是否前往可疑区域旅行、与可疑水有过接触、出现皮肤症状）。最早可以在4~10周后直接检测到寄生虫卵。在这之前，可通过血液涂片检测到嗜酸性粒细胞。对于从流行病地区回来的旅行者而言，血清学起着特别重要的作用，因为在第一次感染血吸虫时，通常会间歇性进行产卵，只能通过在潜伏期（约3个月）期间的抗体检测来判断感染状态。如果用吡喹酮治疗成功，可在6~12周后检测到抗体滴度的下降。可能与抗其他寄生虫的抗体存在交叉反应。

鉴别诊断：应与尾蚴皮炎、过敏症、急性血吸虫病、肠伤寒、疟疾、布鲁菌病、阿米巴病、钩虫病、淋巴丝虫病、滴虫病、内脏利什曼病以及慢性血吸虫病相鉴别。

德文名称：Severe Acute Respiratory Syndrome Coronavirus 2 (SARS-CoV-2)

德文同义词：2019-nCoV

中文名称：新型冠状病毒、新冠、严重急性呼吸综合征冠状病毒2

英文名称：SARS-Cov-2（Severe Acute Respiratory Syndrome Coronavirus 2）；2019-nCov

病原体：科：冠状病毒科；亚科：冠状病毒亚科；属：乙型冠状病毒属。单股正链RNA基因组，有包膜，直径60～140 nm，颗粒为圆形或椭圆形，常为多样性。该病毒具有5个必需基因，分别针对核蛋白（N）、病毒包膜（E）、基质蛋白（M）和刺突蛋白（S）4种结构蛋白及RNA依赖性的 RNA聚合酶（RdRp）。该病毒与SARS病毒两者的S蛋白在一级氨基酸序列上的同源性为87.2%，但在基因特征上有明显区别，可能均起源于蝙蝠。新型冠状病毒S蛋白介导受体结合和膜融合，由S蛋白上的S1 B结构域识别宿主细胞表面的血管紧张素酶2受体，从而进入细胞。病毒和宿主细胞膜融合后，病毒RNA在宿主细胞胞浆内进行复制和转录，新型冠状病毒的S蛋白结合血管紧张素酶2的亲和力比SARS病毒高10～20倍，可能有助于新型冠状病毒在人群中的传播。新型冠状病毒对紫外线及热敏感，通常56 ℃、30min可被灭活。该病毒为包膜病毒，对大部分影响膜的有机溶剂均敏感，包括乙醚、75%乙醇、含氯消毒剂、过氧乙酸和氯仿等脂溶剂，但氯己定不能有效灭活病毒。该病毒可在气溶胶和物体表面保持稳定性长达数小时或数天。

所致疾病：新型冠状病毒引发新型冠状病毒肺炎（又称新冠肺炎、COVID-19、新发急性呼吸道传染病），目前已成为重大的全球性公共卫生事件。新型冠状病毒主要通过呼吸道飞沫传播和人体密切接触传播。长期处于密闭性的环境中可通过气溶胶传播，人群普遍易感染，以发热、干咳、乏力为主要表现。潜伏期1～14天，多为3～7 天。部分患者以嗅觉、味觉减退或丧失等为首发症状，少数患者伴有鼻塞、流涕、咽痛、结膜炎、肌痛和腹泻等症状。重症患者多在发病1周后出现呼吸困难和（或）低氧血症，严重者可快速进展为急性呼吸窘迫综合征、脓毒症休克、难以纠正的代谢性酸中毒和出凝血功能障碍及多器官功能衰竭等。极少数患者还可有中枢神经系统受累及肢端缺血性坏死等表现。值得注意的是重型、危重型患者病程中可为中低热，甚至无明显发热。

分析：

核酸检测：通过分子生物学方法可检测鼻咽拭子、痰和其他下呼吸道分泌物、血液、粪便、尿液等标本中的新型冠状病毒核酸。主要方法包括：RT-PCR、恒温扩增法、联合探针锚定聚合测序法、杂交捕获免疫荧光法、RNA捕获探针法、RNA恒温扩增捕获—金探针层析法、双扩增法以及二代测序（next-generation sequencing，NGS）和基因芯片等检测方法。

血清学检测：即抗体检测，N蛋白和S蛋白是免疫检测的主要抗原靶点，SARS-Cov-2抗体检测试剂多以N蛋白和S蛋白作为捕获抗原检测血清中的IgM和IgG。SARS-Cov-2检测项目在不同感染病程中的应用示意图如图4-8所示。目前常用的SARS-Cov-2抗体检测方法有化学发光法、胶体金免疫层析法、荧光免疫层析法以及酶联免疫吸附试验等。由于试剂本身阳性判断值原因，或者体内存在干扰物质（类风湿因子、嗜异性抗体、补体、溶菌酶等），或者标本原因（标本溶血、标本被细菌污染、标本贮存时间过长、标本凝固不全等），抗体检测可能会出现假阳性。一般不单独以血清学检测作为诊断依据，需结合流行病学史、临床表现和基础疾病等情况进行综合判断。

体外培养：细胞培养分离病毒是病原学鉴定的金标准。SARS-Cov-2的培养必须在具备生物安全3级（BSL-3）及以上资质的实验室内进行。鼻咽拭子、痰及其他下呼吸道分泌物等临床样本均可通过接种人呼吸道上皮细胞、Vero E6和Huh-7细胞系等进行分离培养。体外分离培养时，新型冠状病毒96个小时左右即可在人呼吸道上皮细胞内发现，而在Vero E6和Huh-7细胞系中分离培养需4～6天。

其他新型检测技术：基于CRISPR/Cas系统检测RNA的基因编辑技术，该方法由Munster团队报道，是一种通过检测不同细胞被病毒所感染的差异来迅速筛查冠状病毒；基于等离子体光热生物传感器的检测方法；基于电解质场效应晶体管的生物传感检测和北京大学伊成器课题组提出基于转座酶的TRACE建库测序技术等（表4-2，图4-8）。

表4-2　6种常用新型冠状病毒检测技术比较

	核酸检测			血清学检测		
	RT-PCR	恒温扩增技术	宏基因组测序（mNGS）	胶体金免疫层析	酶联免疫吸附	化学发光
敏感性	较高	较高	较高	低	中	高
检测时间	1～3.5h	1.5～2h	12～24h	10～20min	2～3h	0.5～1h
操作过程	一般	简便	复杂	简便	复杂	较简便
检测特点	定性	定性	定性	定性/半定量	定性/定量	定量

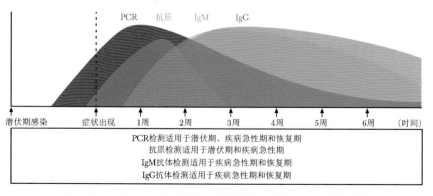

图4-8　SARS-Cov-2检测项目在不同感染病程中的应用示意图

实验材料和样本稳定性：

由于疾病发展过程中病毒载量会发生动态变化，如何在特定阶段采取合适的标本类型及实验室检测方法至关重要。新型冠状病毒肺炎发展过程中适用的检测方法及标本见表4-3。

表4-3　新型冠状病毒肺炎发展过程中适用的检测方法及标本类型

感染阶段	检测方法	检测标本
潜伏期	核酸检测	鼻咽拭子
急性期	核酸检测	鼻咽拭子、口咽拭子、深部痰、气道抽吸物、肺泡灌洗液、粪便、肛拭子
	抗体检测	全血、血清、血浆、末梢血
恢复期	核酸检测	鼻咽拭子、口咽拭子、粪便、肛拭子
	抗体检测	全血、血清、血浆、末梢血

直接检测和培养：标本包括鼻咽拭子、痰和其他下呼吸道分泌物、血液、粪便、尿液等。下呼吸道标本（痰或气道抽取物）检测结果一般比口咽拭子更加准确。核酸检测会受到病程、标本采集、检测过程、检测试剂等因素的影响，为提高检测阳性率，应规范采集标本，标本采集后需尽快送检，室温放置不超过4小时；含胍盐保存液采样管采集的标本可根据采样管说明书要求的保存条件及时间要求进行运送和保存。24小时内无法检测的标本应置于-70℃或以下保存，标本应避免反复冻融。

血清学：标本包括抗体全血（包括末梢血）、血清或血浆标本。用于抗体检测的血清或血浆在4℃下可以保存2周，在-20℃以下可以保存数月至数年。为冷冻保存IgM，可向样本中加入80%的甘油。

诊断价值：面对传染性强且感染人数众多的情况，世界各地均已研制出多种成熟的商品化的核酸和抗体检测试剂盒提供给临床实验室使用。

核酸检测是病原体诊断的一种方法，也是目前确认新型冠状病毒感染的最重要最常用的实验室检测手段。核酸检测试剂通常设计主要针对新型冠状病毒基因组中的保守序列，主要是针对单个或多个基因靶标，包括开放读码框 1a/b(ORF1ab)、N基因、E基因或者S基因等的引物和探针，在样本RNA核酸纯化之后采用RT-PCR的方法对病毒RNA进行检测。

在疫情暴发之初的病毒核酸检测中，有的疑似新型冠状病毒肺炎患者在前几次检测时核酸结果呈阴性，但在多次检测后转为阳性，这让核酸检测的"假阴性"频发受到了广泛关注。分析其原因，检测结果除了受患者病程发展影响之外，还由于目前核酸检测的过程具有不确定性、有些检测试剂盒的质量不合格等问题。为保证检测结果的质量，除了采用合格的试剂盒，同时应将采样的时间段（早期、中期和晚期）、采样方式、检测手段、检测时间、运输等影响检测结果的因素考虑在内，目前针对"假阴性"的通用解决方式是在采用双试剂进行确认同时在核酸检测的基础上补充新型冠状病毒特异性抗体检测。由于人体感染后核酸载量、抗体水平呈现不同的变化，在不同病程阶段核酸和抗体检测的灵敏度不同，特别是在感染中后期，核酸检出率降低，抗体检出率升高，核酸与抗体联合检测可降低漏诊率，提高检出率，对临床诊断具有重要意义。针对实验室核酸及抗体联合检测结果的解读见表4-4。

表4-4 新型冠状病毒核酸及抗体联合检测结果解读

核酸	抗体		检测结果临床解读
	IgM	IgG	
-	+	+	感染恢复期，IgM尚未降低至检测下限，或感染活跃期、接种疫苗早期，建议复查核酸和抗体
	+/±	-	感染急性期或接种疫苗早期，建议复查核酸和抗体
	-	+	既往感染或已接种疫苗，建议 1 ~ 2 周后复查核酸和抗体
	-	-	未感染或感染潜伏期，建议采用不同试剂和（或）窗口期样本复查，必要时进行动态监测
+	+	+	感染活跃期
	+	-	感染早期IgM已产生，但IgG暂未产生或水平未达到诊断试剂的检测下限
	-	+	感染期IgM降低，IgG升高
	-	-	潜伏期或感染早期等，人体免疫系统尚未产生抗体或水平未达到检测下限，建议 3 ~ 5 天后复查抗体并密切进行医学观察

疑似病例具备病原学或血清学证据之一者为确诊病例：①RT-PCR法检测新型冠状病毒核酸为阳性。②病毒基因测序与已知的新型冠状病毒高度同源。③血清法检测新型冠状病毒特异性IgM抗体和IgG抗体呈阳性；血清IgG抗体滴度恢复期较急性期有4倍及以上的增高。

鉴别诊断：①新型冠状病毒肺炎轻型表现需与其他病毒引起的上呼吸道感染相鉴别。②新型冠状病毒肺炎主要与流感病毒、腺病毒、呼吸道合胞病毒等其他已知病毒引起的肺炎及肺炎支原体感染鉴别，尤其是对疑似病例要尽可能采取包括快速抗原检测和多重PCR核酸检测等方法，对常见呼吸道病原体进行检测。③还要与非感染性疾病，如血管炎、皮肌炎和机化性肺炎等鉴别。④儿童患者出现皮疹、黏膜损害时，需与川崎病鉴别。

德文名称：Sindbis-Viren (SINV)

中文名称：辛德毕斯病毒

英文名称：Sindbis Virus

病原体：科：披膜病毒科；属：甲病毒属；种：辛德毕斯病毒；亚型：奥克尔布病毒、巴班肯病毒。正链RNA基因组，有包膜。

所致疾病：

分布：南非、埃及、印度、菲律宾、东南亚、中亚、俄罗斯、澳大利亚、北欧。

传播途径：蚊（鸟媒库蚊，主要是尖音库蚊和类迷走库蚊，伊蚊属等）；各种鸟类，包括候鸟，都可作为宿主。

诊断：辛德毕斯热，系伴有头痛的发热性疾病。可有关节炎/关节痛，持续约1周的皮疹。只有小部分患者可出现关节疾患。

分析：

直接检测和培养：病毒培养。

血清学：通过间接免疫荧光法、酶联免疫吸附试验、放射免疫测定、抗体中和试验、血凝抑制试验对血清中的特异性抗体（IgA、IgG、IgM）进行检测。

实验材料和样本稳定性：

直接检测和培养：血液或血液成分。材料应保存在4～8℃，直至进一步处理。

血清学：用于抗体检测的血清或血浆在4℃下可以保存2周，在−20℃下可以保存数月至数年。为冷冻保存IgM，可向样本中加入80%的甘油。

诊断价值：在德国，发热伴有皮疹和关节疼痛有可能是由辛德毕斯病毒引起的。在发病后的前几天，可以从血液中直接检测到病毒。在症状出现后的第8～10天可以检测到特异性抗体（IgM、IgG）。但可能有与相关病毒的抗体存在交叉反应。在感染地区同时出现并伴有关节受累的病毒感染（如登革热和基孔肯雅热），可能有类风湿关节炎、反应性关节炎。

根据《传染病防治法》，对传染病（传染病防治法报告义务调整条例）的报告义务进行调整的规定于2016年5月1日生效，根据《传染病防治法》第7条第1款第1句，规定实验室在对基孔肯雅病毒、登革病毒、西尼罗河病毒、寨卡病毒和其他虫媒病毒的直接或间接检测，只要检测结果表明存在急性感染，皆需上报。此外，对非病原体或疾病也有通用的上报要求。

德文名称：St. Louis Enzephalitis-Viren (SLEV)

中文名称：圣路易斯脑炎病毒

英文名称：St. Louis Encephalitis Virus

病原体：科：黄病毒科；属：黄病毒属；种：圣路易斯脑炎病毒。正链RNA基因组，直径约为40 nm。

所致疾病：

分布：北美洲、加勒比海、中美洲和南美洲。

媒介：蚊（各种库蚊种类）。

寄主：鸟（病毒宿主）、人（最终宿主）。

诊断：超过99%的患者没有出现或只有轻微的症状。如果有脑膜脑炎（在老年患者中更常见）或脑炎，首先出现发热、头痛、颈部僵硬、精神错乱、嗜睡。在后期病程中，可能会出现自发性眼球震颤，肌阵挛、僵硬、瘫痪、共济失调甚至昏迷。其他并发症有支气管肺炎、消化道出血。年轻患者的死亡率低于5%，但随着年龄的增长，可上升至15%。可有神经精神性后遗症，如疲倦、健忘、注意力不集中等。

分析：

直接检测和培养：通过 RT-PCR检测病毒RNA，病毒培养。

血清学：通过间接免疫荧光法、酶联免疫吸附试验对血清中的特异性抗体（IgM、IgG）进行检测。

实验材料和样本稳定性：

直接检测和培养：血浆、脑脊液或机体组织。材料应保存在4～8℃，直至进一步处理。

血清学：用于抗体检测的血清或血浆在4℃下可以保存2周，在-20℃下可以保存数月至数年。为冷冻保存IgM，可向样本中加入80%的甘油。

诊断价值：在美国，SLEV是病毒性脑炎流行最常见的诱因之一。虽然可以在感染后不久直接检测病毒，但是很难检测到。在发病的3～5天后可以检测特异性IgM抗体，但应考虑与抗其他黄病毒（TBE病毒、黄热病毒、登革病毒、西尼罗河病毒、寨卡病毒、玻瓦桑病毒等）抗体的交叉反应。第二份血清样本中特异性抗体滴度增加4倍可确诊出现新近感染。应与西尼罗热、其他细菌或病毒性中枢神经系统感染的脑膜炎或脑炎相鉴别。

德文名称：Tetanus

中文名称：破伤风

英文名称：Tetanus

病原体：破伤风梭菌是一种呈全球分布的、革兰阳性、专性厌氧且可移动的杆状细菌，属于芽孢杆菌科。它可形成非常耐热、耐脱水和对消毒剂有抵抗力的孢子。感染后，破伤风梭菌在低氧伤口环境中迅速繁殖并产生两种外毒素，即溶血性破伤风溶素和强效神经毒性破伤风痉挛毒素（LD_{50} 1～2ng/kg）。后者阻止抑制性神经递质的释放，从而阻止脊髓运动神经元的抑制，导致肌肉张力增加，肌肉过度兴奋和抽搐。

所致疾病：破伤风（伤口破伤风）是由伤口感染引起的。特别是在疫苗接种率低、医疗条件差的温暖潮湿的国家或地区中，发病率和致死率很高。在全球范围内，该疾病每年导致超过100万人死亡。在德国，每年有10~15例发生，多数发生在成人。病原体（破伤风梭菌）普遍存在于许多动物的肠道中，也存在于土壤和尘埃中，并且通过诸如木屑、钉子、荆棘或咬伤、烧伤后的继发感染和肚脐上的各种类型的伤口进入皮肤。潜伏期通常为3天至3周，有的甚至是几个月。潜伏期短（毒素水平高）是严重病程和高致死率的特点。

全身性破伤风包括面部肌肉痉挛（痉笑）、下颌肌肉痉挛（牙关紧闭）以及颈部和背部肌肉痉挛（角弓反张）。出现疼痛性强直-阵挛发作的癫痫，其由轻微刺激引发并且在意识完全清醒下发作。膈肌和肋间肌的麻痹可导致窒息死亡。如果不进行治疗，致死率非常高，但通过适当的治疗可降低死亡率至10%~20%。较罕见的破伤风局部发病形式仅导致损伤区域的肌肉僵硬，一般不会导致抽搐。免疫力不足的婴儿，脐带感染会导致新生儿破伤风。

在破伤风发作后，应尽快给予高剂量的破伤风免疫球蛋白以中和机体循环毒素。此外，进行清创、抗生素治疗和主动免疫。通常需要强化治疗（镇静、肌肉放松、人工呼吸）。最重要的预防措施是破伤风类毒素的主动疫苗接种。在未进行疫苗接种或不明确的情况下，建议在受伤后同时进行主动和被动免疫。破伤风感染没有上报义务。

分析：

直接检测和培养：破伤风梭菌在显微镜下呈革兰阳性、可移动且在尾部有内生孢子（鼓槌状）杆状菌。然而，在破伤风诊断中显微镜直接涂片的检测是无效的。病原体培养的检测成功率低，实际上对诊断也没有意义。在37℃的厌氧条件下，破伤风梭菌可以在补充培养基（肝/巯基乙酸盐肉汤、血琼脂）上进行培养。

通过动物实验（小鼠）的体内中和试验来检测毒素。给小鼠注射伤口组织、患者血清或培养滤液。几天内，毒素导致典型症状（后腿僵硬）和未免疫小鼠的死亡，而免疫对照动物在相同的处理中没有任何症状。

血清学：通过酶联免疫吸附试验测定抗破伤风毒素的抗体，比如评估疫苗保护状态。

实验材料和样本稳定性：

培养和毒素检测：伤口组织和血清等。材料应保存在4~8℃，直至进一步处理。应在24小时内进行直接检测，在6小时内接种培养。如果运输时间较长，应将材料冷冻。

血清学：用于抗体检测的血清或血浆在4℃下可以保存2周，脑脊液只能保存1周，在-20℃下可以保存数月至数年。为冷冻保存IgM，可向样本中加入80%的甘油。

诊断价值：破伤风的诊断主要是根据临床表现和损伤及疫苗接种史进行的。为了确认诊断，动物实验的毒素检测是首选的方法。通过酶联免疫吸附试验定量测定抗破伤风毒素

IgG抗体主要用于评估免疫状态的标准化方法。鉴别诊断包括高钙血症性手足搐搦症、狂犬病、脑膜炎、脑肿瘤和马钱子碱中毒。

德文名称：Toxoplasma gondii

中文名称：弓形体

英文名称：Toxoplasma Gondii

病原体：原生动物，孢子虫纲，端复分原虫亚门。

弓形体最初于1908年在突尼斯的一种刚地梳趾鼠中发现。由于呈新月形，发现者Nicolle和Manceaux 称之为弓形体（Toxon希腊语意：弓）。

所致疾病：弓形体在全球分布出现并感染许多家畜和野生动物。寄生虫可在肠道内繁殖并形成卵囊。只有猫科动物是其终宿主，比如家猫，在其肠道中存在弓形体的生殖过程，这可导致卵囊随粪便排出。

人可能通过口腔摄入卵囊或摄入含有卵囊的而未充分煮熟的肉而感染。有可能在接触感染性样本时发生实验室感染，理论上也可在寄生虫血症时通过输血传播。

免疫健康个体在出生后感染弓形体，仅在10%的病例中出现感染症状。最常见的是局部淋巴结病。在免疫抑制患者中，单个或多个器官可能会因病原体的传播而严重受损；而对于弓形体潜伏感染，可能需要终身使用抗生素以防止其重新激活。

在妊娠期间的感染可能会通过胎盘传播给胎儿，但潜伏感染再激活很少发生。

妊娠期间传播的可能性取决于初次感染的时间：妊娠早期为15%，妊娠中期为30%，妊娠晚期为60%。与妊娠晚期感染相比，妊娠早期感染导致儿童受到的伤害更严重。先天性弓形体病表现为婴儿出生体重低、肝肿大、吸吮无力、癫痫、发育迟缓或斜视。在大约5%的病例中，出现了典型的脑积水、脑钙化和视网膜脉络膜炎。在没有抗生素治疗的情况下，视网膜脉络膜炎可持续恶化，伴有视力丧失甚至失明的风险。某些情况下，受感染的新生儿没有明显症状，但间隔几年后仍会出现症状。

分析：

直接检测和培养：对受感染的淋巴结进行组织学检测。病原体可以培养，但广泛应用的是PCR技术，特别是对妊娠期间的可疑感染检测，灵敏度达65%。

血清学：萨宾-费尔德曼试验可用于研究弓形体血清的中和特性。免疫吸附凝集试验（ISAGA）是一种非常灵敏和特异的检测IgA和IgM抗体的方法，这种方法包被抗μ链抗体，检测样本中特异性抗体。如样本阳性，可凝集完整的弓形虫。这两种技术都需要使用弓形体细胞培养。现在各种酶免疫测定（酶联免疫吸附试验、化学发光免疫测定）被广泛用于抗弓形体的IgA、IgG或IgM抗体的检测。此外，测定低亲和力IgG抗体可以识别新近感染（图4-9）。

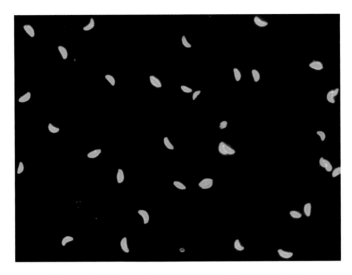

图4-9　弓形体——间接免疫荧光法：抗弓形体抗体

实验材料和样本稳定性：

直接检测和培养：检测羊水、绒毛膜绒毛（活检）、脑组织或心肌、EDTA抗凝血、支气管肺泡灌洗液、眼房水、脑脊液。材料应保存在4~8℃，直至进一步处理，并在24小时内检测。如果运输时间较长，应将材料冷冻。

血清学：用于抗体检测的血清或血浆在4℃下可以保存2周，在-20℃下可以保存数月至数年。为冷冻保存IgM，可向样本中加入80%的甘油。

诊断价值：免疫能力健全的成年人的弓形体感染仅少数会出现症状，诊断主要用于与其他感染进行区分。如在免疫抑制的患者中出现的再激活，可以在适当诊断后使用药物（包括螺旋霉素、乙胺嘧啶、磺胺嘧啶）治疗。然而，其效果仅能延伸到滋养体，而不是卵囊。

妊娠早期或甚至在受孕前的抗体测定可筛查出血清阴性的妇女，在必要时应识别出血清转换。妊娠期及时诊断弓形体的新近感染，可以明显降低婴儿的感染风险，妊娠期间可以给予有效的抗生素治疗。血清阴性孕妇应停止接触潜在的感染源。

德文名称：Treponema pallidum

中文名称：**梅毒螺旋体**

英文名称：Treponema Pallidum

定义：螺旋体一词（希腊语：绞线）描述了螺杆菌的活动特征，鉴于其低染色性，被其发现者Fritz Schaudinn和Erich Hoffmann（1905）描述为"苍白"属性（拉丁语：苍白）。

病原体：属于密螺旋体属，螺旋体科的革兰阴性螺旋弯曲细菌（6~14个螺旋）。内鞭毛能够使螺旋体的运动方式比较特殊，即围绕纵轴进行旋转。

所致疾病：人类致病性病原体：能够引起性病梅毒的苍白密螺旋体亚种；非性病性密螺旋体病：苍白密螺旋体地方亚种（地方性梅毒、Bejel）、苍白密螺旋体极细亚种（雅司病）和品他密螺旋体种（品他病）。

梅毒（Syphilis或Lues，拉丁语为疾病）是一种世界范围的常见感染，主要通过性接触传播。临床过程是潜伏期、原发病灶、蔓延和器官受累表现。临床将疾病分为不同阶段，初期梅毒（梅毒Ⅰ期）和二期梅毒（梅毒Ⅱ期）。二期梅毒的潜伏期较长，可能会潜伏数年。未经治疗的梅毒感染进入三期梅毒（梅毒Ⅲ期）和神经梅毒（梅毒Ⅳ期）。怀孕期间经胎盘传播可导致先天梅毒，并且分为早期阶段（新生儿和婴儿）和迟发阶段（＞3岁儿童）。

梅毒感染所有阶段的治疗应选择青霉素。目前耐药性尚不清楚，偶尔会观察到治疗无效。

分析：

直接检测和培养：原发病灶（硬下疳：粗糙、无痛的区域淋巴结感染）可使用灵敏度低但特异性高的暗视野显微镜直接检测。另一种更灵敏的方法是采用荧光标记的单克隆抗体的直接免疫荧光法。PCR的诊断仍然保留，但灵敏度低。到目前为止，梅毒螺旋体在人工培养基上尚未培养成功。

血清学：通过间接免疫荧光法、酶联免疫吸附试验、免疫印迹法和血凝试验对血清或脑脊液中病原体特异性抗体进行检测。

实验材料和样本稳定性：

直接检测和培养：来自病变部位的分泌物（原发病灶）。材料应尽可能新鲜（暗视野显微镜）或在4~8℃保存直至进一步处理，应在4小时内进行分析。

血清学：用于抗体检测的血清、血浆和脑脊液在4℃下可以保存2周，在-20℃下可以保存数月至数年。为冷冻保存IgM，可向样本中加入80%的甘油。

诊断价值：实验室诊断的重点是血清学检测。阶段诊断的步骤为：筛选（筛查测试）、确认以及评估其活动性。筛选试验包括梅毒螺旋体明胶凝集试验（TPPA）或血球凝集试验（TPHA）。原理：在含有密螺旋体抗原的颗粒或红细胞凝集物中加入患者血清。但上述两种方法越来越多地被酶联免疫吸附试验、化学发光免疫测定等所取代，这些方法提供了特异性抗体的免疫球蛋白类别的更多信息。

为了确认筛选试验中的反应结果，可使用免疫印迹法，可以呈现不同的梅毒螺旋体的特异性抗原。此外，作为确认测试（FTA-ABS），应用间接免疫荧光法，在患者血清中加入裂解的馈氏密螺旋体，可中和样本非特异性反应。在确定特异性IgM抗体之前，应去除可能存在的特异性IgG抗体，以避免由于类风湿因子引起的假阳性反应或由IgG抗体竞争导致的假阴性反应。去除可以通过超速离心（19S-IgM-FTA-Abs试验）或"RF吸附法"；或者采用μ链捕获技术，在其与特异性测试抗原反应之前，样本的IgM选择性地与包被的μ链结合。

在阳性确认试验后需检测梅毒的活动性。实验室诊断可以通过定量检测脂质（心磷脂）抗体反应［原"华氏反应"，现在性病研究实验室检测（VDRL）］。脂质抗体并不是梅毒螺旋体感染的特异性指标，但可作为活动性标记物，有助于评估疾病病程。在正常治疗后，滴度降低10倍以上表明治疗有效。

如果怀疑中枢神经系统感染，则应在脑脊液和血清中同时测定特异性抗体和总抗体，计算特异性脑脊液/血清的相对比值（脑脊液/血清IgA比值、脑脊液/血清IgG比值、脑脊液/血清IgM比值）。比值＞1.5表明鞘内有病原体特异性抗体合成，提示有神经梅毒感染。

德文名称：Trypanosoma cruzi

中文名称：克氏锥虫

英文名称：Trypanosoma Cruzi

病原体：属：锥虫属；种：克氏锥虫、单细胞鞭毛虫。

单细胞寄生虫克氏锥虫是恰加斯病（美洲/南美锥虫病）的病原体。病原体从3～4 cm大型吸血锥蝽（猎蝽科）传播到哺乳动物和人类，经历一次宿主变化。

所致疾病：恰加斯病

分布：主要流行于中美洲和南美洲，特别是农村地区。

传播：含病原体的吸血锥蝽的粪便污染损伤皮肤或黏膜（特别是眼睛）；野生动物和家畜作为病原体宿主；可能通过输血、器官移植和胎盘进行人与人之间的传播。

诊断：30%～40%感染者出现急性症状，常见于儿童。恰加斯病会经历以下几个阶段。

1. 锥蝽叮咬后，侵入部位局部肿胀，通常在眼睛附近（罗曼尼亚征）。

2. 几天后出现发热、呼吸短促、水肿、腹泻、腹痛、淋巴结肿大、癫痫发作（脑部受累）和心脏增大的急性期。该阶段心脏或脑部并发症的死亡率为5%～10%。

3. 无症状潜伏期，可持续数年。

4. 在慢性疾病患者（10%～30%的感染者）中，尤其是心脏（心脏增大、心力衰竭、传导障碍）和消化道（神经细胞死亡、巨型食管、巨结肠）都有临床表现。很少出现中枢神经症状。

据估计，全球约有700万人感染了克氏锥虫，每年有超过10 000人死于恰加斯病。

分析：

直接检测和培养：显微镜检测血液中的病原体（染色血涂片）；通过PCR检测病原体DNA；进行宿主诊断（实验室培养的无病原体的吸血锥蝽吸食患者的外周血，2～4周后，检查锥蝽的排泄物是否有病原体感染）。

血清学：通过免疫测定法（酶联免疫吸附试验、化学发光免疫测定）、间接免疫荧光法检测血清中特异性抗体（IgG）。

实验材料和样本稳定性：

直接检测和培养：血液或血液成分。材料应保存在4~8℃，直至进一步处理。

血清学：用于抗体检测的血清或血浆在4℃下可以保存2周，在−20℃下可以保存数月至数年。为冷冻保存IgM，可向样本中加入80%的甘油。

诊断价值：在急性期，可以用显微镜或PCR直接检测病原体。在潜伏期，特别是在恰加斯病的慢性期，血清中抗克氏锥虫的IgG的检测对于诊断很重要。为此，主要使用酶联免疫吸附试验或间接免疫荧光法。及时的诊断和治疗，恰加斯病是可以治愈的。应与肠伤寒、流感、内脏利什曼病、疟疾、布鲁菌病相鉴别。

德文名称：Ureaplasma urealyticum
中文名称：解脲脲原体
英文名称：Ureaplasma Urealyticum

病原体：解脲脲原体属是最小的自我复制细菌之一。它们没有坚硬的细胞壁（缺少肽聚糖），因此对作用于细胞壁的抗生素具有耐药性。解脲脲原体是人类的致病病原体。

所致疾病：解脲脲原体寄生在泌尿生殖道，如尿道、阴道、子宫颈、前列腺或附睾。感染通常是无症状的。已知的是该病原体参与绒毛膜羊膜炎，在某些情况下可导致流产或早产。特别是在体重不足的新生儿中，解脲脲原体可引起呼吸道感染和脑膜炎。

有40%~80%的女性和5%~20%的男性下生殖道感染解脲脲原体是通过性接触和分娩时传播的。

治疗可选择四环素和大环内酯类抗生素。

分析：病原体为兼性厌氧，可在含马血清的特殊培养基的二氧化碳培养箱中培养1~5天。通过菌落的形态和尿素检测进行鉴别。

实验材料和样本稳定性：

直接检测和培养：实验材料可以是来自泌尿生殖道的涂片或分泌物。使用蔗糖磷酸盐缓冲液的运输培养基（SP2培养基）或市售的已填充指示剂运输培养基运输。快速运输是必要的，因为在24小时后预计细菌数量会减少10倍。

血清学：用于抗体检测的血清或血浆在4℃下可以保存2周，在−20℃下可以保存数月至数年。为冷冻保存IgM，可向样本中加入80%的甘油。

诊断价值：解脲脲原体感染的诊断是通过对泌尿生殖道中细菌计数的检测。因为解脲脲原体作为共生菌群的一部分而分布广泛，抗体检测的诊断价值较低。

德文名称：Usutu-Viren (USUV)

中文名称：乌苏图病毒

英文名称：Usutu Virus

病原体：科：黄病毒科；属：黄病毒属；种：乌苏图病毒。正链RNA基因组，有包膜。乌苏图病毒属于日本脑炎病毒血清复合物家族。

所致疾病：

分布：乌苏图病毒来自非洲。在1996年首次出现在欧洲，它与2001年在奥地利发生的大规模鸟类死亡事件有关，此后一直在欧洲大陆蔓延。

媒介：蚊（主要是尖音库蚊，也有白纹伊蚊）。

宿主：主要宿主是鸟类以及哺乳动物，特别是人类、马和啮齿类动物；乌鸦是乌苏图病毒感染死亡率最高的鸟类之一。

诊断：乌苏图病毒感染的患者经常出现发热和皮疹症状。在免疫功能低下的患者中，可能有神经感染的表现。2009年，意大利诊断出世界上首例急性神经侵入性乌苏图病毒感染（乌苏图病毒脑膜脑炎），在其脑脊液中检测到了病毒RNA。

分析：

直接检测和培养：通过RT-PCR检测病毒RNA。

血清学：通过酶联免疫吸附试验和间接免疫荧光法检测血清中的特异性抗体（IgG、IgM）。需注意与其他黄病毒抗体存在交叉反应。

实验材料和样本稳定性：

直接检测和培养：血液和脑脊液。材料应保存在4~8℃，直至进一步处理。

血清学：用于抗体检测的血清或血浆在4℃下可以保存2周，在−20℃下可以保存数月至数年。为冷冻保存IgM，可向样本中加入80%的甘油。

诊断价值：在短期病毒血症阶段，只有在发病后几天内才能进行直接病毒检测。随后，可以通过间接免疫荧光法和（或）酶联免疫吸附试验测定乌苏图病毒特异性抗体。但应考虑与抗其他黄病毒抗体的交叉反应，这就是同时检测各种黄病毒抗体（例如采用生物芯片−马赛克技术）的原因，对诊断有重要的意义。患者的既往病史（接种疫苗、疾病流行地区旅行史等）可以提供重要的补充信息。

鉴别诊断：应与热带发热疾病，如西尼罗热、登革热、黄热病、基孔肯雅热、日本脑炎、白蛉热或疟疾相鉴别。

根据《传染病防治法》，对传染病（传染病防治法报告义务调整条例）的报告义务进行调整的规定于2016年5月1日生效，根据《传染病防治法》第7条第1款第1句，规定实验室在对基孔肯雅病毒、登革病毒、西尼罗河病毒、寨卡病毒和其他虫媒病毒的直接或间接检测，只要检测结果表明存在急性感染，皆需上报。此外，对非病原体或疾病也有通用的上报要求。

德文名称：Varizella-Zoster-Viren

德文同义词：VZV

中文名称：水痘带状疱疹病毒

英文名称：Varizella-Zoster Virus

病原体：科：疱疹病毒科，α−疱疹病毒亚科；属：水痘带状疱疹病毒属。水痘带状疱疹病毒（VZV）也被称为人疱疹病毒3（HHV-3）。

所致疾病：水痘和带状疱疹。病毒通过飞沫或接触在人与人之间传播。VZV极具传染性（水痘），因此，自然感染率非常高（20岁人群患病率为80%～90%）。在德国，每年有70万人受到感染。

VZV原发感染导致病毒在淋巴结中增殖，在4～6天后进入血液并出现第一次病毒血症。第二阶段前驱期，伴有头痛、发热和疲劳等非典型症状。随后皮肤和黏膜的感染导致机体出现皮疹（黄斑、丘疹、水疱、结痂，与天花感染形成的皮疹不同）。各种并发症如下。

- 小脑炎（1∶4 000）。
- 脑炎（1∶25 000）。
- 脑膜炎。
- 血小板减少。
- 肺炎。
- 继发细菌感染。

1岁以下儿童出现并发症的比例特别高，婴儿期较低，4岁时又升高。对于免疫功能低下的患者，水痘可能危及生命。轻度病程采取对症治疗，如果有必要也可以用抗病毒药物治疗。

如果血清阴性的女性（欧洲的流行率为5%）在妊娠前20周被感染，有2%的儿童（德国每年600例）将患有胎儿（先天性）水痘综合征，伴有小头畸形、白内障、小眼病、脉络膜视网膜炎、四肢发育不全、皮肤缺损、肠道和泌尿生殖道畸形以及骨骼和肌肉发育不全。

如果孕妇在最后3个妊娠周内感染水痘，新生儿在出生后的前2周内会发生先天性（新生儿）水痘。由于缺乏母传抗体以及新生儿不成熟的免疫系统，可导致疾病进一步发展。如不治疗，死亡率高达30%。在德国，预计每年有40～90例先天性水痘病例。

出生后第12天发生产后水痘。足月儿通常不会出现并发症，但早产儿在最初几周病程严重。

带状疱疹是由神经节中存在的病毒再激活引起的，可出现局部神经炎，并在相应的部位（75%为胸腔区域）伴有典型的皮疹和疼痛。并发症包括带状疱疹后神经痛、带状疱疹脑膜脑炎和细菌性感染。在免疫抑制的人群中，带状疱疹可能会缓慢复发。

自2004年以来，德国常规疫苗接种委员会建议主动接种VZV疫苗。可单独接种减毒活疫苗或接种麻疹–腮腺炎–风疹–水痘联合疫苗。即使是血清阴性的成年人也可以接种，特别是备孕的女性。减毒疫苗使用野生型毒株，必须考虑到偶然的突发性感染，患者有非典型症状并且病程较温和，但仍具有传染性。如果血清阴性的孕妇接触过感染源，应在96小时（最好是48小时）内对其进行被动免疫接种。没有VZV免疫力的育龄妇女不允许在幼儿园工作。可采取补救措施，即在开始备孕前主动接种疫苗。

分析：

直接检测和培养：可以用电子显微镜观测病毒。由于VZV的不稳定性，病毒培养耗时长（1~4周）且难度大。相反，PCR的特点是高灵敏度（90%）和特异性（99%）。

血清学：可采用间接免疫荧光法和酶免疫测定（酶联免疫吸附试验、化学发光免疫测定等）。定量结果应溯源至WHO国际标准品。

实验材料和样本稳定性：

直接检测和培养：检测囊泡、组织、羊水、支气管肺泡灌洗液（肺炎）和脑脊液（疑似水痘–脑炎）。对于PCR也使用非典型的伤口涂片，尤其适合免疫抑制患者的检测。材料应保存在4~8℃，直至进一步处理。应在24小时内进行直接检测，在6小时内接种培养。如果运输时间较长，应将材料冷冻。

血清学：用于抗体检测的血清或血浆在4℃下可以保存2周，在-20℃下可以保存数月至数年。为冷冻保存IgM，可向样本中加入80%的甘油。

诊断价值：在皮疹出现后3~4天，可以检测到特异性抗体。在原发感染中，通常首先出现特异性IgM和IgA抗体。在7~10天内，血清转换或特异性IgG的显著滴度增加可确诊感染。再激活通常会导致特异性IgA抗体滴度显著增加。测定特异性IgG抗体的亲和力，有助于区分原发性和继发性感染。

鉴别诊断包括其他嗜神经病毒感染、单纯疱疹病毒感染、天花和水疱性自身免疫性皮肤病。血清学在妊娠前和妊娠期间的免疫力的检测起着重要作用。

根据《传染病防治法》，水痘的急性感染需上报。

德文名称：West-Nil-Fieberviren

中文名称：西尼罗河病毒

英文名称：**West Nile Virus**

病原体：科：黄病毒科；属：黄病毒属；种：西尼罗河病毒（WNV）。正链RNA基因组，有包膜，直径50 nm。被列为新病毒之一。

所致疾病：西尼罗热。

分布：非洲、近东和中东、中亚、欧洲、北美和南美，其亚型库京病毒分布在澳大利亚和大洋洲。

媒介：蚊（库蚊属、伊蚊属和曼蚊属）。

宿主：鸟类、哺乳动物（主要是马）、人类（危险群体：儿童、老年人和免疫力低下人群）。

可以通过输血或器官移植以及经胎盘或母乳传播。

诊断：70%～80%的病例多无症状。部分病例感染后可出现突发性高热和流感样症状、皮疹。有1%的患者，主要是老年人，发生脑炎或脑膜脑炎，并伴有神经系统症状，如全身麻痹，常有后遗症。脑炎致死率约10%。罕见症状有心肌炎、肝炎、胰腺炎、出血。

治疗和预防：目前尚无特效治疗方法，只能进行对症治疗。人类疫苗仍处于研发阶段，动物如马已经可以接种西尼罗河病毒疫苗。预防主要是防蚊虫叮咬，减少病媒。

分析：检测病原体需要安全等级为3级的实验室。

直接检测和培养： RT-PCR或免疫层析抗原快速检测、病毒培养。

血清学： 通过间接免疫荧光法、酶联免疫吸附试验、抗体中和试验和血凝抑制试验检测血清或脑脊髓液中的特异性抗体（IgG、IgM）。

实验材料和样本稳定性：

直接检测和培养： 检测血液成分、脑脊髓液或活检。材料应保存在4～8℃，直至进一步处理。应在24小时内直接检测，在6小时内接种培养。如果运输时间较长，应将材料冷冻。

血清学： 用于抗体检测的血清或血浆在4℃下可以保存2周，脑脊液只有1周，在−20℃下可以保存数月至数年。为冷冻保存IgM，可向样本中加入80%的甘油。

诊断价值：完整的诊断包括病毒直接检测和特异性抗体检测。在特定疾病阶段，只有两种诊断原则中的一种可用于确认感染的存在。病毒的细胞培养、特异性抗体检测以及PCR检测，阳性可提示病毒感染，但阴性结果不能排除感染，尤其是该生物体形成特异性的抗体，在感染后几天内可中和病毒。

只有在急性疾病阶段才能进行直接检测，但结果常为阴性，因为病毒血症时间短和病毒滴度低。

从发病后第2天，即可在血清中检测到IgM抗体。如果IgM检测为阴性，但症状表现为西尼罗热，应在2周后重新检测第2份血清样本中的特异性IgG抗体，结合酶联免疫吸附试验和间接免疫荧光法确保几乎100%的准确性。抗WNV-IgM抗体可持续存在2～3个月，个别可能存在超过1年。

在IgM抗体出现后，间隔约2天后可出现IgG抗体。抗体滴度增加10倍被认为是新近感染的证据。IgG抗体低亲和力检测可区分新感染和既往感染，如果在样本中发现高亲和力抗体，表明是既往感染或者再激活。IgG抗体亲和力可通过酶联免疫吸附试验或间接免疫荧光法测定。

应考虑与其他黄病毒交叉反应（FSME病毒、登革病毒、寨卡病毒、日本脑炎病毒、圣路易斯脑炎病毒、黄热病毒等）。因此，推荐对阳性样本与其他相关黄病毒平行进行滴定测定，检测交叉反应。通过比较滴度水平，可以通过第2次检测结果确认或推翻第1次结果，从而可以确定是否是另一种黄病毒感染导致发病。

使用PCR或血清学方法筛查病毒RNA或特异性抗体。

鉴别诊断：应与登革热、寨卡病毒和其他虫媒病毒感染、疟疾、病毒性和细菌性脑膜脑炎等相鉴别。

根据《传染病防治法》，对传染病（传染病防治法报告义务调整条例）的报告义务进行调整的规定于2016年5月1日生效，根据《传染病防治法》第7条第1款第1句，规定实验室在对基孔肯雅病毒、登革病毒、西尼罗河病毒、寨卡病毒和其他虫媒病毒的直接或间接检测，只要检测结果表明存在急性感染，皆需上报。此外，对非病原体或疾病也有通用的上报要求。

德文名称：Yersinia enterocolitica

中文名称：小肠结肠炎耶尔森菌

英文名称：Yersinia Enterocolitica

病原体：科：肠杆菌科；属：耶尔森菌属（Y.）。

属于肠杆菌科的耶尔森菌属目前有14种。导致人类致病性的有鼠疫耶尔森菌、假结核耶尔森菌和小肠结肠炎耶尔森菌。小肠结肠炎耶尔森菌包含致病性和非致病性菌株，可以细分为60多种不同的血清型。

在显微镜下，为革兰阴性菌，呈球状至多形状。通常是碱性条件下稳定，有嗜冷性，有单或周鞭毛。

所致疾病：小肠结肠炎耶尔森菌遍布在全球温带和亚热带地区中。这种细菌存在于许多温血动物和家畜的肠道（少数在喉咙）、排泄物和环境中。猪是人类最重要的感染源，通过食用加热不充分的动物产品传播，主要是生猪肉和牛奶。受污染的血液或与猪或宠物的直接接触也会造成感染风险。

人类致病性的小肠结肠炎耶尔森菌引发的肠内耶尔森菌病，在德国是最常见的细菌性胃肠道感染之一（2010年发生3 364例）。另外，还可能导致肠外免疫反应，例如结节性红斑、葡萄膜炎、反应性关节炎（赖特综合征）、肾小球肾炎、甲状腺炎或心肌炎。

预防感染，主要是在食品生产和准备中遵守卫生标准。急性感染的治疗通常仅限于对症治疗，例如补充由呕吐和腹泻引起的水和电解质紊乱。作为支持性治疗措施，可以使用抑制呕吐或影响肠道活动的药物。严重的情况下，在病原体检测阳性的患者中可采用抗生素治疗（广谱头孢菌素加氨基糖苷类）。

分析：

直接检测和培养：病原体检测可采用粪便或非粪便样本如血液或活体组织在选择性

培养基上进行培养。如果样本中的细菌太少，则首先进行冷增菌（4℃，1~3周）。由于种内的异质性，分离株的生化检测、生物分型以及血清学测定对于毒株的鉴定具有重要意义。使用分子生物学方法（PCR）直接检测病原体变得越来越重要，特别是可以通过这种方式识别致病性基因。但由于伴随菌群的存在，一般应用选择性培养。

血清学：耶尔森菌感染诱导产生特异性的免疫球蛋白IgA、IgG和IgM抗体，使用基于毒力因子（Yop D、E、H、M）的免疫印迹法、免疫荧光试验和酶联免疫吸附试验进行检测。其他检测方法包括补体结合反应和肥达反应。根据《传染病防治法》第7条第1款，对耶尔森菌病有上报义务。

实验材料和样本稳定性：

直接检测和培养：粪便、血液、活检、淋巴结涂片。

血清学：用于抗体检测的血清或血浆在4℃下可以保存2周，在-20℃下可以保存数月至数年。为冷冻保存IgM，可向样本中加入80%的甘油。

诊断价值：对于小肠结肠炎耶尔森菌的急性感染的诊断，从粪便中直接检测病原体是首选方法。抗体检测主要作用是阐明耶尔森菌感染相关的后遗症，尤其是反应性关节炎。

德文名称：Zika-Viren

中文名称：寨卡病毒

英文名称：Zika virus

病原体：科：黄病毒科；属：黄病毒属；种：寨卡病毒。正链RNA基因组，有包膜。

该病毒于1947年首次从乌干达的恒河猴中分离出来。2007年以来，由于在非洲以外的地区多次流行，特别是2015年巴西发生严重疫情，该病毒已成为研究的焦点。

所致疾病：

分布：南美洲和中美洲、东南亚。

传播：病毒主要通过受感染的伊蚊传播给人类。围生期传播，即从受感染的孕妇传给胎儿。此外，还可通过性接触传播。

诊断：大约80%寨卡病毒感染的患者无症状，约20%的患者在感染3~12天后出现皮疹、发热、头痛、关节疼痛和结膜炎。症状持续2~7天，感染通常是自限性的。但在2015—2016年，在巴西和其他一些国家，寨卡流行期间神经系统疾病显著增加，尤其是格林-巴利综合征。此外，还出现了异常多的患有小头畸形的婴儿。现在认为寨卡病毒感染与神经性疾病和胎儿畸形（先天性寨卡综合征）的发生密切相关。

分析：

直接检测和培养：通过RT-PCR从血清、尿液和精子中检测病毒RNA。

血清学：通过间接免疫荧光法（基质：寨卡病毒感染的细胞，图4-10）和酶联免疫吸附试验检测血清中的特异性抗体（IgA、IgG、IgM）。在酶联免疫吸附试验试剂中，非结构蛋白1（NS1）是具有高度特异性和敏感性的抗原。

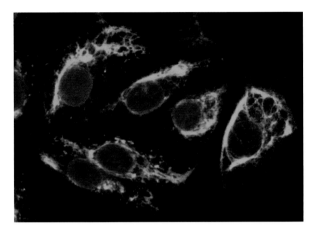

图4-10　寨卡病毒——间接免疫荧光法：抗寨卡病毒抗体

实验材料和样本稳定性：

直接检测和培养：血液、尿液、精液。材料应保存在4～8℃，直至进一步处理。

血清学：用于抗体检测的血清或血浆在4℃下可以保存2周，在-20℃下可以保存数月至数年。为冷冻保存IgM，可向样本中加入80%的甘油。

诊断价值：检测寨卡病毒感染最适合的方法取决于患者所处的疾病阶段。在感染的早期阶段可以检测病毒RNA，在发病后1周，可以通过RT-PCR在血液中检测寨卡病毒。受感染的孕妇，即使数周后，也可以在少数病例中检测出病毒。在尿液中，在发病4周内可以通过RT-PCR检测病毒。但如果感染时间超过7天，推荐使用酶联免疫吸附试验或间接免疫荧光法等血清学检测。大约从发病第5天开始，可以在患者的血液中检测到病毒特异性抗体。在判断结果时，必须考虑到与黄病毒的密切关系。如果存在其他黄病毒的既往感染或疫苗接种，则特异性抗体检测可能存在交叉反应。

根据《传染病防治法》，对传染病（传染病防治法报告义务调整条例）的报告义务进行调整的规定于2016年5月1日生效，根据传染病防治法第7条第1款第1句，规定实验室在对基孔肯雅病毒、登革病毒、西尼罗河病毒、寨卡病毒和其他虫媒病毒的直接或间接检测，只要检测结果表明存在急性感染，皆需上报。此外，对非病原体或疾病也有通用的上报要求。

第五章

分子遗传
实验室诊断技术

Ulf Steller

德文名称：HLA-B27

德文同义词：HLA B27; Histokompatibilitätsantigen B27; humanes Leukozyten-Antigen B27

中文名称：人类白细胞抗原B27

英文名称：Human Leukocyte Antigen B27

定义：人类白细胞抗原B27（HLA-B27）是异二聚体糖蛋白，由附着在细胞膜上的重链和轻链（β_2-微球蛋白）组成。HLA-B27的重链，相对分子质量为45 000；β_2-微球蛋白，相对分子质量为12 000。在约8%的白种人的白细胞表面上发现，并且与强直性脊柱炎的发生密切相关，同时也与自身免疫背景相关的其他疾病相关。

功能和病理生理学：HLA-B27属HLA Ⅰ型抗原，也称为Ⅰ型主要组织相容性复合物（MHCⅠ型）。在所有的有核细胞的表面，特别是在白细胞上密集出现，为具有高度多态性的糖蛋白。

通过分析HLA-B27的编码DNA序列，可以确定其存在多种亚型（B*27:01～B*27:161），各亚型之间仅有几个碱基的差别，并在不同程度上与强直性脊柱炎存在相关性。

HLA-B27的DNA序列与克雷伯菌的细菌蛋白具有同源性，这表明克雷伯菌有可能参与强直性脊柱炎的发病机制。然而，关于HLA抗原在自身免疫性疾病中产生作用的这一假设，像许多其他抗原一样还没有得到验证。

实验材料和样本稳定性：EDTA抗凝血（患者基因组DNA）。根据所用的提取方法，DNA样本通常可以在2～8℃保存数天。

分析：使用分子生物学方法通过对患者基因组DNA中的相应等位基因（HLA-B*27）的检测，可以对HLA-B27进行精准测定（参见"微阵列"）。这种方法已逐渐取代现有的基于抗体的流式细胞术的方法和淋巴细胞毒性实验。特别是使用等位基因特异性引物的PCR，有可能提供更可靠的结果。由于存在抗体交叉反应性（例如 HLA-B7引起的），在HLA-B*27低表达时可能出现免疫分型的假阴性结果。使用设计良好、经过验证测试的分子遗传学方法进行HLA-B*27的测定比血清学方法特异性更强，灵敏度更高。本检测系统的优势在于可检测到所有已知的HLA-B*27的亚型，还可以提示样本中是否含有HLA-B*27:06 或HLA-B*27:09亚型，这两种亚型都与强直性脊柱炎的产生不相关。

诊断价值：由于HLA与疾病相关，HLA特异性或HLA等位基因的测定具有特殊的鉴别诊断意义。HLA等位基因的测定可以提供关于疾病风险的信息。此外在器官/组织移植中，供体和受体的HLA分型也非常重要，因为组织相容性复合物的不耐受性会导致最难以控制的移植排斥反应。

HLA-B27膜蛋白与多种自身免疫疾病的发生有关。存在HLA-B27时，强直性脊柱炎的相对风险为87.4，尿道炎-结膜炎/葡萄膜炎-关节炎综合征（Reiter综合征）为37.0，反应性关节炎（感染后/感染性关节炎）为14.0～21.0（取决于感染因子），急性前葡萄膜炎或虹膜睫状体炎为10.4，肩周炎（周关节病）为6.3，银屑病关节炎为 4.0，以及幼年特发性关节炎为3.2。肠病（慢性炎症性肠病，CED）也与HLA-B27有关。

超过90%的强直性脊柱炎患者携带白细胞抗原HLA-B27。HLA-B*27:06和HLA-B*27:09亚型除外，它们与该疾病无关。

说明：阳性个体发生强直性脊柱炎的风险较高，但是该测试不能预测疾病的发生。

德文名称：HLA-DQ2/DQ8

德文同义词：Humane Leukozyten-Antigene DQ2 und DQ8

中文名称：人类白细胞抗原DQ2/DQ8

英文名称：Human Leukocyte Antigens DQ2 and DQ8, HLA-DQ2/DQ8

定义：HLA-DQA1和HLA-DQB1等位基因共同编码与乳糜泻（麸质过敏性肠病）相关的HLA-DQ分子的α-和β-亚单位，其中DQ2具有两种异构体（DQ2.2和DQ2.5）。

功能和病理生理学：乳糜泻肠病的特征是由免疫系统对组织转谷氨酰胺酶代谢的麦胶蛋白多肽（麦胶蛋白是谷蛋白的一个组成部分）的过度反应引发的（参见"抗组织谷氨酰胺转移酶自身抗体、抗麦胶蛋白抗体"）。HLA-DQ2和DQ8分子参与树突细胞上的麦胶蛋白代谢（脱酰胺）多肽的抗原呈递作用。T细胞被所呈递的抗原激活，进而刺激B细胞产生乳糜泻特异性抗体。

实验材料和样本稳定性：血液取样后立即与EDTA混合并从中提取基因组DNA；如有必要还可以从涂片材料中分离出基因组DNA。在DNA提取前，EDTA抗凝血样本可以在2~8℃保存2周。分离的DNA样本通常可在低于−18℃的低温下保存至少1年。

分析：可以从血液样本中提取DNA。与疾病相关的HLA-DQ2/DQ8的测定需要通过分子遗传技术检测其编码等位基因HLA-DQA1和DQB1。特别适用于检测HLA-DQ2/DQ8配合的多参数系统如微阵列，该检测尤其简单便捷。通过该检测系统，一次实验可完成患者的DNA中所有与乳糜泻相关的HLA-DQA1和HLA-DQB1等位基因的检测。在分析的第一步中，通过PCR从DNA样本中扩增HLA-DQA1和HLA-DQB1基因片段，在PCR反应过程中，所得的DNA片段被荧光染料标记。在第二步中，用固定有DNA探针的微阵列检测PCR产物，该探针与不同的HLA-DQA1和-B1等位基因互补。PCR产物与相应微阵列斑点发生特异性结合（杂交），用扫描仪检测荧光并通过相关软件进行自动评估。

诊断价值：目标基因的测定是为了排除活检或血清学结果可疑的乳糜泻患者，排查乳糜泻患者，以及疱疹性皮炎、1型糖尿病或唐氏综合征等的患者一级亲属的遗传易感性。

几乎100%的乳糜泻患者HLA-DQ2（约95%）和（或）HLA-DQ8（约10%）呈阳性，但也有约50%健康人群携带该基因。因此，这两种标志物不具有显著的特异性，但在它们不存在的情况下，几乎可以排除乳糜泻（阴性预测值超过98%）。HLA-DQ2和（或）DQ8呈阳性的人通常会增加患乳糜泻的风险。本检测主要用于乳糜泻的排查和风险评估。

德文名称：Humane Papillomaviren (HPV)

中文名称：人乳头瘤病毒

英文名称：Human Papillomaviruses

病原体：科：乳头多瘤空泡病毒科；属：乳头瘤病毒属。具有二十面体衣壳的无包膜双链DNA病毒，目前已知超过200种亚型。它们仅感染上皮细胞，大约30种亚型与皮肤和黏膜感染有关，特别是在肛门与生殖器区域。根据其在人类感染中可能引起恶性肿瘤的情况，将这些HPV分为低风险亚型和高风险亚型。

所致疾病：高风险亚型可引发癌症的发生，特别是在肛门与生殖器区域，也可能在喉部。99%以上的宫颈癌中至少可以检测到一种高风险HPV。低风险HPV引发良性肿瘤和疣。它们本身不致癌，但可能是与高风险类型混合感染中细胞恶化的另一个危险因素。

分析：

直接检测和培养：使用主要基于PCR的HPV测试检验病毒DNA，例如微阵列法。除检测病毒外，通过对不同亚型的DNA片段的测定，实现对HPV进行分型。现有的分子测试的区别除了一般的分析等级，还有是否进行HPV亚型分析［高风险HPV亚型和（或）低风险HPV类型］和HPV基因的测试。基于保守的HPV L1 或 E1 基因的测试系统因为DNA病毒整合到宿主基因组中可能导致这些病毒基因的丢失，所以易受假阴性结果的影响。致癌基因E6或E7的检测系统由于病毒E6/E7区域即使整合到宿主基因组中也会保留，可以可靠地检测所有HPV阳性患者。此外，还有定量测试系统，利用该系统可以确定合成的E6/E7转录核酸（mRNA）或蛋白质的量。

实验材料和样本稳定性：宫颈涂片。从样本中分离DNA用于微阵列检测。分离的DNA样本通常在4℃下保存数天，建议在-20℃下保存，以延长保质期。

诊断价值：经典的巴氏试验在显微镜下检查子宫颈和子宫颈涂片上的宫颈细胞的恶性变化，但该方法敏感性不高（敏感性为50%，特异性为98%），评价比较主观。使用分子遗传技术可以直接检测HPV病毒。基于PCR的HPV检测可以及早、客观和高敏感性地发现感染，并且还可以准确进行HPV分型。差异化的测试结果可以对患者患宫颈癌的风险逐一进行评估。在可识别的细胞变化和癌症前期，可以相应地调整预防措施或进行进一步的检查。一种或多种高风险HPV类型的持续感染会使癌症风险增加，到目前为止世界卫生组织划分的13种HPV致癌亚型（HPV 16、18、31、33、35、39、45、51、52、56, 58、59、66）和5种其他亚型（HPV 26、53、68、73、82）均在宫颈癌中检测到。70%的宫颈癌患者有HPV 16和（或）HPV 18感染。低风险的HPV亚型感染，最常见的是HPV 6和HPV 11，不会导致宫颈癌风险的增加。

巴氏检测和HPV检测是预防和早期检测宫颈癌的重要工具，但不用于癌症的诊断。只有阴道镜检查和活体组织检查才能确定在子宫颈组织内以及子宫颈管是否有变化。

第六章 ↗

变态反应性疾病实验室诊断技术

Alf Weimann

第一节　Ⅰ型超敏反应

过敏反应的概念最初由Clemens von Pirquet在1906年提出，指的是个体对外来物质反应能力的增加。如今过敏反应则指因接触外源性物质（通常是无害物质，又称过敏原）而引起的免疫系统的过度反应（超敏反应）。导致过敏反应发生的原因除了遗传易感性，还有其他许多的非遗传因素，如早期反复接触过敏原、营养状况、慢性疾病和急性病毒感染，均被认为是进一步的风险因素。

1963年，Coombs和Gell对过敏反应进行了分类，分为四种类型（Ⅰ~Ⅳ型超敏反应），这种分类方法至今仍在使用。Ⅰ型超敏反应最为常见，潜在的过敏原常通过黏膜（吸入性过敏）、摄取（食物过敏）或注射（昆虫毒液过敏）进入体内，从而导致原发性致敏，但不一定有临床症状（过敏反应）。与过敏有关的潜在免疫反应由可溶性过敏原触发，并通过免疫球蛋白E（IgE）抗体进行调节，这些抗体会与肥大细胞和嗜碱性粒细胞的细胞膜相结合。与膜性IgE抗体结合的过敏原会导致它们的交联，随后这些IgE激活细胞，会将组胺或胰蛋白酶等介质释放到不同的机体组织内，包括血管、肌肉、黏液腺、神经组织和皮肤。因此，Ⅰ型过敏反应可导致在接触过敏原后几分钟内出现各种症状（又称速发型超敏反应），如鼻炎、过敏性哮喘、结膜炎、水肿、皮炎和肠胃疾病，严重的情况下还可导致过敏性休克。

现如今，在工业化国家，几乎有30%的人群存在与速发型超敏反应有关的过敏症状，并常伴有非特异性症状，如肠道炎症或呼吸系统不适。Coca和Cooke于1923年首次对特应性体质进行了描述，即易患Ⅰ型过敏反应的遗传体质被称为特应性体质，而具有特应性体质的患者常有特应性湿疹、过敏性鼻炎和哮喘等症状，并且通常在儿童早期就已出现。

第二节　免疫球蛋白E

免疫球蛋白E（IgE）浓度测定有助于对过敏性或特应性疾病、寄生虫感染及各种免疫缺陷进行诊断。与其他免疫球蛋白相比，人血清中IgE的含量很少，如果出现了较高浓度的IgE应通过进一步的检测加以确定。但是，变应性致敏并不一定必须伴随着总IgE水平的升高（成人>100 IU/mL）。也就是说，较低的IgE水平（成人<20 IU/mL）也并不排除特应性疾病。在长期的过敏原特异性免疫治疗过程中或在过敏原排除后，其效价会逐渐降低。

总的来说，从妊娠第11周开始总IgE浓度不断增加，在6~14岁之间达到最大值之后浓度开始下降。IgE的浓度在患有和不患有过敏性疾病的个体之间存在很大差异，并受许多因素如年龄、性别、种族和特应性状态的影响。因此，与年龄相关的总IgE水平（表6-1）只能作为粗略的参考值。表6-1中的上限值是通过对健康、非特应性个体样本测定总IgE浓度的95百分位数确定的，用来解释与过敏检测有关的总IgE水平，如评估过敏原特异性IgE

水平。建议每个实验室对不同个体、年龄的正常浓度水平进行评估，得出适用于本实验室的参考值。

表6-1　不同年龄的非特应性个体血清总IgE参考值

年龄	总 IgE 浓度（IU/mL）
新生儿	≤ 7.2
1～6个月	≤ 7.2
7～12个月	≤ 12.7
1～5岁	≤ 60.0
6～9岁	≤ 155.0
10～15岁	≤ 199.0
>16岁	≤ 100.0

除总IgE评估外，血液中过敏原特异性IgE抗体（sIgE）的测定可提供与个体致敏模式有关的全面信息。sIgE的检测可确定致敏是由何种因素引起的，如接触过敏原、遗传体质或各种辅助性因素（包括环境污染、炎症或急性感染），但并不是所有的过敏原致敏都伴有临床症状。如有临床表现，则需在考虑到患者既往病史的情况下，通过体外诊断（IVD）方法和进一步检查（如皮肤点刺或激发测试）对过敏进行诊断（详见第四章）。目前体外诊断测试系统可用于600多种不同的过敏原的检测。

在1974年开始进行sIgE的体外诊断，检测方法包括放射过敏原吸附试验（RAST）及随后的酶过敏原吸附试验（EAST）。根据sIgE浓度，按照临床症状的发生概率，检测结果被分成7类（RAST/EAST级别0～6，表6-2），当sIgE水平≥0.7 kU/L时，才可能具有临床症状。但是如果发现总IgE水平较低，则较低的sIgE水平也可能具有临床症状。

表6-2　血清特异性IgE抗体浓度参考值（EAST分类）

EAST 分类	特异性 IgE 抗体浓度（kU/L）	结果
0	< 0.35	没有检测到特异性抗体，无临床症状
1	0.35 ≤ sIgE < 0.7	弱特异性抗体，通常没有临床症状
2	0.7 ≤ sIgE < 3.5	弱特异性抗体，可能有临床症状
3	3.5 ≤ sIgE < 17.5	特异性抗体明显，通常有临床症状
4	17.5 ≤ sIgE <50.0	特异性抗体浓度高，总是出现临床症状
5	50.0 ≤ sIgE < 100.0	特异性抗体浓度非常高，总是出现临床症状
6	≥ 100.0	特异性抗体浓度非常高，总是出现临床症状

第三节 适用于 sIgE 诊断的提取物

自20世纪80年代开始sIgE 体外诊断测试以来，过敏原提取物一直被用来检测与不同的过敏原来源有关的sIgE。这些过敏原提取物是含有来自相应过敏原的触发抗原的复杂混合物（组分过敏原），如吸入性过敏原，包括花粉、屋内尘螨、动物毛发、各类食品、昆虫和昆虫毒液，以及药物和不同的环境过敏原，还涉及到与诊断无关的各类蛋白。由于缺少国际标准，针对组分过敏原浓度，不同厂家的过敏原提取物在成分方面可能有所不同（详见第二章、第三章）。因此，几年前建立了界定组分过敏原诊断（DPA-Dx），以克服基于提取物的过敏诊断的缺点（详见第三章）。

一、过敏原来源

吸入性过敏原

吸入性过敏反应可由季节性过敏原（植物的花粉）或常年性室内过敏原（屋内尘螨、家畜皮毛和霉菌孢子）引起（表6-3）。过敏症状会随着接触过敏原次数的增加而逐渐加重。全身过敏反应可导致严重后果，有时会危及生命即出现过敏性休克。当来自世界不同地区的患者对同一种过敏原过敏时，他们也可能有不同的致敏表现，这是因为植物的地理分布不同或气候相关的授粉期发生变化的缘故。

表6-3 与诊断有关的吸入性过敏原

过敏原来源		拉丁文名称	过敏原名称缩写
草坪草花粉	狗牙根草	*Cynodon dactylon*	Cyn d
	鸭茅	*Dactylis glomerate*	Dac g
	多年生黑麦草	*Lolium perenne*	Lol p
	梯牧草	*Phleum pratense*	Phl p
	栽培黑麦	*Secale cereale*	Sec c
树木花粉	桦树	*Betula verrucosa*	Bet v
	柏树	*Cupressus sempervirens*	Cup s
	美洲白蜡树	*Fraxinus americana*	Fra e
	雪松	*Juniperus ashei*	Jun a
	英国梧桐	*Platanus acerifolia*	Pla a
	美洲黑杨	*Populus deltoides*	Pop d
	白橡	*Quercus alba*	Que a
	黄花柳	*Salix caprea*	Sal c
	欧洲光叶榆	*Ulmus minor*	Ulm m

过敏原来源		拉丁文名称	过敏原名称缩写
杂草花粉	豚草	*Ambrosia artemisiifolia / Ambrosia elatior*	Amb a
	艾蒿	*Artemisia vulgaris*	Art v
	藜属植物	*Chenopodium album*	Che a
	墙草	*Parietaria judaica*	Par j
	英国车前草	*Plantago lanceolata*	Pla l
	猪毛菜	*Salsola kali / Salaola pestifer*	Sal k
	苍耳子	*Xanthium commune*	Xan c
动物	狗	*Canis familiaris*	Can f
	马	*Equus caballus*	Equ c
	猫	*Felis domesticus*	Fel d
	小鼠	*Mus musculus*	Mus m
螨虫	粗足粉螨	*Aacarus siro*	Aca s
	热带无爪螨	*Blomia tropicalis*	Blo t
	粉尘螨	*Dermatophagoldes farinae*	Der f
	屋尘螨	*Dermatophagoides pteronyssinus*	Der p
霉菌	链格孢菌	*Alternaria alternata*	Alt a
	曲霉属真菌	*Aspergillus funigatus*	Asp f
	多主枝孢子	*Cladosporium herbarum*	Cla h
	青霉菌	*Penicillium notatum / Penicillium chrysogenum*	Pen ch

食物过敏原

食物过敏反应是由IgE介导的，在摄入食物后几分钟到几小时内出现相应的症状。常见的可引起严重过敏反应的食物有花生、大豆、小麦、贝类、鱼、奶、蛋和木本坚果（表6-4）。症状通常表现为口腔灼痛、痒、恶心、胃肠痉挛、腹泻或皮疹，严重的甚至会出现哮喘、呼吸急促、心跳加速、恐慌或精神错乱。在极少数情况下，如在食用了花生、坚果或鱼后可发生过敏性休克。

然而，对植物源性食物的过敏反应也可由交叉反应性IgE抗体引起。这些交叉反应的发生是由于食物和相应的植物吸入性过敏原间存在结构相似的蛋白（详见第二章和第三章）。例如，对桦树花粉过敏的患者可能在进食苹果、芹菜、榛子、土豆或猕猴桃后也会出现过敏反应。

食物过敏通常出现在儿童早期，婴儿经常对牛奶、蛋和花生过敏，并出现严重症状。相比之下，食物过敏在成人中的患病率比较低，并伴有轻微症状，这是因为成人的过敏大多是由花粉引起的。由于在饮食习惯和某些食物的获得性方面存在区域差异，因此，在食物过敏患者中发现了不同的致敏模式。

表6-4　与诊断有关的食物过敏原

过敏原来源		拉丁文名称	过敏原名称缩写
谷类	水稻	*Oryza sativa*	Ory s
	小麦粉	*Triticum aestivum*	Tir a
蛋	蛋清	*Gallus gallus domesticus*	Gal d
	蛋黄	*Gallus gallus domesticus*	Gal d
鱼类	鲤鱼	*Cyprinus carpio*	Cyp c
	鳕鱼	*Gadus morhua*	Gad c
	鲑鱼	*Salmo salar*	Sal s
	鲈鱼	*Sebastes spp.*	Seb m
水果	猕猴桃	*Actinidia deliciosa*	Act d
	苹果	*Malus domestica*	Mal d
	芒果	*Mangifera indica*	Man i
	桃子	*Prunus persica*	Pru p
豆类	花生	*Arachis hypogaea*	Ara h
	大豆	*Glycine max*	Gly m
肉类	鸭肉	*Anas platyrhynchos*	Ana p
	牛肉	*Bos domesticus*	Bos d
	鸡肉	*Gallus gallus domesticus*	Gal d
	羔羊肉	*Ovis spp.*	Ovi a
	猪肉	*Sus scrofa domestica*	Sus s
奶	牛奶	*Bos domesticus*	Bos d
坚果/种子	腰果	*Anacardium occidentale*	Ana o
	榛子	*Corylus avellana*	Cor a
	芝麻	*Sesamum indicum*	Ses i
海鲜	螃蟹	*Cancer pagurus*	Can p
	龙虾	*Homarus spp.*	Hom a
	小虾/对虾	Pandalus borealis / *Metapenaeus affinis*	Pen a
	扇贝	*Pecten maximus*	Pec m
调味料	姜	*Zingiber officinale*	Zin o
蔬菜	洋葱	*Allium cepa*	All c
	胡萝卜	*Daucus carota*	Dau c
	土豆	*Solanum tuberosum*	Sol t
其他	白蘑菇	*Agaricus brunnescens*	Aga b

昆虫和昆虫毒液

昆虫毒液过敏（昆虫叮咬过敏）是夏季比较常见的现象，而对蚂蚁、蟑螂或苍蝇等昆虫的过敏反应则一年四季均有发生（吸入性过敏，详见第二章）。昆虫毒液过敏是世界上多个地方经常出现的问题，它最常由蜜蜂科成员（熊蜂、蜜蜂）、胡蜂科成员（胡蜂、小黄蜂、大黄蜂）及蚁科成员（蚂蚁）引起，这些都属于膜翅目昆虫。昆虫毒液过敏可导致严重的甚至致死性的全身过敏反应，是过敏反应致死的重要原因之一。最常见的诱导物是蜜蜂及不同种类的胡蜂（表6-5），而患病率主要取决于各类昆虫在当地的分布情况。

对蚊虫叮咬的无害反应包括局部疼痛、肿胀、瘙痒和发红。对昆虫毒液高度过敏的患者会产生全身性反应，如在除叮咬部位以外的部位出现鞭痕、肿胀、瘙痒和发红；还可能出现咽和舌肿胀、呼吸困难、恶心、胃肠痉挛、腹泻、神经功能缺陷（伴有精神错乱）、头晕和活动受限，以及心率过速和血压下降，严重的可产生过敏性休克。由昆虫引起的吸入性过敏通常伴有轻微的临床症状。由于昆虫的栖息地不同，患者可能出现区域特异性致敏模式。

表6-5　与诊断有关的昆虫和昆虫毒液过敏原

过敏原来源	拉丁文名称	过敏原名称缩写
伊蚊	*Aedes spp.*	Aed a
意大利蜜蜂	*Apis mellifera*	Api m
德国小蠊	*Blatella germanica*	Bla g
白脸大黄蜂	*Dolichovespula maculate*	Dol m
长脚蜂	*Polistes dominula*	Pol d
胡蜂	*Vespula vulgaris*	Ves v

药物过敏

由于存在很多不同因素，如平行摄入不同药物或因正在接受治疗的基础疾病而导致出现了症状重叠，因此对药物过敏的诊断（表6-6）是非常复杂的。此外，由于药物相对分子质量较小，所以相关症状通常并不是由免疫反应引起的，这会导致嗜碱性粒细胞或肥大细胞表面无法与sIgE抗体交联。为了诱发I型超敏反应，药物分子需要与载体蛋白（多价半抗原载体复合物）连接，以实现过敏原特异性IgE抗体的交联。药物过敏风险与多种因素有关，如服用多种药物、慢性免疫系统紊乱或关于药效学和动力学的增龄变化。药物过敏产生的症状可能是轻微的（如口腔瘙痒、恶心和荨麻疹），也可能是威胁生命的（如哮喘和过敏性休克），但是这些症状往往是由毒性作用或药物不耐受引起的。

表6-6　与诊断有关的药物过敏原

过敏原
阿莫西林
头孢菌素
环丙沙星
多西环素
庆大霉素
L-甲状腺素
利多卡因
青霉噻唑基 G 类
青霉噻唑基 V 类
链霉素
四环素

环境过敏原和寄生虫

乳胶、不同金属或材料（棉花、羊毛、黄麻和木棉）、室内灰尘或木粉、加工过的天然产品（面粉或葎草）和寄生虫等环境过敏原主要含有在工作或日常生活中常见的蛋白（表6-7）。接触方式不同，过敏反应的严重程度也各不相同。

表6-7　与诊断有关的环境过敏原

过敏原来源	拉丁文名称	过敏原名称缩写
天然丝	*Bombyx mori*	Bom m
黄麻	*Corchorus capsularis*	Cor c
垂叶榕	*Ficus benjamina*	Fic b
橡胶树	*Hevea brasiliensis*	Hev b
葎草	*Humulus scandens*	Hum s
羊毛	*Ovis spp.*	Ovi a
室内尘埃	–	–

二、不同过敏原来源之间的交叉反应性

屋内尘螨与贝类、鸡或金丝雀与鸡蛋（鸟-蛋综合征）、猫的上皮细胞与猪肉（猪肉

–猫综合征）等吸入性和食物过敏原之间的交叉反应性是导致尤其是在成年期食物过敏的最常见原因。接触和食物过敏原中的交叉反应有乳胶–水果综合征。其他如在同种植物或动物之间存在生物相似性，不同过敏原来源的蛋白之间存在较高的生物同源性（详见第三章），或由于存在交叉反应性糖类抗原决定簇（CCD，详见第三章）都可以引起交叉反应性。与原发致敏引起的食物过敏相比，这类交叉反应性常伴有较轻微的症状。

基于提取物的诊断的局限性

在sIgE抗体的体外诊断测定方面，有许多测试系统可供选用。不建议对这些系统进行比较，因为影响sIgE评估结果的因素很多，所获得的结果间很难进行相互比较。

首先，大多数体外诊断测试系统使用从原料中获得的过敏原提取物。由于原料存在自然可变性且不同公司的提取方法也会有所不同。因此，来自不同厂商或来自同一厂商不同批次产品的过敏原提取物都可能会有所不同。但是目前还没有与过敏原提取物生产有关的国际标准。

其次，来自地理位置相距遥远的国家的患者可能对同一过敏原的不同成分过敏，尽管过敏原本身可能属于同一种类。不同患者对同一过敏原做出反应的致敏模式也具有与过敏原特异性成分相关的地域性特点。因此，很难显示过敏原提取物中每个可能的过敏原成分（此类过敏原提取物被用于体外诊断测试系统）。

以提取物为基础的测试系统是影响过敏测试结果可比性的另一个因素。在生产过程中，过敏原提取物需与载体材料偶联，而载体材料在表面容量和反应性方面均存在差异，如固相结合过敏原与液珠耦合过敏原。此外，用于化学固定的偶联方法和所使用的试剂会进一步影响天然提取物的反应性。例如，一些制造商会通过生物素来修饰过敏原提取物。针对这些改良，可能会带来与反应性有关的变化。另外，也没有与过敏测试系统标准化有关的国际规定。

最后，只有结合证据充分的既往病史和进行进一步测试的结果，才能正确解释基于提取物的体外诊断过敏测试结果。阳性结果并不一定都会与临床症状相关联，例如，可能存在交叉反应性，相关信息将在以下章节进行描述。因此，皮肤点刺和激发测试（如果有需要且有可能的话）是必需的，以获得最佳诊断治疗所需的信息。

第四节　与 sIgE 诊断有关的组分过敏原

与基于提取物的sIgE测定形成对比，界定组分过敏原诊断（DPA-Dx），也被称为分子过敏诊断，是利用精确定义的过敏原组分直接或通过重组来实现过敏原的分离（图6-1）。这可使超过50%的患者致敏的过敏原组分被归类为主要过敏原，不到50%的患者致敏的过敏原组分被归类为次要过敏原。有关过敏原组分的命名法最初是由WHO根据过敏原的拉丁文名称进行界定的，其构成方式如图6-1且每部分之间留有空格：第一部分为种属的第1~3个字母；第二部分为物种的首字母；第三部分为阿拉伯数字，取决于识别顺序或物种相关蛋白同系物的数量。

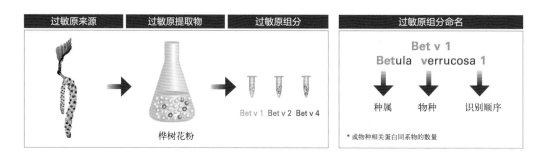

图6-1 过敏原成分制备和命名

除方法标准化程度高外，DPA-Dx还具有以下几个优点。

交叉反应的识别

识别主要的过敏触发因素是选择最佳治疗方案的关键。然而，在多参数测试中，患者血清样本通常会同时与几个过敏原提取物起反应。这可能有两个原因，即患者对几种过敏原真正过敏（多重致敏），或主要对一种过敏原过敏而该过敏原与其他不同过敏原的蛋白具有高度的结构同源性（详见第二章）。基于这种同源性，实际上针对某一过敏原具有特异性的IgE抗体也可以识别其他几种过敏原成分，从而导致了交叉反应的发生。

风险评估与管理

过敏原成分属于不同的蛋白家族（将在后面章节中进行描述），可根据蛋白家族不同及其生物化学特性，对过敏症状的严重程度和全身过敏反应风险进行评估。例如，PR-10蛋白［如桦树花粉（Bet v 1）］及其同系物Mal d 1（如苹果花粉）都是不耐热的，因此只与轻微症状有关。在这种情况下，烹饪可以降低蛋白的致敏性和全身反应的风险。相比之下，花生的主要过敏原就是贮藏蛋白或脂质转运蛋白，因它们都是耐热的，所以就具有较高的全身反应风险。

适当治疗方法的选择

患者对主要或次要过敏原致敏的信息只能通过组分过敏原测试获得，这对确定适当治疗方法来说很有用，如进行特异性免疫治疗（SIT）或规避接触过敏原。此外，对于提供与SIT结果有关的预后信息也很有用。然而，来自不同制造商的SIT药物在其构成方面也有所不同，与引起患者过敏的致敏成分相关的准确信息对选择最适当的治疗方案很重要。

不同反应类型的识别

过敏原组分是一个有价值的诊断工具，可将过敏反应与具有相似症状的某些疾病区分开来。其中一个实例就是曲霉病，一种由曲霉属真菌感染引起的复杂的呼吸道炎症。通常情况下，疾病伴随着抗曲霉菌的IgG和IgE的形成，进而调节典型的疾病症状。因此，曲霉病和曲霉菌介导的过敏性哮喘的共同特点就是患者血液中均存在特异性IgE，从而使正常诊断变得更加复杂。所以，与曲霉菌提取物有关的IgE测试不足以对这两种情况进行区分。与此相反，相关组分（Asp f 4 和Asp f 6）诊断已被证明是支持曲霉病诊断的可靠标记物。

一、蛋白家族

抑制蛋白

1991年发现的桦树花粉中的Bet v 2被认为是第一种致敏性抑制蛋白。抑制蛋白是一种普遍存在的胞浆蛋白，相对分子质量为12 000～15 000。分子中心采用β-折叠结构，由3个α螺旋包围的7条链组成。

肌动蛋白单体结合蛋白能够结合其他配体，如磷脂酰肌醇和聚左旋脯氨酸，并存在于所有真核细胞中。磷脂酰肌醇与脂质转运蛋白共同作用于膜泡运输和离子通道，甚至还可以调节脂质代谢。与磷脂酰肌醇结合可以表明抑制蛋白在胞内和胞外分泌中的作用。抑制蛋白还会参与细胞骨架的组成及信号传导。在细胞运动、胞质分裂和信号传输过程中，它是肌动蛋白丝动力学的关键调控因子。

抑制蛋白是蛋白家族的成员，即使在远亲生物体之间，至少也有75%的序列相同。对于抑制蛋白来说，高度保守的蛋白质折叠形式是构成较高的血清学交叉反应性的基础。由于序列同源性较高，抑制蛋白之间的交叉反应性极其普遍，涉及到几乎所有的植物源（表6-8）。泛变应原抑制蛋白存在于树木、草坪草和杂草中，也存在于水果、蔬菜、豆类和坚果等植物源性食品中；此外，在乳胶和动物体中也可发现。根据地理位置，高达50%的花粉过敏患者会对抑制蛋白过敏，其中50%的人患有食物过敏，如对甜瓜、香蕉、柑橘、柿子、菠萝、西葫芦和西红柿过敏，主要表现为口腔过敏综合征。也有与抑制蛋白诱导食物过敏有关的全身性过敏反应的报道。

由于存在地理差异，抑制蛋白致敏通常会发生在主要和次要花粉过敏原致敏之后。桦树花粉、豚草花粉和艾蒿花粉是主要的致敏物质，而草坪草花粉通常会引起抑制蛋白超敏反应。与花粉蛋白的抑制蛋白有关的临床相关性仍然非常复杂。抑制蛋白是不耐热的，对消化酶敏感，但对蛋白酶表现出很高的稳定性，这证明致敏主要是由花粉抑制蛋白引起。

表6-8 抑制蛋白家族中与诊断有关的成分

过敏原			可能的交叉反应性																				
	来源	部分过敏原	谷类	蛋	鱼类	水果	豆类	肉类	奶	坚果、种子	海鲜	调味品	蔬菜	草坪草花粉	树木花粉	杂草花粉	动物	螨虫	霉菌	昆虫	毒液	寄生虫	乳胶
食物	花生 (*Arachis hypogaea*)	Ara h 5	■			■	■			■	■	■										■	
	榛子 (*Corylus avellana*)	Cor a 2	■			■	■			■	■	■			■							■	
	桃子 (*Prunus persica*)	Pru p 4	■			■	■			■	■	■			■							■	
花粉	艾蒿 (*Artemisia vulgaris*)	Art v 4	■			■	■			■	■	■	■	■	■							■	
	桦树 (*Betula verrucosa*)	Bet v 2	■			■	■			■	■	■	■	■	■							■	
	梯牧草 (*Phleum pratense*)	Phl p 12	■			■	■			■	■	■	■	■								■	
其他	乳胶 (*Hevea brasiliensis*)	Hev b 8	■			■	■			■	■	■	■	■								■	

钙结合蛋白

钙结合蛋白是一种相对分子质量为8 000~9 000的EF手型钙结合蛋白。EF手型螺旋-环-螺旋结构域是钙结合的特征。根据EF手型结构域的数量，可以对三种钙结合蛋白进行区分：含两个（如桦树的Bet v 4和豚草的Amb a 9）、三个（如桦树的Bet v 4和豚草的Amb a 9）和四个（如橄榄树的Ole e 8和欧洲刺柏的Jun o 4）钙结合结构域的过敏原。钙结合蛋白以单体（如Bet v 4）或二聚体（如Phl p 7）的形式出现。单体Bet v 4在不同的温度条件下能够自发地且可逆地构建二聚体和低聚体。

基于钙结合蛋白在花粉中的定位及其可以调节细胞内钙含量的功能，钙结合蛋白在花粉萌发过程中发挥重要作用。但其确切的生物功能尚不清楚。钙结合蛋白以两种构象形式出现，IgE结合能力取决于构象表位。含结合钙离子的钙结合蛋白的全部构象都具有IgE反应性和热稳定性，而封闭性钙离子形式的蛋白构象对热的稳定性较差，且IgE反应性降低。

桦树花粉蛋白Bet v 4是第一个被克隆的钙结合蛋白，而来自梯牧草花粉的Phl p 7是最具代表性的。钙结合蛋白只存在于草坪草、树木、杂草、灌木及其他开花植物的花粉中。因此，它们不存在于植物性食物中，与食物过敏之间没有关联（表6-9）。花粉过敏患者的致敏率为5%～10%。钙结合蛋白属于次要过敏原，与呼吸症状有关的临床相关性尚不清楚，取决于地理因素和过敏原来源。平均来说，有高达77%的序列相同，这就解释了为什么不同的蛋白家族成员之间存在普遍的交叉反应性，因此钙结合蛋白属于泛变应原。

表6-9　钙结合蛋白家族中与诊断有关的成分

| 过敏原 | | | 可能的交叉反应性 | | | | | | | | | | | | | | | | | | |
来源	部分过敏原		谷类	蛋	鱼类	水果	豆类	肉类	奶	坚果、种子	海鲜	调味品	蔬菜	草坪草花粉	树木花粉	杂草花粉	动物	螨虫	霉菌	昆虫	毒液	寄生虫	乳胶
花粉	豚草 (*Ambrosia artemisiifolia*)	Amb a 10												■	■	■							
	艾蒿 (*Artemisia vulgaris*)	Art v 5												■	■	■							
	桦树 (*Betula verrucosa*)	Bet v 4												■	■	■							
	梯牧草 (*Phleum pratense*)	Phl p 7												■	■	■							

PR-10 蛋白

Bet v 1是桦树花粉的主要过敏原，是14个Bet v 1相关超家族中的一员。Bet v 1同系物已在许多植物中得到识别，几乎都属于病程相关蛋白家族10（PR-10）Bet v 1亚家族。只有猕猴桃（Act d 10）和绿豆（Vig r 6）的Bet v 1同系物属于亚家族RRP/MLP（成熟相关蛋白/主要乳胶蛋白）和CSBP（细胞分裂素特异性结合蛋白）的成员。致病相关蛋白是在生物胁迫期间产生的，既不耐热也不耐酸。Bet v 1及其同系物尽管在花粉或食物中呈结构性表达，但同被归类为PR-10家族，这些蛋白被称为PR-10相关蛋白。所有PR-10类似蛋白都有一个高度保守的七链反平行β折叠结构，其侧面有一个长的和两个短的α螺旋，共同形成一个大的疏水凹槽。总体来说，38%～88%的氨基酸序列被认为是花粉和食物PR-10类似蛋白。因此，这些蛋白与许多相关蛋白和植物性食物过敏原之间的IgE交叉反应性是很常见的（表6-10）。在欧洲北部和中部以及北美地区主要可以观察到与Bet v 1有关的IgE致敏现象，约93%的花粉过敏患者对Bet v 1过敏。因此，Bet v 1被认为是桦树花粉过敏流行区的主要致敏剂。相比之下，在南欧地区，与Bet v 1和PR-10类似蛋白有关的致敏率则较低。在花粉季节，对来自榛树、桤木、山毛榉、橡树或角树的Bet v 1或同系物过敏的花粉过敏患者会患有过敏性鼻结膜炎、哮喘及典型的黏膜症状，比如瘙痒、结膜发红、流泪、鼻痒、打喷嚏、流鼻涕、鼻塞、干咳、呼吸障碍、胸部压迫感、气喘、支气管分泌物增多和（或）呼吸困难。相反，由于存在与PR-10类似蛋白有关的交叉反应IgE，患有花粉诱导食物过敏的患者在食用植物性食物原料后主要会出现口咽部症状，潜在的临床症状是瘙痒、灼热、针刺和黏膜肿胀，严重程度可能会有所不同，这些复杂多变的症状被称为口腔过敏综合征。但是，由于Bet v 1特定性IgE与来自大豆的PR-10类似蛋白（Gly m 4）存在交叉反应性，因此，约10%的对桦树花粉过敏的患者，在摄入大量的未经加工且含有大豆的食物后，可出现严重的全身性过敏反应。

表6-10　PR-10蛋白家族中与诊断有关的成分

过敏原			可能的交叉反应性																				
来源	部分过敏原		谷类	蛋	鱼类	水果	豆类	肉类	奶	坚果、种子	海鲜	调味品	蔬菜	草坪草花粉	树木花粉	杂草花粉	动物	螨虫	霉菌	昆虫	毒液	寄生虫	乳胶
狝猴桃 (*Actinidia deliciosa*)	Act d 8					■	■			■				■	■								
西芹 (*Apium graveolens rapaceum*)	Api g 1					■	■			■				■	■								
花生 (*Arachis hypogaea*)	Ara h 8					■	■			■				■	■								
榛子 (*Corylus avellana*)	Cor a 1.0401					■	■			■				■	■								
草莓 (*Fragaria ananassa*)	Fra a 1					■	■			■					■								
大豆 (*Glycine max*)	Gly m 4					■	■			■					■								
苹果 (*Malus domestica*)	Mal d 1					■	■			■				■	■								
桃子 (*Prunus persica*)	Pru p 1					■	■			■					■								

续　表

| 过敏原 | | 可能的交叉反应性 | | | | | | | | | | | | | | | | | | | | |
来源	部分过敏原	谷类	蛋	鱼类	水果	豆类	肉类	奶	坚果、种子	海鲜	调味品	蔬菜	草坪草花粉	树木花粉	杂草花粉	动物	螨虫	霉菌	昆虫	毒液	寄生虫	乳胶
赤杨木 *(Alnus glutinosa)*	Aln g 1				■	■			■			■		■								
桦树 *(Betula verrucosa)*	Bet v 1				■	■			■			■		■								
榛树 *(Corylus avellana)*	Cor a 1.0101				■	■			■			■		■								
白橡 *(Quercus alba)*	Que a 1				■	■			■			■		■								

（花粉）

高稳定性的植物源性蛋白

非特异性脂质转运蛋白（nsLTP）

非特异性nsLTP是位于多种植物生殖器的外表皮组织（包括种子、果实和植物性组织）内的非糖基化蛋白，nsLTP的浓度随果实的成熟度、贮藏条件及品种的不同而变化。最初，在植物中对nsLTP进行识别，因为它们能够转运会破坏角质和软木质层的构建的（磷）脂质。由于nsLTP在植物保护中发挥重要作用，因此被归类为14型致病相关蛋白。此外，它们还属于醇溶谷蛋白的蛋白超家族，并与家族的其他成员（如2S白蛋白）具有同源结构。虽然不同植物分类群的nsLTP氨基酸序列同源性小于40%，但是其结构高度保守，所有的nsLTP都有4个保守的分子内二硫键用于稳定蛋白结构。因此，nsLTP具有很高的耐热性和抗蛋白酶性。目前，来自植物性食物、花粉和乳胶的40多种nsLTP被定义为过敏原，所以nsLTP也被称为泛变应原。与nsLTP有关的临床相关IgE致敏已在食物过敏和花粉过敏患者中得到证实。有一项研究表明，由于nsLTP具有高度保守的结构，因此构象表位会诱导IgE交叉反应。总的来说，在蔷薇科家族及其他植物性食物，如柑橘或蔬菜、坚果（榛子、花生和胡桃）内，经常可以观察到与nsLTP有关的IgE交叉反应性，在玉米、胡萝卜或水稻/斯佩耳特小麦中也存在部分交叉反应性（表6-11）。但由于存在物种特异性IgE，花粉过敏患者并不对某些食物的nsLTP过敏。如来自墙草、艾蒿、法国梧桐和洋橄榄的相关蛋白nsLTP与桃子nsLTP仅表现出较低或不存在交叉反应性，最可能的原因就是它们序列的同源性小于35%。在欧洲南部地区，食物nsLTP是主要过敏原，成人过敏患者常常表现出对食物nsLTP的单一致敏，桃子nsLTP Pru p3在其他食物nsLTP的致敏过程中起着先导作用。相比之下，在欧洲中部和北部地区，食物nsLTP致敏的患病率非常低。

对nsLTP过敏的患者会表现出多种临床反应，包括轻微症状，如口腔过敏综合征、口腔瘙痒、水肿；严重症状则涉及到全身性过敏反应，如恶心、呕吐、接触性荨麻疹、全身荨麻疹和重症哮喘等。大多数伴有严重全身反应的桃子过敏患者对桃子nsLTP Pru p 3过敏。通常情况下，来自桃子、苹果及其他蔷薇科植物的nsLTP与nsLTP相关综合征的过敏症状有关。此外，来自坚果（榛子、花生和胡桃）、谷类（小麦、玉米和水稻）或其他种子食物的nsLTP也常常与临床相关过敏症状有关。应该指出的是，运动、饮酒、抗酸和NSAID等辅因子会促进nsLTP致敏患者出现严重的反应。尤其是小麦nsLTP Tri a 14被认为可引起运动诱导全身过敏反应，这种蛋白也是一种经证实的与Pru p 3无关的nsLTP致敏剂，常与地中海地区的面包师哮喘有关。针对花粉nsLTP，艾蒿花粉和悬铃树花粉nsLTP（Art v3、Pla a 3）被认为是次要过敏原；墙草花粉nsLTP（Par j 1、Par j 2）被认为是主要过敏原。关于树木或杂草nsLTP的致敏与较严重的临床表型有关。例如，墙草属植物花粉病常与哮喘有关。

表6-11　脂质转运蛋白家族中与诊断有关的成分

过敏原		可能的交叉反应性																					
来源	部分过敏原	谷类	蛋	鱼类	水果	豆类	肉类	奶	坚果、种子	海鲜	调味品	蔬菜	草坪草花粉	树木花粉	杂草花粉	动物	螨虫	霉菌	昆虫	毒液	寄生虫	乳胶
花生 (*Arachis hypogaea*)	Ara h 9	■			■	■			■		■	■		■	■							
榛子 (*Corylus avellana*)	Cor a 8	■			■	■			■			■		■	■							
核桃 (*Juglans regia*)	Jug r 3				■	■			■		■	■		■	■							
苹果 (*Malus domestica*)	Mal d 3	■			■	■			■			■		■	■							
甜樱桃 (*Prunus avium*)	Pru av 3	■			■	■			■		■	■		■	■							
杏仁 (*Prunus dulcis*)	Pru du 3	■			■	■			■			■		■	■							
桃子 (*Prunus persica*)	Pru p 3	■			■	■			■		■	■		■	■							
小麦 (*Triticum aestivum*)	Tri a 14	■				■	■		■		■			■	■							

食物

续　表

过敏原		可能的交叉反应性																				
来源	部分过敏原	谷类	蛋	鱼类	水果	豆类	肉类	奶	坚果、种子	海鲜	调味品	蔬菜	草坪草花粉	树木花粉	杂草花粉	动物	螨虫	霉菌	昆虫	毒液	寄生虫	乳胶
艾蒿 (*Artemisia vulgaris*)	Art v 3	■			■	■			■		■	■		■	■							
油橄榄 (*Olea europaea*)	Ole e 7	■			■	■			■						■							
墙草 (*Parietaria judaical*)	Par j 2														○							
英国梧桐 (*Platanus acerifolia*)	Pla a 3	■			■	■			■			■			■							

（花粉类，来源列合并跨四行）

○ 主要的物种特异性过敏原。

贮藏蛋白

贮藏蛋白是种子中的主要蛋白，也是幼苗生长所需氨基酸的重要来源。它们存在于不同植物群的植物种子中，如谷类（小麦、黑麦、水稻和玉米）、豆类（花生、大豆、羽扇豆、鹰嘴豆和豆子），以及木本坚果（榛子、胡桃和扁桃仁），这些常被当作食物（表6-12）。大多数贮藏蛋白具有多个亚型，并属于三个蛋白群：2S白蛋白、7S球蛋白和11S球蛋白，这些贮藏蛋白因其结构而具有耐热性和抗蛋白酶性。2S白蛋白属于醇溶谷蛋白的超家族，主要由二硫键共价结合的两个多肽链组成；7S和11S球蛋白属于库平斯超家族。7S球蛋白通常由一个糖基化的多肽链组成，11S球蛋白由一个二硫键共价结合的两个多肽链组成，尤其两种球蛋白通常会形成三聚体或六聚体。研究表明，由于蛋白的聚集，此类贮藏蛋白在焙烧后其变应原性增加。此外，贮藏蛋白往往只被部分消化，并以高度免疫活性的形式进入肠黏膜和血液循环，诱发豆类、坚果或种子过敏的全身性过敏症状。即使针对与植物学无关的物种，也存在与2S白蛋白、7S球蛋白和11S球蛋白有关的IgE交叉反应性。然而，这些交叉反应sIgE的临床相关性尚无定论。研究表明，花生2S白蛋白、7S球蛋白和11S球蛋白之间在植物学上没有相关性，在结构和氨基酸序列上也没有相似性和同源性，但这些蛋白仍存在交叉反应性。作为组分诊断的一部分，对贮藏蛋白进行sIgE检测，可用于区分对豆类、坚果和种子原发性过敏和花粉过敏的患者。对豆类、坚果和种子原发性过敏通常的特征是严重的过敏反应，包括全身反应或过敏性休克。相反，针对来自豆类、坚果和种子的PR-10类似蛋白或抑制蛋白，交叉反应sIgE常与轻微症状有关，如口腔过敏综合征。这通常发生在摄入生的和未加热的豆类、坚果或种子之后，因为PR-10类似蛋白或抑制蛋白不具有耐热性和抗蛋白酶性。此外，sIgE是与过敏患者的风险评估有关的指标。研究表明，对贮藏蛋白如花生和榛子2S白蛋白（Ara h 2、Ara h 6、Ara h7和Cor a 14）或榛子-11S球蛋白（Cor a 9）过敏的患者，会受到严重过敏反应的影响。

表6-12　贮藏蛋白家族中与诊断有关的成分

过敏原			可能的交叉反应性																					
	来源	部分过敏原	谷类	蛋	鱼类	水果	豆类	肉类	奶	坚果、种子	海鲜	调味品	蔬菜	草坪草花粉	树木花粉	杂草花粉	动物	螨虫	霉菌	昆虫	毒液	寄生虫	乳胶
食物	2S白蛋白	腰果 (*Anacardium occidentale*)	Ana o 3								○													
		花生 (*Arachis hypogaea*)	Ara h 2					○																
		花生 (*Arachis hypogaea*)	Ara h 6					○																
		花生 (*Arachis hypogaea*)	Ara h 7					○																
		巴西坚果 (*Bertholletia excelsa*)	Ber e 1								○													
		榛子 (*Corylus avellana*)	Cor a 14								○													
		荞麦 (*Fagopyrum esculentum*)	Fag e 2	○																					
		核桃 (*Juglans regia*)	Jug r 1								○													
		芝麻 (*Sesamum indicum*)	Ses i 1								○													
	7S球蛋白	花生 (*Arachis hypogaea*)	Ara h 1					○																
		核桃 (*Juglans regia*)	Jug r 2								○													
	11S球蛋白	腰果 (*Anacardium occidentale*)	Ana o 2								○													
		花生 (*Arachis hypogaea*)	Ara h 3					○																
		榛子 (*Corylus avellana*)	Cor a 9								○													
		核桃 (*Juglans regia*)	Jug r 4								○													
	其他	大豆 (*Glycine max*)	Gly m 5					○																
		大豆 (*Glycine max*)	Gly m 6					○																

○ 主要的物种特异性过敏原。

原肌球蛋白

在所有脊椎动物和无脊椎动物中，原肌球蛋白构成一个具有多种亚型的高度保守的大型蛋白家族，它们存在于肌肉和非肌肉细胞中。非肌肉原肌球蛋白亚型参与调节细胞骨架的几个主要细胞途径，以及包括细胞分裂在内的其他主要细胞功能。作为横纹肌细胞中肌动蛋白微丝的组成部分，它们在调节肌钙蛋白复合体和肌动蛋白功能的过程中扮演着不可或缺的角色，诱发肌肉收缩。原肌球蛋白是α螺旋蛋白，由异二聚体或二聚体组成螺旋结构，包含两组7个交替的肌动蛋白结合位点。沿着肌动蛋白丝长度方向，可发现与肌动蛋白有关的相互作用，从头到尾都有与肌动蛋白丝结合的原肌球蛋白二聚体参与。原肌球蛋白是具有热稳定性的非糖基化蛋白，相对分子质量为31 000~41 000。热稳定性可以部分地解释其较高的变应原性。大多数可以引起过敏症的原肌球蛋白主要来自于贝类（甲壳类和软体动物）过敏原（表6-13），当摄入少量相应食物或吸入此类食物粉尘（职业性变态反应），可诱发速发型皮肤反应、口腔过敏综合征、消化系统症状、全身性过敏反应和哮喘。在贝类过敏患者中，IgE对原肌球蛋白致敏的频率范围为50%~100%。

表6-13　原肌球蛋白家族中与诊断有关的成分

过敏原		可能的交叉反应性																				
来源	部分过敏原	谷类	蛋	鱼类	水果	豆类	肉类	奶	坚果、种子	海鲜	调味品	蔬菜	草坪草花粉	树木花粉	杂草花粉	动物	螨虫	霉菌	昆虫	毒液	寄生虫	乳胶
食物 — 太平洋牡蛎 (*Crassostrea gigas*)	Cra g 1									■							■		■		■	
食物 — 白对虾 (*Litopenaeus vannamei*)	Lit v 1									■							■		■		■	
食物 — 棕虾 (*Penaeus aztecus*)	Pen a 1									■							■		■		■	
食物 — 黑虎虾 (*Penaeus monodon*)	Pen m 1									■							■		■		■	
其他 — 简单异尖线虫 (*Anisakis simplex*)	Ani s 3									■							■		■		■	
其他 — 蟑螂 (*Blatella germanica*)	Bla g 7									■							■		■		■	
其他 — 屋尘螨 (*Dermatophagoides pteronyssinus*)	Der p 10									■							■		■		■	

原肌球蛋白是一种高度保守且具有相同氨基酸序列的蛋白。系统发育分析表明，节肢动物原肌球蛋白的同源性为91.7%（76.1%～100%），软体动物的同源性为77.2%（65.1%～99.3%）。甲壳类与软体动物原肌球蛋白之间的同源性为56%～68%，脊椎动物与无脊椎动物之间的同源性为53%～57%。虾原肌球蛋白的IgE（Pen a 1，褐虾）也会与其他贝类的原肌球蛋白结合，包括大螯虾（Pan s 1）、螃蟹（Cha f 1）、长牡蛎（Cra g 1）、鱿鱼（Tod p 1）和蜗牛（Tur c 1），以及其他无脊椎动物，如粉尘螨（Der f 10）和屋尘螨（Derp 10）及蟑螂（Per a 7）。在蠕虫病流行的热带国家，哮喘患者长期接触螨原肌球蛋白也会出现过敏症状，这表明简单异尖线虫的原肌球蛋白Ani s 3可以表现出重要的变应原性和交叉反应性。

原肌球蛋白是甲壳类、蟑螂和屋内尘螨之间高度交叉反应的分子，被认为是重要的交叉致敏泛变应原，但并不是物种特异性标记物。通过摄入（海鲜）、吸入（螨虫和蟑螂）或寄生虫感染（蛔虫病和异尖线虫病），可导致对原肌球蛋白过敏。除原肌球蛋白外，近年来，还发现了其他与贝类过敏有关的交叉反应及临床相关标记物（如精氨酸激酶和肌质钙结合蛋白）。

血清白蛋白

血清白蛋白是脊椎动物血液中含量丰富的大型球蛋白。它们在肝脏内被合成为前白蛋白，包含由18个和4个氨基酸组成的N端信号肽，这些肽在蛋白成熟过程中被裂解。成熟的血清白蛋白存在于血浆中，通过血管和身体组织之间体液进行正常分布，在维持胶体渗透压中起到至关重要的作用。血清白蛋白是通过与疏水性激素、脂肪酸和其他分子的非特异性结合而形成的血浆载体。它们的特征是具有三个域的α螺旋结构，并由几个二硫键来保持稳定。血清白蛋白并没有被糖基化，相对分子质量为65 000～69 000，不耐热，加热到50℃以上发生变性。哺乳类动物的血清白蛋白属于高度保守蛋白，与人类血清白蛋白（HSA）有关的序列同源性为72%～82%。鸟类血清白蛋白对HSA（46%～49%）和其他哺乳类动物的血清白蛋白（42%～48%）的序列一致性较低。近年来，IUIS过敏原命名委员会分会已对可引起过敏症的血清白蛋白进行识别，包括Bos d 6（牛）、Can f 3（狗）、Fel d 2（猫）、Equ c 3（马）、Sus s 1（猪）、Cav p 4（豚鼠）和Gal d 5（鸡）。

血清白蛋白被认为是存在于动物皮屑和体液（如唾液、乳汁和尿液）中的次要呼吸道过敏原。结果显示，对动物毛发过敏的患者的平均过敏率为30%。由于其明显的同源性，血清白蛋白具有高度的交叉反应性（表6-14）。对血清白蛋白的单一致敏在原发性致敏中极其罕见，在与血清白蛋白有关的呼吸道过敏中，通常认为IgE与临床相关性较低。

与其作为呼吸道过敏原的作用相反，在食用未经烹煮的或未煮熟的食物后，食物中的血清白蛋白会引起轻微至严重的临床症状。血清白蛋白如Bos d 6（BSA），可与不同种类的哺乳动物奶类产生广泛的交叉反应性，并被认定为次级奶类过敏原。由于其不耐热，因此需将奶类煮沸至少10分钟才可消除其变应原性。

血清白蛋白也是重要的肉类过敏原。例如，对Bos d 6（BSA）致敏会增加牛肉过敏风险，反之亦然。食用原料肉或奶类可引起严重的临床症状，而大多数情况下，食用熟肉是不会的。不同种类的肉类之间的交叉反应性是该蛋白家族成员之间广泛同源性的结果。BSA和OSA（羊血清白蛋白）具有相似的氨基酸序列和变应原性，被认为是引起羊肉和牛肉过敏的主要过敏原。

血清白蛋白也与肉/奶和动物皮屑的交叉反应性有关。它们参与对猪肉和猫科动物上皮细胞的联合致敏，被称为猪-猫综合征。对Fel d 2具有特异性IgE的患者与猪肉白蛋白会发生交叉反应（Sus s 1），这些患者在食用猪肉后会出现临床症状。猪-猫综合征的患病率极低，通过α半乳糖苷酶IgE的延迟反应对肉类过敏进行区分。鸡血清白蛋白（Gal d 5），存在于蛋黄中，在摄入后可诱发哮喘（禽-蛋综合征）。血清白蛋白在职业过敏中也具有致敏作用，因为BSA作为防腐剂被广泛地用于各种介质（细胞培养物和疫苗）中。

表6-14　血清白蛋白家族中与诊断有关的成分

过敏原			可能的交叉反应性																				
	来源	部分过敏原	谷类	蛋	鱼类	水果	豆类	肉类	奶	坚果、种子	海鲜	调味品	蔬菜	草坪草花粉	树木花粉	杂草花粉	动物	螨虫	霉菌	昆虫	毒液	寄生虫	乳胶
食物	牛肉 (Bos domesticus)	Bos d 6						■	■								■						
	鸡肉 (Gallus gallus domesticus)	Gal d 5		■				■															
	猪肉 (Sus scrofa domestica)	Sus s 1						■	■								■						
动物	狗 (Canis familiaris)	Can f 3						■	■								■						
	马 (Equus caballus)	Equ c 3						■	■								■						
	猫 (Felis domesticus)	Fel d 2						■	■								■						

脂质运载蛋白

脂质运载蛋白是配体结合蛋白（calycin）超家族成员。脂质运载蛋白家族由泛素表达的成员组成，具有共同的三级结构特征。脂质运载蛋白存在于细菌、植物、无脊椎动物和脊椎动物中。它们具有20%~30%的有限序列一致性，由八个反平行β链组成桶状三级结构，并对内部结合域进行封闭。因此，脂质运载蛋白能够结合小的疏水性分子，如信息素、类固醇、视黄醇和气味剂。脂质运载蛋白是一种分子分泌性糖基化蛋白，相对分子质量为16 000～25 000，与多种生物过程有关，包括调节免疫通路、类视黄醇结合、信息素运输、前列腺素合成和癌细胞的相互作用。

几种脂质运载蛋白被确定为过敏原，包括β杆菌球蛋白、哺乳类动物皮屑过敏原和胞质脂肪酸结合蛋白。哺乳类动物脂质运载蛋白过敏原（除β乳球蛋白外）被认为是呼吸道过敏原，它们主要参与信息素和气味剂的运输，存在于皮屑、唾液和尿液中。脂质运载蛋白是绝大多数的皮屑过敏原。来自马、狗、小鼠、大鼠、豚鼠和牛的重要呼吸道过敏原均属于脂质运载蛋白家族（表6-15）。它们很容易附着在颗粒上，在空气中传播，广泛分布在环境中。

表6-15　脂质运载蛋白家族中与诊断有关的成分

过敏原		可能的交叉反应性																			
来源	部分过敏原	谷类	蛋	鱼类	水果	豆类	肉类	奶	坚果、种子	海鲜	调味品	蔬菜	草坪草花粉	树木花粉	杂草花粉	动物	螨虫	霉菌	昆虫	毒液	寄生虫	乳胶
动物	狗 (Canis familiaris)　Can f 1															○						
	狗 (Canis familiaris)　Can f 2															○						
	马 (Equus caballus)　Equ c 3															○						
	猫 (Felis domesticus)　Fel d 2															○						
	小鼠 (Mus musculus)　Mus m 1															○						

○ 主要的物种特异性过敏原

由于其序列同源性较低，它们被认为是物种特异性过敏原。然而，一些脂质运载蛋白，如Equ c 1（马）、Fel d 4（猫）和Can f 6（狗），具有较高的序列一致性（高达67%），且已被证明在低剂量时会发生交叉反应。呼吸道皮屑过敏原的广泛交叉反应性主要由血清白蛋白的高度同源蛋白家族成员引起。

与交叉反应脂质运载蛋白有关的其他代表物是β乳球蛋白，是与反刍动物物种有关的重要乳清蛋白。主要的牛奶过敏原Bos d 5对其他种类奶类中的β乳球蛋白具有高度的交叉反应性。胞质脂肪酸结合蛋白，负责脂肪酸在细胞外膜和细胞内膜之间穿梭，且仅与β乳球蛋白和细胞外膜脂质运载蛋白之间存在远亲关系。在Der p 13、Der f 13（螨虫）和Bla g 4（蟑螂）中β乳球蛋白是次要过敏原。

哺乳类动物的脂质运载蛋白是与毛茸宠物有关的主要过敏原，是呼吸道症状和哮喘发作的风险因素。迄今为止，最有效的防治措施就是避免接触过敏原，只有对猫过敏的患者才会患有鼻结膜炎和哮喘。

小白蛋白

小白蛋白是一种相对分子质量较低的蛋白，相对分子质量为12 000。小白蛋白属于EF手型蛋白家族，其在肌肉中的表达率最高，但也存在于中枢神经系统、内分泌组织等器官中。EF手型蛋白域由钙结合钛环和两侧的α螺旋线组成，这些结构被称为EF手型基序。螺旋-环-螺旋片段能够结合钙和镁，是EF手型蛋白的特性。

根据其蛋白特性，可以对两种不同的种系起源进行区分：α系和β系。α小白蛋白是致敏蛋白，存在于哺乳类动物和鸟类的肌肉中，而β小白蛋白为存在鱼类肌肉中的泛变应原。小白蛋白存在于白和红肌肉中，在白肌肉中的含量较高。在不同的鱼类中，白和红肌肉的分布情况会有所不同。小白蛋白具有钙缓冲蛋白的作用，参与肌肉松弛。

小白蛋白与鱼类过敏有关（表6-16）。95%以上的鱼类过敏患者对小白蛋白过敏，会与不同种类的小白蛋白产生高度交叉反应性。这可以通过较高的序列同源性（>70%）和结构相似性进行解释。在钙结合域中，可以观察到最高的序列同源性，用来建立构象表位和结合IgE抗体。小白蛋白的IgE反应性取决于钙含量。钙缺乏时IgE反应性较低，钙离子会对IgE表位的构造产生影响。小白蛋白对热暴露和变性剂具有极强的抵抗力。

表6-16　小白蛋白家族中与诊断有关的成分

| 过敏原 | | 可能的交叉反应性 | | | | | | | | | | | | | | | | | | | | | |
来源	部分过敏原	谷类	蛋	鱼类	水果	豆类	肉类	奶	坚果、种子	海鲜	调味品	蔬菜	草坪草花粉	树木花粉	杂草花粉	动物	螨虫	霉菌	昆虫	毒液	寄生虫	乳胶
鲤鱼 (*Cyprinus carpio*)	Cyp c 1			■																		
波罗的海鳕鱼 (*Gadus callarias*)	Gad c 1			■																		
大西洋鳕鱼 (*Gadus morhua*)	Gad m 1			■																		
虹鳟 (*Oncorhynchus mykiss*)	Onc m 1			○																		
大西洋鲑鱼 (*Salmo salar*)	Sal s 1			○																		
黄鳍金枪鱼 (*Thunnus albacares*)	Thu a 1			■																		

（食物为左侧纵向分类）

○ 主要的物种特异性过敏原。

蛋白Gad c 1是波罗的海鳕鱼中第一个被鉴定为鱼类主要过敏原的小白蛋白。抗原-抗体相互作用可能涉及到不同表位，表位的数量与过敏反应的严重程度有关。线性表位的数量被认为是过敏反应严重程度的指标。

二、其他过敏原

牛奶

目前牛奶是饮食的组成部分之一，以生的、巴氏灭菌的、煮沸的或加工过的形式食用，如奶油、黄油、冰激凌和奶酪。此外，牛奶及牛奶衍生物被用作多种食品的添加剂，也可用于非食物性物品，如化妆品。由于牛奶蛋白是许多婴儿配方奶粉的基础，因此，它是第一个被引入婴儿饮食的蛋白。

牛奶是婴幼儿及儿童产生不良过敏反应的主要原因之一，也是嗜酸性食管炎成人患者中最常见的食物过敏原之一（表6-17）。然而，成人对牛奶过敏的情况较少，这是因为大多数对牛奶过敏的儿童随着年龄的增长可能会自动脱敏。由于工业食品被广泛采用，因此隐性暴露比较常见。

表6-17 在牛奶中发现的与诊断有关的成分

| 过敏原 | | 可能的交叉反应性 | | | | | | | | | | | | | | | | | | | |
来源	部分过敏原	谷类	蛋	鱼类	水果	豆类	肉类	奶	坚果、种子	海鲜	调味品	蔬菜	草坪草花粉	树木花粉	杂草花粉	动物	螨虫	霉菌	昆虫	毒液	寄生虫	乳胶
牛奶 (Bos domesticus)	Bos d 4 (α-乳球蛋白)							■														
牛奶 (Bos domesticus)	Bos d 5 (β-乳球蛋白)							■														
牛奶 (Bos domesticus)	Bos d 6 (血清白蛋白)						■	■								■						
牛奶 (Bos domesticus)	Bos d 8 (酪蛋白)							■														
牛奶 (Bos domesticus)	Bos d (转铁蛋白/乳铁蛋白)							■														

注：食物

牛奶中的蛋白含量在3%～3.5%之间，分为酪蛋白（80%）和乳清蛋白（20%）。酪蛋白会被析出，从而构成凝结物（凝乳），用于奶酪生产。可分为四种不同的酪蛋白：α-S1-酪蛋白、α-S2-酪蛋白、β酪蛋白和K酪蛋白。它们具有热稳定性，在煮沸或其他热处理后可以维持其变应原性。其余可溶解的乳浆或乳清蛋白主要包含β乳球蛋白、α乳白蛋白、牛血清白蛋白、乳铁蛋白和免疫球蛋白，这些蛋白易受高温影响。因此，对酪蛋白不过敏的患者通常对经加热处理的牛奶也不过敏。

牛奶过敏原与绵羊奶和山羊奶的过敏原具有高度的结构一致性，因此，临床交叉反应性较高。对于其他来源的奶，如驴、骆驼或马，则交叉反应性极少。

在临床诊断为牛奶过敏的情况下，特别是对加热牛奶不耐受的患者，建议避免食用牛奶蛋白。对婴幼儿及儿童来说，建议采用与蛋白、能量和钙有关的替代来源，例如从专门的低敏配方中获取蛋白、能量和钙。

最近的几项研究表明了可能的口腔脱敏策略，但目前尚未被转化为正式的应用指南。

鸡蛋

鸡蛋是一种世界范围内较为普遍的食品。由于卵磷脂的乳化作用，它在食品工业中被广泛用作黏合剂，存在于不太明显的来源中，如饮料等。因此隐性暴露比较常见。除食品外，一些用鸡胚培育的疫苗也可能含有鸡蛋过敏原，从而可能引起致命的过敏反应。

鸡蛋过敏是引起婴幼儿及儿童食物过敏的最常见的原因之一（表6-18）。和牛奶过敏一样，对鸡蛋过敏的婴幼儿及儿童随着年龄的增长也可能自动脱敏。虽然原发性致敏途径涉及到胃肠道，但是有报道面包店工作人员会出现与雾化的鸡蛋蛋白有关的呼吸道症状。

表6-18　在鸡蛋中发现的与诊断有关的成分

| 过敏原 | | 可能的交叉反应性 | | | | | | | | | | | | | | | | | | | | |
来源	部分过敏原	谷类	蛋	鱼类	水果	豆类	肉类	奶	坚果、种子	海鲜	调味品	蔬菜	草坪草花粉	树木花粉	杂草花粉	动物	螨虫	霉菌	昆虫	毒液	寄生虫	乳胶
蛋白 *(Gallus gallus domesticus)*	Gal d 1（卵类黏蛋白）		■																			
蛋白 *(Gallus gallus domesticus)*	Gal d 2（卵白蛋白）		■																			
蛋白 *(Gallus gallus domesticus)*	Gal d 3（伴白蛋白／卵转铁蛋白）		■																			
鸡蛋 *(Gallus gallus domesticus)*	Gal d 4（溶菌酶）		■																			
蛋黄 *(Gallus gallus domesticus)*	Gal d 5（卵黄球蛋白／血清白蛋白）		■				■															

（食物）

大部分蛋白质存在于蛋清（也被称为蛋白）中，具有大多数的致敏蛋白。蛋黄含有较少的蛋白质和过敏原。可能会与其他鸟类（如鸭子和鹅）的蛋白发生交叉反应性。此外，在蛋清、蛋黄、血清和肉类中也发现了共同的过敏原。

在临床诊断为鸡蛋过敏的情况下，特别是对加热鸡蛋不耐受的患者，建议避免食用蛋白。

最近的几项研究表明了可能的口腔脱敏策略，尚未被转化为正式的应用指南。

昆虫毒液

昆虫毒液是蛋白质酶、生物活性肽和生物胺的复杂混合物。酶的活性与毒液的扩散（如透明质酸酶）、肽组分的活化（如二肽基肽酶）或毒性（如磷脂酶）有关。由于存在糖蛋白，昆虫毒液具有较高的CCD反应性，使得对提取物致敏性的区分更为复杂。

一些蛋白家族属于物种特异性蛋白家族，可以对致病毒液进行识别，而另一些蛋白家族存在于不同物种的毒液中，具有不同程度的交叉反应性（表6-19）。

抗原5：抗原5蛋白是在胡蜂科家族（包括普通胡蜂、大黄蜂和造纸胡蜂）毒液中发现的主要过敏原，但没有毒性。抗原5是区分蜜蜂和胡蜂致敏的独特标志。

在黄胡蜂属或长脚蜂属中，不同的抗原5蛋白之间具有较高的序列同源性和交叉反应性，而在不同种属（如黄胡蜂属和长脚蜂属）之间则具有较低的序列同源性和交叉反应性。从特异性IgE抗体水平上，可对致敏情况进行区分。

磷脂酶A1：磷脂酶A1是一种存在于胡蜂科家族（如普通胡蜂、大黄蜂和造纸胡蜂）毒液中的主要过敏原。在蜜蜂毒液中，不存在与磷脂酶A2有关的交叉反应性，这使得它成为区分蜜蜂和胡蜂致敏的独特标志物。

由于同源性较高，在黄胡蜂属或长脚蜂属中，磷脂酶A1蛋白之间存在明显的交叉反应性，但在不同种属间（如黄胡蜂属和长脚蜂属），交叉反应性并不明显。从特异性IgE抗体水平上，可对致敏情况进行区分。

透明质酸酶：透明质酸酶是存在于蜜蜂、胡蜂和大黄蜂毒液中的次要过敏原。这些天然糖蛋白的IgE反应性大多针对碳水化合物部分，而真正的蛋白特异性反应不太常见。胡蜂与蜜蜂透明质酸酶之间的交叉反应性不明显，而胡蜂与大黄蜂之间的交叉反应性则比较高。

二肽基肽酶 IV（DPP IV）：DPP IV是存在于蜜蜂和胡蜂毒液中的大相对分子质量过敏原。它们在这些昆虫之间具有高度的交叉反应性，甚至超出了碳水化合物成分，是主要过敏原。

表6-19　在昆虫毒液中发现的与诊断有关的成分

过敏原		可能的交叉反应性																			
来源	部分过敏原	谷类	蛋	鱼类	水果	豆类	肉类	奶	坚果、种子	海鲜	调味品	蔬菜	草坪草花粉	树木花粉	杂草花粉	动物	螨虫	霉菌	昆虫	毒液	寄生虫	乳胶
蜜蜂毒液 (Apis mellifera)	Api m 1 （磷脂酶 A2）																			○		
蜜蜂毒液 (Apis mellifera)	Api m 2 （透明质酸酶）																			■		
蜜蜂毒液 (Apis mellifera)	Api m 3 （酸性磷酸酶）																			○		
蜜蜂毒液 (Apis mellifera)	Api m 4 （蜂毒肽）																			○		
蜜蜂毒液 (Apis mellifera)	Api m 5 （二肽基肽酶 Ⅳ）																			■		
蜜蜂毒液 (Apis mellifera)	Api m 10 (Icarapin)																			○		
造纸胡蜂毒液 (Polistes dominula)	Pol d 1 （磷脂酶 A1）																			○		
造纸胡蜂毒液 (Polistes dominula)	Pol d 5 （抗原 5）																			○		
普通胡蜂毒液 (Vespula vulgaris)	Ves v 1 （磷脂酶 A1B）																			○		
普通胡蜂毒液 (Vespula vulgaris)	Ves v 5 （抗原 5）																			○		

（昆虫毒液：左侧合并单元格，对应上述全部行。）

○ 主要的物种特异性过敏原（仅区分蜜蜂/黄蜂）。

三、糖蛋白

　　许多无脊椎动物和植物过敏原都是糖基化的，并含有低聚糖侧链。在糖基化过程中，低聚糖侧链（交叉反应性糖类抗原决定簇，CCD）会与过敏原的蛋白框架结合。不同植物和无脊椎动物的CCD结构具有较高的结构相似性，但又与人类的糖蛋白结构不同。因此，它们具有高度的免疫原性。在首次接触糖基化过敏原时，可能会形成与蛋白和CCD结构有关的特异性IgE抗体（抗CCD IgE抗体；图6-2上图）。由于CCD具有明显的种间结构相似性，所以会导致昆虫、甲壳类动物、软体动物、植物花粉、水果和乳胶的糖蛋白间产生交叉反应性。大约25%的过敏患者和非特应性个体会产生抗CCD特异性IgE抗体。这些sIgE抗体通常与临床疾病无关，但在基于提取物的体外诊断中，可能会导致假阳性结果。在消除抗CCD IgE抗体后，对阳性结果进行评估可提高诊断特异性，特别是之前的阳性IgE结果与临床症状不一致的时候（图6-2下图；详见图6-4）。

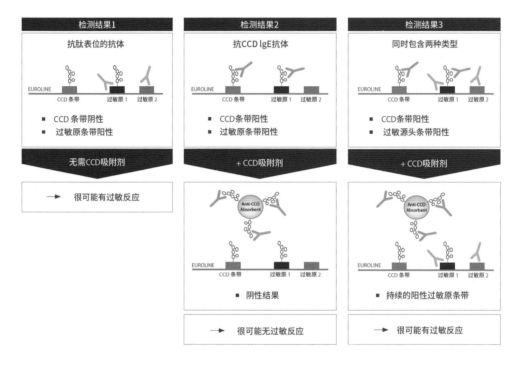

图6-2 可能出现在患者样本中的抗CCD IgE抗体对过敏原特异性IgE测试结果的影响

第五节 有效的过敏诊断策略

目前，过敏诊断通常以四步诊断程序为基础，首先是详细地询问患者的情况（既往史），随后是进行各种检查，以便进行鉴别诊断（图6-3）。

在皮肤点刺测试中，来自过敏原的提取物，包括相关和不相关的过敏原成分的混合物，通过移液管输送到皮肤上。随后，用刀片的尖端刺穿皮肤。对过敏原的阳性反应特征就是皮肤发红，且呈圆形红色印记。

在激发测试中，将过敏原提取物直接作用于对过敏原有反应的身体部位，如眼结膜。如果对所采用的过敏原存在过敏反应，相关症状将在几分钟内出现。

然而，结合患者病史和上述检查并不总是能够明确患者对哪种过敏原敏感。最先进的实验室测试有助于对患者血液中的sIgE抗体进行检查，从而确定可引起过敏相关症状的过敏原以及过敏原成分。

　　为了进一步明确相关信息，可以使用高效的两步体外诊断（IVD）程序。对多种过敏原进行平行研究的多参数测试非常有效，且可以使用非常少量的血液完成测试。此外还有助于识别与过敏原来源有关的未知致敏，并可以提供与确切过敏原有关的信息。如果在第一个诊断步骤中获得阳性反应，则在第二个步骤中对过敏原特异性成分进行分析（界定组分过敏原诊断，DPA-Dx）。

　　DPA-Dx能够区分交叉反应和多种致敏反应，评估严重过敏反应风险，并预知特异性免疫治疗（SIT）结果，以及耐受性发展的可能性。这些先进的血液测试对患者的益处是，评估采用最佳的靶向治疗方法，并了解引发过敏的部分过敏原的触发因子和致敏模式。例如，可应用在饮食建议考量中。

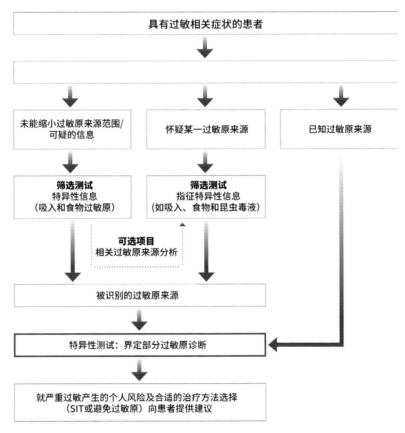

图6-3　有效的过敏诊断策略

一、实例：糖蛋白

　　结果：在用抗CCD吸附剂对患者样本进行处理前，针对大量吸入性、食物、昆虫毒液和环境过敏原，患者的检测结果呈阳性。有时相关的反应强度很高，达到EAST级别6（图6-4）。在去除抗CCD sIgE后，患者只对不同草坪草花粉和栽培黑麦花粉、较少的食物和乳胶过敏，并没有观察到对昆虫或昆虫毒液过敏。

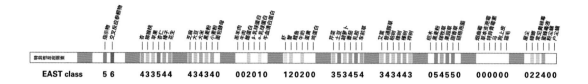

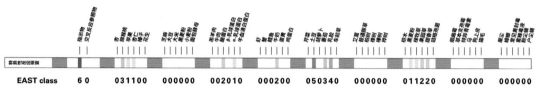

图6-4 实例1

说明：由于患者样本中的抗CCD sIgE抗体会导致与多种过敏原有关的多重致敏的假阳性反应，因此，最初可观察到对几种吸入性、食物和昆虫毒液过敏原敏感。用抗CCD吸附剂对样本进行处理后，可以确认，患者对草坪草花粉和黑麦花粉（EAST级别1~2）、奶（酪蛋白：EAST级别2）、乳胶（EAST级别4）和一些与乳胶存在交叉反应的食物（EAST级别1~5，如西红柿、土豆、苹果和猕猴桃）真正过敏，同时并没有发现对昆虫毒液过敏。

建议：如果花粉过敏给患者带来严重负担，则可以对SIT予以考虑。建议通过DPA-Dx来提供与SIT结果有关的预后信息（详见实例7、8）。因为患者对耐热的奶蛋白酪蛋白（Bos d 8）过敏，无论是生的还是熟的，都必须严格避免接触食用该过敏原。此外，患者应随身携带急救箱。为了对Bos d 8的潜在耐受性发展情况进行评估，建议在6个月后执行DPA-Dx（详见实例2）。针对假定的（乳胶相关）食物过敏，建议向营养学家咨询，以确定个人饮食限制。

二、实例：食物过敏

结果：对于花生，患者对两种耐热的部分过敏原（即贮藏蛋白Ara h 2和脂质转运蛋白Ara h 9）敏感（图6-5）。对于奶和蛋，患者对耐热（奶：酪蛋白-Bos d 8；蛋：卵类黏蛋白-Gal d 1）和不耐热（奶：α乳白蛋白-Bos d 4、β乳球蛋白-Bos d 5；蛋：卵白蛋白-Gal d 2、伴白蛋白-Gal d 3）的蛋白都敏感。

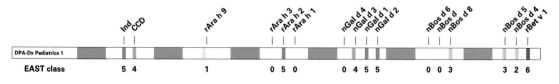

图6-5 实例2

说明：患者对花生、奶和蛋有多重致敏反应，且全身反应风险较高，因为患者对这三种食物中的几种耐热的部分过敏原敏感。

建议：必须严格避免接触过敏原来源，无论是生的还是熟的。患者应随时携带急救箱，以防出现临床症状。由于与Gal d 1有关的sIgE数量较高，因此，在成年期也可能存在蛋类过敏。为了对Bos d 8的潜在耐受性发展情况进行评估，建议在6个月后重复这个测试。此外，可能与坚果、不同的水果和蔬菜（如大豆、扁豆、豌豆、桃子和苹果）以及山羊奶和绵羊奶之间存在交叉反应。

结果：对于花生，患者对所测试的部分过敏原（Ara h 1、Ara h 2、Ara h 3、Ara h 9；Bet v 1 = Ara h 8-同系物蛋白）不过敏（图6-6）。对于奶和蛋，患者仅对不耐热的蛋白（奶：血清白蛋白-Bos d 6；蛋：卵白蛋白-Gal d 2、伴白蛋白-Gal d 3）过敏。

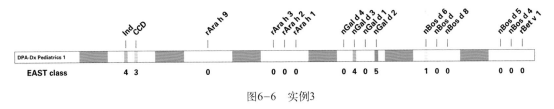

图6-6　实例3

说明：患者可能耐受熟的牛奶及其他乳制品，如酸奶、奶酪、烘焙食品和巧克力，以及煮熟的蛋和烘焙食品中的蛋，且全身反应风险较低。

建议：如有临床表现，建议用奶和蛋进行激发测试，以便对体外测试结果进行确认，并确认食用煮熟的食物不会产生全身反应风险。由于对血清白蛋白（Bos d 6）过敏，因此对牛肉与其他肉类之间可能存在交叉反应。此外，需非常谨慎地使用可能含有卵白蛋白（Gal d 2）的疫苗。

结果：患者对花生特异性部分过敏原（Ara h 1、Ara h 2、Ara h 3、Ara h 5、Ara h 6、Ara h 7、Ara h 9）不过敏，但与Bet v 1（在桦树花粉中发现的Ara h 8同系物）有关的检测结果呈阳性（图6-7）。

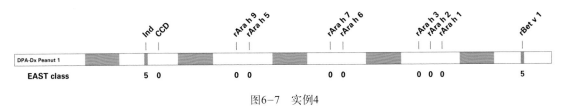

图6-7　实例4

说明：患者对桦树花粉蛋白Bet v 1有原发性致敏反应；由于存在与其同系物Ara h 8有关的交叉反应，因此可能产生对桦树花粉相关食物过敏，并伴有轻微症状（口腔过敏综合征，OAS）。

建议：如果桦树花粉过敏给患者带来严重负担，那么针对桦树花粉的SIT的成功率很高，因为患者对桦树花粉主要过敏原Bet v 1敏感。假定Bet v 1和花生特异性Ara h 8之间存在交叉反应，则可通过SIT来缓解花粉相关食物过敏。

三、实例：昆虫毒液过敏

结果：除针对不同膜翅目物种（蜜蜂、普通胡蜂和欧洲大黄蜂）的所有昆虫毒液及交叉反应性碳水化合物决定因子CCD的测试结果呈阳性外，患者对胡蜂毒液特异性部分过敏原（Ves v 1、Ves v 5）敏感（图6-8）。

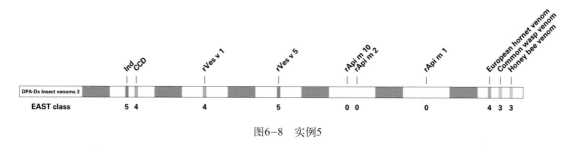

图6-8　实例5

说明：本测试可以检测到与CCD有关的sIgE；根据所有昆虫毒液提取物的阳性结果，可假定多重致敏。然而，本测试中CCD不相关的部分过敏原结果表明，患者很可能对胡蜂毒液单一敏感，且全身反应风险较高。

建议：由于患者对胡蜂毒液的主要过敏原Ves v 5过敏，因此，与胡蜂毒液有关的SIT的成功率很高。在SIT治疗成功之前，患者应随身携带急救箱，以防出现临床表现。

结果：除蜜蜂和普通胡蜂毒液提取物和CCD结果呈阳性外，患者对一种蜜蜂毒液特异性部分过敏原敏感（图6-9）。

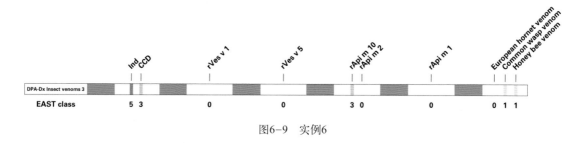

图6-9　实例6

说明：本测试可以检测到与CCD有关的sIgE；根据蜜蜂和胡蜂毒液提取物的阳性结果，可假定双重致敏。然而，本测试中CCD不相关的部分过敏原结果表明，患者很可能对蜜蜂毒液单一敏感，且全身反应风险较高。

建议：由于患者对蜜蜂毒液的主要过敏原Api m 10过敏，因此，与蜜蜂毒液有关的SIT的成功率很高。然而，需谨慎选择治疗方案，因为从文献中了解到，蜜蜂毒液特异性部分过敏原在有效的SIT疗法中的治疗数量较少。在SIT治疗成功之前，患者应随身携带急救箱，以防出现临床表现。

四、实例：吸入性过敏

结果：患者对桦树和梯牧草花粉过敏，但只有对两种花粉来源的物种特异性主要过敏原桦树：Bet v 1，梯牧草：Phl p 1、Phl p 5的测试结果呈阳性（图6-10）。

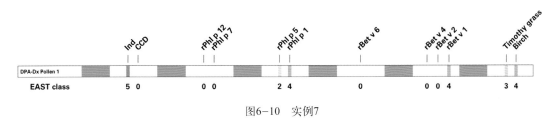

图6-10　实例7

说明：患者对桦树和梯牧草花粉的主要过敏原有双重致敏反应。

建议：针对桦树和梯牧草花粉的双重SIT治疗具有良好的预后，因为患者只对这两种花粉来源的主要过敏原敏感。

结果：除CCD结果呈阳性外，患者对桦树和梯牧草花粉过敏，对两种花粉来源的不同物种特异性过敏原桦树：Bet v 4，梯牧草：Phl p 1、Phl p 7的测试结果均呈阳性（图6-11）。

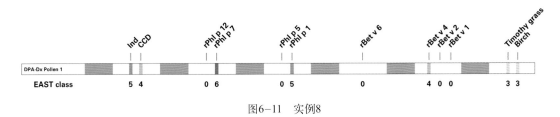

图6-11　实例8

说明：本测试可以检测到与CCD有关的sIgE；根据桦树和梯牧草花粉提取物的阳性结果，可假定双重致敏。然而，本测试中CDD不相关的部分过敏原结果表明，患者很可能对梯牧草花粉单一敏感。根据文献，对桦树花粉特异性钙结合蛋白Bet v 4单一敏感的情况非常罕见（次要过敏原的患病率仅为5%）。综上所述，Bet v 4的阳性结果更有可能是由于其与梯牧草花粉特异性钙结合蛋白Phl p 7（泛变应原）具有高度的结构同源性所致的交叉反应。

建议：由于患者对梯牧草花粉主要过敏原Phl p 1过敏，因此，与梯牧草花粉有关的SIT的成功率很高。因为患者只对桦树花粉次要过敏原Bet v 4过敏，因此不建议进行与桦树花粉有关的SIT。根据文献，如果过敏是基于只对次要过敏原致敏，那么SIT并不能实现良好的预后。

第六节　IgE 的分析测定

一、样本

体外免疫球蛋白E（IgE）测定是以患者血液样本为基础。血液样本经进一步处理后获得血浆或血清，并将其用于所选定的测试系统。

除这些常用的制备方法外，干血斑（DBS）样本在诊断领域的应用也变得越来越突出。从指尖获得血液样本，并直接将其转移到固体载体材料上。这样带来的好处就是样本稳定性高，易于运输。此外，相关人员不需要具备广泛的专业知识即可获得干血斑样本。

嗜碱性粒细胞活化测试（BAT）等功能性测试需要使用全血样本，需要有完整的血细胞存在于检测样本中。

血浆

血浆是血液中不含各种血细胞（红细胞、血小板和白细胞）成分的部分。除对渗透调节起重要作用外，血浆还是多种成分的载体，如激素、蛋白质、电解质和糖类。代谢物会被直接溶解在血浆中，或与血浆可溶性蛋白结合，使其分布在人体中。针对不同的检测问题，需要对这些物质进行分别考虑。

为了进行体外诊断检测，需要使血浆与血细胞分离，共两个步骤：①使用抗凝血剂对血液样本进行处理，以防止血细胞凝结。最常见的方法就是在国际标准浓度的血液样本中添加EDTA、柠檬酸盐或肝素。此外，典型的抗凝血剂还涉及到草酸盐和水蛭素。②随后，通过离心分离方法，将血细胞从血浆中分离出来（上层清液）。

与血清相比，血浆具有制备速度快、产率高的优点。

血清

用于体外诊断的最常见的分析物是血清。完全凝固的血样样本经离心分离后，得到血清。这个过程会去除纤维蛋白原、凝血因子及血细胞，因为它们是凝结物的组成成分。与此相对应的就是血小板活化，这会使血清血小板蛋白的比例相对于血浆有所增加。除这些差异外，重要诊断标志物的含量与血浆相似。

二、分析方法

通过竞争性（间接）或免疫测定性（直接）免疫分析法，对血液样本中的IgE水平进行测定。在特异性IgE（sIgE）分析领域，通过过敏原提取物和分离的或重组的部分过敏原在样本中捕获抗体。为此，相关的过敏原被应用到液相或被耦合到固相，并与样本一起孵育使得sIgE结合。随后通过洗涤程序，去除未结合及低亲和性抗体；只有具有充足的过敏原特异性的IgE可以牢固结合。通过抗IgE反应物，对捕获的高亲和力免疫球蛋白进行直接（荧光性、发冷光和放射性标记）或间接（耦合酶的基质反应）检测。

由于缺乏国际标准化的sIgE标准，sIgE量化通常依赖于总IgE测定值（异质校准）或单位的任意定义。

酶联免疫吸附试验

酶联免疫吸附试验是一种分布广泛的且可被用来测定过敏原sIgE的方法，它是通过单位定点方法实现的。1972年，Engvall和Perlmann首次提出用酶联免疫吸附试验检测免疫球蛋白。这种方法衍生自放射免疫测定，无须进行放射性分析。

酶联免疫吸附试验是以被固定在载体膜上的特异性过敏原为基础。其优点就是灵敏度较高，因为存在大量的过敏原。sIgE测定仅限于与每次孵育相关的单一过敏原，进一步的体外诊断需要对一组不同过敏原的sIgE测定，因此需要逐一测定，使得酶联免疫吸附试验测试对患者样本量的需求较高。主治医生有责任选择相关且必要的过敏原测试，以解决具体的诊断问题。

相关测试步骤：首先，将稀释后的患者样本加入到含有过敏原的酶联免疫吸附试验试剂盒中。孵育步骤使样本中的sIgE与过敏原相结合。随后，使用酶标二抗人IgE抗体来检测所捕获的sIgE。碱性磷酸酶（AP）常被用作二抗的标记物，加入特定底物会引发碱性磷酸酶的催化反应。由此产生的显色反应会形成可量化的信号；在校准曲线的帮助下，可以被转化成浓度值。

通常酶联免疫吸附试验测试两次，以确保所获得的测试结果的稳定性。

免疫印迹法

如今，随着对重要过敏原及其交叉反应的知识不断增长，我们能够更好地了解过敏原测试的最佳组合，以显示更完整的诊断信息。免疫印迹法可作为一种理想的工具以满足组合检测的需求。

1981年，W. Neal Burnette首次描述了免疫印迹法。用特异性抗体检测蛋白质以及随后基于细胞膜的放射性检测。目前，在过敏诊断领域内，最常用的免疫印迹法类型是条带印迹，即在膜的某些位置"打印"过敏原带。

条带印迹的特征是在单个膜上呈现一定数量的过敏原，因此被称为多参数测试。该技术允许同时检测与多种不同过敏原有关的过敏原sIgE。

预先选择的过敏原组合使测试变得非常方便，基于指征的过敏原信息属于即用型信息。此外，它们可以提供所有必要信息，以获得全面的临床图像。因此，许多具有挑战性的问题，如交叉反应和多敏化的识别，可以很容易地得到解决。与酶联免疫吸附试验相比，免疫印迹法测试所需的样本量较小，非常适合儿科使用。

将患者样本加入到条带免疫印迹法中进行检测。sIgE与被包膜的过敏原特异性结合并通过在第二个步骤中添加的抗IgE抗体进行识别。与酶联免疫吸附试验相似，酶标二抗可通过特异性基质孵育后的显色来反应，直观地显示与各过敏原对应的sIgE的存在情况。使用平板扫描仪或摄像机系统对显色反应进行量化；在考虑到标准化色标的情况下，可在半定量系统中（即被广泛接受的EAST等级系统）显示测试结果。

化学发光免疫测定

化学发光免疫测定（CLIA）是一种用于检测患者样本中过敏原特异性IgE抗体的新方法。采用生物素标记过敏原（液相）的RA Analyzer 10可对测试性能进行全自动化操作。第一步，将过敏原与标记链霉亲和素的磁性微粒（固相）连接。随后将包被了过敏原的磁性微粒与患者样本一起孵育。通过若干洗涤步骤以去除未结合成分，然后将磁性微粒与带有吖啶酯标记的二级抗体一起孵育。通过另一个洗涤步骤来去除多余的未结合的二级抗体。在与二级抗体结合后，向混合物中添加触发溶液，从而诱发化学发光反应。所产生的信号被增强后可通过光电倍增管进行检测。结果用相对光单位（RLU）表示。信号强度与患者样本中结合的过敏原特异性IgE抗体的数量成正比。

嗜碱性粒细胞活化测试

嗜碱性粒细胞活化测试（BAT）是一种基于过敏原与个体患者细胞结合特异性IgE抗体之间相互作用的功能性体外检测。嗜碱性粒细胞与肥大细胞相似，在刺激活化后，可以表达高亲和力IgE受体（FcεRI）、分泌细胞因子及炎症介质。使用过敏原或人造交联剂对FcεRI进行交联处理后，使几个激酶级联活化，从而启动嗜碱性粒细胞活化。随后细胞钙离子内流，最后进行脱粒。高灵敏度的特异性BAT的关键部分是嗜碱性粒细胞的识别及其活化测定。最常见的用来测定外周血液样本中的嗜碱性粒细胞的识别标记物是CCR3、CRTH2、CD203c、IgE和CD123。在嗜碱性粒细胞（CD63、CD203c）表面或P-p38MAPK等嗜碱性粒细胞内部，通过特异性活化标记物，对嗜碱性粒细胞的活化状态进行分析。

目前，采用流式细胞术来完成BAT测试很难实现标准化。流式细胞分析仪价格昂贵，且需要操作人员具备全面的专业知识。此外，测量工作很耗时，数据分析常涉及到复杂的补偿和设计门类策略。由于存在这些技术因素且血液样本的保存时间非常有限，因此这种方法主要在专业实验室中使用。

附　录

附录 I　免疫检测通用技术专业名词表

德文名称	英文名称	中文名称	页码
Adhäsionsmoleküle	(Cell) Adhesion Molecules (CAM)	黏附分子	2
Antibiogramm	Antibiogram	抗菌谱	3
Aptamere	Aptamer	适配子	3
Arbeitsschutz	Occupational Health and Safety	劳动防护	4
Autoanttigene	Autoantigen; Self-antigen	自身抗原	4
Autoantikörper	Autoantibody	自身抗体	5
Autoimmunität	Autoimmunity; Autoimmune Reaction	自身免疫	6
Autoimmun-Regulator	Autoimmune Regulator; AIRE	自身免疫调节因子	8
Automation in der Bakteriologie	Automation in Bacteriology	细菌学的自动化	8
Aviditätsbestimmung	Avidity Determination	亲和力检测	9
Bakterien	Bacteria	细菌	10
Biolumineszenz im klinisch-chemischen Labor	Bioluminescence	生物发光	12
Biosensoren	Biosensors; Biological Sensors	生物传感器	12
Biotin-Streptavidin-Technik	Biotin-streptavidin Technology, Streptavidin-biotin System	生物素－链霉亲和素技术	13
Blockieren	Blocking	封闭	13
Bound/Free-Trennung	Bound-free Separation	分离结合物/游离配体	14
Elektronenmikroskop	Electron Microscope	电子显微镜	14
Enzyme-multiplied Immunoassay	EMIT; Enzyme Multiplied Immunoassay Technique	酶增强免疫测定技术	15
Enzymimmunoassay	Enzyme Immunoassay	酶免疫测定法	16
Erreger-Direktnachweis	Direct Detection of Pathogens	病原体直接检测	18
Färbemethoden, mikrobiologische	Microbiological Staining Methods	微生物染色技术	18
Fluoreszenzpolarisation	Fluorescence Polarisation	荧光偏振	19
HLA-Allele	Human Leukocyte Antigen Alleles; HLA Alleles	HLA 等位基因	19
Immunblot	Immunoblot; Western Blot	免疫印迹法	20
Immunfluoreszenz, indirekte	Indirect Immunofluorescence Assay (IIFA)	间接免疫荧光法	21
Immunodot	Immunodot; Dot-immunobinding Test; Dot Blot	免疫斑点	23
Immunpräzipitation	Immunoprecipitation	免疫沉淀法	24
Immunradiometrischer Assay	Immunoradiometric Assay	免疫放射测定	24

德文名称	英文名称	中文名称	页码
Immunstatus	Immune Status; Immunity Status	免疫状态	25
Immuntoleranz	Immune Tolerance	免疫耐受	25
Impfantikörper	Vaccination Induced Antibodies	疫苗诱导产生的抗体	26
Infektion	Infection	感染	26
Infektionsstatus	Infectious State	感染状态	27
Interferon-γ-Freisetzungstest	Interferon Gamma Releasing Test	γ 干扰素释放试验	27
Komplement	Complement	补体	28
Line-Assay	缺!	线性分析	30
Luminescent Oxygen Channeling Immunoassay	缺!	发光氧通道免疫分析	30
Luminex-Assay	Luminex Assay; Multiplexed Particle-based Flow Cytometry Assay	液态芯片分析	31
Lymphozyten-Phänotypisierung	Lymphocyte Phenotype Analysis	淋巴细胞表型分析	32
Makroarray	Macroarray	宏阵列	32
Mikroarray	Microarray	微阵列	33
Mikropartikel-Array	Micro-particle Array	微粒子阵列	34
Mimikry, molekulares	Molecular Mimicry	分子，模拟	35
Mutterschaftsvorsorge	Prevention of Infectious Diseases in Pregnancy; Prevention of Mother to Child Transmission of Infectious Diseases	孕期防护	36
Nadelstichverletzung	Needlestick Injury	针刺损伤	37
Nährmedium	Culture Medium; Growth Media; Broth; Agar	培养基	38
Neutralisationstest	Neutralization Assay	中和试验	38
Radioimmunoassay	Radioimmunoassay	放射免疫测定	39
Radiometrischer Assay	Radiometric Assay	放射测量	39
Sandwich-Assay	Sandwich Assay	夹心法	40
Sofortdiagnostik, immunologische	Rapid Immunotests	快速免疫诊断	41
Szintillator	Scintillator	闪烁体	41
Time-resolved fluorescence immunoassay	Time-resolved Fluorescence Immunoassay (TR-FIA); Delayed Emission Lanthanide Fluorescent Immunoassay (DELFIA)	时间分辨免疫荧光分析	42
T-Lymphozyten, autoreaktive	Autoreactive T-lymphocytes	自身反应性 T 淋巴细胞	42
Viren	Viruses	病毒	43

附录Ⅱ 自身免疫性疾病实验室诊断专业名词表

德文名称	英文名称	中文名称	页码
Antikörper gegen Gliadin	Antibodies Against Gliadin	抗麦胶蛋白抗体	70
Antikörper gegen Heparin/PF4	Antibodies Against Heparin/PF4	抗肝素 / 血小板因子 4 抗体	72
Antikörper gegen Interferon-β	Antibodies Against Interferon-β	抗干扰素 β 抗体	73
Antikörper gegen Saccharomyces cerevisiae	Antibodies Against Saccharomyces Cerevisiae	抗酿酒酵母抗体	73
Antikörper gegen Spermatozoen	Antibodies Against Spermatozoa	抗精子抗体	74
Autoantikörper bei bullösen Autoimmundermatosen	Autoantibodies of Autoimmune Bullous Dermatoses	大疱性自身免疫皮肤病自身抗体	75
Autoantikörper gegen Acetylcholinrezeptoren	Autoantibodies Against Acetylcholine Receptors	抗乙酰胆碱受体抗体	79
Autoantikörper gegen α-Fodrin	Autoantibodies Against α-Fodrin	抗 α- 胞衬蛋白抗体	80
Autoantikörper gegen Aminoacyl-t-RNS-Synthetase	Autoantibodies Against Aminoacyl-t-RNA Synthetase	抗氨酰 tRNA 合成酶自身抗体	81
Autoantikörper gegen Amphiphysin	Autoantibodies Against Amphiphysin	抗 Amphiphysin 抗体	82
Autoantikörper gegen Annexin A5	Autoantibodies Against Annexin A5	抗膜联蛋白 A5 抗体	83
Autoantikörper gegen Aquaporin 4	Autoantibodies Against Aquaporin 4	抗水通道蛋白 4 抗体	83
Autoantikörper gegen Asialoglykoprotein-Rezeptoren	Autoantibodies Against Asialoglycoprotein Receptors	抗去唾液酸糖蛋白受体抗体	85
Autoantikörper gegen ATP1A3	Autoantibodies Against ATP1A3	抗 ATP1A3 抗体	85
Autoantikörper gegen Augenmuskelproteine	Autoantibodies Against Eye Muscle Proteins	抗眼肌蛋白抗体	87
Autoantikörper gegen β$_2$-Glykoprotein I	Autoantibodies Against β$_2$-Glycoprotein I	抗 β$_2$ 糖蛋白 I 抗体	87
Autoantikörper gegen BPI	Autoantibodies Against BPI	抗杀菌通透性增强（BPI）蛋白抗体	89
Autoantikörper gegen C1q	Autoantibodies Against C1q	抗 C1q 抗体	89
Autoantikörper gegen C3-Konvertase	Autoantibodies Against C3 Invertase	抗 C3 转化酶抗体	90
Autoantikörper gegen Calciumkanäle	Autoantibodies Against Calcium Channels	抗钙离子通道抗体	91
Autoantikörper gegen Cardiolipin	Autoantibodies Against Cardiolipine	抗心磷脂抗体	92
Autoantitkörper gegen CARP Ⅷ	Autoantibodies Against CARP Ⅷ	抗靶原碳 Ⅷ 抗体	93

德文名称	英文名称	中文名称	页码
Autoantikörper gegen CENP-F	Autoantibodies Against CENP-F	抗着丝点蛋白 F 抗体	94
Autoantikörper gegen citrullinierte Peptide	Autoantibodies Against Cyclic Citrullinated Peptides	抗环瓜氨酸肽抗体	95
Autoantikörper gegen Desmosomen	Autoantibodies Against Desmosomes	抗桥粒蛋白自身抗体	97
Autoantikörper gegen DFS70	Autoantibodies Against DFS70	抗致密细颗粒 70 抗体	99
Autoantikörper gegen Doppelstrang-DNA	Autoantibodies Against Double-strand DNA	抗双链 DNA 抗体	100
Autoantikörper gegen DPPX	Autoantibodies Against DPPX	抗二肽基肽酶样蛋白自身抗体	102
Autoantikörper gegen Einzelstrang-DNS	Autoantibodies Against Single-strand DNA	抗单链 DNA 抗体	103
Autoantikörper gegen Elastin	Autoantibodies Against Elastin	抗弹性蛋白抗体	104
Autoantikörper gegen Enterozyten	Autoantibodies Against Enterocytes	抗肠上皮细胞抗体	105
Autoantikörper gegen epidermale Basalmembran	Autoantibodies Against Epidermal Basal Membrane	抗表皮基底膜抗体	106
Autoantikörper gegen erythrozytäre Antigene	Autoantibodies Against Erythrocytic Antigens	抗红细胞自身抗体	107
Autoantikörper gegen extrahierbare nukleäre Antigene	Autoantibodies Against Extractable Nuclear Antigens	抗可提取性核抗原自身抗体	109
Autoantikörper gegen F-Actin	Autoantibodies Against F-Actin	抗 F- 肌动蛋白自身抗体	109
Autoantikörper gegen Flotillin	Autoantibodies Against Flotillin	抗脂筏标记蛋白抗体	109
Autoantikörper gegen GABAB-Rezeptoren	Autoantibodies Against GABA$_B$ Receptors	抗 GABA$_B$ 受体抗体	111
Autoantikörper gegen Gallengangsepithel	Autoantibodies Against Bile Duct Epithelium	抗胆管上皮细胞抗体	112
Autoantikörper gegen ganglionische Acetylcholinrezeptoren	Autoantibodies Against Ganglionic Acetylcholine Receptors	抗神经节乙酰胆碱受体抗体	113
Autoantikörper gegen Ganglioside	Autoantibodies Against Gangliosides	抗神经节苷脂抗体	113
Autoantikörper gegen Gewebstransglutaminase	Autoantibodies Against Tissue Transfer Glutaminase	抗组织谷氨酰胺转移酶自身抗体	114
Autoantikörper gegen glatte Muskeln	Autoantibodies Against Smooth Muscles	抗平滑肌抗体	116
Autoantikörper gegen Gliazell-Nuclei	Autoantibodies Against Gliacell Nuclei	抗神经胶质细胞核自身抗体	118

德文名称	英文名称	中文名称	页码
Autoantikörper gegen glomeruläre Basalmembran	Autoantibodies Against Glomerular Basal Membrane	抗肾小球基底膜抗体	118
Autoantikörper gegen Glutamat-Decarboxylase	Autoantibodies Sgainst Glutamate Decarboxylase	抗谷氨酸脱羧酶抗体	120
Autoantikörper gegen Glutamatrezeptoren Typ AMPA	Autoantibodies Against Glutamate Receptors Type AMPA	抗谷氨酸受体抗体 AMPA 型	122
Autoantikörper gegen Glutamatrezeptoren Typ NMDA	Autoantibodies Against Glutamate Receptors Type NMDA	抗谷氨酸受体抗体 NMDA 型	123
Autoantikörper gegen Glycinrezeptoren	Autoantibodies Against Glycine Receptors	抗甘氨酸受体抗体	124
Autoantikörper gegen Glykoprotein 210	Autoantibodies Against Glycoprotein 210	抗 GP210 抗体	125
Autoantikörper gegen Golgi-Apparat-Antigene	Autoantibodies Against Golgi Apparatus Antigens	抗高尔基体抗体	125
Autoantikörper gegen Granulozytenmembran	Autoantibodies Against Granulocyte Membrane	抗粒细胞膜抗体	127
Autoantikörper gegen Granulozytenzytoplasma	Autoantibodies Against Granulocyte Cytoplasm	抗中性粒细胞胞质抗体	127
Autoantikörper gegen herzspezifische Antigene	Autoantibodies Against Heart-specific Antigens	抗心脏特异性抗原抗体	129
Autoantikörper gegen Histone	Autoantibodies Against Histones	抗组蛋白抗体	130
Autoantikörper gegen Hitzeschockproteine	Autoantibodies Against Heat Shock Proteins	抗热休克蛋白抗体	131
Autoantikörper gegen Hu	Autoantibodies Against Hu	抗 Hu 抗体	132
Autoantikörper gegen IgA	Autoantibodies Against IgA	抗 IgA 抗体	133
Autoantikörper gegen IgE-Rezeptoren	Autoantibodies Against IgE Receptors	抗 IgE 受体抗体	133
Autoantikoerper gegen IgLON5	Autoantibodies Against IgLON5	抗 IgLON5 抗体	134
Autoantikörper gegen Insulin	Autoantibodies Against Insulin	抗胰岛素抗体	135
Autoantikörper gegen Insulinoma-assoziiertes Antigen 2	Autoantibodies Against Insulinoma-associated Antigen 2	胰岛素相关抗原 −2（IA2）抗体	136
Autoantikörper gegen intestinale Becherzellen	Autoantibodies Against Intestinal Cup Cells	抗肠杯状细胞抗体	137
Autoantikörper gegen Intrinsic-Faktor	Autoantibodies Against Intrinsic Factor	抗内因子抗体	139
Autoantikörper gegen ITPR1 (Inositol-1,4,5-triphosphat-Rezeptor Typ 1)	Autoantibodies Against ITPR1 (inositol 1, 4, 5 Triphosphate Receptor Type 1)	肌醇 1,4,5− 三磷酸 1 型受体（ITPR1）抗体	140

德文名称	英文名称	中文名称	页码
Autoantikörper gegen Kaliumkanäle	Autoantibodies Against Potassium Channels	抗钾离子通道抗体	141
Autoantikörper gegen Kollagen	Autoantibodies Against Collagen	抗胶原蛋白抗体	142
Autoantikörper gegen Ku	Autoantibodies Against Ku	抗 Ku 抗体	143
Autoantikörper gegen Laktoferrin	Autoantibodies Against Lactoferrin	抗乳铁蛋白抗体	144
Autoantikörper gegen Lamin-B-Rezeptoren	Autoantibodies Against LaminB Receptors	抗板层素 B 受体抗体	145
Autoantikörper gegen LAMP-2 (Granulozyten)	Autoantibodies Against LAMP-2 (Granulocytes)	抗溶酶体相关膜蛋白 2 （抗 nLAMP-2）抗体	145
Autoantikörper gegen LC-1	Autoantibodies Against LC-1	抗肝细胞胞质抗原 1 型抗体	146
Autoantikörper gegen LKM	Autoantibodies Against LKM	抗肝肾微粒体（LKM）抗体	147
Autoantikörper gegen Ma	Autoantibodies Against Ma	抗 Ma（Ma1、Ma2/Ta）抗体	148
Autoantikörper gegen MAP-2	Autoantibodies Against MAP-2	抗 MAP-2 抗体	149
Autoantikörper gegen Mi-2	Autoantibodies Against Mi-2	抗 Mi-2 抗体	149
Autoantikörper gegen Midbody	Autoantibodies Against Midbody	抗中间体抗体	150
Autoantikörper gegen Mitochondrien	Autoantibodies Against Mitochondria	抗线粒体抗体	151
Autoantikörper gegen Mitose-assoziierte Antigene	Autoantibodies Against Mitosis-associated Antigens	抗有丝分裂相关抗原抗体	154
Autoantikörper gegen cN-1A (Mup44)	Autoantibodies Against cN-1A (Mup44)	抗胞质 5′ 核苷酸酶 1A 抗体（Mup44）	154
Autoantikörper gegen MuSK	Autoantibodies Against MuSK	抗骨骼肌特异性受体酪氨酸激酶抗体（MuSK）	155
Autoantikörper gegen Myelin	Autoantibodies Against Myelin	抗髓鞘抗体	155
Autoantikörper gegen Myelin-assoziiertes Glykoprotein	Autoantibodies Against Myelin-associated Glycoprotein	抗髓鞘相关糖蛋白（MAG）抗体	156
Autoantikörper gegen Myelin-Oligodendrozyten-Glykoprotein	Autoantibodies Against Myelin Oligodendrocyte Glycoprotein	抗髓鞘少突胶质细胞糖蛋白抗体	157
Autoantikörper gegen Myeloperoxidase	Autoantibodies Against Myeloperoxidase	抗髓过氧化物酶抗体	158
Autoantikörper gegen Nebennierenrinde	Autoantibodies Against Adrenal Cortex	抗肾上腺皮质抗体	159
Autoantikörper gegen Nebenschilddrüse	Autoantibodies Against Parathyroid Gland	抗甲状旁腺抗体	161
Autoantikörper gegen Neurochondrin	Autoantibodies Against Neurochondrin	抗神经软骨蛋白抗体	162

德文名称	英文名称	中文名称	页码
Autoantikörper gegen neuronale Antigene	Autoantibodies Against Neural Antigens	抗神经元抗原抗体	163
Autoantikörper gegen neuronale Zellkerne Typ 3	Autoantibodies Against Neural Nuclei Type 3	抗神经元核抗体 3 型	169
Autoantikörper gegen Nierentubuli	Autoantibodies Against Renal Tubuli	抗肾小管抗体	170
Autoantikörper gegen Nukleoli	Autoantibodies Against Nucleoli	抗核仁抗体	171
Autoantikörper gegen Nukleosomen	Autoantibodies Against Nucleosomes	抗核小体抗体	172
Autoantikörper gegen oxidiertes LDL	Autoantibodies Against Oxidized LDL	抗氧化低密度脂蛋白抗体	173
Autoantikörper gegen p53	Autoantibodies Against p53	抗 p53 抗体	174
Autoantikörper gegen Pankreasinseln	Autoantibodies Against Pancreas Islets	抗胰岛细胞抗体	175
Autoantikörper gegen Pankreassekret	Autoantibodies Against Pancreatic Secretion	抗胰腺腺泡抗体	176
Autoantikörper gegen Parietalzellen	Autoantibodies Against Parietal Cells	抗胃壁细胞抗体	178
Autoantikörper gegen PCA-2	Autoantibodies Against PCA-2	浦肯野细胞胞浆抗体 2 （抗 PCA-2）	179
Autoantikörper gegen PCNA	Autoantibodies Against PCNA	抗增殖性细胞核抗原抗体	180
Autoantikörper gegen Phospholipase-A$_2$-Rezeptoren (PLA$_2$R)	Autoantibodies Against Phospholipase-A$_2$ Receptors (PLA$_2$R)	抗足细胞（磷脂酶 A$_2$ 受体）抗体	181
Autoantikörper gegen Phospholipide	Autoantibodies Against Phospholipids	抗磷脂抗体	181
Autoantikörper gegen PML	Autoantibodies Against PML	抗 PML 抗体	184
Autoantikörper gegen PM-Scl	Autoantibodies Against PM-Scl	抗 PM-Scl 抗体	185
Autoantikörper gegen Proteinase 3	Autoantibodies Against Proteinases 3	抗蛋白酶 3 抗体	186
Autoantikörper gegen Prothrombin	Autoantibodies Against Prothrombin	抗凝血酶原抗体	187
Autoantikörper gegen quergestreifte Muskulatur	Autoantibodies Against Striped Muscles	抗横纹肌（骨骼肌）抗体	188
Autoantikörper gegen RA33	Autoantibodies against RA33	抗 RA33 抗体	189
Autoantikörper gegen Ri	Autoantibodies Against Ri	抗 Ri 抗体	189
Autoantikörper gegen ribosomale Phosphoproteine	Autoantibodies Against Ribosomal Phosphoproteins	抗核糖体磷蛋白抗体	190

德文名称	英文名称	中文名称	页码
Autoantikörper gegen Ribosomen	Autoantibodies Against Ribosomes	抗核糖体抗体	191
Autoantikörper gegen Sa	Autoantibodies Against Sa	抗 Sa 抗体	192
Autoantikörper gegen Scl-70	Autoantibodies Against Scl-70	抗拓扑异构酶（Scl-70）抗体	193
Autoantikörper gegen SLA	Autoantibodies Against SLA	抗可溶性肝抗原 / 肝胰抗原抗体	194
Autoantikörper gegen Sm	Autoantibodies Against Sm	抗 Sm 抗体	195
Autoantikörper gegen Speicheldrüsenausführungsgänge	Autoantibodies Against Salivary Gland Ducts	抗唾液腺导管抗体	196
Autoantikörper gegen Spindelapparat	Autoantibodies Against Spindle Apparatus	抗纺锤体抗体	196
Ro/SS-A Antikörper	Anti-Ro(SS-A) Autoantibodies	抗 Ro/SS-A 抗体	198
Autoantikörper gegen SS-B	Autoantibodies Against SS-B	抗 SS-B 抗体	199
Autoantikörper gegen Steroidhormon-produzierende Zellen	Autoantibodies Against Steroid Hormone Producing Cells	抗类固醇激素分泌细胞抗体	200
Autoantikörper gegen Thrombozyten	Autoantibodies Against Thrombocytes	抗血小板抗体	202
Autoantikörper gegen THSD7A (Thrombospondin type-1 domain-containing protein 7A)	Autoantibodies Against THSD7A (Thrombospondine Type-1 Domain-containing Protein 7A)	抗 1 型血小板反应蛋白 7A 域（THSD7A）抗体	203
Autoantikörper gegen Thyreoglobulin	Autoantibodies Against Tthyrolobulin	抗甲状腺球蛋白抗体	204
Autoantikörper gegen Thyreoperoxidase	Autoantibodies Against Thyroid Peroxidase	抗甲状腺过氧化物酶抗体	205
Autoantikörper gegen Titin	Autoantibodies Against Titin	抗肌联蛋白（Titin）抗体	207
Autoantikörper gegen Tr /DNER	Autoantibodies Against Tr/DNER	抗 Tr/DNER 抗体	208
Autoantikörper gegen TSH-Rezeptoren	Autoantibodies Against TSH Receptors	抗促甲状腺激素受体抗体	208
Autoantikörper gegen U1-RNP	Autoantibodies Against U1-RNP	抗 U1 核糖核蛋白（U1-RNP）抗体	209
Autoantikörper gegen Vasopressin-produzierende Zellen	Autoantibodies Against Vasopressin Producing Cells	抗加压素生成细胞抗体	210
Autoantikörper gegen Yo	Autoantibodies Against Yo	抗 Yo（PCA）抗体	212
Autoantikörper gegen Zellkerne	Antinuclear Antibody	抗核抗体	212

德文名称	英文名称	中文名称	页码
Autoantikörper gegen Zentriolen/Zentrosomen	Autoantibodies Against Centrioles/Centrosomes	抗中心粒抗体	219
Autoantikorper gegen Zentromere	Autoantibodies Against Centromere	抗着丝点抗体	221
Autoantikörper gegen Zinktransporter ZnT8	Autoantibodies Against Zinc Transporters ZnT8	抗锌转运体 8 抗体	222
Autoimmune-Lebererkrankungen-assoziierte Autoantikörper	Autoimmune Liver Disease Associated Autoantibodies	自身免疫性肝病相关抗体	223
Lupus-Antikoagulans	Lupus Anticoagulants	狼疮抗凝物	224
Myositis-spezifische Autoantikörper	Myositis Specific Autoantibodies	肌炎特异性自身抗体	225
PBC-assoziierte antinukleäre Autoantikörper	PBC Associated Antinuclear Autoantibodies	原发性胆汁性胆管炎相关抗体	227
Rheumafaktoren	Rheumma Factors	类风湿因子	229

附录Ⅲ　感染性疾病实验室诊断专业名词表

德文名称	英文名称	中文名称	页码
Adenoviren	Adenovirus	腺病毒	232
Barmah-Forest-Viren (BFV)	Barmah Forest Virus	巴马森林病毒	232
Bartonella	Bartonella	巴尔通体属	233
Bordetella pertussis und parapertussis	Bordetella Pertussis and Parapertussis	百日咳杆菌和副百日咳杆菌	234
Borrelia burgdorferi	Borrelia Burgdorferi	布氏疏螺旋体	236
Brucella sp.	Brucella	布鲁菌	238
Campylobacter	Campylobacter Coil and Jejuni	弯曲菌属	240
Candida	Candida	念珠菌属	241
Chikungunya-Viren	Chikungunya Virus	基孔肯雅病毒	242
Chlamydia pneumoniae	Chlamydia Pneumoniae	肺炎衣原体	243
Chlamydia psittaci	Chlamydia Psittaci	鹦鹉热衣原体	244
Chlamydia trachomatis	Chlamydia Trachomatis	沙眼衣原体	245
Corynebacterium diphtheriae	Diphtheria	白喉杆菌	246
Coxsackie-Viren	Human Coxsackie Virus A/B	柯萨奇病毒	248
Cytomegalie-Viren	Cytomegalovirus	巨细胞病毒	249
Dengue-Viren	Dengue Virus	登革病毒	250
Echinococcus granulosus und Echinococcus multilocularis	Echinococcus Granulosus, Echinococcus Multilocularis	细粒棘球绦虫和多房棘球绦虫	252
ECHO-Viren	Human Echovirus (Enteric Cytopathic Human Orphan Virus)	埃可病毒	253
Epstein-Barr-Viren (EBV)	Epstein-Barr Virus	EB 病毒	254
FSME-Viren	TBE Virus	森林脑炎病毒	256
Gelbfieber-Viren	Yellow Fever Virus	黄热病毒	257
Haemophilus influenzae	Haemophilus Influenzae	流感嗜血杆菌	258
Hanta-Viren	Hanta Virus	汉坦病毒	259
Helicobacter pylori	Helicobacter Pylori	幽门螺杆菌	260
Herpes-simplex-Viren 1 und 2	Herpes Simplex Virus Type 1 and Type 2	单纯疱疹病毒 1 型和 2 型	262
Hepatitis-E-Viren (HEV)	Hepatitis E Virus	戊型肝炎病毒	263
HIV-1 und -2	Human Immunodeficiency Viruses (HIV) Type 1 (HIV-1) and Type 2 (HIV-2)	人免疫缺陷病毒 1 型和 2 型	264
Humane Herpes-6-Viren	Human Herpes Virus Type 6	人疱疹病毒 6 型	267
Humane Herpes-7-Viren	Human Herpes Virus Type 7	人疱疹病毒 7 型	267

德文名称	英文名称	中文名称	页码
Humane Herpes-8-Viren	Human Herpes Virus Type 8	人疱疹病毒 8 型	268
Influenza-Viren A, B und C	Influenza Viruses A, B, and C	流感病毒 A 型、B 型和 C 型	269
Japanische-Enzephalitis-Viren	Japanese Encephalitis Virus	日本脑炎病毒	271
Klebsiella pneumoniae	Klebsiella Pneumoniae	肺炎克雷伯菌	272
Krim-Kongo-Fieber-Viren	Crimean Congo Hemorrhagic Fever Virus	克里米亚刚果出血热病毒	273
La-Crosse-Viren (LACV)	La Crosse Virus	拉克罗斯病毒	274
Legionellen	Legionella	军团菌	275
Leishmania ssp.	Leishmania ssp.	利什曼原虫	277
Listeria monocytogenes	Listeria Monocytogenes	单核细胞增生李斯特菌	279
Masern-Viren	Measles Virus	麻疹病毒	281
Middle East Respiratory Syndrome-Coronaviren (MERS-CoV)	Middle East Respiratory Syndrome Coronavirus	MERS 冠状病毒	282
MRSA	Methicillin Resistant Staphylococcus Aureus	耐甲氧西林金黄色葡萄球菌	283
Mumps-Viren	Mumps Virus	流行性腮腺炎病毒	284
Murray-Valley-Enzephalitis-Viren (MVEV)	Murray Valley Encephalitis Virus	墨累山谷脑炎病毒	286
Mykoplasma hominis	Mycoplasma Hominis	人型支原体	286
Mykoplasma pneumoniae	Mycoplasma Pneumoniae	肺炎支原体	287
Parainfluenza-Viren	Parainfluenza Virus	副流感病毒	288
Parvo-Viren	Parvo-Virus B19; Fifth Disease	细小病毒 B19	289
Pferdeenzephalitis-Viren, Ostamerikanische (EEEV)	Eastern Equine Enzephalitis Virus	东方马脑炎病毒	290
Pferdeenzephalitis-Viren, venezolanische (VEEV)	Venezuelan Equine Encephalitis-Virus	委内瑞拉马脑炎病毒	291
Pferdeenzephalitis-Viren, Westamerikanische (WEEV)	Western Equine Encephalitis Virus	西方马脑炎病毒	291
Plasmodien	Plasmodium	疟原虫	293
Respiratorische Synzytial-Viren	Respiratory-syncytial Virus (RSV)	呼吸道合胞病毒	294
Rift-Valley-Fieber-Viren	Rift Valley Fever Virus	裂谷热病毒	295
Ross-River-Viren (RRV)	Ross River Virus	罗斯河病毒	296
Röteln-Viren	Rubella Virus	风疹病毒	297
Sandfliegen-Fieber-Viren	Sandfly Fever Virus	白蛉热病毒	299

德文名称	英文名称	中文名称	页码
SARS-Corona-Viren	Severe Acute Respiratory Syndrome (SARS) Associated Coronavirus	SARS 冠状病毒	300
Schistosoma spp.	Schistosoma	血吸虫属	301
Severe Acute Respiratory Syndrome Coronavirus 2 (SARS-CoV-2)	SARS-Cov-2（Severe Acute Respiratory Syndrome Coronavirus 2）；2019-nCov	新型冠状病毒、新冠、严重急性呼吸综合征冠状病毒 2	303
Sindbis-Viren (SINV)	Sindbis Virus	辛德毕斯病毒	307
St. Louis Enzephalitis-Viren (SLEV)	St. Louis Encephalitis Virus	圣路易斯脑炎病毒	307
Tetanus	Tetanus	破伤风	308
Toxoplasma gondii	Toxoplasma Gondii	弓形体	310
Treponema pallidum	Treponema Pallidum	梅毒螺旋体	311
Trypanosoma cruzi	Trypanosoma Cruzi	克氏锥虫	313
Ureaplasma urealyticum	Ureaplasma Urealyticum	解脲脲原体	314
Usutu-Viren (USUV)	Usutu Virus	乌苏图病毒	315
Varizella-Zoster-Viren	Varizella-zoster Virus	水痘带状疱疹病毒	316
West-Nil-Fieberviren	West Nile Virus	西尼罗河病毒	317
Yersinia enterocolitica	Yersinia Enterocolitica	小肠结肠炎耶尔森菌	319
Zika-Viren	Zika Virus	寨卡病毒	320

附录Ⅳ　分子遗传实验室诊断专业名词表

德文名称	英文名称	中文名称	页码
HLA B27	Human Leukocyte Antigen B27	人类白细胞抗原 B27	324
HLA DQ2/DQ8	Human Leukocyte Antigens DQ2 and DQ8, HLA-DQ2/DQ8	人类白细胞抗原 DQ2/DQ8	325
Humane Papillomaviren (HPV)	Human Papillomaviruses	人乳头瘤病毒	326

参考文献

[1]   Johnson JP. Cell adhesion molecules in the development and progression of malignant melanoma. Cancer Metast Rev, 1999, 18:345–357.

[2]   Genné D, Siegrist H. Vom Antibiogramm zur Wahl eines Antibiotikums. Schweiz Med Forum, 2003, 20:464–468.

[3]   Tuerk C, Gold L. Systematic evolution of ligands by exponential enrichment: RNA ligands to bacteriophage T4 DNA polymerase. Science, 1990, 249:505–510.

[4]   Ellington AD, Szostak JW. In vitro selection of RNA molecules that bind specific ligands. Nature, 1990, 346:818–822.

[5]   Bunka DH, Stockley PG. Aptamers come of age – at last. Nat Rev Microbiol, 2006, 4(8):588–596.

[6]   Ng EW, Shima DT, Calias P, et al. Pegaptanib, a targeted anti-VEGF aptamer for ocular vascular disease. Nat Rev Drug Discov, 2006, 5(2):123–132.

[7]   Bundesministerium für Arbeit und Soziales. http://www.bmas.de.

[8]   Bundesministerium der Justiz und für Verbraucherschutz. Gesetz über die Durchführung von Maßnahmen des Arbeitsschutzes zur Verbesserung der Sicherheit und des Gesundheitsschutzes der Beschäftigten bei der Arbeit (Arbeitsschutzgesetz – ArbSchG). Ausfertigungsdatum: 7. August 1996, zuletzt geändert durch Artikel 427 der Verordnung vom 31. August 2015.

[9]   Murphy K, Travers P, Walport M. Janeway's Immunobiology. 8th ed. Taylor & Francis Ltd, 2011.

[10]   Nakamura RM. Concepts of Autoimmunity and Autoimmune Diseases. In: Nakamura RM, Keren DF, Bylund DJ, eds. Clinical and Laboratory Evaluation of Human Autoimmune Diseases. Chicago:ASCP Press, 2001. 13–35.

[11]   Notarangelo LD, Mazza C, Forino C, et al. AIRE and immunological tolerance: insights from the study of autoimmune polyendocrinopathy candidiasis and ectodermal dystrophy. Curr Opin Allergy Clin Immunol, 2004, 4:491–496.

[12]   Meriluoto T, Halonen M, Pelto-Huikko M, et al. The autoimmune regulator: a key toward understanding the molecular pathogenesis of autoimmune polyendocrinopathy-candidiasis-ectodermal dystrophy. Keio J Med, 2001, 50:225–239.

[13]   Nagamine K, Peterson P, Scott HS, et al. Positional cloning of the APECED gene. Nat Genet, 1997. 17:393–398.

[14]   Lehman DC. Biochemical Identification of Gram-Negative Bacteria. In: Mahon CR, Lehman DC, Manuselis G, eds. Textbook of Diagnostic Microbiology. 3. Aufl. Saunders Elsevier, 2007. 226–232.

[15]   Schubert S, Weig M. MALDI-TOF-MS-basierte Verfahren zur Differenzierung von Bakterien und Pilzen. In: Neumeister B, Geiss HK, Braun R, Kimmig P, Hrsg. Mikrobiologische Diagnostik, 2. Stuttgart:Auflage Thieme Verlag, 2009. 166–170.

[16]   Kaufmann SHE. Antikörper und ihre Antigene. In Hahn H, Falke D, Kaufmann SHE, Ullmann U, Hrsg. Medizinische Mikrobiologie und Infektiologie, 5. Aufl. Heidelberg Berlin New York:Springer-Verlag, 2004. S 61–77.

[17]   Levett PN, Sonnenberg K, Sidaway F, et al. Use of IgG avidity assays for differentiation of primary from

previous infections with West Nile virus. J Clin Microbiol, 2005, 43:5873–5875.

[18] Chan KH, Sonnenberg K, Niedrig M, et al. Use of antibody avidity assays for diagnosis of severe acute respiratory syndrome coronavirus infection. Clin Vaccine Immunol, 2007, 14:1433–1436.

[19] Köhler W, Eggers HJ, Fleischer B, Marre R, Pfister H, Pulverer G, Hrsg. Medizinische Mikrobiologie. 8. Aufl. Urban & Fischer, 2001. 73–246.

[20] Hahn H, Falke D, Kaufmann SHE, Ullmann U, Hrsg, Medizinische Mikrobiologie und Infektiologie. 5. Aufl. Berlin Heidelberg New York:Springer, 2005. 169–446.

[21] Wild D. The Immunoassay Handbook. New York:Nature Publishing Group, 2001. S 229–239.

[22] Deshpande SS. Enzyme immunoassays: From concept to product development. New York: Chapman & Hall, 1996. S 185–187.

[23] Peters JH, Baumgarten H. Monoklonale Antikörper-Herstellung und Charakterisierung. 2. Aufl. Berlin Heidelberg New York: Springer Verlag, 1988. S 325–326.

[24] Flegler SL, Heckman jr. JW, Klomparens KL. Elektronenmikroskopie: Grundlagen, Methoden, Anwendungen. Spektrum Akademischer Verlag, 1995.

[25] Wild D. The Immunoassay Handbook. 3rd edn. New York: Nature Publishing Group, 2005. S 185–187.

[26] Deshpande SS. Enzyme immunoassays: From concept to product development. New York: Chapman & Hall, 1996. S 231–273.

[27] Wild D. The Immunoassay Handbook. 3rd edn. New York: Nature Publishing Group, 2005. 3–39.

[28] Kayser FH, Böttger EC. Allgemeine Aspekte der medizinischen Mikrobiologie. Labordiagnostik von Infektionen. In: Kayser FH, Böttger EC, Zinkernagel RM, Haller O, Eckert J, Deplazes P, Hrsg. Medizinische Mikrobiologie, 11. Stuttgart: Auflage Thieme Verlag, 2005. S. 12–32.

[29] Valeur B. Molecular Fluorescence. Weinheim: Wiley-VCH, 2002.

[30] Peters JH, Baumgarten H. Monoklonale Antikörper-Herstellung und Charakterisierung. 2. Aufl. Berlin Heidelberg New York: Springer-Verlag, 1990. S 444–450.

[31] Thomas L. Ausgewählte Techniken in der Laboratoriumsmedizin. In: Thomas L, Hrsg. Labor und Diagnose, 5. Auflage. Frankfurt/Main: TH-Books Verlagsgesellschaft mbH, 2000. S. 1470.

[32] Peters JH, Baumgarten H. Monoklonale Antikörper-Herstellung und Charakterisierung. 2. Aufl. Berlin Heidelberg New York: Springer-Verlag, 1998. S 396–403.

[33] Kemeny DM. ELISA. Stuttgart: Gustav Fischer Verlag, 1994. S 7–10.

[34] Sokolowski G, Wood G. Radioimmunoassay in Theorie und Praxis. Konstanz: Schnetztor-Verlag, 1981. S 44–51.

[35] Pugliese A. Central and peripheral autoantigen presentation in immune tolerance. Immunology, 2004, 111:138–146.

[36] Robert-Koch-Institut Berlin. Epidemiologisches Bulletin, 29. August 2016/Nr. 34. Mitteilung der Ständigen Impfkommission am Robert Koch-Institut (RKI). Empfehlungen der Ständigen Impfkommission (STIKO) am Robert Koch-Institut–2016/2017.

[37] http://www.rki.de/DE/Content/Infekt/EpidBull/Archiv/2016/Ausgaben/34_16.pdf?__blob=

publicationFile.

[38]   Robert-Koch-Institut Berlin. Epidemiol. Bull., 2009, 30, 280.

[39]   Forschungsprogramm Infektion und Immunität, Helmholtz-Zentrum für Infektionsforschung GmbH, www.helmholtz–hzi.de.

[40]   Detjen AK, Keil T, Roll S, et al. Interferon-gamma release assays improve the diagnosis of tuberculosis and nontuberculous mycobacterial disease in children in a country with a low incidence of tuberculosis. Clin Infect Dis, 2007, 45(3):322–328.

[41]   Schablon A, Nienhaus A. Interferon-gamma Release Assay zur Diagnose latenter Tuberkulose-Infektionen bei Routineuntersuchungen von Beschäftigten im Gesundheitswesen. Hyg Med, 2007, 32 (11):430–436.

[42]   Tudoran R, Kirschfink M. Moderne Komplementanalytik. Indikation-Methodik-Perspektiven. J Lab Med, 2012, 36(3): 125–134.

[43]   Universitätsklinikum Heidelberg. Arbeitsgruppe Immunchemie. Komplementdiagnostik https://www. klinikum.uni-heidelberg.de/Komplementdiagnostik.100037.0.html

[44]   Thomas L. Komplement-System. In: Thomas L Hrsg. Labor und Diagnose, 5. Auflage. Frankfurt/Main: TH-Books Verlagsgesellschaft mbH, 2000. S. 812–819.

[45]   Wild D. The Immunoassay Handbook. New York: Nature Publishing Group, 2001. S 192–194.

[46]   Ullman EF, Kirakossian H, Singh S, et al. Luminescent oxygen channeling immunoassay: measurement of particle binding kinetics by chemiluminescence. Proc Natl Acad Sci, 1994, 91:5426–5430.

[47]   Fulton RJ, McDade RL, Smith PL, et al. Advanced multiplexed analysis with the FlowMetrixTM system. Clin Chem, 1997, 43:1749–1756.

[48]   Spain M, McDade R. A workstation approach to bioassays. IVD Technol, 2000. 6:35–42.

[49]   Templin MF, Stoll D, Bachmann J, et al. Protein microarrays and multiplexed sandwich immunoassays: what beats the beads? Comb Chem High Throughput Screen, 2004, 7:223–229.

[50]   Richtlinien des Bundesausschusses der Ärzte und Krankenkassen über die ärztliche Betreuung während der Schwangerschaft und nach der Entbindung. Fassung vom 10. Dezember 1985, zuletzt geändert am 21. April 2016; in Kraft getreten am 20. Juli 2016.

[51]   Enders G, Exler S. Untersuchungen vor und in der Schwangerschaft. In: Patienten-Information Labor Enders & Partner, Stuttgart. 2008.

[52]   Wicker S, Gottschalk R, Rabenau HF. Gefährdungen durch Nadelstichverletzungen: Betrachtung aus arbeitsmedizinischer und virologischer Sicht. Dtsch Ärztebl, 2007, 104(45):A 3102–3107.

[53]   Berufsgenossenschaft für Gesundheitsdienst und Wohlfahrtspflege (BGW). Vorgehen nach Stich- und Schnittverletzungen – Begründung für das Regeluntersuchungsprogramm der BGW. Hamburg. 2008.

[54]   Forbes BA, Sahm DF, Weissfeld AS, Hrsg. Diagnostic Microbiology. 12. Aufl. St. Louis, Missouri: Mosby Elsevier, 2007, 93:103.

[55]   Eggers M, Metzger C, Enders G. Differentiation between acute primary and recurrent human cytomegalovirus infection in pregnancy, using a microneutralization assay. J Med Virol, 1998, 56:351–358.

[56]   Yalow RS, BersonSA. Assay of plasma insulin in human subjects by immunological methods. Nature, 1959, 184 (Suppl 21):1648–1649.

[57]   Wild D. The Immunoassay Handbook. New York: Nature Publishing Group, 2001. S 3–5.

[58]   Luppa PB, Schlebusch H, Hrsg. POCT-Patientennahe Labordiagnostik. Heidelberg, Berlin, New York: Springer Verlag, 2008. S 382.

[59]   Stürenburg E, Junker R. Point-of-care testing in microbiology: The advantages and disadvantages of immunochromatographic test strips. In: Dtsch Ärztebl, 2009. 106:48–54.

[60]   Sokolowski G, Wood G. Radioimmunoassay in Theorie und Praxis. Konstanz: Schnetztor-Verlag, 1981. S 27–29.

[61]   Wild D. The Immunoassay Handbook. New York: Nature Publishing Group, 2001. S 167–168.

[62]   Strauss JH, Strauss EG. Viruses and Human Disease, 1. Aufl. Academic Press, 2002. S 1–374.

[63]   Stöcker W. Vorrichtung zur Durchführung von Mikroanalysen. Patent EP 0018435 (1979). TITERPLANE-Technik.

[64]   Stöcker W. Verfahren und Vorrichtungen für Untersuchungen an unbeweglich gemachtem biologischem Material. Patent Nr. 0 117 262 (1983). BIOCHIP-Technologie.

[65]   Stöcker W. Rationelle Histochemie mit einer neuen Mikroanalysemethode. Acta histochem Suppl 31: 269–281 (1985). Erste Originalmitteilung der BIOCHIP-Technologie.

[66]   Stöcker K, Stöcker W, Ritter-Frank Y, Scriba PC. Chemisch-aktivierte Glasobjektträger für Gefrierschnitte und ihre Anwendung in der AutoAntikörperdiagnostik. Acta histochem (Jena), 1985. Suppl 31: 283–294.

[67]   Poschmann A, Seitz C, Bein G, et al. Rapid histochemical screening of monoclonal antibodies against tumor associated and other antigens using the "Titerplane-technique". Immunobiol, 1985. 170: 72–73.

[68]   Stöcker W, Poschmann A, Seitz C, et al. Rationelles Screening von Fusionsüberständen zum histochemischen Nachweis monoklonaler Antikörper gegen Tumor-assoziierte und andere Antigene. Verh dtsch Ges Path, 1986. 70: 393–395.

[69]   Stöcker W. Die BIOCHIP-Technologie: Ein neuer Weg der Produktion Festphasegebundener Bioreagenzien für das medizinische und biologische Laboratorium. Dokumentation zur (erfolgreichen) Bewerbung um den vom Wirtschaftsminister des Landes Schleswig-Holstein überreichten Schmidt-Römhild-Technologiepreis 1989.
Festveranstaltung am 10. November 1989 im Audienzsaal des Lübecker Rathauses.

[70]   Thorns C, Noack F, Feller AC, et al. Application of newly developed tissue-arrays to study EMMPRIN (CD147) ex-pression malignant non-Hodgkin lymphoma. Cancer Genomics & Proteomics, 2004. 1: 45–52.

[71]   Morrin M, Müller M, Wessel S, Rateike M, Stöcker W. Lichtquelle für ein Auflicht-Fluoreszenzmikroskop. Gebrauchsmuster DE 20 2004 010 121 (2004). LED für die Immunfluoreszenz.

[72]   Stöcker W, Rateike M, Morrin M. Verfahren zur Herstellung Festphasen-gebundener Bioreagenzien. Patent DE 102004005100 (2004) und WO 2005/073693 (2005). Vollautomatisierung der BIOCHIP-Technologie.

[73]   Stöcker W, Wessel S, Morrin M, Müller M. Konstante Lichtquelle für die Fluoreszenzmikroskopie. Deutsche Patentanmeldung DE 10 2006 027 518.7 (2006). LED für die Immunfluoreszenz.

[74]   Stöcker W, Fauer H, Krause C, Barth E, Martinetz T. Verfahren zur Optimierung der automatischen Fluoreszenzerkennung in der Immundiagnostik. EP 2 030 001 (2007). Mustererkennung mikroskopischer Bilder.

[75]   Stöcker W, Rateike M, Maltzahn B, Behring R. Analyseverfahren und Vorrichtung für biologische Reaktionen zwischen einer flüssigen und einer festen Phase. Patent EP 2 191 893 (2008). EUROtide.

[76]   Morrin M. Vorrichtung und Verfahren zur automatischen Fokussierung für die Mikroskopie schwach leuchtender Substrate. Patent DE 10 2010 035 104.0 (2010) und WO 2012/025220 (2011).

[77]   NN. Objektträger. Gebrauchsmuster DE 20 2011 005 278 (2011). Codierter Objektträger mit Informationen über Charge und sonstige Eigenschaften.

[78]   Stöcker W, Ehling T. Vorrichtung und Verfahren zur Untersuchung einer biologischen Probe. Patentanmeldung DE 10 2011 011 795.4 (2011). Befund-Protokollierung beim Mikroskopieren durch Spracherkennung oder Tastatur-Kürzel. Dabei Korrelierung der Kreuztisch-Position mit der Befund-Adresse.

[79]   Voigt J, Krause C, Rohwäder E, Saschenbrecker S, Hahn M, Danckwardt M, Feirer C, Ens K, Fechner K, Barth E, Martinetz T, Stöcker W. Automated indirect immunofluorescence evaluation of antinuclear autoantibodies on HEp-2 cells. Clin Dev Immunol, 2012. doi: 10.1155/2012/651058 [Epub].

[80]   Hochstrate N, Krause C, Ens K, Voigt J. ANA and ANCA diagnostics with computeraided immunofluorescence microscopy (CAIFM). Zeitschrift für Rheumatologie, 2013. 72: 24.

[81]   Stöcker W, Rottmann N. Verfahren sowie Vorrichtung zur Inkubation von Patientienproben. Patentanmeldung DE 10 2012 013 680 (2012) und WO 2014/009067 (2013). EUROTide für die Pathologie.

[82]   Stöcker W, Rottmann N. Verfahren und Analysevorrichtung zur mikroskopischen Untersuchung eines Gewebeschnittes oder eines Zellausstriches. Patentanmeldung DE 10 2012 013 678 (2012) und WO 2014/009066 (2013). Flexible Anordnung von Gewebeschnitten, BIOCHIPs und Kontrollmaterial zur immunologischen bzw. Histochemischen Untersuchung von Patientenproben.

[83]   Rottmann N, Stöcker W, Koop N. Transparenter Objektträger mit Kennzeichnung. Patentanmeldung EP 2 896 458 (2014) und WO 2015/106774 (2014). Krypto-Codierung.

[84]   Stöcker W. Verbesserte Vorrichtung und Verfahren für Reaktionen zwischen einer festen und einer flüssigen Phase. Patentanmeldung DE 10 2014 001 481 (2014) und WO 2015/62715 (2014). MERGITE! Ein Bidet zum Waschen für die Immunhistochemie.

[85]   Jarius S, Scharf M, Begemann N, et al. Antibodies to the inositol 1,4,5-trisphosphate receptor type 1 (ITPR1) in cerebellar ataxia. J Neuroin-flammation, 2014. 11:206–2017.

[86]   Stöcker W, Kowtun A, Maltzahn B, Koschinat L, Richter L. Verfahren und Vorrichtung zur überführung von Flüssigkeiten. Patentanmeldung EP 2 959 971 (2014) und WO 2015/197176 (2015). Portionierte Reagenzien in Kapillaren.

[87]   Krause C, Ens K, Fechner K, et al. EUROPattern-Suite technology for computer-aided

immunofluorescence microscopy in autoantibody diagnostics. Lupus, 2015. 24: 516–529.

[88]　Kaffka C. Inkubationsrinne. Patentanmeldung WO2016/169576 (2015) und EP3085446 (2015). EUROPath-Reagenzträger.

[89]　Scharf M, Miske R, Heidenreich F, et al. Neuronal Na(+)/K(+) ATPase is an autoantibody target in paraneoplastic neurological syndrome. Neurology, 2015. 84: 1673–1679.

[90]　Lemcke S, Sokolowski S, Rieckhoff N, et al. Automated direct immunofluorescence analyses of skin biopsies. J Cutan Pathol, 2015. 43(3): 227–235.

[91]　Eggert L. Traction arrangement. Patentanmeldung EP3106713 (2015) und WO2016/202448 (2016). Differentialgetriebe für den synchronen X-Y-Antrieb von Positionier-Tischen per Zahnriemen mit zwei beliebigen Antriebsmotoren.

[92]　Miske R, Hahn S, Rosenkranz T, et al. Autoantibodies against glutamate receptor δ2 after allogenic stem cell transplantation. Neurol Neuroimmunol Neuroinflamm, 2016, 3:e255.

[93]　Miske R, Gross CC, Scharf M, et al. Neurochondrin is a neuronal target antigen in autoimmune cerebellar degeneration. Neurol Neuroimmunol Neuroinflamm, 2016, 4(1):e307.

[94]　Fraune J, Gerlach S, Renztsch K, et al. Multiparametric serological testing in autoimmune encephalitis using computer-aided immunofluorescence microscopy (CAIFM). Autoimmun Rev, 2016, 15(10):937–942.

[95]　Feirer, C., Roznowicz, F., Paul, M., und Bernitt, E. Optical scanning arrangement and method. European patent application, filed 28.5.2017 (2017). Eine von mehreren Versionen des schnellen Mikroskop-Scannings.

[96]　W. Stöcker. Histopattern. Angemeldete Marke, 12.5.2017 (2017).

[97]　Rose C, Dähnrich C, Probst C, et al. Anti-GAF(3X)-ELISA (IgG) in combination with Anti-tTG-ELISA (IgA) identifies 100% of celiac disease patients with dermatitis herpetiformis Duhring and positive intestinal biopsy (Marsh III). 6th International Congress on Autoimmunity in Porto, Portugal, 2008.

[98]　Prause C, Ritter M, Probst C, et al. Antibodies against deamidated gliadin as new and accurate biomarkers of childhood coeliac disease. J Pediatr Gastroenterol Nutr, 2009, 49:52–58.

[99]　Husby S, Koletzko S, Korponay-Szabó IR, et al. European Society for Pediatric Gastroenterology, Hepatology, and Nutrition guidelines for the diagnosis of coeliac disease. J Pediatr Gastroenterol Nutr, 2012, 54(1):136–60.

[100]　Warkentin TE, Heddle NM. Laboratory diagnosis of immune heparin-induced thrombocytopenia. Curr Hematol Rep, 2003, 2:148–157.

[101]　Kivisakk P, Alm GV, Fredrikson S et al. Neutralizing and binding anti-interferon-beta (IFN-beta) antibodies. A comparison between IFN-beta-1a and IFN-beta-1b treatment in multiple sclerosis. Eur J Neurol, 2000, 7:27–34.

[102]　Slavikova M, Schmiesser H, Kontsekova E, et al. Incidence of autoantibodies against type I and type II interferons in a cohort of systemic lupus erythematosus patients in Slovakia. J Interferon Cytokine Res, 2003, 23(3): 143–147.

[103]　Main J, McKenzie H, Yeaman GR, et al. Antibody to Saccharomyces cerevisiae (bakers' yeast) in Crohn's

disease BMJ, 1988, 297(6656):1105–1106.

[104]　Kotze LM, Nisihara RM, Utiyama SR, et al. Antibodies anti-Saccharomyces cerevisiae (ASCA) do not differentiate Crohn's disease from celiac disease. Arq Gastroenterol, 2010, 47(3):242–5.

[105]　Teegen B, Müller-Kunert E, Zerbe B, et al. Prevalence of antibodies against Saccharomyces cerevisiae in the diagnosis of chronic-inflammatory bowel disease. J Lab Med, 2000, 24:494.

[106]　Damoiseaux JG, Bouten B, Linders AM, et al. Diagnostic value of anti-Saccharomyces cerevisiae and antineutrophil cytoplasmic antibodies for inflammatory bowel disease: High prevalence in patients with celiac disease J Clin Immunol,2002, 22(5):281–288.

[107]　Dainichi T, Kurono S, Ohyama B, et al. Anti-laminin gamma-1 pemphigoid. Proc Natl Acad Sci USA, 2009, 106(8):2800–2805.

[108]　Dilling A, Rose C, Hashimoto T, et al. Anti-p-200-Pemphigoid: a novel autoimmune subepidermal blistering disease. J Dermatol, 2007, 34:1–8.

[109]　Giudice GJ, Emery DJ, Diaz LA, Cloning and primary structural analysis of the bullous pemphigoid autoantigen BP180. J Invest Dermatol, 1992, 99:243–250.

[110]　Jainta S, Schmidt E, Stöcker EB, et al. Diagnostik und Therapie bullösen Autoimmunerkrankungen der Haut. Deutsches Ärzteblatt, 2001, 98:A1320–A1325.

[111]　Preisz K, Kárpáti S. Paraneoplastic Pemphigus. OrvHetil, 2007, 148(21):979–983.

[112]　Probst C, Schlumberger W, Stöcker W, et al. Development of ELISA for the specific determination of autoantibodies against envoplakin and periplakin in paraneoplastic pemphigus. ClinChim Acta, 2009, 410(1–2):13–18.

[113]　Schepens I, Jaunin F, Begre N, et al. The protease inhibitors alpha-2-macroglobuline-like-1 is the p170 antigen recognized by paraneoplastic pemphigus autoantibodies in human. PLoS ONE, 2010, 5(8):e12250.

[114]　Schmidt E, Obe K, Stöcker EB et al. Serum levels of autoantibodies to BP180 correlate with disease activity in patients with bullous pemphigoid. Arch Dermatol, 2000, 136:174–178.

[115]　Jainta S, Schmidt E, Stöcker EB, et al. Diagnosis and Therapy of Autoimmune Bullous Skin Diseases. Deutsches Ärzteblatt, 2001, 20:1320–1325.

[116]　Sitaru C, Dähnrich C, Probst C, et al. Enzyme-linked immunosorbent assay using multimers of the 16th non-collagenous domain of the BP180 antigen for sensitive and specific detection of pemphigoid autoantibodies. Exp Dermatol, 2007, 16:770–777.

[117]　Komorowski L, Müller R, Vorobyev A, et al. Sensitive and specific assays for routine serological diagnosis of epiermolysis bullosa acquisita. J Am Acad Dermatol, 2013, 68(3):e89–95.

[118]　van Beek N, Dohse A, Riechert F, et al. Serum autoantibodies against the dermal-epidermal junction in patients with chronic pruritic disorders, elderly individuals and blood donors prospectively recruited. Br J Dermatol, 2014, 170(4):943–7.

[119]　Dainichi T, Kurono S, Ohyama B, et al. Anti-laminin gamma-1 pemphigoid. ProcNatlAcadSci USA, 2009, 106(8):2800–2805.

[120] Dilling A, Rose C, Hashimoto T, et al. Anti-p-200-Pemphigoid: a novel autoimmune subepidermal blistering disease. J Dermatol, 2007, 34:1–8.

[121] Giudice GJ, Emery DJ, Diaz LA. Cloning and primary structural analysis of the bullous pemphigoid autoantigen BP180. J Invest Dermatol, 1992, 99:243–250.

[122] Jainta S, Schmidt E, Stöcker EB, et al. Diagnostik und Therapie bullösen Autoimmunerkrankungen der Haut. Deutsches Ärzteblatt, 2001, 98:A1320–A1325.

[123] McConville J, Vincent A. Diseases of the neuromuscular junction. Curr Opin Pharmacol, 2002, 2:296–301.

[124] Lindstrom JM. Acetylcholine receptors and myasthenia. Muscle Nerve, 2000, 23:453–477.

[125] Haneji N, Nakamura T, Takio K, et al. Identification of alpha-fodrin as a candidate autoantigen in primary Sjogren's syndrome. Science, 1997, 276:604–607.

[126] Ulbricht KU, Schmidt RE, Witte T. Antibodies against alpha-fodrin in Sjogren's syndrome. Autoimmun Rev, 2003, 2:109–113.

[127] Nishikai M, Reichlin M. Heterogeneity of precipitating antibodies in polymyositis and dermatomyositis. Characterization of the Jo-1 antibody system. Arthritis Rheum, 1980, 23:881–888.

[128] Bernstein RM, Morgan SH, Chapman J, et al. Anti-Jo-1 antibody: a marker for myositis with interstitial lung disease. Br Med J, 1984, 289:151–152.

[129] Azad AK, Stanford DR, Sarkar S, et al. Role of nuclear poos of aminoacyl-t-RNA synthetases in tRNA nuclear export. Mol Biol Cell, 2001, 12(5):1381–1392.

[130] Betteridge Z, McHugh N. Myositis-specific autoantibodies: an important tool to support diagnosis of myositis. J Intern Med, 2016, 280(1):8–23.

[131] Lundberg IE, Miller FW, Tjärnlund A, et al. Diagnosis and classification of idiopathic inflammatory myopathies. J Intern Med, 2016, 280(1):39–51.

[132] De Camilli P, Thomas A, Cofiell Rm Folli F, et al. The synaptic vesicle-associated protein amphiphysin is the 128-kD autoantigen of Stiff-Man syndrome with breast cancer. J Exp Med, 1993, 178(6):2219–2223.

[133] Pittcock SJ, Luchinetti CF, Parisi JE, et al. Amphyphysin autoimmunity:paraneoplastic accompaniments. Ann Neurol, 2005, 58(1): 96–107.

[134] Saiz A, Dalmau J, Butler MH, et al. Anti-amphiphysin I antibodies in patients with paraneoplastic neurological disorders associated with small cell lung carcinoma. J Neurol Neurosurg Psychiatry, 1999, 66:214–217.

[135] Rand JH, Wu XX, Lapinski R, et al. Detection of antibody-mediated reduction of annexin A5 anticoagulant activity in plasmas of patients with the antiphospholipid syndrome. Blood, 2004, 104:2783–2790.

[136] Tomer A, Bar-Lev S, Fleisher S, et al. Antiphospholipid antibody syndrome: the flow cytometric annexin A5 competition assay as a diagnostic tool. Brit J Haematol, 2007, 139:113–120.

[137] Jarius S, Franciotta D, Bergamaschi R, et al. NMO-IgG in the diagnosis of neuromyelitis optica. Neurology, 2007, 68:1076–1077.

[138] Lennon VA, Wingerchuk DM, Kryzer TJ, et al. A serum autoantibody marker of neuromyelitis optica: Distinction from multiple sclerosis. Lancet, 2004, 364:2106–2112.

[139]　Waters P, Reindl M, Saiz A, et al. Multicentre comparison of a diagnostic assay: aquaporin-4 antibodies in neuromyelitis optica. J Neurol Neurosurg Psychiatry, 2016, 87(9): 1005–1015.

[140]　Weinshenker BG, Wingerchuk DM. Neuromyelitis optica: clinical syndrome and the NMO-IgG autoantibody marker. Curr Top Microbiol Immunol, 2008, 318:343–356.

[141]　Wingerchuk DM, Banwell B, Bennett J, et al. International consensus diagnostic criteria for neuromyelitis optica spectrum disorders. Neurology, 2015, 85(2): 177–189.

[142]　Zekeridou A, Lennon VA. Aquaporin-4 autoimmunity. Neuroinflamm, 2015, 2:e110.

[143]　McFarlane BM, McSorley CG, Vergani D, et al. Serum autoantibodies reacting with the hepatic asialoglycoprotein receptor protein (hepatic lectin) in acute and chronic liver disorders. J Hepatol, 1986, 3:196–205.

[144]　Scharf M, Miske R, Heidenreich F, et al. Neuronal Na+/K+ ATPase is an autoantibody target in paraneoplastic neurologic syndrome. Neurology, 2015, 84:1–7.

[145]　Mizokami T, Salvi M, Wall JR. Eye muscle antibodies in Graves' ophthalmopathy: pathogenic or secondary epiphenomenon? J Endocrinol Invest, 2004, 27:221–229.

[146]　Lakos G, Favaloro EJ, Harris EN, et al. International consensus guidelines in anticardiolipin and anti-β_2-Glykoprotein I testing. Arth Rheuma, 2012, 64(1):1–10.

[147]　Levine JS, Branch DW, Rauch J. The Antiphospholipid Syndrome. N Engl J Med. 2002, 346:752–763.

[148]　McNeil HP, Simpson RJ, Chesterman CN, et al. Anti-phospholipid antibodies are directed against a complex antigen that includes a lipid-binding inhibitor of coagulation: beta 2-glycoprotein I (apolipoprotein H). Proc Natl Acad Sci USA, 1990, 87:4120–4124.

[149]　Miyakis S, Lockshin MD, Atsumi T, Branch DW, Brey RL, Cervera R, Derksen RHWM, Groot de PG, Koike T, Meroni PL, Reber G, Shoenfeld Y, Tincani A.

[150]　Vlachoyiannopoulos PG, Krilis SA. International consensus statement on an update of the classification criteria for definie antiphospholioid syndrome (APS). J Thromb Haemost, 2006, 4(2):295–306.

[151]　Schultz H, Weiss J, Carroll SF, et al. The endotoxin-binding bactericidal/permeability-increasing protein (BPI): a target antigen of autoantibodies. J leukoc Biol, 2001, 69:505–512.

[152]　Siegert CEH, Kazatchkine MD, Sjöholm A, et al. Autoantibodies against C1q: view on clinical relevance and pathogenic roles. Clin Exp Immunol, 1999, 116:4–8.

[153]　Walport MJ. Complement and systemic lupus erythematosus. Arthritis Res, 2002, 4 (Suppl 3):S279–293.

[154]　Jelezarova E, Schlumberger M, Sadallah S, et al. A C3 convertase assay for nephritic factor functional activity. J Immunol Methods, 2001, 251:45–52.

[155]　Lennon VA, Kryzer TJ, Griesmann GE, et al. Calcium-channel antibodies in the Lambert-Eaton syndrome and other paraneoplastic syndromes. N Engl J Med, 1995, 332:1467–1474.

[156]　Vincent A. Antibodies to ion channels in paraneoplastic disorders. Brain Pathology, 1999, 9:285–291.

[157]　Vincent A, Lang B, Kleopa AK. Autoimmune channelopathies and related neurological disorders. Neuron, 2006, 52: 123–138.

[158]　Bataller L, Sabater L, Saiz A, et al. Carbonic anhydrase-related protein VIII: autoantigen in paraneoplastic

cerebellar degeneration. Ann Neurol, 2004, 56(4): 575–579.

[159] Höftberger R, Sabater L, Velasco F, et al. Carbonic anhydrase-realted protein VIII antibodies and paraneoplastic cerebellar degeneration. Neuropathol Appl Neurobiol, 2014, 40(5): 650–653.

[160] Casiano CA, Humbel, RL, Peebles, C, et al. Autoimmunity to the cell cycle-dependent centromere protein p330d/CENP-F in disorders associated with cell proliferation. J Autoimmunity, 1995, 8: 575–586.

[161] Casiano CA, Landberg G, Ochs RL, et al. Autoantibodies to a novel cell cycle-regulated protein that accumulates in the nuclear matrix during S phase and is localized in the kinetochores and spindle midzone during mitosis. J Cell Sci, 1993, 106:1045–1056.

[162] Vossenaar ER, Van Venrooij WJ. Anti-CCP antibodies, a highly specific marker for (early) rheumatoid arthritis. Clin appl Immunol Rev, 2004, 4:239–262.

[163] Fisher BA, Plant D, Brode M, et al. Antibodies to citrullinated α-enolase peptide 1 and clinical and radiological outcomes in rheumatoid arthritis. Ann Rheum Dis, 2011, 70:1095–1098.

[164] Dähnrich C, Rosemann A, Probst C, et al. ELISA using ectodomains of desmoglein 1 and 3 expressed in HEK293 for sensitive and specific detection of pemphigus autoantibodies. In: Conrad et al.: From pathogenesis to therapy of autoimmune diseases. Pabst Science Publishers Vol, 2009, 6:498–499.

[165] Mahoney MG, Wang Z, Rothenberger K, et al. Explanations for the clinical and microscopic localization of lesions in pemphigus foliaceus and vulgaris. J Clin Invest, 1999, 103:461–468.

[166] Van Beek N,Rentzsch K., Probst C.,et al. Serological diagnosis of autoimmune bullous skin diseases: Prospective comparison of the BIOCHIP mosaic-based indirect immunofluorescence technique with the conventional multi-step single test strategy. Orphanet Rare Dis, 2012, 7:49.

[167] Chan EKL, Damoiseaux J, Carballo OG, et al. Report of the first international consensus on standardized nomenclature of antinuclear antibody HEp-2 cell patterns 2014–2015. Front Immunol, 2015, 6: 412.

[168] Conrad K, Schößler W, Hiepe F. LEDGF-Antikörper, in AutoAntikörper bei systemisch Autoimmunerkrankungen. Ein diagnostischer Leitfaden, 4. Auflage. Lengerich, Pabst Science Publisher, 2012.

[169] Ochs RL, Mahler M, Basu A, et al. The significance of autoantibodies to DFS70/LEDFGp75 in health and disease: integrating basic science with clinical understanding. Clin Exp Med, 2016, 16: 273–293.

[170] Isenberg D, Smeenk R. Clinical laboratory assays for measuring anti-dsDNA antibodies. Where are we now? Lupus, 2002, 11:797–800.

[171] Biesen R, Dähnrich C, Rosemann A, et al. Anti-dsDNA-NcX ELISA is superior to Farr-RIA and IFA using Crithidia luciliae for SLE diagnosis. Lupus, 2008, 17(5):506–507.

[172] Balint B, Jarius S, Nagel S, et al. Progressive encephalomyelitits with rigidity and myoclonus: A new variant with DPPX antibodies. Neurology, 2014, 82: 1521–1528.

[173] Boronat A, Gelfand JM, Gresa-Arribas N, et al. Encephalitis and antibodies to DPPX, a subunit of Kv4.2 potassium channels. Ann Neurol, 2013, 73(1):120–128.

[174] Piepgras J, Höltje M, Michel K, et al. Anti-DPPX encephalitis. Pathogenic effects of antibodies on gut and brain neurons. Neurology, 2015, 85: 890-897.

[175] Tobin WO, Lennn VA, Komorowski L, et al. DPPX potassium channel antibody. Frequency, clinical

accompaniments, and outcomes in 20 patients. Neurology, 2014, 83: 1–7.

[176] Colburn KK, Langga-Shariffi E, Kelly GT, et al. Abnormalities of serum antielastin antibodies in connective tissue diseases. J Investig Med Mar, 2003, 51:104–109.

[177] Stöcker W, Otte M, Ulrich S, et al.Autoimmunity to pancreatic juice in Crohn's disease. Results of an autoantibody screening in patients with chronic inflammatory bowel disease. Scand J Gastroenterol Suppl, 1987, 139:41–52.

[178] Schmidt E, Zillikens D. Pemphigoid diseases. Lancet, 2013. 381(9863):320-32.

[179] Sitaru C, Dähnrich C, Probst C, et al. Enzyme-linked immunosorbent assay using multimers of the 16th non-collagenous domain of the BP180 antigen for sensitive nd specific detection of pemphigoid autoantibodies. Exp Dermatol, 2007, 16:770-777.

[180] Zhi Liu. Immunopathology of bullous pemphigoid, an autoimmune and inflammatory skin blistering disease. Keio J Med, 2003, 52:128–133.

[181] Mueller-Eckhard C. Transfusionsmedizin. Berlin, Heidelberg New York: Springer, 1996.

[182] Tan EM, Chan EKL, Sullivan KF, et al. Antinuclear antibodies (ANAs): Diagnostically specific immune markers and clues toward the understanding of systemic autoimmunity. Clin Immunol and Immunopathol, 1988, 47(2):121–141.

[183] Czaja AJ. Autoimmune liver diseases. Curr Opin Gastroenterol, 2007, 23(3):255–262.

[184] Villalta D, Bizzaro N, Da Re M, et al. Diagnostic accuracy of four different immunological methods for the detection of anti-F-actin autoantibodies in type 1 autoimmune hepatitis and other liver-related disorders. Autoimmunity, 2008, 41(1):105–110.

[185] Villalta D, Girolami E, Alessio MG, et al. Autoantibody profiling in a cohort of pediatric and adult patients with autoimmune hepatitis. J Clin Lab Anal, 2016, 30(1): 41–46.

[186] Hahn S, Trendelburg G, Scharf M, et al. Identifiaction of the flotillin-1/2 heterocomplex as a target of autoantibodies in bona fide multiple sclerosis. J Neuroinflammation, 2017, 14(1): 123.

[187] Boronat A, Sabater L, Saiz A, et al. GABAB receptor antibodies in limbic encephalitis and GAD-associated neurologic disorders. Neurology, 2011, 76:795–800.

[188] Lancaster E, Lai M, Peng X, et al. Antibodies to the GABAB receptor in limbic encephalitis with seizures: case series and characterisation of the antigen. Lancet Neurol, 2010, 9:67–76.

[189] Wandinger KP, Klingbeil C, Gneiss C, et al. Neue serologische Marker zur Differentialdiagnose der Autoimmun-Enzephalitis. J Lab Med, 2011, 35:329–342.

[190] Jeffrey GP, Swanson NR, Yarred LJ, et al. Bile duct antibodies crossreacting with blood group antigens in primary sclerosing cholangitis. Gut, 1990, 31:698–701.

[191] Vernino S. Autoimmune and paraneoplastic channelopathies. Neurotherapeutics, 2007, 4(2):305–314.

[192] Vernino S, Lindstrom J, Hopkins S, et al. Characterization of ganglionic acetylcholine receptor autoantibodies. J Neuroimmunol, 2008, 197:63–69

[193] Vernino S. Neuronal acetylcholine receptor autoimmunity. Ann N Y Acad Sci, 2008, 1132:124–128.

[194] Heidenreich F. Autoantibodies associated with peripheral neuropathies. In: Conrad K, Humbel RL,

Meurer M, Shoenfeld Y, Tan EM, eds. Pathogenic and diagnostic relevance of autoantibodies, Pabst Science Publishers, 1998, 316–327.

[195] Meyer W, Schneider B, Klotz M, et al. EUROLINE ganglioside profile: A new membrane test for the detection of autoantibodies against gangliosides. In: Conrad K et al. Hrsg. Autoantigens and Autoantibodies: Diagnostic Tools and Clues to Understanding Autoimmunity. Pabst Science Publishers, 2000, 619–620.

[196] Chorzelski TP, Sulej J, Tchorzewska H, et al. IgA class endomysium antibodies in dermatitis herpetiformis and coeliac disease. Ann NY Acad Sci, 1983, 420:325–334.

[197] Dieterich W, Ehnis T, Bauer M, et al. Identification of tissue transglutaminase as the autoantigen of coeliac disease. Nat Med, 1997, 3:797–801.

[198] Freitag T, Schulze-Koops H, Niedobitek G, et al. The role of the immune response against tissue transglutaminase in the pathogenesis of coeliac disease. Autoimmun Rev, 2004, 3:13–20.

[199] Prause C, Richter T, Koletzko S, et al. New developments in serodiagnosis of childhood celiac disease: assay of antibodies against deamidated gliadin. Ann N Y Acad Sci, 2009, 1173:28–35.

[200] Seah PP, Fry L, Rossiter MA, et al. Antireticulin antibodies in childhood coeliac disease. Lancet, 1971, 2:681–682.

[201] Johnson GD, Holborow EJ, Glynn LE. Antibody to smooth muscle in patients with liver disease. Lancet, 1965, 2:878–879.

[202] Graus F, Delattre JY, Antoine JC, et al. Recommended diagnostic criteria for paraneoplastic neurological syndromes. J Neurol Neurosurg Psychiatry, 2004, 75:1135–1140.

[203] Sabater L, Titulaer M, Saiz A, et al. SOX1 antibodies are markers of paraneoplastic Lambert-Eaton myasthenic syndrome. Neurology, 2008, 70:924–928.

[204] Tschernatsch M, Singh P, Gross O, et al. Anti-SOX1 antibodies in patients with paraneoplastic and non-paraneoplastic neuropathy. J Neuroimmunol, 2010, 226: 177–180.

[205] Bolton WK, Chen L, Hellmark T, et al. Molecular mapping of the Goodpasture's epitope for glomerulonephritis. Trans Am Clin Climatol Assoc, 2005, 116:229–236, discussion, 237–238.

[206] Hellmark T, Johannson C, Wieslander J. Characterization of anti-GBM antibodies involved in Goodpasture's syndrome. Kidney Int, 1994, 46:823–829.

[207] Mastroianni-Kirsztajn G, Hornig N, Schlumberger W. Autoantibodies in renal diseases-clinical significance and recent developments in serological detection. Front Immunol, 2015, 6: 221.

[208] Baekkeskov S, Aanstoot HJ, Christgau S, et al. Identification of the 64K autoantigen in insulin-dependent diabetes as the GABA-synthesizing enzyme glutamic acid decarboxylase. Nature, 1990, 347:151–156.

[209] Graus F, Titulaer MJ, Balu R, et al. A clinical approach to diagnosis of autoimmune encephalitis. Lancet Neurol, 2016, 15(4):391–404.

[210] Krüger C, Stöcker W, Schlosser M. Glutamic Acid Decarboxylase Autoantibodies. In: Shoenfeld Y, Gershwin ME, Meroni PL Hrsg Autoantibodies. 2. Aufl. Elsevier, 2006, 369–378.

[211] Pozzilli P, Manfrini S, Monetini L. Biochemical markers of type 1 diabetes: clinical use. Scand J Clin Lab

Invest, 2001, 61 (Suppl 235) 38–44.

[212]　Saiz A, Balnco Y, Sabater L, et al. Spectrum of neurological syndromes associated with glutamic acid decarboxylase antibodies: diagnostic clures for this association. Brain, 2008, 131: 2553–2563.

[213]　Stöcker W, Schaper J, Schuhose C, et al. Autoantibodies against cerebral gray matter in patients with insulin dependent diabetes mellitus. Immunobiol, 1990, 181:223.

[214]　Vieregge P, Branczyk B, Barnett W, Stöcker W, et al. Stiff-Man-Syndrom. Bericht über vier Fälle. Nervenarzt, 1994, 65:712–717.

[215]　Granata T. Rasmussen's syndrome. Neurol Sci Suppl, 2003, 4:239–243.

[216]　Lai M, Hughes EG, Peng X, et al. AMPA receptor antibodies in limbic encephalitis alter synaptic receptor location. Ann Neurol, 2009, 65:424–434.

[217]　Rogers SW, Andrews PI, Gahring LC, et al. Autoantibodies to glutamate receptor GluR3 in Rasmussen's encephalitis. Science, 1994, 265:648–651.

[218]　Dalmau J, Gleichman AJ, Hughes EG, et al. Anti-NMDA-receptor encephalitis: case series and analysis of the effects of antibodies. Lancet Neurology, 2008, 7:1091–1098.

[219]　Gresa-Arribas N, Titulaer MJ, Torrents A, et al. Antibody titres at diagnosis and during follow-up of anti-NMDA receptor encephalitis: a retrospective study, 2014, 13(2): 167–177.

[220]　Prüss H, Dalmau J, Harms L, et al. Retrospective analysis of NMDA receptor antibodies in encephalitis of unknown origin. Neurology, 2010, 75:1735–1739.

[221]　Scheibe F, Prüss H, Mengel AM, et al. Bortezomib for treatment of therapy-refractpry anti-NMDA receptor encephalitis. Neurology, 2017, 88(4): 366–370.

[222]　Titulaer MJ, McCracken L, Gabilondo I, et al. Treatment and prognostic factors for long-term outcome in patients with anti-N-methyl-D-aspartate (NMDA) receptor encephalitis: a cohort study. Lancet Neurol, 2013, 12 (2): 157–165.

[223]　Wandinger KP, Klingbeil C, Gneiss C, et al. Neue serologische Marker zur Differentialdiagnose der Autoimmun-Enzephalitis. J Lab Med, 2011, 35:329–342.

[224]　Carvajal-González A, Leite MI, Waters P, et al. Glycine receptor antibodies in PERM and related syndromes: characteristics, clinical features and outcomes. Brain, 2014, 137 (Pt 8): 2178–2192.

[225]　Hutchinson M, Waters P, McHugh J, et al. Progressive encephalomyelitis, rigidity, and myoclonus: A novel glycine receptor antibody. Neurology, 2008, 71:1291–1292.

[226]　Mas N, Saiz A, Leite MI, et al. Antiglycine-receptor encephalomyelitis with rigidity. J Neurol Neurosurg Psychiatry, 2011, 82:1399–1401.

[227]　Piotrowicz A, Thümen A, Leite MI, et al. A case of glycine-receptor-associated encephalomyelitis with rigidity and myoclonus (PERM): clinical course, treatment and CSF findings. J Neurol, 2011, 258:2268–2270.

[228]　Turner M, Irani S, Leite M, et al. Progressive encephalomyelitis with rigidity and myoclonus: Glycine and NMDA receptor antibodies. Neurology, 2011, 77:439.

[229]　Wandinger KP, Klingbeil C, Gneiss C, et al. Neue serologische Marker zur Differentialdiagnose der Autoimmun-Enzephalitis. J Lab Med, 2011, 35:329–342.

[230] Courvalin J-C, K Lassoued, E Bartnik, et al. The 210-kD nuclear envelope polypeptide recognized by human autoantibodies in primary biliary cirrhosis is the major glycoprotein of the nuclear pore. Clin Invest, 1990, 86:279–285.

[231] Invernizzi P, Selmi C, Ranftler C, et al. Antinuclear antibodies in primary biliary cirrhosis. Semin.Liver Dis, 2005, 25:298–310.

[232] Szostecki C, Guldner HH, Will H. Autoantibodies against "nuclear dots" in primary biliary cirrhosis. Semin Liver Dis, 1997, 17:71–78.

[233] Wesierska-Gadek J, Hohenauer H, Hitchman E, et al. Anti-gp210 antibodies in sera of patients with primary biliary cirrhosis. Identification of a 64 kD fragment of gp210 as a major epitope. Hum Antibodies Hybridomas, 1996, 7:167–174.

[234] Stinton LM, Eystathioy T, Selak S, et al. Autoantibodies to protein transport and messenger RNA processing pathways: endosomes, lysosomes, Golgi complex, proteasomes, assemblyosomes, exosomes, and GW bodies. Clinical Immunology, 2004, 110(1):30-44.

[235] Stroncek D. Neutrophil alloantigens. Transfus Med Rev, 2002, 16:67–75.

[236] Damoiseaux J, Buschtez M, Steller U, et al. EUROPLUSTM ANCA BIOCHIP Mosaic: MPO and PR3 antigen dots improve the detection of ANCA by indirect immunofluorescence. In: Conrad K et al. Hrsg. From Etiopathogenesis to the Prediction of Autoimmune Diseases: Relevance of Autoantibodies. Pabst Science Publishers, 2007, 5:485–486.

[237] Damoiseaux J, Dähnrich C, Rosemann A, et al. A novel ELISA using a mixture of human native and recombinant proteinase-3 significantly improves the diagnostic potential for ANCA-associated vasculitis. Ann Rheum Dis, 2009, Feb;68(2):228–233.

[238] Van der Woude FJ, et al. Autoantibodies to neutrophils and monocytes: tool for diagnosis and a marker of disease activity in Wegener's granulomatosis. Lancet, 1995, 1:425–429 (1985)

[239] Gross WL. Antineutrophil cytoplasmic autoantibody testing in vasculitides. Rheum Dis Clin North Am, 1995, 21:987–1011.

[240] Komorowski L, Teegen B, Probst C, Schlumberger W, Stöcker W. ELISA for the detection of autoantibodies against DNA-bound lactoferrin in ulcerative colitis. In: Conrad K et al. Hrsg. From Pathogenesis to the Therapy of Autoimmune Diseases. Pabst Science Publishers, 2009, 474–475.

[241] Teegen B, NiemannS, Probst C, et al. DNA-bound lactoferrin ist he major target for antineutrophil perinuclear cytoplasmic antibodies in ulcerative colitis. Ann N Y Acad Sci, 2009, 1173: 161–165.

[242] Van der Woude FJ, et al. Autoantibodies against neutrophils and monocytes: tool for diagnosis and a marker of disease activity in Wegener's granulomatosis. Lancet, 1985, 1:425–429.

[243] Jahns R, Boivin V, Hein L, et al. Direct evidence for a beta 1-adrenergic receptor-directed autoimmune attack as a cause of idiopathic dilated cardiomyopathy.J Clin Invest, 2004, 113:1419–1429.

[244] Störk S, Boivin V, Horf R, et al. Stimulating autoantibodies directed against the cardiac beta-1-adrenergic receptor predict increased mortality in idiopathic cardiomyopathy. Am Heart J, 2006, 152:697–704.

[245] Bernstein RM, Hobbs RN, Lea DJ, et al. Patterns of antihistone antibody specificity in systemic rheumatic

disease. Arthr Rheum, 1985, 28:285–293.

[246] Grundtmann C, Wick G.The autoimmune concept of atherosclerosis. Curr Opin Lipidol, 2011, 22(5): 327–334.

[247] Xu Q, Kiechl S, Mayr M, et al. Association of serum antibodies to heat-shock protein 65 with carotid atherosclerosis: clinical significance determined in a follow-up study. Circulation, 1999, 100:1169–1174.

[248] Graus F, Keime-Guibert F, Rene R, et al. Anti-Hu-associated paraneoplsatic encephalomyelitis: analysis of 200 patients. Brain, 2001, 124: 1138–1148.

[249] Voltz R. Paraneoplastische neurologische Autoimmunerkrankungen. Nervenarzt, 2002, 73: 909–929.

[250] Cunningham-Rundles C. IgA Autoantibodies. In: Peter JB, Shoenfeld Y, eds. Autoantibodies. Elsevier Amsterdam, 1996, 417–422.

[251] Strober W, Wochner RD, Barlow MH, et al. Immunoglobulin metabolism in ataxia telangiectasia. J Clin Invest, 1968, 47:1905–1915.

[252] Hide M, Francis DM, Grattan CE, et al. The pathogenesis of chronic urticaria: new evidence suggest an autoimmune basis and implications for treatment. Clin Exp Allergy, 1994, 24:624–627.

[253] Sabater L, Gaig C, Gelpi E, et al. A novel non-rapid-eye movement and rapid-eye-movement parasomnia with sleep breathing disorder associated with antibodies to IgLON5: a case series, characterisation of the antigen, and post-mortem study. Lancet Neurol, 2014, 13: 575–586.

[254] Sabater L, Planagumà J, Dalmau J, et al. Cellular investigations with human antibodies associated with the anti-IgLON5 syndrome. J Neuroinflamm, 2016, 13:226.

[255] Simabukuro MM, Sabater L, Adoni T, et al. Sleep disorder, chorea, and dementia associated with IgLON5 antibodies. Neurol Neuroimmunol Neuroinflamm, 2015, 2(4):3136.

[256] American Diabetes Association. Standards of Medical Care in Diabetes. Diabetes Care, 2013, 36.

[257] Kiechle FL, Moore KH. Insulin action and the clinical laboratory. J Clin Ligand Assay, 2001, 24:217–228.

[258] Page KA, Dejardin S, Kahn CR, et al. A patient with type B insulin resistance syndrome, responsive to immune therapy. Nat Clin Pract Endocrinol Metab Dez, 2007, 3(12):835–840.

[259] Pozzilli P, Manfrini S, Monetini L. Biochemical markers of type 1 diabetes: clinical use. Scand J Clin Lab Invest, 2001, 61 (Suppl 235):38–44.

[260] Taylor SI, Barbetti F, Accili D, et al. Autoantibodies directed against insulin and its receptor. Endocrinol Metab Clin North Am Mar, 1989, 18(1):123–143.

[261] Lan MS, Wasserfall C, MacLaren NK, et al. IA-2, a transmembrane protein of the protein tyrosine phosphatase family, is a major autoantigen in insulin-dependent diabetes mellitus. Proc Natl Acad Sci, 1996, 93:6367–6370.

[262] Pozzilli P, Manfrini S, Monetini L. Biochemical markers of type 1 diabetes: clinical use. Scand J Clin Lab Invest, 2001, 61 (Suppl. 235):38–44.

[263] Broberger O, Perlman P. Autoantibodies in human ulcerative colitis. J Exp Med, 1959, 110:657–674.

[264] Conrad K, Bachmann M, Stöcker W. Anti-intestinal goblet cell antibodies. 2. Aufl. In: Shoenfeld Y.,

Gershwin ME, Meroni PL, Hrsg. Autoantibodies. Elsevier, 2006, 417–422.

[265] Main J, McKenzie H, Yeaman GR, et al. Antibody to Saccharomyces cerevisiae (bakers' yeast) in Crohn's disease. BMJ,1998, 297:1105–1106.

[266] Saxon A, Shanahan F, Landers C, et al. A distinct subset of antineutrophil cytoplasmatic antibodies associated with inflammatory bowel disease. J Allergy Clin Immunol, 1990, 86:202–210.

[267] Stöcker W, Otte M, Scriba PC. Zur Immunpathogenese des Morbus Crohn. Dtsch Med Wschr, 1984, 109:1984–1986.

[268] Stöcker W, Otte M, Ulrich S, et al. AutoAntikörper gegen exokrines Pankreas und gegen intestinale Becherzellen in der Diagnostik des Morbus Crohn und der Colitis ulcerosa. Dtsch Med Wschr, 1984, 109:1963–1969.

[269] Teegen B, Niemann S, Probst C, et al. DNA-bound lactoferrin is the major target for antineutrophil perinuclear cytoplasmic antibodies in ulcerative colitis. Ann N Y Acad Sci, 2009, 1173:161–165.

[270] Mardh S, Ma JY, Song YH, et al. Occurrence of autoantibodies against intrinsic factor, H-K-ATPase, and pepsinogen in atrophic gastritis and rheumatoid arthritis. Scand J Gastroenterol, 1991, 26: 1089–1096.

[271] Jarius S, Scharf M, Begemann N, et al. Antibodies to the inositol 1,4,5-triphosphate receptor type 1 (ITPR1) in cerebellar ataxia. J Neuroinflamm, 2014, 11:206.

[272] Jarius S, Ringelstein M, Haas J, et al. Inositol 1,4,5-triphosphate receptor type 1 autoantibodies in paraneopastic and non-paraneoplastic peripheral neuropathy. J Neuroinflamm, 2016, 13:278.

[273] Irani SR, Alexander S, Waters P, et al. Antibodies to Kv1 potassium channel-complex proteins leucine-rich, glioma inactivated 1 protein and contactin-associated protein-2 in limbic encephalitis, Morvan's syndrome and acquired neuromyotonia. Brain, 2010, 133:2734–2748.

[274] Lai M, Huijbers MG, Lancaster E, et al. Investigation of LGI1 as the antigen in limbic encephalitis previously attributed to potassium channels: a case series. Lancet Neurol, 2010, 9:776–785.

[275] Lancaster E, Huijbers MG, Bar V, et al. Investigations of caspr2, an autoantigen of encephalitis and neuromyotonia. Ann Neurol, 2011, 69:303–311.

[276] Lang B, Makuch M, Moloney T, et al. Intracellular and non-neuronal targets if voltage-gated potassium channel complex antibodies. J Neurol Neurosurg Psychiatry, 2017, 0:1–9.

[277] Wandinger KP, Klingbeil C, Gneiss C, et al. Neue serologische Marker zur Differentialdiagnose der Autoimmun-Enzephalitis. J Lab Med, 2011, 35:329–342.

[278] Bertuch AA, Lundblad V. The Ku heterodimer performs separable activities at double-strand breaks and chromosome termini. Mol Cell Biol, 2003, 23:8202–8215.

[279] Mierau R, Genth E. Diagnostische Bedeutung Sklerodermie-und Myositis-assoziierter AutoAntikörper. Z Rheumatol, 1995, 54:39–49.

[280] Mimori T, Akizuki M, Yamagata H, et al. Characterization of a high molecular weight acidic nuclear protein recognized by autoantibodies in sera from patients with polymyositis-scleroderma overlap. J Clin Invest, 1981, 68:611–620.

[281]　Komorowski L, Teegen B, Probst C, Schlumberger W, Stöcker W. ELISA for the detection of autoantibodies against DNA-bound lactoferrin in ulcerative colitis. In: Conrad K et al. Hrsg. From Pathogenesis to the Therapy of Autoimmune Diseases. Pabst Science Publishers, 2009, 474–475.

[282]　Courvalin JC, Worman HJ. Nuclear envelope protein autoantibodies in primary biliary cirrhosis. Semin Liver Dis, 1997, 17:79–90.

[283]　Nesher G, Margalit R, Ashkenazi YJ. Anti-nuclear envelope antibodies: Clinical associations. Semin Arthritis Rheum 2001, 30:313–320.

[284]　Kain R, Matsui K, Exner M, et al. A novel class of autoantigens of anti-neutrophil cytoplasmic antibodies in necrotizing and crescentic gromerulonephritis: the lysosomal membrane glycoprotein h-lamp-2 in neutrophil granulocytes and a related memebrane protein in glomerular endothelial cells. J Exp Med, 1995, 181(2): 585–597.

[285]　Kain R, Exner M, Brandes R, et al. Molecular mimicry in pauci-immune focal necrotizing glomerulonephritis. Nature Medicine, 2008, 14 (10):1088–1096.

[286]　Lapierre P, Hajoui O, Homberg JC, et al. Formiminotransferase cyclodeaminase is an organ-specific autoantigen recognized by sera of patients with autoimmune hepatitis. Gastroenterology, 1999, 116:643–649.

[287]　Homberg JC, Abuaf N, Bernard O, et al. Chronic active hepatitis associated with anti-liver/kidney microsome antibody type 1: a second type of autoimmune hepatitis. Hepatology, 1987, 7:1333–1339.

[288]　Manns MP, Johnson EF, Griffin KJ, et al. Major antigen of liver kidney microsomal autoantibodies in idiopathic autoimmune hepatitis is cytochrome P450db1. J Clin Invest, 1989, 83:1066–1072.

[289]　Graus F, Delattre JY, Antoine JC, et al. Recommended diagnostic criteria for paraneoplastic neurological syndromes. J Neurol Neurosurg Psychiatry, 2004, 75:1135–1140.

[290]　Rosenfeld MR, Eichen JG, Wade DF, et al. Molecular and clinical diversity in paraneoplastic immunity to Ma proteins. Ann Neurol, 2001, 50:339–348.

[291]　Komatsu M, Goto M, Yamamoto A, et al. A new autoantibody, anti-210 kDa microtubule associated protein antibody, detected in the serum of patients with various liver diseases and SLE. Nihon Shokakibyo Gakkai Zasshi, 1990, 87:2451–2456.

[292]　Williams RC Jr., Sugiura K, Tan EM. Antibodies to microtubule-associated protein 2 in patients with neuropsychiatric systemic lupus erythematosus. Arthritis Rheum, 2004, 50:1239–1247.

[293]　Ghirardello A, Borella E, Beggio M, et al. Myositis autoantibodies and clinical phenotypes. Auto Immun Highlights, 2014, 5(3): 69–75.

[294]　Meurer M, Hausmann-Martinez-Pardo G, Braun-Falco O. Spectrum of antinuclear and anti-cytoplasmic antibodies in dermatomyositis and polymyositis overlap syndromes. Hautarzt, 1989, 40:623–629.

[295]　Mierau R, Genth E. Diagnostische Bedeutung Sklerodermie- und Myositis-assoziierter AutoAntikörper. Z Rheumatol, 1995, 54:39–49.

[296]　Rozman B, Bozic B, Kos-Golja M, et al. Immunoserological aspects of idiopathic inflammatory muscle disease. Wien KlinWochenschr, 2000, 112:722–727.

[297]　Casiano CA, Landberg G, Ochs RL, et al. Autoantibodies to a novel cell cycle regulated protein that

accumulates in the nuclear matrix during S phase and is localized in the kinetochores and spindle midzone during mitosis. J Cell Sci, 1993, 106:1045–1056.

[298] Berg PA, Klein R. Antimitochondrial antibodies in primary biliary cirrhosis and other disorders: Definition and clinical relevance. Dig Dis, 1992, (10):85–101.

[299] Jiang XH, Zhong RQ, Yu SQ, et al. Construction and expression of a humanized M2 autoantigen trimer and its application in the diagnosis of primary biliary cirrhosis. World J Gastroenterol, 2003, 9(6):1352–1355.

[300] Dähnrich C, Pares A, Caballeria L, et al. New ELISA for detecting primary biliary cirrhosis-specific antimitochondrial antibodies. Clin Chem, 2009,55(5):978–985.

[301] Pluk H, van Engelen BG, Pruijn GJM. Anti-Mup44: the first inclusion body myositis-specific autoantibody. In: Conrad K, et al. eds:From prediction to prevention of autoimmune diseases: Autoantigens, Autoantibodies, Autoimmunity. Pabst Science Publishers, 2011, 867.

[302] Herbert M, Pruijn GJM. Novel serology testing for sporadic inclusion body myositis: disease-specificity and diagnostic utility. Curr Opin Rheumatol, 2015, 27(6):595–600.

[303] Kramp SL, Karayev D, Shen G, et al. Development and evaluation of a standardized ELISA for the determination of autoantibodies against cN-1A (Mup44, NT5C1A) in sporadic inclusion body myositis. Auto Immun Highlights, 2016, 7(1):16.

[304] Hoch W, McConville J, Helms S, et al. Auto-antibodies to the receptor tyrosine kinase MuSK in patients with myasthenia gravis without acetylcholine receptor antibodies. Nat Med, 2001, 7:365–368.

[305] Vincent A, Bowen J, Newsom-Davis J, et al. Seronegative generalised myasthenia gravis: clinical features, antibodies, and their targets. Lancet Neurol, 2003, 2:99–106.

[306] Genain CP, Cannella B, Hauser SL, et al. Identification of autoantibodies associated with myelin damage in multiple sclerosis. Nature Med, 1999, 5:170-175.

[307] Jaskowski TD, Martins TB, Litwin CM, et al. Immunoglobulin (Ig)M antibody against myelin associated glycoprotein (MAG): A comparison of methods. J Clin Lab Anal, 2004, 18:247–250.

[308] Jarius S, Ruprecht K, Kleiter I, et al. MOG-IgG in NMO and related disorders: a multicenter study of 50 patients. Part 1: Frequency, syndrome specificity, influence of disease activity, long-term course, association with AQP4-IgG, and origin. J Neuroinflammation, 2016, 13(1): 279.

[309] McLaughlin KA, Chitnis T, Newcombe J, et al. Age-dependent B cell autoimmunity to a myelin surface antigen in pediatric multiple sclerosis. J Immunol, 2009, 183:4067–4076.

[310] Pröbstel AK, Dornmair K, Bittner R, et al. Antibodies to MOG are transient in childhood acute disseminated encephalomyelitis. Neurology, 2011, 77:580–588.

[311] Gross WL. Antineutrophil cytoplasmic autoantibody testing in vasculitides. Rheum Dis Clin North Am, 1995, 21:987–1011.

[312] Anderson JR, Goudie RB, Gray KG, et al. Autoantibodies in Addison's disease. Lancet, 1957, 272:1123–1124.

[313] Betterle C, Dal Pra C, Mantero F, et al. Autoimmune adrenal insufficiency and autoimmune polyendocrine

syndromes: Autoantibodies, autoantigens, and their applicability in diagnosis and disease prediction. EndocrRev, 2002, 23: 327–364.

[314] Eisenbarth GS, Gottlieb PA. Autoimmune polyendocrine syndromes. N Engl J Med, 2004, 350: 2068–2079.

[315] Miske R, Gross CC, Scharf M, et al. Neurochondrin is a neuronal target antigen in autoimmune cerebellar degeneration. Neurol Neuroimmunol Neuroinflamm, 2017, 4(1):e307.

[316] Blaes F, Grisold W, Grabbe S, Hübner J, Kleeberg U, Krege S, Leypoldt F, Rauer S, Roelcke U, Schreckenberger M, Singer S, Stummer W, Voltz, R, Wandinger KP, Weller M, Wörmann B. Paraneoplastische neurologische Syndrome, in: Diener HC, Weimar C, Hrsg. Leitlinien für Diagnostik und Therapie in der Neurologie, Herausgegeben von der Kommission? Leitlinien'der Deutschen Gesellschaft für Neurologie, Stuttgart: Thieme Verlag, 2012.

[317] Komorowski L, et al. A spectrum of neural autoantigens, newly identified by histo-immunoprecipitation, mass spectrometry and recombinant cell-based indirect immunofluorescence, 2017.

[318] Probst C, Saschenbrecker S, Stoecker W, et al. Anti-neuronal autoantibodies: Current diagnostic challenges. Mult Scler Rel Dis, 2014, 3:303–320.

[319] Dalmau J, Rosenfeld MR. Autoimmune encephalitis update. Neuro Onco, 2014, 16(6):771–778.

[320] Saschenbrecker S, Rentzsch K, Probst C. Antineuronale Antikörper. Klinische Bedeutung und Nachweismethoden. Med Welt, 2013, 64:21–29.

[321] Stöcker W, Probst C, Teegen B. Multiparameter autoantibody screening in the diagnosis of neurological autoimmune diseases. Beitrag zum 1. Congress of the European Academy of Neurology, EAN, Berlin, Deutschland, 2015.

[322] Chan KH, Vernino S, Lennon VA. ANNA-3 anti-neuronal antibody: marker of lung cancer-related autoimmunity. Ann Neurol, 2001, 50:301–311.

[323] Steblay RW, Rudofsky U. Renal tubular disease and autoantibodies against tubular basement membrane induced in guinea pigs. J Immunol, 1971, 107:589–594.

[324] Komorowski L, Scharf M, Teegen B, Rentzsch K, Schlumberger W, Stöecker W. Autoantibodies against tubular basement membrane in progressive systemic sclerosis are directed against Scl-70. In: Conrad K, Chan EK, Andrade LEC, Steiner G, Prujin GJ, Shoenfeld Y, ed. From Autoantibody research to standardized diagnostic assay in the management of human diseases. Report on the 12th Dresden Symposium on Autoantibodies. 10 ed. Dresden: Pabst Science Publishers, 2015, 127–128.

[325] Schlumberger W, Olbrich S, Müller-Kunert E, et al. AutoAntikörper-Diagnostik mit der Substratkombination Humane Epithelzellen (HEp-2) und Primatenleber. Differenzierung der Antikörper durch Enzymimmuntests. Lübeck, Deutschland: Eigenverlag der EUROIMMUN AG, 1994, 1–28.

[326] Mastroianni-Kirsztajn G, Hornig N, Schlumberger W. Autoantibodies in renal diseases-clinical significance and recent developments in serological detection. Front Immunol, 2015, 6:221.

[327] Stinton LM, Barr SG, Tibbles LA, et al. Autoantibodies in lupus nephritis patients requiring renal transplantation. Lupus, 2007, 16:394–400.

[328] Suer W, Dähnrich C, Schlumberger W, et al. Autoantibodies in SLE but not in scleroderma react with protein-stripped nucleosomes. J Autoimmun, 2004, 22:325–334.

[329] Salonen JT, Yla-Herttuala S, Yamamoto R, et al. Autoantibody against oxidised LDL and progression of carotid atherosclerosis. Lancet, 1992, 339:883–887.

[330] Soussi T. p53 Antibodies in the sera of patients with various types of cancer: a review. Cancer Res, 2000, 60:1777–1788.

[331] Crawford LV, Pim DC, Bulbrook RD. Detection of antibodies against the cellular protein p53 in sera from patients with breast cancer. Int J Cancer, 1982, 30:403–408.

[332] Bottazzo GF, Florin-Christensen A, Doniach D. Islet-cell antibodies in diabetes mellitus with autoimmune polyendocrine deficiencies. Lancet, 1974, 2:1279–1283.

[333] Landin-Olsson M. Latent autoimmune diabetes in adults. Ann N Y Acad Sci, 2002, 958:112–116.

[334] Roggenbuck D, Hausdorf G, Martinez-Gamboa L, et al. Identification of GP2, the major zymogen granule membrane glycoprotein, as the autoantigen of pancreatic antibodies in Crohn's disease. Gut, 2009, 58:1620–1628.

[335] Roggenbuck D, Hausdorf G, Martinez-Gamboa L, Reinhold D, Büttner T, Büning C, Feist E, Conrad K, The zymogen granule membrane glycoprotein GP2 is a major autoantigen of pancreatic antibodies – relevance in diagnostics and pathogenesis of Crohn's disease. In: Conrad K, et al. eds. From pathogenesis to therapy of autoimmune diseases. Pabst Science Publishers, 2009, 449–462.

[336] Stöcker W, Otte M, Ulrich S, et al. Autoimmunity to pancreatic juice in Crohn's disease. Results of an autoantibody screening in patients with chronic inflammatory bowel disease. Scand J Gastroenterol, 1987, Suppl 139:41–52.

[337] Stöcker W, Otte M, Ulrich S, et al. AutoAntikörper gegen exokrines Pankreas und gegen intestinale Becherzellen in der Diagnostik des Morbus Crohn und der Colitis ulcerosa. Dtsch Med Wochenschr, 1984, 109:1963–1969.

[338] Stöcker W, Teegen B, Probst C, Aulinger-Stöcker K, Ludwig D, Glocker MO, and Komorowski L, CUZD1 and GP2 are the exocrine pancreas autoantigens in Crohn's disease. In: Conrad K, et al. eds. From pathogenesis to therapy of autoimmune diseases. Pabst Science Publishers, 2009, 463–473.

[339] Taylor KB, Roitt IM, Doniach D, et al. Autoimmune phenomena in pernicious anaemia: Gastric antibodies. Br Med J, 1962, 24:1347–1352.

[340] Gadoth A, Kryzer TJ, Fryer J, et al. Microtubule-associated protein 1B: Novel paraneoplastic biomarker. Anm Neurol, 2017, 81(2):266–277.

[341] Vernino S, Lennon V. New Purkinje cell antibody (PCA-2): marker of lung cancer-related neurological autoimmunity. Ann Neurol, 2000, 47:297–305.

[342] Miyachi K, Fritzler MJ, Tan CK. Autoantibody to a nuclear antigen in proliferating cells. J Immunol, 1978, 121:2228–2234.

[343] Kawamura K, Kobayashi Y, Tanaka T,et al. Intranuclear localization of proliferating cell nuclear antigen during the cell cycle in renal cell carcinoma. Anal Quant Cytol Histol, 2000, 22:107–113.

[344] Beck LH, Bonegio RGB, Lambeau G, et al. M-type Phospholipase A2 receptor as target antigen in idiopathic membranous nephropathy. N Engl J Med, 2009, 361:11–21.

[345] Dähnrich C, Komorowski L, Probst C, et al. Development of a standardized ELISA for the determination of autoantibodies against human M-type phospholipase A2 receptor in primary membranous nephropathy. Clin Chim Acta, 2013, 421: 213–218.

[346] Francis JM, Beck LH, Salant DJ. Membranous nephropathy: a journey from bench to bedside. Am J Kidney Dis, 2016, 68(1):138–147.

[347] Hoxha E, Harendza S, Zahner G, et al. An immunofluorescence test for phospholipase-A2-receptor antibodies and its clinical usefulness in patients with membranous glomerulonephritis. Nephrol Dial Transplant, 2011, 26:2526–2532.

[348] Gunnarsson I, Schlumberger W, Rönnelid J. PLA2 receptor antibodies as serological markers of idiopathic membranous nephritis are absent in active membranous lupus nephritis. In: Conrad K. et al. Hrsg. From prediction to prevention of autoimmune diseases: Autoantigens, Autoantibodies, Autoimmunity. Pabst Science Publishers, 2011, 232–233.

[349] Wilson WA, Gharavi AE, Koike T, et al. International consensus statement on preliminary classification criteria for definite antiphospholipid syndrome: report of an international workshop. Arthritis Rheum 1999, 42:1309–1311.

[350] Cervera R, Piette JC, Font J, et al. Antiphospholipid syndrome: Clinical and immunologic manifestations and patterns of disease expression in a cohort of 1,000 patients. Arthritis Rheum, 2002, 46:1019–1027.

[351] Alarcon-Segovia D, Cabral AR. The anti-phospholipid antibody syndrome: clinical and serological aspects. Baillieres Best Pract Res Clin Rheumatol, 2000, 14:139–150.

[352] Levine JS, Branch DW, Rauch J. The antiphospholipid syndrome. N Engl J Med, 2002, 346:752–763.

[353] Miyakis S, Lockshin MD, Atsumi T, et al. International consensus statement on an update of the classification criteria for definite antiphospholipid syndrome (APS). J Thromb Haemost, 2006, 4(2):295–306.

[354] Invernizzi P, Selmi C, Ranftler C. Antinuclear antibodies in primary biliary cirrhosis. Semin Liver Dis, 2005, 25:298–310.

[355] Sternsdorf T, Guldner HH, Szostecki C, et al. Two nuclear dot-associated proteins, PML and Sp100, are often co-autoimmunogenic in patients with primary biliary cirrhosis. Scand.J Immunol, 1995, 42:257–268.

[356] Szostecki C, Guldner HH, Will H. Autoantibodies against "nuclear dots" in primary biliary cirrhosis. Semin Liver Dis, 1997, 17:71–78.

[357] Mytilinaiou MG, Meyer W, Scheper T, et al. Diagnsotic and clinical utility of antibodies against the nuclear body promyelocytic leukaemia and Sp100 antigens in patients with primary biliary cirrhosis. Clin Chim Acta, 2012, 413:1211–1216.

[358] Hanke K, Brückner C, Dähnrich C, et al. Antibodies against PM/Scl-75 and PM/Scl-100 are independent markers for different subsets of systemic sclerosis patients. Arthritis Res Ther, 2009, 11 (1):R22.

[359] Meyer W, Scheper T, Janssen A, et al. EUROLINE Myositis Profile: A newly developed line immunoassay for the detection of myositis specific antibodies. In: Conrad K, et al. Hrsg. From Etiopathogenesis to the Prediction of Autoimmune Diseases: Relevance of Autoantibodies. Pabst Science Publishers, 2007, 5:612–613.

[360] Reichlin M, Maddison PJ, Targoff I, et al. Antibodies to a nuclear/nucleolar antigen in patients with polymyositis overlap syndromes. J Clin Immunol, 1984, 4:40-44.

[361] Damoiseaux J, Buschtez M, Steller U, Zerbe B, Rosemann A, Fechner K, Schlumberger W, Cohen Tervaert JW, Stöcker W. EUROPLUS? ANCA BIOCHIP Mosaic: MPO and PR3 antigen dots improve the detection of ANCA by indirect immunofluorescence. In: Conrad K, et al. eds. From Etiopathogenesis to the Prediction of Autoimmune Diseases: Relevance of Autoantibodies. Pabst Science Publishers, 2007, 5:485–486.

[362] Damoiseaux J, Dähnrich C, Rosemann A, et al. A novel ELISA using a mixture of human native and recombinant proteinase-3 significantly improves the diagnostic potential for ANCA-associated vasculitis. Ann Rheum Dis, 2009, 68:228–233.

[363] Damoiseaux J, Steller U, Buschtez M, et al. EUROPLUS ANCA BIOCHIP mosaic: PR3 and MPO antigen microdots improve the laboratory diagnostics of ANCA-associated vasculitis. J Immunol Methods, 2009, 348:67–73.

[364] Savage COS, Winearls CG, Jones S, et al. Prospective study of radioimmunoassay for antibodies against neutrophil cytoplasm in diagnosis of systemic vasculitis. Lancet, 1987, 1:1389–1393

[365] Savige J, Gillis D, Benson E, et al. International consensus statement on testing and reporting of antineutrophil cytoplasmic antibodies (ANCA). Am J ClinPathol, 1999, 111:507–513.

[366] Sun J, Fass DN, Viss MA, et al. A proportion of proteinase 3 (PR3)-specific anti-neutrophil cytoplasmic antibodies (ANCA) only react with PR3 after cleavage of its N-terminal activation dipeptide. ClinExpImmunol, 1998, 114:320–326.

[367] Van der Woude FJ, Rasmussen N, Lobatto S, et al. Autoantibodies against neutrophils and monocytes: tool for diagnosis and marker of disease activity in Wegener's granulomatosis. Lancet, 1985, 1:425–429.

[368] Atsumi T, Amengual O, Yasuda S, et al. Antiprothrombin antibodies — are they worth assaying? Thromb Res, 2004, 114:533–538.

[369] Strauss AJ, Seegal BC, Hsu KC, et al. Immunofluorescence demonstration of a muscle binding, complement-fixing serum globulin fraction in myasthenia gravis. Proc Soc Exp Biol Med, 1960, 105:184–191.

[370] Lee YH, Bae SC. Diagnostic accuracy of anti-Sa and anti-RA33 antibodies in rheumatoid arthritis: a meta-analysis. Z Rheumatol, 2017, 76(6):535–538.

[371] Steiner G, Smolen J. Autoantibodies in rheumatoid arthritis and their clinical significance. Arthritis Res, 2002, 4 (Suppl 2):1–5.

[372] Voltz R. Paraneoplastische neurologische Autoimmunerkrankungen. Nervenarzt, 2002, 73(10):909–929.

[373] Elkon KB, Bonfa E, Weissbach H, et al. Antiribosomal antibodies in SLE, infection, and following

deliberate immunization. Adv Exp Med Biol, 1994, 347:81–92.

[374] Caponi L, Giordano A, Bartoloni EB, et al. Detection of anti-ribosome antibodies: a long story of lights and shadows. Clin Exp Rheumatol, 2003, 21 (6):771–778.

[375] Gressner AM, Wool IG. The phosphorylation of liver ribosomal proteins in vivo. J Biol Chem, 1974, 249:6917–6925.

[376] Storch W. Immunfluoreszenzfibel. Blackwell Wissenschaftsverlag Berlin, Wien, 1997, 139–141.

[377] Després N, Boire G, Lopez-Longo FJ, et al. The Sa system: a novel antigen-antibody system specific for rheumatoid arthritis. J Rheumatol, 1994, 21 (6):1027–1033.

[378] Vossenaar ER, Després N, Lapointe E, et al. Rheumatoid arthritis specific anti-Sa antibodies target citrullinated vimentin. Arthritis Res Ther, 2004, 6 (2):R142–150.

[379] Ménard HA. Anti-CCP versus anti-Sa antibodies for the diagnosis of RA. Nat Clin Pract Rheumatol, 2007, 3 (2):76–77.

[380] Tan EM, Chan EKL, Sullivan KF, et al. Antinuclear antibodies (ANAs): Diagnostically specific immune markers and clues toward the understanding of systemic autoimmunity. Clin Immunol Immunopathol, 1988, 47:121–141.

[381] Fritzler MJ. Autoantibodies in Scleroderma. Dermatol, 1993, 20:257–268.

[382] Hanke K, Dähnrich C, Brückner C, et al. Diagnostic value of anti-topoisomerase I antibodies in a large monocentric cohort. Arthritis Res Ther, 2009, 11:R28.

[383] Zieve GW, Khusial PR. The anti-Sm immune response in autoimmunity and cell biology. Autoimmun Rev, 2003, 2(5):235–240.

[384] MacSween RN, Goudie RB, Anderson JR, et al. Occurrence of antibody to salivary duct epithelium in Sjogren's disease, rheumatoid arthritis, and other arthritides.A clinical and laboratorystudy. Ann Rheum Dis, 1967, 26:402–411.

[385] Andrade LE, Chan EK, Peebles CL, et al. Two major autoantigen-antibody systems of the mitotic spindle apparatus. Arthritis Rheum, 1996, 39:1643–1653.

[386] Bonaci-Nikolic B, Andrejevic S, Bukilica M, et al. Autoantibodies to mitotic apparatus: Association with other autoantibodies and their clinical significance. J Clin Immunol, 2006, 26:438–446.

[387] Grypiotis P, Ruffatti A, Tonello M, et al. Clinical significance of fluoroscopic patterns specific for the mitotic spindle in patients with rheumatic diseases. Reumatismo, 2002, 54:232–237.

[388] Mozo L, Gutiérrez C, Gómez J. Antibodies to mitotic spindle apparatus: Clinical significance of NuMA and HsEg5 autoantibodies. J Clin Immunol, 2008, 28:285–290.

[389] Whitehead CM, Winkfein RJ, Fritzler MJ, et al. The spindle kinesin-like protein HsEg5 is an autoantigen in systemic lupus erythematosus. Arthritis Rheum, 1996, 39:1635–1642.

[390] Agmon-Levin A, Shapira Y, Selmi C, et al. A comprehensive evaluation of serum autoantibodies in primary biliary cirrhosis. J Autoimmun, 2010, 34(1):55–58.

[391] Boire G, Gendron M, Monast N, et al. Purification of antigenically intact Ro ribonucleoproteins; biochemical and immunological evidence that the 52-kDa protein is not a Ro protein. Clin exp Immunol,

1995, 100:489–498.

[392] Meyer W, Scheper T, Siegemund M, Takeuchi K, SCHLUMBERGER W, Stöcker W. The SS-A/Ro60 kDa protein is sufficient for the detection of autoantibodies against SS-A. In: Conrad K, et al. eds. From animal models to human genetics: Research on the induction and pathogenicity of autoantibodies. Pabst Science Publishers, 2004, 4:525–526.

[393] Gordon P, Khamashta MA, Rosenthal E, et al. Anti-52 kDa Ro, anti-60 kDa Ro, and anti-La antibody profiles in neonatal lupus. J Rheumatol, 2004, 31:2480–2487.

[394] Anderson JU, Goudie RB, Gray K, et al. Immunological features of idiopathic Addison's disease: an antibody to cells producing steroid hormones. Clin Exp Immunol, 1968, 3(2):107–117.

[395] Betterle C, Dal Pra C, Mantero F, et al. Autoimmune adrenal insufficiency and autoimmune polyendocrine syndromes: Autoantibodies, autoantigens, and their applicability in diagnosis and disease prediction. Endocrine Reviews, 2002, 23(3):327–364.

[396] Chen S, Sawicka J, Betterle C, et al. Autoantibodies to steroidogenic enzymes in autoimmune polyglandular syndrome, Addison's disease, and premature ovarian failure. J Clin Endocrinol Metab, 1996, 81:1871–1876.

[397] Seissler J, Schott M, Steinbrenner H, et al. Autoantibodies to adrenal cytochrome P450 antigens in isolated Addison's disease and autoimmune polyendocrine syndrome type II. Exp Clin Endocrinol Diabetes, 1999, 107(3):208–213.

[398] Mueller-Eckhard C. Transfusionsmedizin. Berlin Heidelberg New York:Springer. 1996.

[399] Tomas NM, Beck LH Jr, Meyer-Schwesinger C, et al. Thrombospondin Type-1 Domain-Containing 7A in Idiopathic Membranous Nephropahty. N Engl J Med, 2014, 371(24): 2277–2287.

[400] Hoxha E, Wiech T, Stahl PR, et al. A Mechanism for Cancer-Associated Membranous Nephropathy. N Engl J Med, 2016, 374(20):1995–1996.

[401] Hoxha E, Beck LH Jr, Wiech T, et al. An Indirect Immunofluorescence Method Facilitates Detection of Thrombospondin Type 1 Domain-Containing 7A-Specific Antibodies in Membranous Nephropathy. J Am Soc Nephrol, 2017, 28(2):520–531.

[402] Larsen CP, Cossey LN, Beck LH. THSD7A staining of membranous glomerulopathy in clinical practice reveals cases with dual autoantibody positivity. Mod Pathol, 2016, 29(4):421–426.

[403] Gentile F, Conte M, Formisano S. Thyroglobulin as an autoantigen: What we can learn about immunopathogenecity from the correlation of antigenic properties with protein structure? Immunology, 2004, 112:13–25.

[404] Iddah MA, Macharia BN. Autoimmune thyroid disorders. ISRN Endocrinol, 2013, (6): 509764.

[405] Saravanan P, Dayan CM. Thyroid autoantibodies. Endocrin Metabol Clin North Am, 2001, 30(2): 315–337.

[406] Aarli JA, Stefansson K, Marton LS, et al. Patients with myasthenia gravis and thymoma have in their sera IgG autoantibodies against titin. Clin Exp Immunol, 1990, 82(2):284–288.

[407] Romi F, Skeie GO, Aarli JA, et al. Muscle autoantibodies in subgroups of myasthenia gravis patients. J

Neurol, 2000, 247(5):369–375.

[408] Bernal F, Shams'ili S, Rojas I, et al. Anti-Tr antibodies as markers of paraneoplastic cerebellar degeneration and Hodgkin's disease. Neurology, 2003, 60:230–234.

[409] Graus F, Delattre JY, Antoine JC, et al. Recommended diagnostic criteria for paraneoplastic neurological syndromes. J Neurol Neurosurg Psychiatry, 2004, 75:1135–1140.

[410] Probst C, Komorowski L, Graaff de E, et al. Standarized test for anti-Tr/DNER in patients with paraneoplastic cerebellar degeneration. Neuol Neuroimmunol Neuroinflamm, 2015, 2:e68.

[411] Menconi F, Marcocci C, Marinò M. Diagnosis and classification of Graves' disease. Autoimmun Rev, 2014, 13(4–5): 398–402.

[412] Orgiazzi J. Anti-TSH receptor antibodies in clinical practice. Endocrinol Metab Clin North Am, 2000, 29:339–355

[413] Rees Smith B. Thyroid autoantibodies. Scand J Clin Lab Invest Suppl, 2001, 61:45–52

[414] Saravanan P, Dayan CM. Thyroid autoantibodies. Endocrinol Metab Clin North Am, 2001, 30:315–337.

[415] Pivonello R, De Bellis A, Faggiano A, et al. Central diabetes insipidus and autoimmunity: relationship between the occurrence of antibodies to arginine vasopressin-secreting cells and clinical, immunological, and radiological features in a large cohort of patients with central diabetes insipidus of known and unknown etiology. J Clin Endocrinol Metab, 2003, 88:1629–1636.

[416] Scherbaum WA, Bottazzo GF. Autoantibodies to vasopressin cells in idiopathic diabetes insipidus: evidence for an autoimmune variant. Lancet, 1983, 1:897–901.

[417] Voltz R. Paraneoplastische neurologische Autoimmunerkrankungen. Nervenarzt, 2002, 73:909–929.

[418] Agmon-Levin N, Damoiseaux J, Kallenberg C, et al. International recommendations for the assessment of autoantibodies to cellular antigens referred to as anti-nuclear antibodies Ann Rheum Dis, 2014, 73(1):17–23.

[419] Fritzler MJ. Autoantibodies in scleroderma. J Dermatol, 1993, 20:257–268.

[420] Genth E, Mierau R. Diagnostische Bedeutung Sklerodermie- und Myositis-assoziierter AutoAntikörper. Z Rheumatol, 1995, 54:39–49.

[421] Schlumberger W, Meyer W, Proost S, et al. The new EUROBLOT technology: Differentiation of Autoantibodies against cell nuclei. Eur J Clin Chem Clin Biochem, 1995, 33:A68–A69.

[422] Schlumberger W, Olbrich S, Müller-Kunert E, Stöcker W. AutoAntikörper-Diagnostik mit der Substratkombination: Humane Epithelzellen (HEp-2) und Primatenleber. Differenzierung der Antikörper durch Enzymimmuntests. Eigenverlag der EUROIMMUN AG, Lübeck, Deutschland, 1994.

[423] Suer W, Dähnrich C, Schlumberger W, et al. Autoantibodies in SLE but not in scleroderma react with protein-stripped nucleosomes. J Autoimmun, 2004, 22:325–334.

[424] Yamasaki Y, Narain S, Yoshida H, et al. Autoantibodies to RNA helicase A: A new serologic marker of early lupus. Arthritis Rheum, 2007, 56:596–604.

[425] Gavanescu I, Vazquez-Abad D, McCauley J, et al. Centrosome proteins: a major class of autoantigens in scleroderma. J Clin Immunol, 1999, 19:166–171.

[426] Hanke K, Uibel S, Brückner C, Dähnrich C, Egerer K, Hiepe F, Schlumberger W, Riemekasten G. Antibodies to CENP-B antigen identify a subgroup of systemic sclerosis patients presenting more frequently sicca syndrome and less frequently lung fibrosis, cardiac and vascular involvement – analysis of the Charité SSc cohort. In: Conrad K, et al. eds. From Etiopathogenesis to the Prediction of Autoimmune Diseases: Relevance of Autoantibodies. Pabst Science Publishers, 2007, 5:477–478.

[427] Meurer M, Scharf A, Luderschmidt C, et al. ZentromerAntikörper und Antikörper gegen Scl-70-Nucleoprotein bei progressiver systemischer Sklerodermie: Diagnostische und prognostische Bedeutung. Dtsch Med Wschr, 1985, 110:8–14.

[428] Moroi Y, Peebles C, Fritzler MJ, et al. Autoantibody to centromere (kinetochore) in scleroderma sera. Proc Natl Acad Sci, 1980, 77:1627–1631.

[429] Wenzlau JM, Hutton JC, Davidson HW. New antigenic targets in type 1 diabetes. Curr Opin Endocrinol Diabetes Obes, 2008, 15(4):315–320.

[430] Wenzlau JM, Juhl K, Yu L, et al. The cation efflux transporter ZnT8 (Slc30A8) is a major autoantifen in human type 1 diabetes. Proc Natl Acad Sci USA, 2007, 104(43):17040-17045.

[431] Wenzlau JM, Liu Y, Yu L, et al. A common non-synonymous single nucleotide polymorphism in the SLC30A8 gene determines ZnT8 autoantibody specificity in type 1 diabetes. Diabetes, 2008, 57(10):2693–2697.

[432] Invernizzi P, Selmi C, Ranftler C, et al. Antinuclear antibodies in primary biliary cirrhosis. Semin Liver Dis, 2005, 25:298–310.

[433] Invernizzi PM, Podda PM, Battezzati A, et al. Autoantibodies against nuclear pore complexes are associated with more active and severe liver disease in primary biliary cirrhosis. J Hepatol, 2001, 34:366–372.

[434] Jendrek ST, Gotthardt D, Nitzsche T, et al. Anti-GP2 IgA autoantibodies are associated with poor survival and cholangiocarcinoma in primary scerlosing cholangitis. Gut, 2017, 66(1): 137–144.

[435] Lapierre P, Hajoui O, Homberg JC, et al. Formiminotransferase cyclodeaminase is an organ-specific autoantigen recognized by sera of patients with autoimmune hepatitis. Gastroenterology, 1999, 116:643–649.

[436] Leung PS, Iwayama T, Prindiville T, et al. Use of designer recombinant mitochondrial antigens in the diagnosis of primary biliary cirrhosis. Hepatology, 1992, 15:367–372.

[437] Sternsdorf T, Guldner HH, Szostecki C, et al. Two nuclear dot-associated proteins, PML and Sp100, are often co-autoimmunogenic in patients with primary biliary cirrhosis. Scand J Immunol, 1995, 42:257–268.

[438] Szostecki C, Guldner HH, Will H. Autoantibodies against, nu clear dots in primary biliary cirrhosis. Semin Liver Dis, 1997, 17:71–78.

[439] Szostecki C, Will H, Netter HJ, et al. Autoantibodies to the nuclear Sp100 protein in primary biliary cirrhosis and associated diseases: epitope specificity and immunoglobulin class distribution. Scand J

Immunol, 1992, 36:555–564.

[440] Wesierska-Gadek J, Hohenauer H, Hitchman E, et al. Anti-gp210 antibodies in sera of patients with primary biliary cirrhosis. Identification of a 64 kD fragment of gp210 as a major epitope. Hum Antibodies Hybridomas, 1996, 7:167–174.

[441] Wesierska-Gadek J, Hohenauer H, Hitchman E, et al. Autoantibodies against nucleoporin p62 constitute a novel marker of primary biliary cirrhosis. Gastroenterology, 1996, 110:840–847.

[442] Wies I, Brunner S, Henninger J, et al. Identification of target antigen for SLA/LP autoantibodies in autoimmune hepatitis. Lancet, 2000, 355:1510–1515.

[443] Zuchner D, Sternsdorf T, Szostecki C, et al. Prevalence, kinetics, and therapeutic modulation of autoantibodies against Sp100 and promyelocytic leukemia protein in a large cohort of patients with primary biliary cirrhosis. Hepatology, 1997, 26:1123–1130.

[444] Brandt JT, Triplett DA, Alving B, et al. Criteria for the diagnosis of lupus anticoagulants: an update. Thromb Haemost, 1995, 74:1185–1190.

[445] Tripodi A. Laboratory testing for lupus anticoagulants: a review of issues affecting results. Clin Chem, 2007, 53:1629–1635.

[446] Betteridge Z, McHugh N. Myositis-specific autoantibodies: an important tool to support diagnosis of myositis. J Intern Med, 2016, 280(1): 8–23.

[447] Genth E. Inflammatory muscle diseases: Dermatomyositis, polymyositis, and inclusion body myositis. Internist (Berl), 2005, 46:1218–1232.

[448] Ghirardello A, Bassi N, Palma L. Autoantibodies in polymyositis and dermatomyositis. Curr Rheumatol Rep, 2013, 15:335.

[449] Hanke K, Brückner C, Dähnrich C, et al. Antibodies against PM/Scl-75 and PM/Scl-100 are independent markers for different subsets of systemic sclerosis patients. Arthritis Research & Therapy, 2009, 11:R22.

[450] Scheper T, Klatt P, Teegen B, et al. Anti-Mi-2 Western Blot: A new test for the serological detection of myositis specific autoantibodies. Autoimmunity Reviews, 2002, 1(1–2):17.

[451] Courvalin JC, Worman HJ. Nuclear envelope protein autoantibodies in primary biliary cirrhosis. Review. Semin Liver Dis, 1997, 17:79–90.

[452] Janka C, Selmi C, Gershwin ME, et al. Small ubiquitin-related modifiers: A novel and independent class of autoantigens in primary biliary cirrhosis. Hepatology, 2005, 41:609–616.

[453] Muratori P, Muratori L, Ferrari R, et al. Characterization and clinical impact of antinuclear antibodies in primary biliary cirrhosis. Am J Gastroenterol, 2003, 98:431–437.

[454] Szostecki C, Krippner H, Penner E, et al. Autoimmune sera recognize a 100 kDa nuclear protein antigen (Sp100). Clin Exp Immunol, 1987, 68:108–116.

[455] Wichmann I, Montes-Cano MA, Respaldiza N, et al. Clinical significance of anti-multiple nuclear dots/Sp100 autoantibodies. Scand J Gastroenterol, 2003, 38:996–999.

[456] Mytilinaiou MG, Meyer W, Scheper T, et al. Diagnsotic and clinical utility of antibodies against the nuclear body promyelocytic leukaemia and Sp100 antigens in patients with primary biliary cirrhosis. Clin

Chim Acta, 2012, 413:1211–1216.

[457] Jonsson T, Steinsson K, Jonsson H, et al. combined elevation of IgM and IgA rheumatoid factor has a high diagnostic specificity for rheumatoid arthritis. Rheum Int, 1998, 18:119–122.

[458] Nakamura RM. Progress in the use of biochemical and biological markers for evaluation of rheumatoid arthritis. J Clin Lab Anal, 2000, 14:305–313.

[459] Bas S, Genevay S, Meyer O, et al. Anti-cyclic citrullinated peptide antibodies, IgM and IgA rheumatoid factors in the diagnosis and prognosis of rheumatoid arthritis. Rheumatology, 2003, 42:677–680.

[460] Handermann M. Adenoviren. In: Darai G, Handermann M, Sonntag HG, Tidona CA, Zöller L. Hrsg. Lexikon der Infektionskrankheiten des Menschen, 3. Aufl. Heidelberg Berlin New York:Springer-Verlag, 2009, S. 6–11.

[461] Hoffman JA. Adenovirus infections in solid organ transplant recipients. Curr Opin Organ Transplant, 2009, 14(6):625–633.

[462] Langley JM. Adenoviruses. Pediatr Rev, 2005, 26(7):244–249.

[463] Cashman P, Hueston L, Durrheim D, et al. Barmah Forest virus serology; implications for diagnosis and public health action. CDI, 2008, 32 (2): 263–266.

[464] Dobler G, Aspöck H. Durch Stechmücken übertragene Arboviren als Erreger von Infektionen des Menschen, in H. Aspöck. Hrsg. Krank durch Arthroponden, Denisia, 2010, 30, 501–553.

[465] Brenner DJ, O'Connor SP, Winkler HH, et al. Proposals to unify the genera Bartonella and Rochalimaea, with descriptions of Bartonella Quintana comb. nov., Bartonella vinsonii comb. nov., Bartonella henselae comb. nov. and Bartonella elizabthae comb. nov. and to remove the family Bartonellaceae from the order Rickettsiales. Int J System Bacteriol, 1993, 43(4): 777–786.

[466] Florin TA, Zaoutis TE, Zaoutis LB. Beyond cat scratch disease: widening spectrum of Bartonella henselae infection. Pediatrics, 2008, 121(5):1413–1425.

[467] Kempf AJ. Bartonella-Infektionen des Menschen: Neue Erkrankungen durch einen alten Erreger. Mikrobiologie, 2007, 17: 171–180.

[468] Regnery RL, Anderson BE, Clarridge JE, et al. Characterization of a novel Rochalimaea sepcies, R. henselae sp. nov., isolated from blood of a febrile, human immunodeficiency virus-positive patient. J Clin Microbiol, 1992, 30(2): 265–274.

[469] Scholz H, Belohradsky BH, Bialek R, Pertussis. In: DGPI-Handbuch, Thieme, 5. Aufl. 2009:411–416.

[470] Hofmann F. Pertussis. In: Handbuch der Infektionskrankheiten, Hofmann, VIII-1.37, 32. Erg.Lfg. 8/09, 2009.

[471] Guiso N, Berbers G, Fry NK, et al. What to do and what not to do in serological diagnosis of pertussis: recommendations from EU reference laboratories. Eur J Clin Microbiol Infect Dis, 2010, 30: 307–312.

[472] Leitlinien für Diagnostik und Therapie in der Neurologie, 4. überarb. Aufl., Georg-Thieme-Verlag Stuttgart, 2008, S. 654 ff.

[473] Wilske B, Zöller L, Brade V, et al. MiQ12 Lyme-Borreliose. In: Qualitätsstandards in der mikrobiologisch infektiologischen Diagnostik. Urban & Fischer Verlag, München Jena, 2000.

[474] Centers for Disease Control and Prevention, Atlanta. 12. November 2012. Brucellosis https://www.cdc. gov/brucellosis.

[475] Hahn H, Falke D, Kaufmann SHE, Ullmann U, Hrsg. Medizinische Mikrobiologie und Infektiologie, 5. Aufl. Springer-Verlag, 2005, 319–323.

[476] Darai G, Handermann M, Sonntag HG, et al. Hrsg. Lexikon der Infektionskrankheiten des Menschen. 3. Auflage. Springer-Verlag, 2009, 115–118.

[477] Kist M. Campylobacter- und Archebacter-Infektionen, In: F. Hofmann. Hrsg. Infektiologie. Landsberg: Ecomed Verlag, 1996.

[478] Nachamkin I, Blaser MJ, Hrsg. Campylobacter, Washington: ASM Press, 2000.

[479] Robert-Koch-Institut Berlin. RKI-Ratgeber für Ärzte, 26. März 2015. Campylobacter-Enteritis https:// www.rki.de/DE/Content/Infekt/EpidBull/Merkblaetter/Ratgeber_Campylobacter.html.

[480] Robert Koch Institut, Berlin (2016) Infektionsepidemiologisches Jahrbuch meldepflichtiger Krankheiten für 2015, S 56–59 https://www.rki.de/DE/Content/Infekt/Jahrbuch/Jahrbuch_2015.pdf?__ blob=publicationFile.

[481] Müllensiefen M, et al. Labordiagnostik invasiver Candidosen. LabMed, 1991, 15, 410-413.

[482] Odds FC. Candida and Candidosis, 2nd ed. Balliere Tindall, London, 1998.

[483] Papon N, et al. Emerging and emerged pathogenic Candida species: beyond the Candida albicans paradigm. PLoS Pathog, 2013, 9(9): e1003550.

[484] Her Z, Kam YW, Lin RT, et al. Chikungunya: A bending reality. Microbes Infect, 2009, 11(14–15): 1165–1176.

[485] Solignat M, Gay B, Higgs S,et al. Replication cycle of chikungunya: a re-emerging arbovirus. Virology, 2009, 393(2):183–197.

[486] Staples JE, Breiman RF, Powers AM Chikungunya fever: an epidemiological review of a re-emerging infectious disease. Clin Infect Dis, 2009, 49(6):942–948.

[487] World Health Organization. April 2016. Media Centre. Chikungunya Fact sheet http://www.who.int/ mediacentre/factsheets/fs327/en/.

[488] Schütt S, Essig A. Diagnostik von Chlamydien-Infektionen. J Lab Med, 2004, 28 (2):144–153.

[489] Burkhardt O, Staube E, Welte T. Klinisches Bild, Diagnostik und Therapie. Pneumologie, 2003, 57: 449–458.

[490] RKI: Infektionen durch Chlamydien (Teil 2): Erkrankungen durch Chlamydia psittaci und Chlamydia pneumoniae. Epid Bull 2001; 14: 95–100.

[491] RKI: Infektionen durch Chlamydien (Teil 1): Erkrankungen durch Chlamydia trachomatis. Epid Bull 2009; 37: 369–373.

[492] Köhler W, Eggers HJ, Fleischer B, et al. Hrsg. Medizinische Mikrobiologie, 8. Aufl. Urban & Fischer Verlag, 2001, 383–387.

[493] Darai G, Handermann M, Sonntag HG, et al. Lexikon der Infektionskrankheiten des Menschen. 3. Aufl. Springer-Verlag, 2009, 189–192.

[494] Pallansch M, Roo R. Enteroviruses: polioviruses, coxsackieviruses, echoviruses and newer enteroviruses.

In: Knipe DM, et al. eds. Fields Virology, 5th edn. Wolters Kluwer Lippincott Williams & Wilkins, Philadelphia 1, 2007, 2839–2893.

[495] Zeichhardt H, Grunert HP. Enteroviruses: polioviruses, coxsackieviruses, echoviruses and enteroviruses. In: Cohen I, Powderly WG, Opal SM. eds. Infectious Diseases, 2nd edn. Elsevier Health Sciences London 213, 2003, 1993–2006.

[496] Enders G. Mütterliche Infektionen mit dem Risiko der kongenitalen Übertragung. Labormedizinische Aspekte bei Cytomegalie und Toxoplasmose. Gynäkol Geburtshilfe, 2006, 1:24–28.

[497] Lazzarotto T, Guerra B, Gabrielli L, et al. Update on the prevention, diagnosis and management of cytomegalovirus infection during pregnancy. Clin Microbiol Infect. 2011, 17:1285–1293.

[498] Revello MG, Gerna G, Diagnosis and management of human cytomegalovirus infection in the mother, fetus, and newborn infant. Clin Microbiol Rev, 2002, 15(4): 680-715.

[499] Revello MG, Zavattoni M, Furione M, et al. Diagnosis and outcome of preconceptional and periconceptional primary human cytomegalovirus infections. Infect Dis, 2006, 186, 553–557.

[500] Ross SA, Novak Z, Pati S, et al. Diagnosis of cytomegalovirus infections. Infect Disord Drug Targets, 2011, 11(5): 466–474.

[501] Scholz H, Belohradsky BH, Bialek R, Heininger U, Kreth HW, Roos R. Zytomegalovirus-Infektionen. 5. Aufl. In: DGPI-Handbuch, Thieme, Stuttgart, 2009, 565–568.

[502] Halstead SB. Dengue. Lancet, 2007, 370(9599):1644–1652.

[503] Robert-Koch-Institut. Steckbriefe seltener und importierter Infektionskrankheiten, Berlin, 2011.

[504] Senanayake S. Dengue fever and dengue haemorrhagic fever-a diagnostic challenge. Aust Fam Physician, 2006, 35(8):609–612.

[505] Teo D, Ng LC, Lam S. Is dengue a threat to the blood supply? Transfus Med, 2009, 19(2):66–77.

[506] Centers for Disease Control and Prevention, Atlanta. 12. Dezember 2012. Parasites – Echincoccosis https://www.cdc.gov/parasites/echinococcosis.

[507] Institut für Hygiene und Mikrobiologie, Universität Würzburg. 28. August 2016. Konsiliarlabor für Echinokokkose.

[508] Kimmig P, Oehme R, Zestodenlarven. In: Neumeister B, Geiss HK, Braun RW, Kimmig P. Hrsg. Mikrobiologische Diagnostik. 2. Aufl. Thieme, Stuttgart, New York. 2009. S 1081–1086.

[509] Robert-Koch-Institut Berlin. Ratgeber Infektionskrankheiten-Merkblätter für Ärzte, Echinokokkose, Nr. 45. 2005.

[510] Robert-Koch-Institut Berlin. Infektionsepidemiologisches Jahrbuch für 2009, 67–70.

[511] Pallansch M, Roo R. Enteroviruses: polioviruses, coxsackieviruses, echoviruses and newer enteroviruses. In: Knipe DM, et al. eds. Fields Virology, 5th edn. Wolters Kluwer Lippincott Williams & Wilkins, Philadelphia 1, 2007, 2839–2893.

[512] Robert-Koch-Institut Berlin. 12. April 2012. Infektionen durch Enteroviren. ECHO-Virus-Infektionen. In: Wolfgang Kiehl. Hrsg. Kompendium Infektiologie & Infektionsschutz. https://www.rki.de/DE/Content/InfAZ/E/Enteroviren/Kompendium.html.

[513] Zeichhardt H, Grunert HP. Enteroviruses: polioviruses, coxsackieviruses, echoviruses and enteroviruses. In: Cohen I, Powderly WG, Opal SM. eds. Infectious Diseases, 2nd edn. Elsevier Health Sciences London 213, 2003, 1993–2006.

[514] Andersson A, Vetter V, Kreutzer L, et al. Avidities of IgG directed against viral capsid antigen or early antigen: Useful markers for significant Epstein-Barr-Virus serology. J Med Virol, 1994, 43: 112–115.

[515] Huzly D, Hess RD. Möglichkeiten und Grenzen der serologischen Epstein-Barr-Virus-Diagnostik. Dtsch Med Wochenschr, 2007, 132:151–154.

[516] Paschale de M, Clerici P. Serological diagnosis of Epstein-Barr virus infection: Problems and solutions, World J Virol, 2012, 1(1): 31.43.

[517] Robert-Koch-Institut Berlin. Epidemiologisches Bulletin, 9. Mai 2016 / Nr. 18. FSME: Risikogebiete in Deutschland. http://www.rki.de/DE/Content/Infekt/EpidBull/Archiv/2016/Ausgaben/18_16.pdf?_blob=publicationFile.

[518] Robert-Koch-Institut Berlin. RKI-Ratgeber für Ärzte, 18. August 2015. Frühsommer-Meningoenzephalitis (FSME) http://www.rki.de/DE/Content/Infekt/EpidBull/Merkblaetter/Ratgeber_FSME.html.

[519] Barrett AD, Higgs S. Yellow fever: a disease that has yet to be conquered. Annu Rev Entomol, 2007, 52:209–229.

[520] Niedrig M, Kürsteiner O, Herzog C, et al. Evaluation of an indirect immunofluorescence assay for detection of immunoglobulin M (IgM) and IgG antibodies against yellow fever virus. Clin Vaccine Immunol, 2008, 15(2):177–181.

[521] Tomori O. Yellow fever: the recurring plague. Crit Rev Clin Lab Sci, 2004, 41(4):391–427.

[522] World Health Organization. Yellow fever. Fact sheet N°100. 2009.

[523] Gorbunov SG, Demina AA, Spirikhina LV, et al. Diagnostic value of different laboratory methods in the diagnosis of pneumonia caused by haemophilus influenzae type B. Zh Mikrobiol Epidemiol Immunobiol, 2002, 51–54.

[524] Hahn H. Haemophilus influenzae. In: Hahn H, Falke D, Kaufmann SHE, et al. Hrsg. Medizinische Mikrobiologie und Infektiologie. Berlin Heidelberg New York:Springer-Verlag, 2000. S. 314–317, 701–706.

[525] Jacob J, Koch J, Krüger DH, et al. Informationen zur Vermeidung von Hanta-Virus-Infektionen, Robert-Koch-Institut Berlin. 2008.

[526] Krüger DH. Epidemiologisches Bulletin. 2008. 19, 147–156, Robert-Koch-Institut Berlin, www.rki.de.

[527] Robert-Koch-Institut Berlin. RKI-Ratgeber für Ärzte, 2. Juli 2015. Hantavirus-Erkrankung http://www.rki.de/DE/Content/Infekt/EpidBull/Merkblaetter/Ratgeber_Hantaviren.html.

[528] Kist M, Glocker E, et al. Pathogenese, Diagnostik und Therapie der Helicobacter-pylori-Infektion. Bundesgesundheitsblatt, 2005, 48: 669–678.

[529] Suerbaum S, Vogt K. Helicobacter. In: Hahn H, Falke D, Kaufmann SH, et al. Medizinische Mikrobiologie. 5. Aufl. Springer, 2004, 291–295.

[530] Ashley RL, Militoni J, Lee F, et al. Comparison of Western blot (immunoblot) and glycoprotein G-specific immunodot enzyme assay for detecting antibodies to herpes simplex virus types 1 and 2 in human sera. J Clin Microbiol, 1988, 26:662–667.

[531] Sauerbrei A, Diagnostik und antivirale Therapie von Herpes-simplex-Virus-Infektionen. Mikrobiologe, 2014, 24, S. 151–158.

[532] World Health Organization. Media Centre. January 2017. Herpes simplex virus. Factsheet http://www. who.int/mediacentre/factsheets/fs400/en.

[533] Robert-Koch-Institut Berlin. RKI-Ratgeber für Ärzte. 2. November 2015. Hepatitis E. https://www.rki.de/ DE/Content/Infekt/EpidBull/Merkblaetter/Ratgeber_HepatitisE.html.

[534] Burtis CA, Ashwood ER, Bruns DE. eds. TIETZ Textbook of clinical chemistry and molecular diagnostics. 4. ed. Elsevier, 2006, 1567–1570.

[535] Rabenau HF, Bannert N, Berger A, et al. Nachweis einer Infektion mit Humanem Immundefizienzvirus (IV): Serologisches Screening mit nachfolgender Bestätigungsdiagnostik durch Antikörper-basierte Testsystem und/oder durch HIV-Nukleinsäure-Nachweis. Bundesgesundheitsbl, 2015, 58:877–886.

[536] Wilks D, Farrington M, Rubenstein D. eds. The infectious disease manual. 2. ed. Blackwell, 2003, 143–147.

[537] World Health Organization. Media Centre. November 2016. HIV/AIDS. Factsheet http://www.who.int/ mediacentre/factsheets/fs360/en.

[538] Gärtner BC, Müller-Lantzsch N. Dreitagefieber/Humanes Herpesvirus 6 und 7. In: Handbuch der Infektionskrankheiten, Hofmann, VIII-6.10, 18. 2007.

[539] Salahuddin SZ, Ablashi DV, Markham PD, et al. Isolation of a new virus, HBLV, in patients with lymphoproliferative disorders. Science, 1986, 234: 596–601.

[540] Frenkel N, Schirmer EC, Wyatt LS, et al. Isolation of a new herpesvirus from human CD4+ T cells. Proc Natl Acad Sci USA, 1990, 87:748–752.

[541] Gärtner BC, Müller-Lantzsch N, Dreitagefieber/Humanes Herpesvirus 6 und 7. In: Handbuch der Infektionskrankheiten, Hofmann, VIII-6.10, 18. 2017.

[542] Chang Y, Cesarman E, Pessin MS, et al. Identification of herpesvirus-like DNA sequences in AIDS-associated Kaposi's sarcoma. Science, 1994, 266: 1865–1869.

[543] Edelman DC, Human herpesvirus 8 – A novel human pathogen. Virol J, 2005, 2:78 Review.

[544] ICTV 9th Report (2011). Orthomyxoviridae. Current Taxonomy (2015). https://talk.ictvonline.org/ictv-reports/ictv_9th_report/negative-sense-rna-viruses2011/w/negrna_ viruses/209/orthomyxoviridae.

[545] Murphy BR, Webster RG, Orthomyxoviruxses. 3. Aufl. In: Fields Virology, Lippincott-Raven. 1996. 1397–1445.

[546] Robert-Koch-Institut Berlin. RKI-Ratgeber für Ärzte, 12. Dezember 2016. Influenza (Teil 1): Erkrankungen durch saisonale Influenzaviren. https://www.rki.de/DE/Content/Infekt/EpidBull/ Merkblaetter/Ratgeber_Influenza_saisonal.html.

[547] Wilks D, Farrington M, Rubenstein D. Hrsg. The infectious disease manual. 2. Aufl. Blackwell, 2003,

344–345.

[548] Diagana M, Preux PM, Dumas M. Japanese encephalitis revisited. J Neurol Sci, 2007, 262(1–2):165–170.

[549] Ghosh D, Basu A. Japanese encephalitis-a pathological and clinical perspective. PLoS Negl Trop Dis, 2009, 3(9):e437.

[550] Schönrich G. Japanisches Enzephalitisvirus. 3. Aufl. In: Darai G, Handermann M, Sonntag HG, et al. Hrsg. Lexikon der Infektionskrankheiten des Menschen, Berlin Heidelberg New York:Springer-Verlag, 2009.

[551] Burak S. et al. Nosokomiale Ausbrüche multiresistenter Klebsiella-pneumoniae-Stämme auf Intensivstationen. Chemother J, 2006, 4:112–118.

[552] Kresken M, et al. PEG-Resistenzstudie. Paul-Ehrlich-Gesellschaft für Chemotherapie e.V. 2001.

[553] Rodloff A. In: Neumeister B, Geiss HK, Braun RW, et al. Hrsg. Mikrobiologische Diagnostik. 2. Aufl. Thieme, Stuttgart, New York. 2009, 280-286.

[554] Tschäpe H, Reissbrodt R, Prager R. In: Neumeister B, Geiss HK, Braun RW, et al. Hrsg. Mikrobiologische Diagnostik. 2. Aufl. Thieme, Stuttgart, New York. 2009, 441–442.

[555] Bente DA, Forrester NL, Watts DM, et al. Crimean-Congo hemorrhagic fever: History, epidemiology, pathogenesis, clinical syndrome and genetic diversity. Antiviral Research, 2013, 100:159–189.

[556] Flick R, Whitehouse CA. Crimean-Congo hemorrhagic fever virus. Curr Mol Med, 2005, 5(8):753–760.

[557] Hemorrhagic Fever Virus, Greece. Emerging Infectious Diseases 20 (2), 288–290.

[558] Mardani M, Keshtkar-Jahromi M. Crimean-Congo hemorrhagic fever. Arch Iran Med, 2007, 10(2):204–214.

[559] Papa A, Sidira P, Larichev V, et al. Crimean-Congo. 2014.

[560] Vanhomwegen J, Alves MJ, Županc TA, et al. Diagnostic Assays for Crimean-Congo Hemorrhagic Fever. Emerging Infectious Diseases, 2012, 18 (12), 1958–1965.

[561] Vorou R, Pierroutsakos IN, Maltezou HC. Crimean-Congo hemorrhagic fever. Curr Opin Infect Dis, 2017, 20(5):495–500.

[562] Bennett RS, Cress CM, Ward JM, et al. La Crosse virus infectivity, pathogenesis, and immunogenicity in mice and monkeys. Virol J, 2008, 5:25.

[563] Hollidge BS. Arboviral encephalitis: Transmission, emergence, and pathogenesis. J Neuroimmune Pharmacol, 2010, 5(3): 428–442.

[564] Fiore AE, Butler JC, Emori TG, et al. A survey of methods used to detect nosocomial legionellosis among participants in the National Nosocomial Infection Surveillance System. Infect Control Epidemiol, 1999, 20:412–416.

[565] Lück C. Legionella ssp. In: Neumeister B, Geiss HK, Braun RW, et al. Hrsg. Mikrobiologische Diagnostik, 2. Aufl. Thieme, Stuttgart New York, 2009, 511–518.

[566] Robert Koch Institut, Berlin. Infektionsepidemiologisches Jahrbuch meldepflichtiger Krankheiten für, 2016. S. 138–144.

[567] https://www.rki.de/DE/Content/Infekt/Jahrbuch/Jahrbuch_2015.pdf?_blob=publicationFile Robert-Koch-

Institut Berlin (2012) Epidemiologisches Bulletin 50:500-510.

[568] Darai G, Handermann M, Sonntag HG. Lexikon der Infektionskrankheiten des Menschen. 3. Aufl. Springer Verlag. 2009.

[569] Leitlinien der Deutschen Gesellschaft für Tropenmedizin und Internationale Gesundheit (DTG) (2010) AWMF-Register-Nr. 042/004.

[570] Reiter-Owona I, Leishmania In: Neumeister B, Geiss HK, Braun RW, et al. Hrsg.Mikrobiologische Diagnostik. 2. Aufl. Thieme, Stuttgart, New York. 2009. 1065–1070.

[571] Hof, H. Listeria spp. In: Neumeister B, Geiss HK, Braun RW, et al. Hrsg. Mikrobiologische Diagnostik. 2. Aufl. Thieme, Stuttgart New York. 2009. S 364–368.

[572] Robert Koch Institut, Berlin. Infektionsepidemiologisches Jahrbuch meldepflichtiger Krankheiten für 2015. 2016. S 146–151. https://www.rki.de/DE/Content/Infekt/Jahrbuch/Jahrbuch_2015.pdf?__ blob=publicationFile.

[573] Darai G, Handermann M, Sonntag HG, et al. Hrsg. Lexikon der Infektionskrankheiten des Menschen. 3. Aufl. Heidelberg Berlin New York:Springer-Verlag, 2009. S 512–515.

[574] Köhler W, Eggers HJ, Fleischer B, et al. Hrsg. Medizinische Mikrobiologie. 8. Aufl. München:Urban & Fischer Verlag, 2001. S 641–644.

[575] Mohd HA, Al-Tawfiq JA, Memish ZA. Middle East Respiratory Syndrome Coronavirus (MERS-CoV) origin and animal reservoir. Virol J, 2016, 13:87.

[576] Robert-Koch-Insitut, Berlin. 18. August 2015. Hinweise für die Labordiagnostik bei Verdacht auf schweres akutes Atemwegssyndrom aufgrund einer Infektion mit Middle East Respiratory Syndrome Coronavirus (MERS-CoV). https://www.rki.de/DE/Content/InfAZ/M/MERS_Coronavirus/MERS-CoV_ Labordiagnostik.html.

[577] Brown DFJ, Edwards DI, Hawkey PM, et al. Guidelines for the laboratory diagnosis and susceptibility testing of methicillin-resistant Staphylococcus aureus (MRSA). J Antimicrob Chemother, 2005, 56:1000-1018.

[578] Fachtagung der AG Nosokomiale Infektionen am Robert-Koch-Institut Berlin zur Intensivierung der Umsetzung von Präventionsstrategien bei MRSA (2005) Epid Bull 5:31–38.

[579] Tong SY, Davis JS, Eichenberger E, et al. Staphylococcus aureus Infections: Epidemiology, Pathophysiology, Clinical Manifestations, and Mamagement. Clin Microbiol Rev, 2015, 28(3):603–661.

[580] Vysakh PR, Jeya M. A comparative Analysis of community acquired and hospital acquired Methicillin Resistant Staphylococcus aureus. J Clin Diagn Res, 2013, 7(7):1339–1342.

[581] Darai G, Handermann M, Sonntag HG, et al. Hrsg. Lexikon der Infektionskrankheiten des Menschen, 3. Aufl. Heidelberg, Berlin, New York:Springer-Verlag, 2019, 551–552.

[582] Dobler G, Aspöck H. Durch Stechmücken übertragene Arboviren als Erreger von Infektionen des Menschen, in H. Aspöck. Hrsg. Krank durch Arthroponden, Denisia. 2010, 30:501–553.

[583] Knox J, Cowan RU, Doyle JS, et al. Murray Valley encephalitis: a review of clinical features, diagnosis and treatment. Med J Aust, 2012, 196(5):322–326.

[584] Selvey LA, Dailey L, Lindsay M, et al. The Changing Epidemiology of Murray Valley Encephalitis in Australia: The 2011 Outbreak and a Review of the Literature. PLoS Negl Trop Dis, 2014, 8(1):e2656.

[585] Mardh PA. Mycoplasma and Ureaplasma. In: Cohen J, Powderly WG. Hrsg. Infectious Diseases. 2. Aufl. Mosby, 2004. S 2309–2315.

[586] Waites KB. Ureaplasma Infection. 2008. eMedicine: http://www.emedicine.com /med/topic2340.htm.

[587] Jacobs E. Mycoplasma infections of the human respiratory tract. Wien Klin Wochenschr, 1997, 109/14–15:574–577.

[588] Talkington DF, SHott S, Fallon MT, et al. Analysis of eight commercial enzyme immunoassay tests for the detection of antibodies to Mycoplasma pneumoniae in human serum. Clin Diagn Lab Immunol, 2004, 11(5): 862–867.

[589] Waites KB. The value of culture and serology for detection of Mycoplasma pneumoniae infections in the clinical laboratory in the age of molecular diagnostics. Clin Microbiol Newsl, 2001, 23: 123–130.

[590] Waites KB, Balish MF, Atkinson TP. New insights into the pathogenesis and detection of Mycoplasma pneumoniae infections. Future Microbiol, 2008, 3(6): 635–648.

[591] Collins P, Chanock RM, McIntosh K. Parainfluenza viruses. 3. Aufl. In: Fields Virology, Lippincott-Raven, 1996. S 1205–1241.

[592] Wilks D, Farrington M, Rubenstein D. Hrsg. The infectious disease manual. 2. Aufl. Blackwell, 2003. S 346.

[593] Bundesgesundheitsblatt, Gesundheitsforschung, Gesundheitsschutz. Parvovirus B19. Stellungnahme des Arbeitskreises Blut des Bundesministeriums für Gesundheit · 53:944–956, Springer-Verlag, 2010. (doi 10.1007/s00103-010-1109-9).

[594] Doerr HW, Gerlich WH. Parvo-Viren. In: Medizinische Virologie 1. Aufl. Thieme, Stuttgart, 2002. S 343–351.

[595] Modrow S, Gärtner B. Parvo-Virus-B19-Infektion in der Schwangerschaft. Deutsch Arztebl. 2006. S 2869–2876.

[596] Scholz H, Belohradsky BH, Bialek R, et al. Parvo-Virus-B19-Infektionen. 5. Aufl. In: DGPI-Handbuch. Thieme, Stuttgart, 2009. S 401–403.

[597] Center for Disease Control and Prevention, Atlanta. 5. April 2016. Eastern Equine Encephalitis. https://www.cdc.gov/easternequineencephalitis.

[598] Center for Food Security and Public Health. Iowa State University. Animal Disease Information. Equine Encephalitides. Latest update January 2015. Technical Factsheet: Eastern, Western and Venezuelan Equine Encephalomyelitis http://www.cfsph.iastate.edu/Factsheets/pdfs/easter_wester_venezuelan_equine_encephalomyelitis.pdf.

[599] Robert-Koch-Institut, Berlin (2011) Steckbriefe seltener und importierter Infektionskrankheiten.

[600] Centers for Disease Control and Prevention, Atlanta. 3. Mai 2016. DPDx-Laboratory identification of parasitic diseases of public health concern. Parasites A-Z Index, Malaria. https://www.cdc.gov/dpdx/malaria/index.html.

[601] Robert Koch Institut Berlin, Epidemiologisches Bulletin 27. April 2015 / Nr. 17. Aktuelle Daten und Informationen zu Infektionskrankheiten und Public Health. RKI-Ratgeber für Ärzte, Malaria, 140-144.

[602] Tangpukdee N, Duangdee C, Wilairatana P, et al. Malaria diagnosis: A brief review. Korean J Parasitol, 2009. 47(2):93-102.

[603] Allwinn R, Weber B. Das Respiratory Syncytial Virus (RSV): Epidemiologie, Klinik und Labordiagnose. J Lab Med, 2006, 30:13–17.

[604] Robert-Koch-Institut. Erkrankungen durch Respiratory Syncytial Viren (RSV). Epid Bull, 2004, 3:95–100.

[605] Bird BH, Ksiazek TG, Nichol ST, et al. Rift Valley fever virus. J Am Vet Med Assoc, 2009, 234(7):883–893.

[606] Flick R, Bouloy M. Rift Valley fever virus. Curr Mol Med, 2005, 5(8):827–834.

[607] World Health Organization. Rift Valley fever fact sheet. Wkly Epidemiol Rec, 2008, 83(2):17–22.

[608] Dobler G, Aspöck H. Durch Stechmücken übertragene Arboviren als Erreger von Infektionen des Menschen, in H. Aspöck. Hrsg. Krank durch Arthroponden, Denisia, 2010, 30:501–553.

[609] Jacups SP, Whelan PI, Currie BJ. Ross River Virus and Barmah Forest Virus Infections: A Review of History, Ecology, and Predictive Models, with Implications for Tropical Northern Australia. VectorBorne Zoonotic Dis. 2008, 8(2):283–297.

[610] Doerr HW, Gerlich WH. Toga-Viren: Röteln-Virus. 1. Aufl. In: Medizinische Virologie, Thieme, Stuttgart. 2011. 243–250.

[611] Enders G. Mütterliche Infektionen mit dem Risiko der prä- und perinatalen Übertragung – Teil 1. Labormedizinische Aspekte wichtiger Infektionen im Überblick. Gynäkol und Geburtsh. 2005. 38–46.

[612] Robert-Koch-Institut Berlin. RKI-Ratgeber für Ärzte, 26. Juni 2013. Röteln https://www.rki.de/DE/ Content/Infekt/EpidBull/Merkblaetter/Ratgeber_Roeteln.html#doc2394074bodyText9.

[613] Brett-Major DM, Claborn DM. Sandfly fever: what have we learned in one hundred years? Mil Med, 2009, 174(4):426–431.

[614] Dionisio D, Esperti F, Vivarelli A, et al. Epidemiological, clinical and laboratory aspects of sandfly fever. Curr Opin Infect Dis, 2003, 16(5):383–388.

[615] Berger A, Drosten C, Doerr HW, et al. Severe acute respiratory syndrome (SARS) – paradigm of an emerging viral infection. J Clin Virol, 2004, 29:13–22.

[616] Ksiazek TG, Erdman D, Goldsmith CS, et al. SARS Working Group (2003) A novel coronavirus associated with severe acute respiratory syndrome. N Engl J Med, 2003, 348:1953–1966.

[617] Niedrig M, Sonnenberg K, Yan H, et al. Antibody response in patients infected with the new coronavirus causing severe acute respiratory syndrome (SARS). J Clin Virol, 2003, 27:1–15.

[618] World Health Organization. Emergencies preparedness, response. Use of laboratory methods for SARS diagnosis. http://www.who.int/csr/sars/labmethods/en.

[619] Centers for Disease Control and Prevention, Atlanta. 7. November 2012. Parasites –Schistosomiasis.

[620] World Health Organization. Media Centre. Januar 2017.Schistosomiasis. Factsheet.

[621] Center for Disease Control and Prevention, Atlanta. 29. Januar 2010. Saint Louis Encephalitis https://

www.cdc.gov/sle/index.html.

[622] Hahn H, Falke D, Kaufmann SHE, et al. Hrsg. Medizinische Mikrobiologie und Infektiologie. 5. Aufl. Berlin Heidelberg New York:Springer Verlag, 2005. S 339–348.

[623] Köhler W, Eggers HJ, Fleischer B,et al. Hrsg. Medizinische Mikrobiologie. 8. Aufl. Urban & Fischer Verlag, 2001. S 395–398.

[624] Enders G. Mütterliche Infektionen mit dem Risiko der kongenitalen Übertragung. Labormedizinische Aspekte bei Cytomegalie und Toxoplasmose. Gynäkologie und Geburtshilfe, 2006, 1:24–28.

[625] Gross U, Roos T, Friese K. Toxoplasmose in der Schwangerschaft. Deutsches Ärzteblatt, 2001, 98:A3293–3300.

[626] Liesenfeld O, Janitschke K. Toxoplasma. In: Hahn H, Falke D, Kaufmann SHE, et al. Hrsg. Medizinische Mikrobiologie. 5. Aufl. Berlin Heidelberg New York:Springer-Verlag, 2004, S750-753.

[627] Scholz H, Belohradsky BH, Bialek R, et al. Toxoplasmose. 5. Aufl. In: DGPI-Handbuch. Stuttgart: Thieme-Verlag, 2009, S 514–520.

[628] Hagedorn, HJ. Qualitätsstandards in der mikrobiologisch-infektiologischen Diagnostik: Syphilis. München Jena:Urban & Fischer Verlag, 2001.

[629] Robert-Koch-Institut Berlin. RKI-Ratgeber für Ärzte, 11. Dezember 2007. Syphilis. https://www.rki.de/DE/Content/Infekt/EpidBull/Merkblaetter/Ratgeber_Syphilis.html.

[630] World Health Organization. März 2017. Media Centre. Chagas disease (American trypanosomiasis) Fact sheet. http://www.who.int/mediacentre/factsheets/fs340/en.

[631] Mardh PA. Mycoplasma and Ureaplasma. In: Cohen J, Powderly WG. eds. Infectious diseases. 2nd. ed. Mosby, 2004, 2309–2315.

[632] Waites KB. Ureaplasma infection. 2008. http://www.emedicine.com /med/topic2340.htm.

[633] Ashraf U, Ye J, Ruan X, et al. Usutu virus: An emerging flavivirus in Europe. Viruses, 2015, 7: 219–238.

[634] Vázquez A, Jiménez-Clavero MA, Franco L, Donoso-Mantke O, Niedrig M, Zeller H, Tenorio A (2011) Usutu virus – a potential risk of human disease in Europe. Euro Surveill 16(31): pii=19935.

[635] Doerr HW, Gerlich WH. Herpes-Viren: Varicella-Zoster-Virus. 1. Aufl. Thieme, 2002, S 378–381.

[636] Marre R, Mertens Th, Trautmann M, et al. Varizellen (Windpocken). 2. Aufl. In: Klinische Infektiologie, Urban und Fischer, 2008. S 715–718.

[637] Robert-Koch-Institut Berlin. RKI-Ratgeber für Ärzte, 30. März 2016. Windpocken, Herpes zoster (Gürtelrose) http://www.rki.de/DE/Content/Infekt/EpidBull/Merkblaetter/Ratgeber_Varizellen.html.

[638] Dauphin G, Zientara S. West Nile virus: recent trends in diagnosis and vaccine development. Vaccine, 2007, 25(30):5563–5576.

[639] Diamond MS. Progress on the development of therapeutics against West Nile virus. Antiviral Res, 2009, 83:214–227.

[640] Levett PN, Sonnenberg K, Sidaway F, et al. Use of immunoglobulin G avidity assays for differentiation of primary from previous infections with West Nile virus. J Clin Microbiol, 2005, 43(12):5873–5875.

[641] Roehrig J, Nash D, Maldin B, et al. Persistence of Virus-Reactive Serum Immunoglobulin M Antibody in

Confirmed West Nile Virus Encephalitis Cases. EID, 2003, 9 (3): 376–379.

[642]　Zhang W, Wu J, Li Y, et al. Rapid and accurate in vitro assays for detection of West Nile virus in blood and tissues. Transfus Med Rev, 2009, 23(2):146–154.

[643]　Robert-Koch-Institut Berlin, Epidemiologisches Bulletin, 13. Februar 2012 / Nr. 6. Aktuelle Daten und Informationen zu Infektionskrankheiten und Public Health. Yersiniose-Risikofaktoren in Deutschland.

[644]　Tschäpe H, Reissbrodt R, Prager R. Yersinia ssp. In: Neumeister B, Geiss HK, Braun RW, et al. Hrsg. Mikrobiologische Diagnostik. 2. Aufl. Thieme, Stuttgart New York. 2009. S 454–457.

[645]　Calleri G, Burdino E, Bonora S, et al. Zika virus infection in two travelers returning from an epidemic area to Italy, 2016: Algorithm for diagnosis and recommendations. Travel Med Infect Dis, 2016, 14(5): 506–508.

[646]　Driggers RW, Ho CY, Korhonen EM, et al. Zika virus infection with prolonged maternal viremia and fetal brain abnormalities. N Engl J Med, 2016, 347(22): 2142–2151.

[647]　Fourcade C, Mansuya JM, Dutertre MD, et al. Viral load kinetics of Zika virus in plasma, urine and saliva in a couple returning from Martinique, French West Indies. ClinVirol, 2016, 82:1–4.

[648]　Gourinat AC, O'Connor O, Calvez E, et al. Detection of Zika virus in urine. Emerg Infect Dis, 2015. 21(1): 84–86.

[649]　Johansson MA, Mier-Y-Teran-Romero L, Reefhuis J, et al. Zika and the Risk of Microcephaly. N Engl J Med, 2016, 375: 1.

[650]　Musso D, Gubler DJ. Zika Virus. Clin Microbiol Rev, 2016, 29(3): 487–524.

[651]　Steinhagen K, Probst C, Radmzimski C, et al. Serodiagnosis of Zika virus (ZIKV) infections by a novel NS1-based ELISA devoid of cross-reactivity with dengue virus antibodies: a multicohort study of assay performance, 2015 to 2016. Euro Surveill, 2016, 21(50): pii:30426.

[652]　Zanluca C, Dos Santos CN. Zika virus – an overview. Microbes Infect, 2016, 18(5):295–301.

[653]　Zhang FC, Li XF, Deng YO, et al. Excretion of infectious Zika virus in urine. Lancet Infect Dis, 2016, 16(6): 641–642.

[654]　Bowness P. HLA B27 in health and disease: a double-edged sword? Rheumatology (Oxford), 2002, 41:857–868.

[655]　Khan MA, Mathieu A, Sorrentino R, et al. The pathogenetic role of HLA-B27 and its subtypes. Autoimmun Rev, 2007, 6:183–189.

[656]　Khan MA. An update on the genetic polymorphism of HLA-B*27 with 213 alleles encompassing 160 subtypes (and still counting). Curr Rheumatol Rep, 2017, 19(2):9.

[657]　López de Castro JA. HLA-B27 and the pathogenesis of spondyloarthropathies. Immunol Lett, 2007, 108:27–33.

[658]　Megiorni F, Pizzuti A. HLA-DQA1 and HLA-DQB1 in Celiac disease predisposition: practical implications of the HLA molecular typing. J Biomed Sci, 2012, 19:88.

[659]　Tollefsen S, Arentz-Hansen H, Fleckenstein B, et al. HLA-DQ2 and -DQ8 signatures of gluten T cell epitopes in celiac disease. J Clin Invest, 2006, 116: 2226–2236.

[660] Cavalar M, Beyer C. Humane Papillomaviren. Karzinogenese, Nachweismethoden, Impftstrategien. Der Gynäkologe, 2016, 49:311–318.

[661] Morris BJ. Cervical human papillomavirus screening by PCR: advantages of targeting the E6/E7 region. Clin Chem Lab Med, 2005, 43(11):1171–1177.

[662] World Health Organization. June 2016. Fact Sheet: Human papillomavirus (HPV) and cervical cancer. http://www.who.int/mediacentre/factsheets/fs380/en.

[663] 中华人民共和国国家卫生健康委员会. 新型冠状病毒肺炎诊疗方案（试行第八版）.

[664] 王淑燕, 李娜, 张欣悦, 等. 新冠病毒SARS-CoV-2检测方法研究进展[J]. 实验室研究与探索, 2020(5):1–7.

[665] Li F, Li W, Farzan M, et al. Structure of SARS coronavirus spike receptor-binding domain complexed with receptor. Science, 2005, 309(5742):1864–1868.

[666] Wu F, Zhao, Yu B, et al. A new coronavirus associated with human respiratory disease in China. Nature, 2020, 579(7798):265–269.

[667] 中华人民共和国国家卫生健康委员会. 医疗机构新型冠状病毒核酸检测工作手册（试行第二版）.

[668] 徐英春, 胡继红, 王瑶, 等. 新型冠状病毒实验室检测专家共识[J]. 协和医学杂志, 2021, 12(01):18–26.

[669] 中华人民共和国国家卫生健康委员会. 新型冠状病毒肺炎实验室检测技术指南.